超声引导下的神经阻滞技术

主　编　王爱忠　范　坤　赵达强
审　阅　江　伟

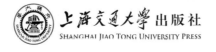

上海交通大学出版社
SHANGHAI JIAO TONG UNIVERSITY PRESS

内 容 提 要

本书稿共计8章,第一章讲述了超声医学基础和基本技术,第二章至第七章分别从上肢、下肢、脊柱部、颈部、胸/腹壁、头面部讲述了所在部位超声引导下的相关神经阻滞技术,第八章讲述了超声引导下的自主神经阻滞技术。全书图文并茂,力求实用。内容既涵盖相关神经的解剖学特点,又包含神经的超声定位、神经阻滞的进针入路,此外对相关神经阻滞技术的适应证、禁忌证和并发症也进行了说明。

本书可供临床麻醉科医师、疼痛科医师和麻醉专业学生学习和参考。

图书在版编目(CIP)数据

超声引导下的神经阻滞技术 / 王爱忠,范坤,赵达强主编 . — 上海:上海交通大学出版社,2019(2024 重印)
ISBN 978-7-313-21354-9

Ⅰ.① 超⋯ Ⅱ.① 王⋯ ② 范 ③ 赵⋯ Ⅲ.① 超声波诊断 – 应用 – 神经阻滞麻醉 Ⅳ.① R614.4

中国版本图书馆 CIP 数据核字(2019)第 111295 号

超声引导下的神经阻滞技术

主 编:王爱忠 范 坤 赵达强		
出版发行 上海交通大学出版社	地 址:上海市番禺路 951 号
邮政编码:200030	电 话:021-64071208
印 制:苏州市越洋印刷有限公司	经 销:全国新华书店
开 本:889mm×1194mm 1/16	印 张:24.25
字 数:538 千字	
版 次:2019 年 9 月第 1 版	印 次:2024 年 1 月第 7 次印刷
书 号:ISBN 978-7-313-21354-9	
定 价:298.00 元	

编委会名单

主　编　王爱忠　范　坤　赵达强

副主编　浦少锋　牛　强　焦志华

编　委　（以姓氏笔画为顺序）

王爱忠　甘　宁　吕莹莹　刘滨婴　祁爱花

李　静　邹　锋　张　瑛　张南南　陈　军

范　坤　周　迎　赵达强　钟文晖　段海霞

徐晓涛　浦少锋　曹译匀　焦　磊　焦志华

审　阅　江　伟

前　言

神经阻滞历史悠久。在 1884 年，可卡因首先被成功用于角膜表面麻醉、尺神经分支阻滞、眶下神经阻滞和臂丛阻滞。1885 年，美国神经科医师 Corning 提出"腰麻"概念并使用可卡因在动物和人体上做了首次椎管内麻醉的尝试。硬膜外麻醉方法在 1931 年由意大利外科医师 Dogliotti 报道。至此，区域麻醉的技术类型已基本成型。但由于可卡因的不良反应，其在临床的应用仍有很多局限性。之后新合成的局麻药利多卡因、布比卡因和罗哌卡因陆续用于临床，极大提高了区域麻醉的效果和安全性。新中国成立初期，老一辈麻醉学家将区域麻醉引入中国。在 1995 年以前，由于全麻药物和设备缺乏、管理和监测技术不成熟等，区域麻醉（特别是硬膜外麻醉）在我国几乎占据整个江山，我国成为世界上名副其实的区域麻醉大国，区域麻醉为我国人民的健康做出了巨大贡献。但由于区域阻滞所采用的多是盲法穿刺（包括异感法和神经刺激器引导），所以区域阻滞的成功率偏低、阻滞不全和并发症发生率高，以至于 2000 年以后，大部分区域阻滞麻醉（特别是大型医院）被成功率高的全身麻醉所取代。

到 2010 年前后，随着超声技术的发展，图像质量不断提高，超声引导下的区域麻醉技术得到了飞速发展，大量传统的区域麻醉借助超声实现了可视化。超声可实时地观察目标神经及其周围结构、穿刺针的行进路线、局麻药的扩散，从而大大提高了阻滞成功率，减少了并发症的发生，并且可在患者镇静的情况下实施，无须测试异感，因而开展超声引导下的神经阻滞具有很大的临床意义。"可视麻醉"的概念已经成为现代麻醉的重要标志。国内外高水平医疗机构已经将超声引导下的区域麻醉纳入住院医师培训计划，并认为是必须掌握的麻醉核心技能之一。

我国于 2014 年正式成立了中华医学会麻醉学分会区域麻醉学组。5 年来，通过学术会议、临床演示、技术竞赛等方式，培养了大批区域麻醉青年骨干，大力推广了可视化区域麻醉技术，区域麻醉技术因而在我国焕发出了强大的生命力。

上海交通大学附属第六人民医院麻醉科从 2006 年开始探讨超声在神经阻滞中的应用，2008 年 4 月举办了第一届国家级继续教育项目"超声引导技术在区域麻醉和镇痛中的应用"，2011 年出版了《超声引导在区域麻醉和深静脉穿刺中的应用》，2017 年出版了《骨科手术麻醉——经典病例分析与超声解剖》。经过近 10 年的发展和探索，我们修改和扩充了一些新的神经阻滞方法，编写成了《超声引导下的神经阻滞技术》一书，希望对神经阻滞感兴趣的同仁有所帮助。在此也感谢为此书付出辛苦的各位主编、副主编和参编人员，特别是范坤医师在此过程中付出的巨大精力。本书编者主要来自上海市第六人民医院（上海交通大学附属第六人民医院）东院，此外，上海市浦东医院（复旦大学附属浦东医院）的张南南、香港大学深圳医院的牛强、上海嘉会国际医院的赵达强、大连大学附属中山医院的段海霞和上海市第六人民医院（上海交通大学附属第六人民医院）的浦少锋也参与了本书的编写。

由于水平有限和出版时间仓促等原因，书中存在的错误和不足之处，恳请同仁给予批评和指正，以便有再版机会时修订。

王爱忠

2019年5月20日

目　录

第一章

超声医学基础和基本技术

第一节　超声医学基础

一、医学超声成像的基础和原理

（一）超声波的定义和物理参数

超声波是声源振动大于 20 000Hz 的机械波。超声诊断所用的声源振动频率一般是 2~20MHz。超声波的主要物理参数有波长（λ）、频率（f）和声速（c），波长、频率和声速有明确的关系，即 $c（\mathrm{mm/s}）= f（\mathrm{Hz}）\cdot \lambda（\mathrm{mm}）$。

（二）超声波的发生

超声波是利用压电元件产生的压电效应，将电能转换成机械能而发声[1]。超声波在同一介质中呈直线传播，频率越高、波长越短，束射性或方向性越强。

（三）声源、声束、声场

（1）声源：是指能产生超声波的物体，由超声换能器即压电元件发出。

（2）声束：是指声源在指定方向上集中发射的一束超声波。声波的中心轴线称为声轴，是声束传播的主方向。两声束边缘间的距离称为束宽。

（3）近场、远场：探头近端的一段距离内，束宽几乎相等，称为近场区；远端区域声束开始扩散，称为远场区。

（四）人体组织的超声学参数

（1）密度：是指组织或器官的声学密度，单位是 $\mathrm{g/cm^3}$。

（2）人体组织对声速的影响：含固体物质越多的组织或器官，声速越高；含水量越多的组织或器官，声速越低；含气的器官声速最低。

（3）界面：是指两种不同声阻抗的组织或器官相接触处。界面尺寸小于波长时称为小界面，大于波长时称为大界面。

（五）人体组织对超声波的影响

（1）反射：是指超声波扩散到比波长大的大界面时，入射声波的大部分能量被界面阻挡而返回，这种现象称为反射（见图1-1）。反射时超声波返回声源的能量较高。

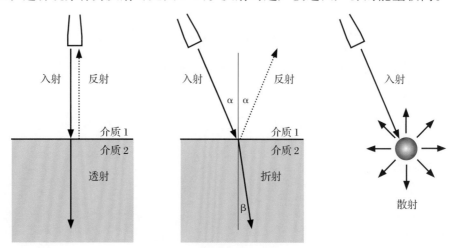

图1-1　超声波的反射、折射、散射
α，入射角；β，折射角

（2）折射：是指超声波入射到人体各种组织器官间的大界面时，产生声束扩散方向的角度改变，这种现象称为折射（见图1-1）。

（3）透射：是指超声波入射到两种介质的界面时，部分的超声能量可穿过界面，沿着原扩散方向传播，称为透射（见图1-1）。一般情况，反射、折射和透射往往并存，三者能量的大小取决于介质的种类、入射角等。

（4）散射：是指超声波入射到小界面时，超声波的部分能量向各方向分散辐射（见图1-1）。散射时返回至声源的能量较低。

（5）衰减：是指超声波在介质传播过程中，因大界面反射、小界面散射、声束扩散以及组织对超声能量的吸收，导致声波能量随传播距离的增加而降低的现象，称为衰减。影响衰减的主要因素有介质弹性摩擦吸收系数、介质黏滞性与热传导的吸收系数、声强、声振幅、距探头的距离等。

（六）人体组织超声影像分型

（1）无反射型：含液型组织器官，包括血液、尿液、积液、胆汁、羊水等。超声下多表现为无回声或低回声声像。

（2）少反射型：均质的实质性器官或组织，包括肝脏、肾脏、脾脏、心肌、瓣膜等。超声下多表现为等回声声像。

（3）多反射型：结构复杂、排列无规律的实质性器官或组织，包括乳腺、肾包膜、骨骼等。超声下多表现为高回声或强回声声像。

（4）全反射型：含气的组织器官，如肺脏、胃、肠管等。超声下多表现为强回声声像。

（七）超声成像的原理

超声探头内的高频脉冲发生器发出的电能由换能器转化为超声波，声波沿声轴入射到组织或器官的界面时，部分声波发生反射由换能器接收并转换为电能，再经放大器将信号放大，最后由显示系统显示成像[2]。

二、医学超声仪器组成

医学超声仪器按其方式可分为不同类型，最常见的有 A 型、M 型和 B 型超声。临床行超声引导神经阻滞或血管等穿刺时多采用 B 型超声[3]。

医学超声仪的基本原理结构是由探头、发射电路、接收电路和显示系统四部分组成。其中超声探头又称为超声换能器，是超声波的发射和接收装置，可以把机械能转化为电能，也可以把电能转化为机械能[4]。

临床中我们最常用的探头是电子扫描探头，电子扫描探头可分为线阵探头、凸阵探头和相控阵探头等。超声引导神经阻滞时最常用的探头类型是线阵探头和凸阵探头，其中线阵探头为矩形成像，扫描线密度高，图像质量高（见图 1-2A）。已经证实高频探头尤其是高频宽谱带线阵探头对神经显像最有用（见图 1-2B）。凸阵探头视野范围广，利于目标神经周围器官和组织的观察。在临床工作中，还常常根据目标神经的深度来选择不同频率的探头，对于浅表的神经（<4cm），常选用 7~14MHz 的探头；深部神经（>6cm）的扫描常选用 2~5MHz 的探头；对于 4~6cm 深度的神经，应选用 5~6MHz 的探头。

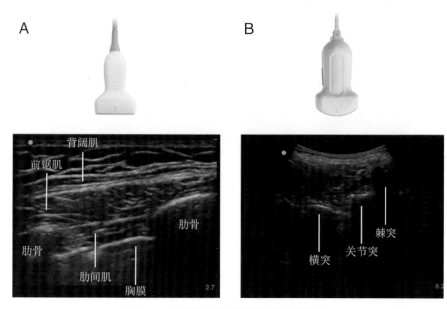

图 1-2 超声探头常用类型及超声成像特点
A. 线阵探头；B. 凸阵探头

参 考 文 献

1. 张旦松，陈智文. B 型超声诊断仪原理、调试与维修［M］. 武汉：湖北科学技术出版社, 1992.
2. 姜玉新，王志刚，胡兵，等. 医学超声影像学［M］. 北京：人民卫生出版社, 2010.
3. 陈基明，季家红，李国栋. 超声诊断仪的基本原理及新技术的应用［J］. 医疗设备信息, 2006(12):28-30.
4. 黄承孝，金学模，何正权，等. 超声医学影像诊断学［M］. 成都：四川科学技术出版社, 1996.

（范 坤 王爱忠）

第二节　超声引导神经阻滞的操作前准备

一、环境和抢救器械的准备

虽然神经阻滞可以在手术室进行，但在术前准备室开辟一个专门的空间十分必要。因为神经阻滞起效需要一定的时间，且起效时间因不同的患者、不同的目标神经和不同的局麻药物等因素而有较大变化。麻醉医师可从容而不受干扰地完成操作和效果评估[1]。

可用屏风或帘子围住 5m×5m 大小的地方，这样创造一个光线相对暗的环境，更容易看清超声屏幕显示，同时也有利于保护患者隐私。必须备常规监护设备、供氧设备、抢救设备和药物[2]（见图 1-3）。

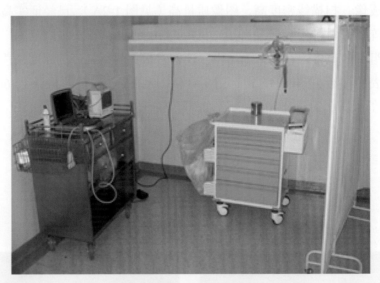

图 1-3　超声引导下区域阻滞所需的空间和配备

二、患者的准备

择期手术需常规禁食。开放一外周或中心静脉通路。监测心电图、血压和脉搏血氧饱和度。给予咪达唑仑 0.02~0.06mg/kg、芬太尼 1~2μg/kg 进行镇静，对于小儿患者，可静注 0.5~1mg/kg 氯胺酮。对于呼吸障碍的患者，使用镇静药物时应谨慎[3]。穿刺过程最好用鼻导管或面罩吸氧[4]。

三、探头的选择和准备

对于表浅的神经（<4cm），应选用 7~14MHz 的探头，对于深度 >6cm 的目标神经，应选用 2~5MHz 的探头。对于深度为 4~6cm 的神经，应选用 5~7MHz 的探头。表浅的神经应选用线阵探头，使图像显示更清楚；深部的神经应选用凸阵探头，可增加可视范围，有利于寻找目标神经[5]。探头要先涂上耦合剂，然后用已灭菌的塑料套或无菌手套包裹，并用弹性皮筋扎紧。

四、其他用品

消毒液（碘伏、酒精）、无菌的胶浆、不同型号的注射器和穿刺针。最好准备一支记号笔，可根据解剖标志大致标记目标结构的位置，有助于减少超声图像上寻找目标结构的时间。

参 考 文 献

1. 江伟,王爱忠,谢红.超声引导下的区域麻醉和深静脉穿刺置管［M］.上海：上海科学技术出版社,2011.
2. Kitayama M.［Risk management in ultrasound-guided regional anesthesia］［J］.Masui,2011,60(11):1292-1300.
3. Lin C, Darling C, Tsui B. Practical Regional Anesthesia Guide for Elderly Patients［J］.Drugs Aging,2019,36(3):213-234.
4. Kline J P. Ultrasound guidance in anesthesia［J］.AANA J,2011,79(3):209-217.
5. Chin K J. Recent developments in ultrasound imaging for neuraxial blockade［J］.CurrOpin Anaesthesiol,2018,31(5):608-613.

（邹　锋　王爱忠）

第三节　超声引导神经阻滞的基本技术

一、超声引导神经阻滞的相关术语

在临床工作中，由于患者的体位的不同，导致神经的方位千变万化。为了能正确描述神经的形态结构和位置，本书中我们统一了描述的语言。

1. 方位术语

上与下：是描述器官或结构距颅顶或足底相对远近关系的术语。近颅者为上，近足者为下。本书中也常用颅侧和尾侧来代替上和下。

前侧与后侧：是描述距身体前面和后面距离相对远近的名词，距身体腹侧面近者为前，距身体背侧面近者为后。也常用腹侧和背侧来代替。

内侧和外侧：是描述距人体正中矢状面的相对距离。

内和外：是描述空腔器官相互位置关系的术语，近内腔者为内，远内腔者为外。

浅和深：是描述距皮肤的相对距离，距皮肤近者为浅，远离皮肤者而距人体内部中心近者为深。

在四肢，距肢根部较近者为近侧，反之为远侧。上肢的尺侧与桡侧以及下肢的胫侧和腓侧分别代表内侧和外侧。

2. 人体和神经的面

矢状面是指前后方向把人体分成左、右两部分的纵切面。冠状面是指左右方向把人体分为前、后两部分的纵切面，该切面与矢状面垂直。横断而又称水平面或横切面，是指与矢状面和冠状面垂直，把人体分为上、下两部的切面。如图1-4A所示。

3.神经的轴

长轴是指与神经纤维走行一致的轴。短轴是指与神经纤维走行相垂直的轴。如图1-4B、图1-5所示。

4.探头的侧和端

探头的端是指探头长轴的两个方向，探头的侧是指探头短轴的两个方向。如图1-5所示。

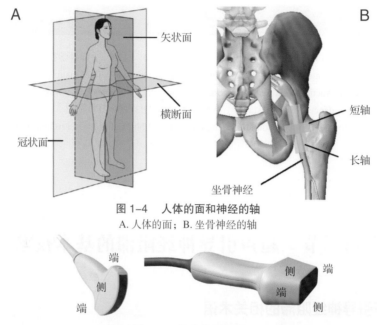

图1-4　人体的面和神经的轴
A.人体的面；B.坐骨神经的轴

图1-5　探头的侧和端

二、超声探头与穿刺针的相对位置关系

当穿刺针与超声探头排列在一条直线上时，穿刺针的整个进针途径就会显示在超声图像上，这种穿刺技术称为平面内技术。当穿刺针与超声探头排列垂直时，在超声图像上仅能显示穿刺针针干的某个横截面，需要注射少量液体和移动探头来寻找和确定针尖的位置，这种穿刺技术称为平面外技术。当穿刺针与超声探头排列成0°～90°时，在超声图像上仅能显示穿刺针针干的某一段或斜面。如图1-6所示。

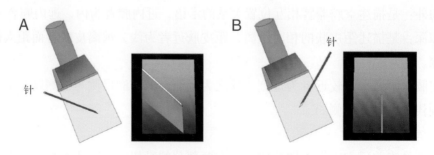

图1-6　探头与穿刺针的相对关系
A.平面内进针技术；B.平面外进针技术

三、超声引导神经阻滞的常用手法

（1）滑动：短轴平面沿目标神经的走行滑动探头，有助于鉴别神经（见图1-7）。

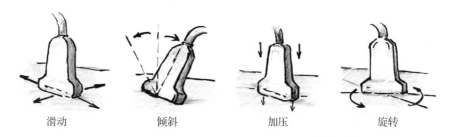

滑动　　　　倾斜　　　　加压　　　　旋转

图1-7　超声引导神经阻滞的常用手法

（2）倾斜：目标神经的回声亮度可随着探头倾斜角度的改变而改变，有助于神经的观察（见图1-7）。

（3）加压：加压可使探头与组织更好接触，增加了声波能量的传导，有助于改善成像质量。还可用于鉴别静脉（见图1-7）。

（4）旋转：旋转探头有助于从长轴和短轴角度全面地观察神经（见图1-7）。

神经等组织器官在超声成像时存在各向异性。各向异性是指探头倾斜时产生的回声波的变化，当组织器官倾斜成像时探头接收的回声波较少。操作者可通过倾斜或者摆动探头降低目标神经的各向异性，获得更高质量的影像。

四、外周神经的超声影像学表现及与其他结构的鉴别

外周神经在二维超声影像上横轴呈圆形、卵圆形或三角形的低回声区，以及包绕其周围的小强回声带；长轴下呈平行排列但不完全连续的条索状的低回声区，以及分隔其间的强回声带（见图1-8）。外周神经常与血管、韧带和肌腱等难以鉴别。通过彩超或者加压探头等方法可以与血管鉴别。肌腱和韧带与神经鉴别时可让患者做伸屈动作，肌腱或韧带的位置与形态多会发生变化，而神经的大小和位置相对固定，或者通过滑动技术追踪神经的走行加以鉴别，也可通过周围组织和器官的形态以及与神经的毗邻关系辅助鉴别外周神经的位置[1]。

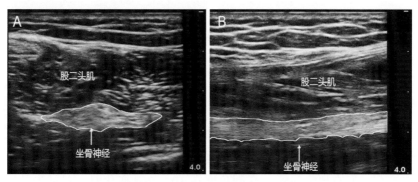

图1-8　外周神经的超声影像表现
A. 臀下坐骨神经短轴声像图；B. 臀下坐骨神经长轴声像图

区别神经和血管极为重要，常用有两种方法。一种方法是动脉有搏动，静脉能压扁或压闭，而神经不搏动也不能够被压闭或压扁；第二种方法是用彩色多普勒或频谱多普勒。神经无彩色也无特征性的血流频谱图。如图1-9、图1-10所示。

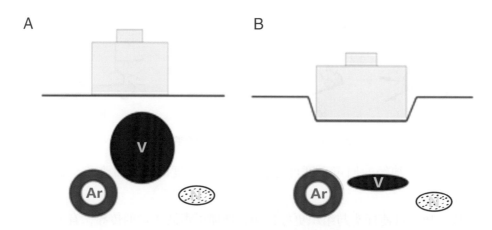

图1-9　探头加压时动、静脉和神经的超声声像变化示意图
A.探头加压前；B.探头加压后。Ar，动脉；V，静脉；N，神经

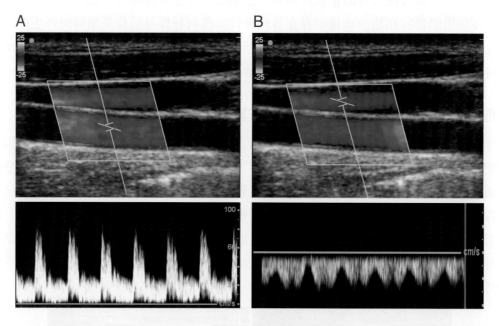

图1-10　血管彩色和频谱多普勒声像图
A.动脉彩色和频谱多普勒图像；B.静脉彩色和频谱多普勒图像

五、穿刺针的超声影像特征

神经阻滞针多为金属材料，当穿刺针进针路径与探头平面平行时，显影最佳，随着穿刺角度的增加，超声波入射到穿刺针的角度也相应增加，相应反射回的能量也会降低，显影效果就会越差[2-3]。但有研究显示，穿刺角度在10°~70°变化时，对针尖的回声几乎无影响。由于穿刺针的直径小于探头扫描平面厚度，因此粗针比细针更易显影。

穿刺针的选择决定于目标神经的深度、单次还是连续阻滞以及操作者的习惯。另外，穿刺针连接延长管有利于抽吸和针尖位置的保持。

虽然有人认为钝斜面的针尖可能减少神经直接刺伤，但目前为止没有大样本的研究证实这一观点。单次阻滞常用钝斜面的针，连续阻滞时常用钝尖的 Tuohy 针或笔尖样的 Sprotte 针[4]。钝斜面的针尖也可以增加穿透的阻力，针尖通过筋膜时操作会有落空感，这在实施盲探神经阻滞时有一定优势，但在以图像为导向的超声引导技术中其优势表现不明显，甚至成了其缺点，穿破皮肤和筋膜时困难，患者会感觉不舒服[5]。

参 考 文 献

1. Marhofer P, Willschke H, Kettner S. Current concepts and future trends in ultrasound-guided regional anesthesia [J]. CurrOpin Anaesthesiol,2010,23(5):632-636.

2. Kessler J, Wegener J T, Hollmann M W, et al. Teaching concepts in ultrasound-guided regional anesthesia [J]. CurrOpin Anaesthesiol,2016,29(5):608-613.

3. Liu S S, Ngeow J E, Yadeau J T. Ultrasound-guided regional anesthesia and analgesia: a qualitative systematic review[J]. Reg Anesth Pain Med,2009,34(1):47-59.

4. Fox R G, Reiche W, Kiefer M, et al. [Incidence of postmyelography syndrome and postmyelography complaints after lumbar puncture with the Sprotte pencil-like needle in comparison with the Quincke needle][J]. Radiologe,1996,36(11): 921-927.

5. Abdallah F W, Macfarlane A J, Brull R. The Requisites of Needle-to-Nerve Proximity for Ultrasound-Guided Regional Anesthesia: A Scoping Review of the Evidence [J]. Reg Anesth Pain Med,2016,41(2):221-228.

（范　坤　王爱忠）

第二章

超声引导下的上肢神经阻滞技术

上肢的运动和感觉主要由臂丛支配。臂丛是混合神经，包括躯体神经和自主神经，其中自主神经只有交感神经，起自 T_2~T_6 脊髓侧角的神经元，随着臂丛躯体神经分布于上肢。

臂丛由第 5~8 对颈脊神经前支和第 1 胸脊神经前支大部分纤维组成，通常第 4 颈神经发出分支加入第 5 颈脊神经，第 2 胸脊神经发出分支加入第 1 胸脊神经。臂丛在其走行期间发出很多分支，主要有胸长神经、肩胛背神经、肩胛上神经、胸内侧神经、胸外侧神经、肩胛下神经、胸背神经、肌皮神经、正中神经、尺神经、桡神经、腋神经、臂内侧皮神经和前臂内侧皮神经等。臂丛及其分支主要支配上肢的运动和感觉（见表 2-1、表 2-2、图 2-1）。在临床工作中，我们常根据手术和疼痛部位、神经解剖走行来选择所需阻滞的神经和部位。本章我们主要介绍臂丛及其分支的阻滞技术。

表 2-1　上肢肌肉及神经支配

肌　　肉	支　配　神　经	神经纤维来源
斜方肌	副神经	C_3~C_4
肩胛提肌	肩胛背神经	C_3~C_5
菱形肌	肩胛背神经	C_4~C_5
前锯肌	胸长神经	C_5~C_7
三角肌	腋神经	C_5~C_6
胸大肌	胸内、外侧神经	C_5~T_1
喙肱肌	肌皮神经	C_5~C_7
冈上肌	肩胛上神经	C_5~C_6
冈下肌	肩胛上神经	C_5~C_6
大圆肌	肩胛下神经	C_5~C_7
小圆肌	腋神经	C_5~C_6
胸小肌	胸内、外侧神经	C_5~T_1

（续表）

肌　　肉	支　配　神　经	神经纤维来源
背阔肌	胸背神经	$C_6 \sim C_8$
肱二头肌	肌皮神经	$C_5 \sim C_6$
肱肌	肌皮神经和桡神经	$C_5 \sim C_7$
肱桡肌	桡神经	$C_5 \sim C_6$
肱三头肌	桡神经	$C_6 \sim C_8$
旋后肌	骨间后神经	$C_6 \sim C_7$
旋前圆肌	正中神经	$C_6 \sim C_7$
旋前方肌	骨间前神经	$C_7 \sim C_8$
桡侧腕屈肌	正中神经	$C_6 \sim C_7$
掌长肌	正中神经	$C_7 \sim C_8$
桡侧腕长伸肌	桡神经	$C_5 \sim C_6$
桡侧腕短伸肌	骨间后神经	$C_7 \sim C_8$
尺侧腕伸肌	骨间后神经	$C_7 \sim C_8$
桡侧腕伸肌	正中神经	$C_6 \sim C_7$
尺侧腕屈肌	尺神经	$C_7 \sim T_1$
指浅屈肌	正中神经	$C_7 \sim T_1$
指深屈肌	骨间掌侧神经和尺神经	$C_7 \sim C_8$
骨间背侧肌	尺神经	$C_8 \sim T_1$
骨间掌侧肌	尺神经	C_8
小指短屈肌	尺神经	$C_8 \sim T_1$
指伸肌	骨间背侧神经	$C_7 \sim C_8$
示指伸肌	骨间背侧神经	$C_7 \sim C_8$
小指伸肌	骨间背侧神经	$C_7 \sim C_8$
蚓状肌 I 和 II	正中神经	$C_8 \sim T_1$
蚓状肌 III 和 IV	尺神经	$C_8 \sim T_1$
小指展肌	尺神经	$C_8 \sim T_1$
小指对掌肌	尺神经	$C_8 \sim T_1$
拇长屈肌	骨间前神经	$C_7 \sim C_8$
拇短屈肌	正中神经	$C_8 \sim T_1$
拇短伸肌	骨间后神经	$C_7 \sim C_8$
拇长展肌	骨间后神经	$C_7 \sim C_8$
拇短展肌	正中神经	$C_8 \sim T_1$
拇长伸肌	骨间后神经	$C_7 \sim C_8$
拇收肌	尺神经	$C_8 \sim T_1$
拇对掌肌	正中神经或尺神经	$C_8 \sim T_1$

表 2-2　上肢关节及神经支配

关　节	神　经　支　配
胸锁关节	锁骨上神经内侧支和锁骨下肌神经
肩锁关节	锁骨上神经和胸外侧神经
盂肱关节	臂丛后束，腋神经，肩胛上神经，胸外侧神经
肘关节	主要是肌皮神经和桡神经，尺神经、正中神经和部分骨间前神经也可能参与
桡尺近侧关节	肌皮神经、桡神经、正中神经和尺神经
桡尺远侧关节	骨间前神经和骨间后神经
桡腕关节	骨间前神经和骨间后神经
腕骨间关节	骨间前神经和骨间后神经和尺神经深支
拇指腕掌关节	骨间背侧神经
2~5 腕掌关节	骨间前神经和骨间后神经和尺神经深支
掌骨间关节	骨间前神经和骨间后神经和尺神经深支
掌指关节	正中神经掌深支、骨间后神经和尺神经深支
指骨间关节	正中神经掌深支和尺神经

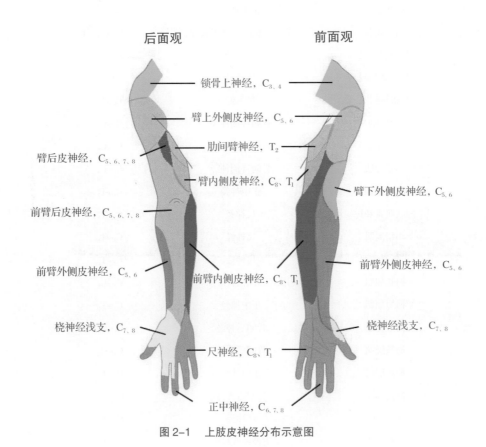

图 2-1　上肢皮神经分布示意图

第一节　超声引导肌间沟入路臂丛阻滞技术

一、概述

1970 年 Winnie 等描述了第一例肌间沟入路臂丛阻滞技术，用于肩部、锁骨远端和肱骨近端的手术，取得了良好的镇痛和麻醉效果，但是前臂尺侧阻滞效果较差[1]。通过病例积累分析研究发现，盲探肌间沟臂丛阻滞存在着一系列的问题，包括成功率较低、气胸、神经损伤、血肿等并发症。2003 年，Chan 对一例神经刺激仪定位臂丛阻滞失败的肩关节镜患者，做了首例超声引导肌间沟入路臂丛阻滞，取得了良好的麻醉和镇痛效果[2]。越来越多的研究发现，超声技术的应用使肌间沟入路臂丛阻滞引起的气胸、神经损伤等并发症显著降低，而穿刺成功率、阻滞效果明显提高[3]。因此超声引导肌间沟入路臂丛阻滞技术逐步在全世界得以应用和推广。

二、肌间沟入路臂丛阻滞的解剖学基础

臂丛主要由 $C_5 \sim T_1$ 脊神经前支组成，部分 T_2 和 C_4 脊神经也参与臂丛的构成，C_4 脊神经常发出分支加入 C_5 脊神经，T_2 脊神经发出的分支常加入 T_1 脊神经。C_5、C_6 脊神经在中斜角肌外侧合并为上干；C_7 脊神经移行为中干，C_8 脊神经和 T_1 脊神经在前斜角肌后合并为下干[4,5]。如图 2-2 所示。

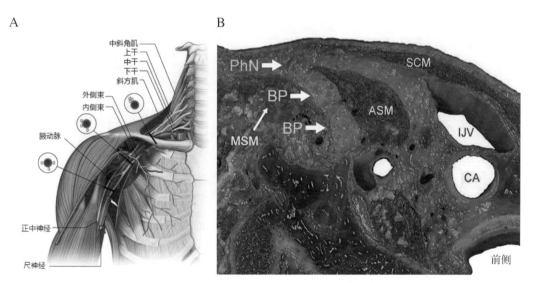

图 2-2　臂丛肌间沟部位的解剖特点

A. 臂丛的解剖示意图；B. 肌间沟部位臂丛的横断面解剖。SCM，胸锁乳突肌；ASM，前斜角肌；MSM，中斜角肌；IJV，颈内静脉；CA，颈总动脉；PhN，膈神经；BP，臂丛

三、超声引导肌间沟入路臂丛阻滞技术

患者多取侧卧位,患侧肢位于上部,贴体自然伸展。也可选取平卧位,头略微偏向健侧。由于进针角度的限制,侧卧位更适用于平面内外侧入路技术,而平卧位更适用于平面内内侧入路和平面外入路技术。穿刺操作前给予适度的镇痛和镇静。

外侧入路进针时操作者常位于患者的患侧,内侧入路进针操作者位于患者健侧。超声机器置于患者另一侧。臂丛位置较表浅,多选用线阵探头。耦合剂均匀涂抹于探头上,无菌塑料套包紧探头以备用。

(一)肌间沟入路臂丛的超声定位

(1)由内到外定位技术。把探头置于颈部中央环状软骨水平,由内向外水平移动探头,依次可见气管、甲状腺、颈总动脉、颈内静脉、胸锁乳突肌、前斜角肌和中斜角肌等组织结构,臂丛根或干多位于前、中斜角肌之间,超声下呈圆形或卵圆形的低回声声像,呈串珠样分布(见图2-3、图2-4)。如图像欠佳,可以通过加压、旋转、倾斜探头等技术获得满意的声像。

(2)追踪技术。老年人或者有颈部手术史等患者,其前、中斜角肌不易或者不能鉴别,不宜采用由内到外臂丛的定位技术。可先定位出锁骨上臂丛或者 $C_{5\sim8}$ 脊神经根(详见第五章第五节和本章第二节),探头沿着神经的走行定位出肌间沟臂丛。

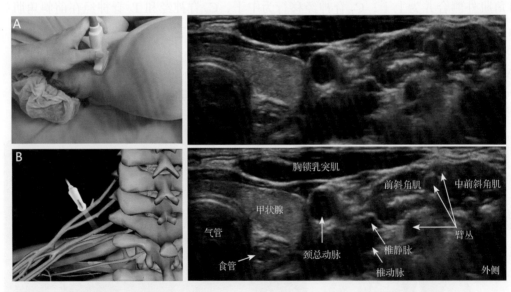

图2-3 肌间沟臂丛的超声定位
A.肌间沟臂丛阻滞超声探头放置位置示意图;B.肌间沟臂丛阻滞超声探头扫描示意图

图2-4 肌间沟臂丛的超声声像全景图

(二)超声引导肌间沟臂丛阻滞的进针入路

(1)平面内外侧入路技术。用 22~25G 穿刺针由探头的外侧端垂直于皮肤刺入,至皮下调整进针角度,超声下可清晰显示穿刺针声像,在超声平面内经中斜角肌向

臂丛缓缓进针，针尖进入肌间沟内、靠近臂丛处，回抽无血、无气即可注药（见图 2-5、图 2-6）。

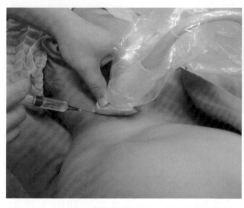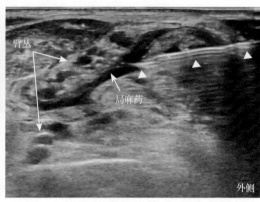

图2-5　肌间沟臂丛阻滞外侧入路平面内进针示意图　　图2-6　肌间沟臂丛阻滞外侧入路平面内进针技术
白色三角形为穿刺针轨迹

（2）平面内内侧入路技术。用 22~25G 穿刺针由探头的内侧端垂直刺入皮肤，调整进针角度，以清晰显示穿刺针声像，针尖经前斜角肌缓慢推进至肌间沟内，靠近臂丛回抽无血、无气即可注药（见图 2-7、图 2-8）。由于膈神经走行于前斜角肌的表面，此技术容易损伤膈神经以及颈动脉，所以仅适用于侧卧困难的患者。

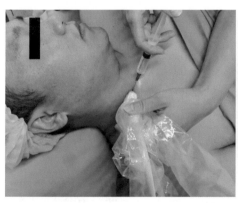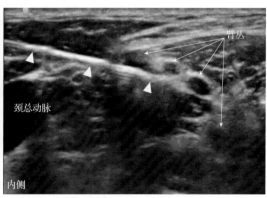

图2-7　肌间沟臂丛阻滞内侧入路平面内进针示意图　　图2-8　肌间沟臂丛阻滞内侧入路平面内进针技术
白色三角形为穿刺针轨迹

（3）平面外技术。把臂丛调整至图像中间，穿刺针由探头的任一侧、旁开约 0.5cm 垂直于皮肤刺入，通过调整进针角度、倾斜探头或者注射少量局麻药物等方法判断进针的深度和针尖位置，直至进入肌间沟靠近神经处，回抽无血、无气即可注药（见图 2-9、图 2-10）。由于平面外技术仅能显示部分穿刺针的声像，可呈点状或者段状，但不能确定为针尖，理论上该技术更易引起神经损伤、阻滞位置不当等风险。

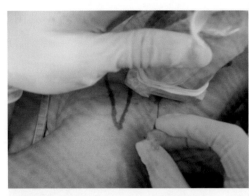
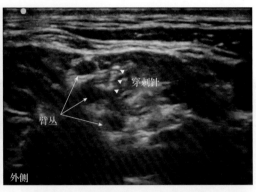

图 2-9　肌间沟臂丛阻滞平面外进针示意图　　图 2-10　肌间沟臂丛阻滞平面外进针技术
白色三角形为穿刺针轨迹

也有人采用三针注射法对肌间沟部 C_5、C_6、C_7 脊神经根分别阻滞，但是与肌间沟部一针注射相比并未表现出显著的优势[5]。因此如果药物对神经包绕良好，我们不提倡反复的穿刺或多次改变进针方向。

（三）超声引导肌间沟入路臂丛阻滞的药物

超声下可见局麻药呈"马蹄形"或"U"形包绕臂丛，若局麻药包裹不理想或者仅在一侧扩散，可退针至皮下，调整进针方向，从神经丛上方进针至对侧，回抽无血后即可注药，但应避免在臂丛浅层注药，以免阻滞膈神经。2006 年 Bergmann 等人观察比较了在肌间沟臂丛的内侧和外侧注射局麻药对膈神经的影响，两组患者的呼吸并未表现出显著差异[6]，但是我们认为双侧注药可能会缩短臂丛阻滞的起效时间，同时也存在神经损伤和膈神经麻痹的风险，同样，肌间沟浅层注药，是否也会增加膈神经麻痹和损伤的风险还需要进一步的研究和证实。2016 年，Stundner 等人通过核磁学检查，比较了 20ml 和 5ml 容量的局麻药，超声引导肌间沟臂丛阻滞时药物向膈神经和硬膜外扩散的情况，发现 20ml 的局麻药导致膈神经麻痹的风险增加 2 倍，硬膜外阻滞的风险也显著增加[7]。Wong 等在 2016 年的一项研究认为局麻药的浓度对膈神经也存在显著的影响[8]。但这些研究尚缺乏大样本量的观察和统计。临床麻醉中，我们常使用 0.2%~0.5% 罗哌卡因 15~20ml 实施超声引导肌间沟部臂丛阻滞。

四、超声引导肌间沟入路臂丛阻滞技术的适应证

肌间沟臂丛阻滞主要适用于肩部、远端锁骨、肩锁关节和近端肱骨等部位手术的麻醉和镇痛。

五、超声引导肌间沟入路臂丛阻滞技术的并发症与禁忌证

（一）并发症

（1）膈神经阻滞：一侧膈神经阻滞后对呼吸影响较轻，可给予吸氧并严密观察，如有严重呼吸困难，可给予呼吸支持。避免使用高浓度和高剂量的局麻药，同时避免使用双侧肌间沟阻滞，以防阻滞双侧膈神经。

（2）霍纳综合征：因局麻药物阻滞颈交感神经所致。避免进针过深和局麻药物剂量过大，可降低霍纳综合征的发生概率。

（3）喉返神经麻痹：一般无须处理，有呼吸困难者给予呼吸支持治疗。

（4）血管损伤：注射针损伤颈外静脉、颈总动脉、颈内静脉和椎动脉所致。穿刺时尽可能避免血管走行部位，损伤血管后应及时压迫，防止持续出血形成血肿。

（5）气胸：超声引导时少见，穿刺时应避免垂直胸腔进针。

（6）硬膜外注药、蛛网膜下隙注药、全脊麻、脊髓损伤等：罕见，超声下确保针尖的位置，注药前回抽。

（7）神经损伤、局麻药中毒等。

（二）禁忌证

严重的凝血功能障碍和穿刺部位感染；双侧肌间沟臂丛阻滞；对侧已经存在膈神经损伤或麻痹；对侧气胸、对侧严重肺功能障碍、对侧肺叶切除术；局麻药过敏；患者拒绝等。以上情况一般禁忌实施肌间沟臂丛阻滞。

参 考 文 献

1. Winnie A P. Interscalene brachial plexus block［J］. Anesth Analg, 1970,49（3）:455-466.

2. Chan V W. Applying ultrasound imaging to interscalene brachial plexus block［J］. Reg Anesth Pain Med, 2003,28（4）:340-343.

3. 王晓霞，黄太满. 超声引导下臂丛神经阻滞的进展［J］. 淮海医药，2015（6）:627-629.

4. Pearce J M. Henry Gray's Anatomy［J］. Clin Anat, 2009,22（3）:291-295.

5. Wang C J, Ge Y L, Gao J, et al. Comparison of single- and triple-injection methods for ultrasound-guided interscalene brachial plexus blockade［J］. Exp Ther Med, 2018,15（3）:3006-3011.

6. Bergmann L, Martini S, Kesselmeier M, et al. Phrenic nerve block caused by interscalene brachial plexus block: breathing effects of different sites of injection［J］. BMC Anesthesiol, 2016,16（1）:45.

7. Stundner O, Meissnitzer M, Brummett C M, et al. Comparison of tissue distribution, phrenic nerve involvement, and epidural spread in standard- vs low-volume ultrasound-guided interscalene plexus block using contrast magnetic resonance imaging: a randomized, controlled trial［J］. Br J Anaesth, 2016,116（3）:405-412.

8. Wong A K, Keeney L G, Chen L, et al. Effect of Local Anesthetic Concentration（0.2% vs 0.1% Ropivacaine）on Pulmonary Function, and Analgesia After Ultrasound-Guided Interscalene Brachial Plexus Block: A Randomized Controlled Study［J］. Pain Med, 2016,17（12）:2397-2403.

（周　迎　范　坤）

第二节　超声引导锁骨上臂丛阻滞技术

一、概述

锁骨上臂丛阻滞技术是一种古老的神经阻滞技术，由于该技术对上臂手术的麻醉镇痛效果较好，又称为"上肢脊髓麻醉"。早在1911年德国外科医生 Kulenkamp-ff 首先采用了该技术，取得了满意的麻醉镇痛效果，但是该技术存在气胸等风险，很长时间并没有得到临床医生的重视[1]。随着超声在医学领域中的应用，在1978年，La Grange 等人最早报道了用多普勒超声定位动、静脉行锁骨上臂丛阻滞，且阻滞成功率高达98%[2]。由于超声下锁骨上臂丛阻滞能清晰显示穿刺针、锁骨下动/静脉、胸膜等组织结构，极大地降低了盲探穿刺引起的气胸、血肿等风险，因此越来越得到麻醉医生的青睐。

很多文献研究认为，超声引导锁骨上臂丛阻滞可获得与肌间沟部臂丛阻滞类似的镇痛效果，国内学者甚至认为前者更容易实现可视化[3]。前期一些研究对锁骨上臂丛阻滞下行肩关节手术的麻醉镇痛效果存在争议，但是近期 Guo 等人通过大量的文献荟萃分析研究认为，肩关节手术时锁骨上臂丛阻滞可以替代肌间沟部臂丛阻滞[4]。

二、锁骨上臂丛阻滞的解剖学基础

臂丛的3条神经干经由斜角肌间隙外下缘穿出后，向外、向下延伸，至锁骨上、第一肋骨外侧缘每条神经干分为前后两股。该部位臂丛与锁骨下动、静脉关系密切，共同由椎前筋膜所包裹，称为锁骨下血管周围鞘。臂丛多位于锁骨下动脉的外上方，锁骨下静脉和前斜角肌位于锁骨下动脉的内侧，胸膜位于臂丛深部约1~2cm[5-7]（见图2-11）。锁骨上臂丛阻滞常位于此水平。臂丛在锁骨上部发出胸长神经、肩胛背神经和肩胛上神经3个分支，支配前锯肌、菱形肌、肩胛提肌、冈上肌和冈下肌（见表2-1）。

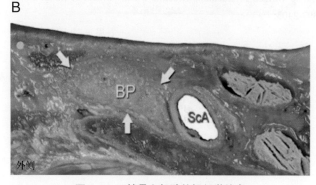

图2-11　锁骨上部臂丛解剖学特点
A. 锁骨上臂丛解剖示意图；B. 锁骨上臂丛横断面解剖图。BP，臂丛；ScA，锁骨下动脉

三、超声引导锁骨上臂丛阻滞技术

患者常取侧卧位，患侧肢体位于上部，贴体自然伸展。也可选取平卧位，头略微偏向健侧。由于进针角度的限制，侧卧位更适用于平面内外侧入路技术，而平卧位对平面内内侧入路和平面外入路技术均适用。穿刺操作前给予适度的镇痛和镇静。

外侧入路进针时操作者常位于患者的患侧，内侧入路进针操作者位于患者健侧操作更舒适，超声机器置于患者另一侧。臂丛位置较表浅，多选用线阵高频探头。耦合剂均匀涂抹于探头上，无菌塑料套包紧探头以备用。

（一）锁骨上臂丛的超声定位

（1）锁骨上定位技术。把探头平行锁骨置于锁骨上窝部，调整探头角度以获得清晰声像。超声下可清晰显示锁骨下动脉声像，在锁骨下动脉的外侧和外上方可探寻到圆形或卵圆形蜂窝状分布的臂丛声像，深部还可显示呈"滑动征"的胸膜声像和高回声的第一肋骨声像（见图2-12、图2-13）。

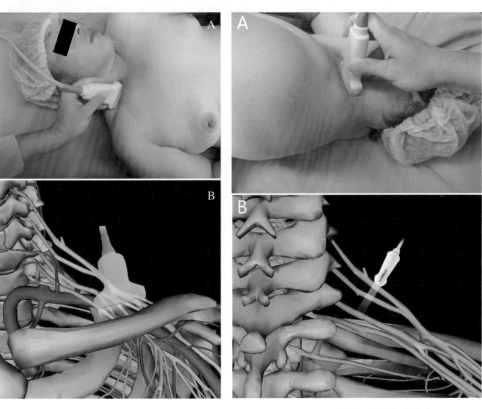

图2-12 锁骨上臂丛的超声定位
A.锁骨上臂丛阻滞超声探头放置位置示意图；
B.锁骨上臂丛阻滞超声探头扫描示意图

图2-13 锁骨上臂丛超声声像图

（2）追踪技术。部分患者在锁骨上窝部并不能清晰显示臂丛的超声影像，可先在肌间沟平面或者颈神经根部定位出臂丛（详见第五章第五节和本章第一节），沿着臂丛走行追踪至锁骨上部，以获得满意的臂丛声像。

（二）超声引导锁骨上部臂丛阻滞的进针入路

（1）平面内外侧入路技术。由于在锁骨上部臂丛位于锁骨下动脉的外上方，所以该方法最常用。常规消毒局麻后，长度5cm的22G穿刺针由探头的外侧端垂直于皮肤刺入至皮下，调整进针角度，使超声下可清晰显示穿刺针声像，在超声平面内向锁骨下动脉外上方缓缓进针，针尖靠近臂丛处，回抽无血、无气方可注药（见图2-14、图2-15）。进针和注药时应清晰显示血管、胸膜和针尖的声像，确保不会发生气胸和血管内注药。

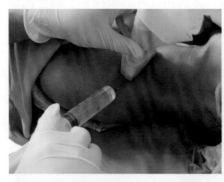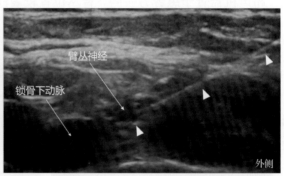

图2-14　锁骨上臂丛阻滞外侧入路平面内进　图2-15　锁骨上臂丛阻滞外侧入路平面内进针技术
针示意图　　　　　　　　　　　　　　　　　白色三角形为穿刺针轨迹

（2）平面内内侧入路技术。也可从探头的内侧端进针，由内向外推进，靠近臂丛部位回抽无血、无气即可注药。该方法进针易损伤锁骨下动脉，穿刺时应注意避开。

（3）平面外技术。把臂丛调整至图像中间，穿刺针由探头中间的任一侧、旁开约0.5cm垂直于皮肤刺入，通过调整进针角度、倾斜探头或者注射少量麻醉药物等方法判断进针的深度和针尖位置，直至针尖靠近臂丛处，回抽无血、无气即可注药。由于平面外技术仅能显示部分穿刺针的声像，可呈点状或者段状，但不能确定为针尖，理论上该技术更易引起神经及锁骨下动/静脉损伤、阻滞位置不当等风险。

超声引导锁骨上臂丛阻滞是一项中等难度的操作技术[1]。由于该部位臂丛靠近血管和胸膜，操作的关键是要确保针尖的位置和熟练的操作技巧。

（三）超声引导锁骨上臂丛阻滞的药物

注药后超声下可见局麻药在动脉周围扩散，呈环形包绕臂丛。若药物扩散不佳，可调整进针方向和针尖位置，以使神经被药物充分包绕。一般来说，虽然低剂量的局麻药物即可取得良好的镇痛效果，也可以显著降低麻醉风险和并发症[8]，但是为了获得完善的术中镇痛效果和更加持久的术后镇痛效果，很多文献报道仍使用较大剂量的局麻药物（30~35ml）[9-11]。Fang等对51例上肢手术患者行锁骨上臂丛阻滞局麻药物最低有效浓度研究，结果显示90%患者获得满意镇痛时罗哌卡因的最低有效浓度为0.257%[12]。为获得持久而又安全的术中和术后镇痛，我们推荐给予0.33%~0.5%罗哌卡因20~30ml。

四、超声引导锁骨上臂丛阻滞技术的适应证

锁骨上臂丛阻滞主要适用于肩部、近端肱骨等部位手术的麻醉和镇痛，在一定程度上

可以完全代替肌间沟部臂丛阻滞。

五、超声引导锁骨上臂丛阻滞技术的并发症与禁忌证

（一）并发症

除神经损伤、局麻药中毒等并发症外，锁骨上臂丛阻滞最常见的并发症是气胸和锁骨下动脉损伤，膈神经阻滞较少见。有文献报道锁骨上臂丛阻滞部分并发症要低于肌间沟部阻滞，如膈神经阻滞、血脂异常等[13, 14]。除此之外，锁骨上臂丛阻滞特别是平面内内侧入路进针时，常导致局麻药物在第一肋和臂丛之间扩散不佳，可能会影响尺神经阻滞的效果和起效时间。

（二）禁忌证

注射部位感染或者有蜂窝织炎的患者，肺储备较差的患者，例如气胸、有肺叶切除史者，禁忌实施锁骨上臂丛阻滞。对侧膈神经麻痹的患者也应谨慎使用。

参 考 文 献

1. Sadowski M, Tulaza B, Lysenko L. Renaissance of supraclavicular brachial plexus block [J]. Anaesthesiol Intensive Ther, 2014,46（1）:37-41.

2. la Grange P, Foster P A, Pretorius L K. Application of the Doppler ultrasound bloodflow detector in supraclavicular brachial plexus block [J]. Br J Anaesth, 1978,50（9）:965-967.

3. 王晓霞，黄太满. 超声引导下臂丛神经阻滞的进展[J]. 淮海医药，2015（6）:627-629.

4. Guo C W, Ma J X, Ma X L, et al. Supraclavicular block versus interscalene brachial plexus block for shoulder surgery: A meta-analysis of clinical control trials [J]. Int J Surg, 2017,45:85-91.

5. Leung S, Zlotolow D A, Kozin S H, et al. Surgical Anatomy of the Supraclavicular Brachial Plexus [J]. J Bone Joint Surg Am, 2015,97（13）:1067-1073.

6. Pearce J M. Henry Gray's Anatomy [J]. Clin Anat, 2009,22（3）:291-295.

7. Hanumanthaiah D, Vaidiyanathan S, Garstka M, et al. Ultrasound guided supraclavicular block [J]. Med Ultrason, 2013,15（3）:224-229.

8. Marhofer P, Willschke H, Kettner S. Current concepts and future trends in ultrasound-guided regional anesthesia [J]. Curr Opin Anaesthesiol, 2010,23（5）:632-636.

9. Jeon D G, Kim S K, Kang B J, et al. Comparison of ultrasound-guided supraclavicular block according to the various volumes of local anesthetic [J]. Korean J Anesthesiol, 2013,64（6）:494-499.

10. Kant A, Gupta P K, Zohar S, et al. Application of the continual reassessment method to dose-finding studies in regional anesthesia: an estimate of the ED95 dose for 0.5% bupivacaine for ultrasound-guided supraclavicular block [J]. Anesthesiology, 2013,119（1）:29-35.

11. Sadowski M, Tulaza B, Lysenko L. Renaissance of supraclavicular brachial plexus block [J]. Anaesthesiol Intensive Ther, 2014,46（1）:37-41.

12. Fang G, Wan L, Mei W, et al. The minimum effective concentration （MEC90） of ropivacaine for ultrasound-guided supraclavicular brachial plexus block [J]. Anaesthesia, 2016,71（6）:700-705.

13. Kim B G, Han J U, Song J H, et al. A comparison of ultrasound-guided interscalene and supraclavicular blocks for post-operative analgesia after shoulder surgery [J]. Acta Anaesthesiol Scand, 2017,61（4）:427-435.

14. Koh W U, Kim H J, Park H S, et al. A randomised controlled trial comparing continuous supraclavicular and interscalene brachial plexus blockade for open rotator cuff surgery [J]. Anaesthesia, 2016,71（6）:692-699.

（祁爱花　范　坤）

第三节　超声引导锁骨下臂丛阻滞技术

一、概述

锁骨下臂丛阻滞最早由 Raj 等人于 1973 年报道，阻滞成功率为 95%，起效时间为 20min，但是没有提及相关并发症 [1]。随着锁骨下臂丛阻滞在临床中的开展，逐渐出现了各种进针入路技术，如经喙突入路、垂直入路、改良 Raj 入路等技术 [2-4]，但是由于该部位神经位置深、体表定位不明确，因此阻滞成功率低，易发生气胸等并发症，限制了锁骨下臂丛阻滞技术的临床推广。直到超声技术的出现，革新了神经阻滞的技术。1993 年，中国台湾地区麻醉医生 Wu 等人率先采用超声辅助锁骨下臂丛阻滞，可清晰显示腋动脉、腋静脉，虽然神经显示不清，但阻滞成功率仍高达 89% [5]。随着超声工艺的进步和操作人员技术的提高，锁骨下臂丛的声像显示越来越清晰，阻滞效果越来越好，并发症也越来越低，使超声引导锁骨下臂丛阻滞在临床麻醉中得以广泛应用。

超声引导锁骨下臂丛阻滞根据穿刺点和进针方向分为以下几种：经典入路、逆行入路、锁骨后入路和肋锁间隙入路。本节我们将对常见的锁骨下臂丛阻滞技术做一介绍和总结。

二、锁骨下臂丛阻滞的解剖学基础

锁骨上部臂丛干分出的 6 股神经沿着腋动脉向外向下移行，其中上干、中干的前股汇合成外侧束，下干的前股移行为内侧束，三干的后股汇合成后束，各神经束最初位于腋动脉第一段（第一肋外缘与胸小肌上缘之间）的后外侧，之后位于腋动脉第二段（胸小肌深面）的外侧、内侧和后侧，在腋动脉第三段（胸小肌下缘至大圆肌下缘之间）发出至上肢各部的神经分支 [6,7]（见图 2-16，图 2-17）。锁骨下阻滞即位于此水平。

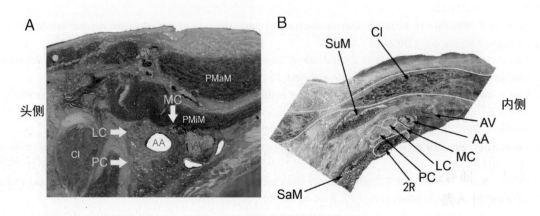

图 2-16　臂丛的解剖学特点

A. 锁骨部矢状面解剖；B. 锁骨部横断面解剖。PMaM，胸大肌；PMiM，胸小肌；SaM，前锯肌；SuM，锁骨下肌；Cl，锁骨；LC，外侧束；PC，后束；MC，内侧束；AA，腋动脉；AV，腋静脉；2R，第 2 肋

臂丛在锁骨下部的主要分支有胸内、外侧神经，肩胛下神经，肌皮神经，胸背神经，臂内侧皮神经，前臂内侧皮神经，腋神经，尺神经，桡神经和正中神经等，主要分布于胸壁肌、上肢肌、背浅肌以及上臂、前臂、手部的肌肉、关节和皮肤（见图2-1、图2-17、表2-1）。

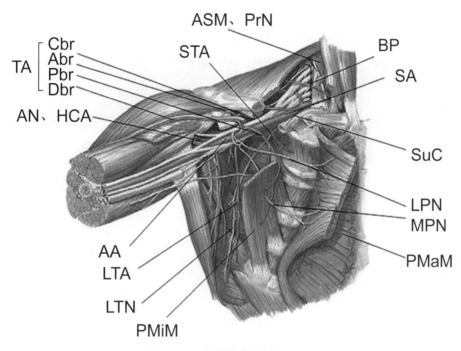

图2-17　锁骨下臂丛解剖示意图

TA，胸肩峰动脉；Cbr，锁骨支；Abr，肩峰支；Pbr，胸肌支；Dbr，三角肌支；AN，腋神经；AA，腋动脉；LTA，胸外侧动脉；LTN，胸长神经；PMiM，胸小肌；PMaM，胸大肌；LPN，胸外侧神经；MPN，胸内侧神经；SuC，锁骨下区；SA，锁骨下动脉；BP，臂丛；ASM，前斜角肌；PrN，膈神经；STA，胸上动脉；HCA，旋肱动脉

三、超声引导锁骨下臂丛阻滞技术

患者多取平卧位，患侧手臂贴体并自然放置，头略微偏向健侧。穿刺前适度镇痛和镇静。常选用线阵高频探头。耦合剂均匀涂抹于探头上，无菌塑料套包紧探头备用。

（一）经典入路超声引导锁骨下臂丛阻滞

经典入路最早的描述出现在2000年，Ootaki等对60名上肢手术患者行超声引导锁骨下臂丛阻滞，探头放置于锁骨下缘，正中神经、尺神经和桡神经的阻滞成功率均达90%以上[8]。随着技术的不断成熟，到2004年，Sandhu和Capan对超声引导锁骨下臂丛阻滞的进针入路、方向和效果等做了标准化描述[9]，随后发展为下文所述的经典入路。由于该技术探头放置位置靠近喙突内侧，也有人称为经喙突入路锁骨下臂丛阻滞。

1. 经典入路超声引导锁骨下臂丛的超声定位

把探头置于锁骨中点下、外侧1~2cm处，即锁骨胸大肌三角沟处，一端指向头部，另一端对向患侧足（见图 2-18）。调整探头以获得腋动、静脉横轴图像。超声下清晰显示胸大肌、胸小肌、腋动脉、腋静脉等声像。可使用加压探头、彩色多普勒等方法鉴别出胸肩峰动脉和头静脉，以免进针时引起损伤。在动脉、静脉之间、动脉外上方和后方分别是臂丛的内侧束、外侧束和后束（见图 2-19）。但有时该区域的臂丛束并不能清晰显示或仅有部分显示，但均包绕于腋动脉的周围，阻滞时不需要刻意显示神经声像。

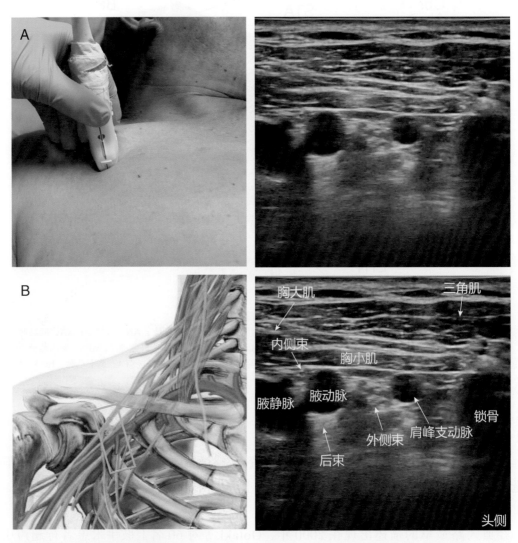

图 2-18　经典入路超声引导锁骨下臂丛的超声定位
A.经典入路锁骨下臂丛阻滞超声探头放置位置示意图；B.经典入路锁骨下臂丛阻滞超声探头扫描示意图。绿色方框为探头放置位置

图 2-19　经典入路锁骨下臂丛超声声像图

2. 经典入路超声引导锁骨下臂丛阻滞的进针方法

探头压闭腋静脉，22G 穿刺针从探头头侧端刺入皮肤，向足侧推进，针尖至神经附近回抽无血、无气即可注射局麻药，超声下可见药物呈团状包绕神经束（见图 2-20、图 2-21）。

若药物扩散不佳，可调整进针方向，针尖分别至三束神经周围注射，使药物充分包绕神经。当超声下臂丛束无法显示或部分显示时，可通过调整进针方向和深度，把药物注射到腋动脉的周围。由于神经部位较深且靠近血管和胸膜，注药时应注意回抽，每注射 3~5ml 即要回抽一次。

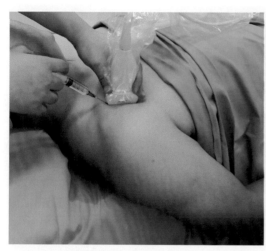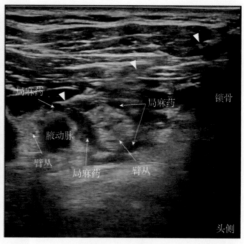

图2-20　经典入路锁骨下臂丛阻滞平面内进针示意图　图2-21　经典入路锁骨下臂丛阻滞平面内进针技术

白色三角形为穿刺针轨迹

　　也可从探头足侧端进针，向内向上推进，针尖到达神经周围时即可注药，神经显示不清时可把药物注射到腋动脉周围。这种入路易损伤腋静脉，而且针尖不易到达腋动脉的深部，特别是药物剂量较少时，后束支阻滞效果可能会欠佳，但是缺乏文献报道和相关研究。

　　也可采用平面外进针入路，但是由于平面外技术针尖不易显示，且此处血管丰富，神经靠近胸膜，易引起血管损伤、气胸等严重并发症，因此临床工作中很少使用。

　　（二）肋锁间隙入路超声引导锁骨下臂丛阻滞

　　肋锁间隙入路超声引导锁骨下臂丛阻滞是近几年才提出的一项技术。但是在 2013年韩流等描述了探头紧贴锁骨放置的一种臂丛阻滞技术，即把探头与锁骨平行放置于锁骨下窝部，由喙突附近穿刺，平面内进针，阻滞成功率达 93.67%[10]，其探头放置位置和进针入路与肋锁间隙入路类似。2015 年，Karmakar 等首次介绍了一种新的超声引导锁骨下臂丛阻滞技术，并冠名为肋锁间隙入路锁骨下臂丛阻滞[11]。随后不断有科研人员对该技术进行改良，并分析了该技术的风险、优缺点以及局麻药物的使用等情况[12, 13]，逐渐形成了一种成熟的超声引导神经阻滞技术。

　　1. 肋锁间隙入路超声引导锁骨下臂丛的超声定位

　　把探头置于锁骨下缘中、外 1/3 处，即锁骨下窝的内侧，与锁骨平行（见图2-22）。调整探头可获得胸大肌、锁骨下肌、腋动/静脉等声像，臂丛的外侧束、后束和内侧束分别位于腋动脉的外上侧、外侧和外下侧（见图2-23）。注意探头的位置应放置在第一肋外缘与胸小肌之间，如探头位置偏向足侧，臂丛内侧束将移行至腋动脉的后内侧，而后束将移行至腋动脉的后侧。如超声下显示头静脉声像，可把探头向头侧倾斜，以清晰暴露臂丛束并使穿刺路径避开血管。同样，部分人的臂丛超声声像并不清晰，但多位于腋动脉的外侧。

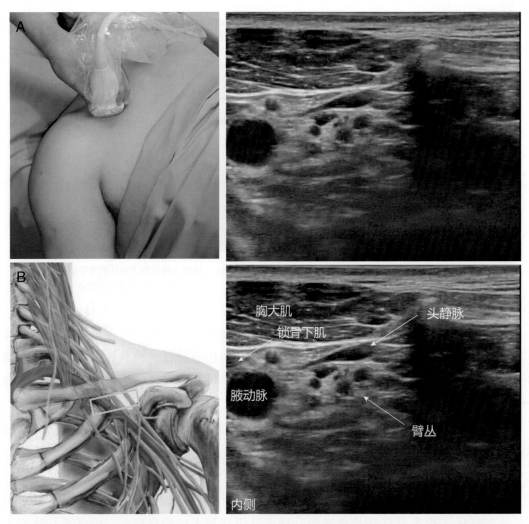

图2-22 肋锁间隙入路超声引导锁骨下臂丛的超声定位

A. 肋锁间隙入路臂丛阻滞探头放置位置示意图；B. 肋锁间隙入路臂丛阻滞探头扫描示意图。绿色方框为探头放置位置

图2-23 肋锁间隙平面锁骨下臂丛的超声声像图

2. 肋锁间隙入路超声引导锁骨下臂丛阻滞的进针方法

多采用平面内进针入路。加压探头闭合腋静脉，22G穿刺针由探头的外侧端接近垂直于皮肤刺入，调整进针角度向臂丛缓缓推进，穿过三角肌到达目标神经周围，回抽无血、无气即可注药（见图2-24、图2-25）。如神经显示不清，可把药物注射到腋动脉的外侧，使药物充分包绕腋动脉的外侧。

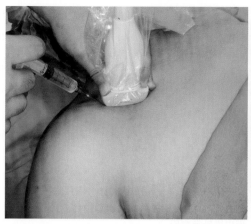

图2-24　肋锁间隙平面锁骨下臂丛阻滞平面内进针示意图

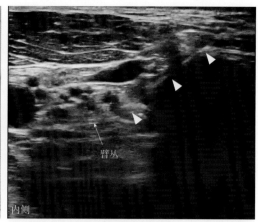

图2-25　肋锁间隙平面锁骨下臂丛阻滞外侧入路平面内进针技术

白色三角形为穿刺针轨迹

　　也可由内向外进针，穿刺针从探头的内侧端刺入皮肤，穿过胸大肌和锁骨下肌至腋动脉的外侧，针尖靠近神经即可注药，此入路进针路径靠近腋静脉和头静脉，穿刺时应采用调整进针角度或者压闭血管等方法予以避开。

　　也可采用平面外进针技术。将臂丛声像移至超声声像的中间，穿刺针由探头的任意侧中点旁0.5cm处刺入皮肤，垂直向下缓慢穿过胸大肌和锁骨下肌，可采用注射少量药物、倾斜探头等方法判断针尖位置。针尖到达神经周围时回抽无血、无气即可注药。

　　（三）锁骨后入路超声引导锁骨下臂丛阻滞

　　锁骨后入路臂丛阻滞最早由Charbonneau等于2015年提出，45例接受锁骨后入路臂丛阻滞的患者，可完成手术的比率高达96%，且未出现气胸等严重并发症[14]。与其他入路相比，锁骨后入路由于进针角度与探头平行，因此穿刺针显影更加清晰，而且进针路径更短，大大降低了阻滞起效时间、阻滞不全发生率和穿刺相关风险[15]。因此锁骨后臂丛阻滞是值得学习和推广的技术。

　　1. 锁骨后入路超声引导锁骨下臂丛的超声定位

　　同经典入路。如图2-18、图2-26所示。

　　2. 锁骨后入路超声引导锁骨下臂丛阻滞的进针方法

　　探头压闭腋静脉，22G穿刺针从锁骨上缘刺入皮肤，向足侧推进，即向探头切面进针（见图2-27）。穿刺针应与探头平行，紧贴锁骨下方穿至锁骨下，超声下可显示穿刺针声像，继续进针直到针尖至神经附近回抽无血、无气即可注射局麻药，超声下可见药物呈团状包绕神经束（见图2-28）。如神经无法显示或部分显示时，把药物注射到腋动脉周围，以使药物呈"U"形包绕腋动脉的外侧。注射部位血管丰富，每注射3~5ml即要回抽一次，反复注药。

　　（三）超声引导锁骨下臂丛阻滞的药物

　　由于超声引导锁骨下臂丛阻滞入路繁多，文献报道中应用局麻药物的种类、浓度、剂量等也多种多样。关于罗哌卡因，文献中较多使用的浓度是0.5%~0.75%，容量为

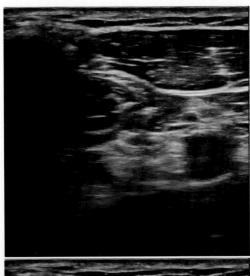

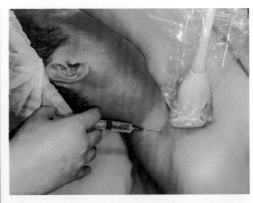

图 2-27　锁骨后入路超声引导锁骨下臂丛阻滞平面内进针示意图

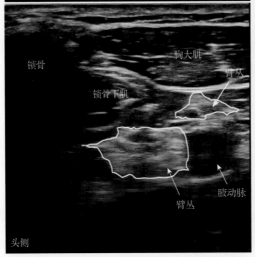

图 2-26　锁骨后入路锁骨下臂丛的超声声像图

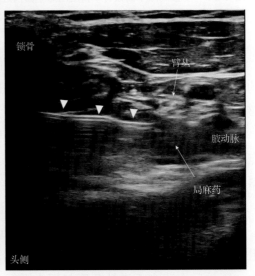

图 2-28　锁骨后入路锁骨下臂丛阻滞平面内进针技术

白色三角形为穿刺针轨迹

20~45ml[19-21]。罗哌卡因的浓度和剂量分别对锁骨下臂丛阻滞各种入路有无影响、影响有多大仍缺乏有力的文献支持。为了获得满意而又持久的麻醉和镇痛效果，同时避免局麻药过多引起的中毒反应，我们常使用 0.25%~0.5% 的罗哌卡因 20~30ml。

四、超声引导锁骨下臂丛阻滞技术的适应证

锁骨下臂丛阻滞主要适用于上臂至指尖手术的麻醉和镇痛。但是上臂手术涉及内侧区域时，应联合肋间臂神经阻滞。

五、超声引导锁骨下臂丛阻滞技术的并发症与禁忌证

（一）并发症

并发症有血管、臂丛损伤、气胸等。经典入路由于内侧束靠近动脉后内侧，常会出现阻滞效果不佳。

（二）禁忌证

穿刺点有感染或患者拒绝时应避免实施锁骨下臂丛阻滞。

参 考 文 献

1. Raj P P, Montgomery S J, Nettles D, et al. Infraclavicular brachial plexus block--a new approach［J］. Anesth Analg, 1973,52（6）:897-904.

2. Whiffler K. Coracoid block--a safe and easy technique［J］. Br J Anaesth, 1981,53（8）:845-848.

3. Borgeat A, Ekatodramis G, Dumont C. An evaluation of the infraclavicular block via a modified approach of the Raj technique［J］. Anesth Analg, 2001,93（2）:436-441.

4. Kilka H G, Geiger P, Mehrkens H H. Infraclavicular vertical brachial plexus blockade. A new method for anesthesia of the upper extremity. An anatomical and clinical study［J］. Anaesthesist, 1995,44（5）:339-344.

5. Wu T J, Lin S Y, Liu C C, et al. Ultrasound imaging aids infraclavicular brachial plexus block［J］. Ma Zui Xue Za Zhi, 1993,31（2）:83-86.

6. Pearce J M. Henry Gray's Anatomy［J］. Clin Anat, 2009,22（3）:291-295.

7. Gusmao L C, Lima J S, Prates J C. Anatomical basis for infraclavicular brachial plexus block［J］. Rev Bras Anestesiol, 2002,52（3）:348-353.

8. Ootaki C, Hayashi H, Amano M. Ultrasound-guided infraclavicular brachial plexus block: an alternative technique to anatomical landmark-guided approaches［J］. Reg Anesth Pain Med, 2000,25（6）:600-604.

9. Sandhu N S, Capan L M. Ultrasound-guided infraclavicular brachial plexus block［J］. Br J Anaesth, 2002,89(2):254-259.

10. 韩流，高玉洁，斯妍娜，等. 超声引导紧贴锁骨下臂丛神经阻滞与垂直锁骨下臂丛阻滞的比较［J］. 中华临床医师杂志(电子版)，2013（15）:7219-7221.

11. Karmakar M K, Sala-Blanch X, Songthamwat B, et al. Benefits of the costoclavicular space for ultrasound-guided infraclavicular brachial plexus block: description of a costoclavicular approach［J］. Reg Anesth Pain Med, 2015,40（3）:287-288.

12. Leurcharusmee P, Elgueta M F, Tiyaprasertkul W, et al. A randomized comparison between costoclavicular and paracoracoid ultrasound-guided infraclavicular block for upper limb surgery［J］. Can J Anaesth, 2017,64（6）:617-625.

13. Sotthisopha T, Elgueta M F, Samerchua A, et al. Minimum Effective Volume of Lidocaine for Ultrasound-Guided Costoclavicular Block［J］. Reg Anesth Pain Med, 2017,42（5）:571-574.

14. Charbonneau J, Frechette Y, Sansoucy Y, et al. The Ultrasound-Guided Retroclavicular Block: A Prospective Feasibility Study［J］. Reg Anesth Pain Med, 2015,40（5）:605-609.

15. Kavrut O N, Kavakli A S. Comparison of the coracoid and retroclavicular approaches for ultrasound-guided infraclavicular brachial plexus block［J］. J Anesth, 2017,31（4）:572-578.

16. Zhang X G, Li L, Liao J, et al. Ropivacaine volume for ultrasound-guided retrograde infraclavicular brachial plexus block［J］. Zhonghua Yi Xue Za Zhi, 2010,90（31）:2209-2211.

17. Mageswaran R, Choy Y C. Comparison of 0.5% ropivacaine and 0.5% levobupivacaine for infraclavicular brachial plexus block［J］. Med J Malaysia, 2010,65（4）:300-303.

18. Flohr-Madsen S, Ytrebo L M, Kregnes S, et al. Minimum effective volume of ropivacaine 7.5 mg/ml for an ultrasound-guided infraclavicular brachial plexus block［J］. Acta Anaesthesiol Scand, 2013,57（4）:495-501.

（张南南　范　坤）

第四节　超声引导腋路臂丛阻滞技术

一、概述

腋路臂丛阻滞是一项古老的神经阻滞技术，也是麻醉医生最常用、最受欢迎的一种麻醉方法。最早应用腋路臂丛阻滞的医生是 Hirschel，于 1911 年提出[1]。百年来对腋路臂丛阻滞的方法、药物选择、风险等均有大量的研究和报道。超声区域阻滞技术的出现为腋路臂丛阻滞的可视化带来了可能性。1989 年，Ting 等采用超声观察了腋路臂丛阻滞后腋区的解剖特点和局麻药的扩散情况[2]。1990 年 Kestenbaum 等报道了一例对烧伤患者实行超声引导腋路臂丛阻滞[3]。直到 2000 年以后，超声引导腋路臂丛阻滞技术才逐渐成熟并得以快速发展。

由于腋区臂丛表浅，因此超声成像质量高，穿刺容易，阻滞成功率较高，有报道对 46 名前臂和手部手术的患者实行超声下腋路臂丛阻滞，成功率高达 100%[4]。虽然腋路臂丛阻滞有以上优点，但是 2016 年 Vazin 等比较了锁骨上、锁骨下和腋路臂丛阻滞的效果和风险，结果显示每种入路给予 0.75% 罗哌卡因 20ml，腋路臂丛并没有较强的优势，相反其神经可视性最差，阻滞成功率最低，穿刺次数最多[5]。而且腋路臂丛阻滞需要患者外展患侧上肢，这对上肢疼痛、骨折的患者是一项挑战，一定程度上限制了其在临床上的应用。

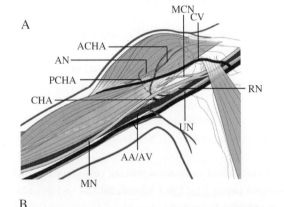

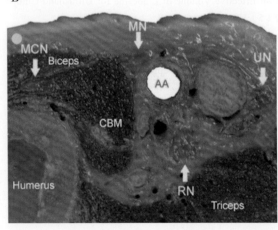

图 2-29　腋路臂丛的解剖特点

A. 腋路臂丛的走行示意图；B. 腋路臂丛的横断面解剖图。AA，腋动脉；AV，腋静脉；CV，头静脉；CHA，旋肱动脉；ACHA，旋肱前动脉；PCHA，旋肱后动脉；UN，尺神经；RN，桡神经；MN，正中神经；MCN，肌皮神经；AN，腋神经；Biceps，肱二头肌；CBM，喙肱肌；Humerus，肱骨；Triceps，肱三头肌

二、腋路臂丛阻滞的解剖学基础

锁骨下臂丛伴随腋动、静脉向外移行，从胸小肌下方到达腋窝，从腋窝顶穿过腋窝到达肘部。其间臂丛发出若干分支，这些终末神经与腋动脉关系密切，特别是桡神经、尺神经和正中神经。在腋窝区，桡神经多位于动脉的深部，尺神经位于腋动脉的后侧，正中神经位于腋动脉的前侧，腋路臂丛阻滞主要是阻

滞此三条神经[6]（见图 2-29）。

三、超声引导腋路臂丛阻滞技术

嘱患者平卧，头略微偏向健侧。患侧手臂外展 90°，肘部屈曲，放置于托手架上。穿刺操作前给予适度的镇痛和镇静。

臂丛位置表浅，多选用线阵高频探头。耦合剂均匀涂抹于探头上，无菌塑料套包紧探头以备用。

（一）腋路臂丛的超声定位

把探头放置于胸大肌于肱骨的止点水平，与肱骨垂直（见图 2-30）。向肱骨近端或远端微调探头，清晰显示腋动脉、腋静脉、肱二头肌等声像，桡神经、正中神经和尺神经分别位于腋动脉的深部、前侧和后侧（见图 2-31）。由于此处血管丰富，可应用彩色多普勒加以鉴别。

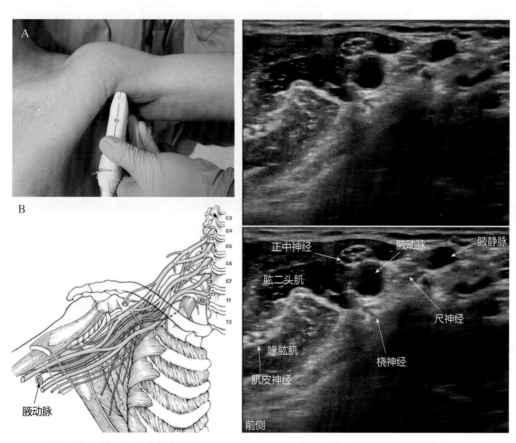

图 2-30　腋路臂丛的超声定位
A.腋路臂丛阻滞超声探头放置位置示意图；B.腋路臂丛阻滞超声探头扫描示意图。绿色方框为探头放置位置

图 2-31　腋路臂丛超声声像图

（二）超声引导腋路臂丛阻滞的进针入路

22G 穿刺针由探头前侧端刺入皮肤，缓慢推进注射针，进针时确保针尖处于超声平面内，直至靠近神经，回抽无血方可注药（见图 2-32、图 2-33）。单点注射药物扩散常不佳，可采用三点法阻滞，通过调整穿刺方向分别在三条神经周围注射直至药物完整包裹神经。三点法阻滞可遵守先深后浅、先远后近的原则，先将针尖调整至腋动脉深部桡神经位置，回抽无血后注射部分麻醉药物；退针至皮下调整进针角度至腋动脉的后侧尺神经位置，回抽无血后注射部分麻醉药物，尺神经阻滞时进针路径有时会被正中神经阻挡，为避免神经损伤，当针尖到达正中神经上方位置时，可注射少量麻醉药把正中神经推向深部，为进针路径打开空间。另外，腋静脉位于腋动脉的内侧，尺神经阻滞时容易损伤，应注意避开，同时，进针时可用探头压闭腋静脉以免损伤和血管内注药；然后退针至腋动脉的前侧，回抽无血可阻滞正中神经。当臂丛显示不清时，可直接把局麻药物注射至腋动脉的深部、后侧和前侧，使腋动脉被药物环形包绕。

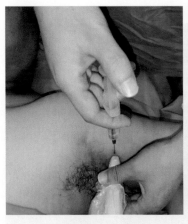 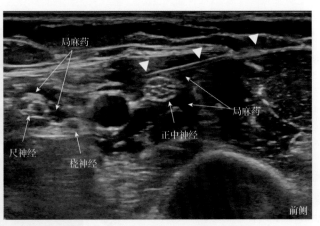

图 2-32　腋路臂丛阻滞平面内进针示意图

图 2-33　腋路臂丛阻滞平面内进针技术
白色三角形为穿刺针轨迹

也可应用平面外穿刺技术。在探头旁 0.5cm 处垂直于皮肤进针，以约 45° 角向探头下进针，左右调整探头尽可能使针尖处于超声平面内。针尖接近神经即可注射局麻药，也可将麻药注射到腋动脉的周围呈环形包绕。

（三）超声引导腋路臂丛阻滞的药物

局麻药物的浓度和剂量对麻醉的起效时间、效果和作用时间均有很大影响。文献中各种局麻药物均有报道，关于罗哌卡因，多使用 0.33%~0.75% 浓度，剂量多为 15~40ml[5, 7-9]。为延长麻醉和镇痛时间，降低局麻药中毒风险，我们多使用 0.33%~0.5% 罗哌卡因 15~20ml。

四、超声引导腋路臂丛阻滞技术的适应证

腋路臂丛阻滞主要适用于肱骨中段至指尖之间手术的麻醉和镇痛。但手术涉及上臂内

侧时，应联合肋间臂神经阻滞。

五、超声引导腋路臂丛阻滞技术的并发症与禁忌证

（一）并发症

腋路臂丛阻滞相对安全，主要是避免血管内注药和局麻药中毒。

（二）禁忌证

穿刺部位感染等以及穿刺路径无法避开血管时禁忌实施超声引导腋路臂丛阻滞。

参 考 文 献

1. Nowakowski P, Bierylo A. Ultrasound guided axillary brachial plexus plexus block. Part 1--basic sonoanatomy ［J］. Anaesthesiol Intensive Ther, 2015,47（4）:409-416.

2. Ting P L, Sivagnanaratnam V. Ultrasonographic study of the spread of local anaesthetic during axillary brachial plexus block ［J］. Br J Anaesth, 1989,63（3）:326-329.

3. Kestenbaum A D, Steuer M, Marano M. Doppler-guided axillary block in a burn patient ［J］. Anesthesiology, 1990,73（3）:586-587.

4. Schwemmer U, Markus C K, Greim C A, et al. Ultrasound-guided anaesthesia of the axillary brachial plexus: efficacy of multiple injection approach ［J］. Ultraschall Med, 2005,26（2）:114-119.

5. Vazin M, Jensen K, Kristensen D L, et al. Low-Volume Brachial Plexus Block Providing Surgical Anesthesia for Distal Arm Surgery Comparing Supraclavicular, Infraclavicular, and Axillary Approach: A Randomized Observer Blind Trial ［J］. Biomed Res Int, 2016,2016:7094121.

6. Pearce J M. Henry Gray's Anatomy ［J］. Clin Anat, 2009,22（3）:291-295.

7. Koraki E, Stachtari C, Kapsokalyvas I, et al. Dexmedetomidine as an adjuvant to 0.5% ropivacaine in ultrasound-guided axillary brachial plexus block ［J］. J Clin Pharm Ther, 2018,43（3）: 348-352.

8. Bangera A, Manasa M, Krishna P. Comparison of effects of ropivacaine with and without dexmedetomidine in axillary brachial plexus block: A prospective randomized double-blinded clinical trial ［J］. Saudi J Anaesth, 2016,10（1）:38-44.

9. Zhang Y, Wang C S, Shi J H, et al. Perineural administration of dexmedetomidine in combination with ropivacaine prolongs axillary brachial plexus block ［J］. Int J Clin Exp Med, 2014,7（3）:680-685.

（陈　军　王爱忠）

第五节　超声引导桡神经及其分支阻滞技术

一、概述

对于上肢手术，我们在临床麻醉中常采用近端臂丛阻滞技术，例如锁骨上臂丛阻滞、锁骨下臂丛阻滞、腋路臂丛阻滞等[1,2]。但是近年的研究发现，远端神经阻滞可能更有效、更安全、更容易[3,4]。近年来研究发现，对于腕部和手部手术末梢神经阻滞可能是有效而安全的[5]。桡神经远端阻滞不但能降低近端阻滞引起的气胸、膈神经阻滞等风险，而且不影响近端肌肉的活动，增加患者的满意度和舒适度[6]。

桡神经整个行程均可对其阻滞，我们最常见的阻滞部位是肱骨中段、肘部、前臂和腕部。

二、桡神经阻滞的解剖学基础

桡神经是臂丛的最大分支，是由第5~8颈脊神经和第1胸脊神经的前支进入后束发出而形成。桡神经在腋动脉第三段和肱动脉上部之后、肩胛下肌和背阔肌与大圆肌肌腱之前下降。与肱深动脉一起斜向后下，在大圆肌下缘之下、三头肌长头和肱骨之间穿过三边孔。在此处桡神经支配三头肌长头，并发出臂后皮神经，支配上臂后部皮肤[7,8]（见图2-1、图2-34、图2-35）。

之后桡神经倾斜和旋转绕至肱骨后部，走行于三头肌内侧头最上部的纤维后方，在此处发出两个分支，其中一个是肌支，到达三头肌外侧头，另一个分支通过三头肌内侧头到达肘关节。主支下行至肱骨外侧之后，穿过肌间隔外侧进入前部，向深处下降到达肱肌和肱桡肌近侧之间的沟，之后远达桡侧腕长伸肌。在外上髁前方分成深浅两个终支，即桡神经深支和浅支[7,8]（见图2-1、图2-34、图2-35、表2-1、表2-2）。

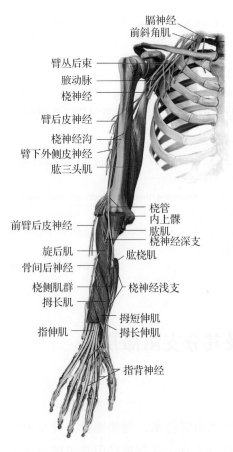

图 2-34　桡神经走行及解剖特点

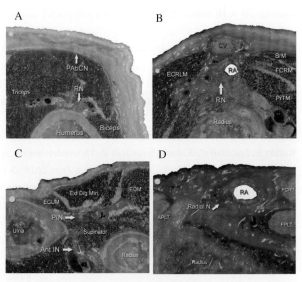

图 2-35　桡神经的解剖特点

A. 肱骨中段桡神经横断面解剖；B. 肘部桡神经横断面解剖；C. 前臂部桡神经横断面解剖；D. 腕部桡神经横断面解剖。Triceps，肱三头肌；Biceps，肱二头肌；Humerus，肱骨；ECRLM，桡侧腕长伸肌；BrM，肱桡肌；FCRM，桡侧腕屈肌；PrTM，旋前圆肌；Radius，桡骨；Ulna，尺骨；ECUM，尺侧腕屈肌；EDM，指伸肌；Supinator，旋后肌；Ext Dig Min，小指伸肌；FPLT，拇长屈肌肌腱；FCRT，桡侧腕屈肌肌腱；APLT，拇长展肌肌腱；PAbCN，前臂后皮神经；RN，桡神经；PIN，骨间后神经；Ant IN，骨间前神经；RA，桡动脉；CV，头静脉

桡神经深支较粗大又称为骨间后神经，其走行围绕桡骨外侧面旋肱肌两头之间到达前臂背面，沿前臂骨间膜后面，前臂浅、深伸肌之间下行达腕关节背面。在进入旋后肌之前发出分支支配桡侧腕短伸肌和旋后肌，当它通过旋后肌时，发出附加分支支配该肌。当

它在旋后肌后面出现时，骨间后神经还发出 3 个分支分别支配指伸肌、小指伸肌和尺侧腕屈肌。另外它还发出两个更长的分支，一个是内侧支，支配拇长伸肌和示指伸肌，另外一个外侧支支配拇长屈肌和拇短伸肌。而来自骨间后神经的关节支主要支配腕骨、桡腕关节远端和一些腕骨间关节及掌骨间关节，手指支支配掌指关节和近侧指间关节。桡神经浅支在前臂上 1/3 前外侧的外上髁下降，最初在旋后肌上、桡动脉外侧面和肱桡肌后面。在前臂中 1/3 位于肱桡肌后面，靠近桡动脉外侧缘，继之位于旋前圆肌前面和指浅屈肌和拇长屈肌的桡侧头。在腕关节近端约 7cm 处离开桡动脉，走行达肱桡肌腱的深面。当它下降时，围绕桡骨外侧缘弯曲，穿过深筋膜，分成 5 支（有时为 4 支）指背神经。在手背部，常与前臂后皮神经或前臂外侧皮神经相交通。分布于手背桡侧和桡侧三个半手指近节背面的皮肤[7,8]（见图 2-1、图 2-34、图 2-35、表 2-1、表 2-2）。

三、超声引导桡神经阻滞技术

（一）肱骨中段超声引导桡神经阻滞

2007 年，Foxall 等描述了上臂中部桡神经的超声解剖特点，为远端桡神经阻滞开辟了一条新的入路[9]。以后相继出现桡神经沟部超声引导桡神经阻滞的报道[10]，均得到临床麻醉工作人员的认可和广泛应用。

1. 肱骨中段超声引导桡神经阻滞的体位

患者多取平卧位，头偏向对侧，患侧肩关节内收，肘关节屈曲、内旋，充分暴露上臂外侧部，此体位适用于前侧入路平面内技术。也可取侧卧位，患侧向上，肢体贴体自然伸展。穿刺前适度镇痛和镇静。常选用线阵探头。耦合剂均匀涂抹于探头上，无菌塑料套包紧探头备用。

2. 肱骨中段桡神经的超声定位

把探头放置于肱骨中段外侧桡神经沟部，探头与肱骨垂直（见图 2-36）。调整探头可清晰显示肱三头肌、肱肌和肱骨超声声像，在肱骨浅层、肱三头肌和肱肌之间可见一三角形或椭圆形高回声声像即为桡神经（见图 2-37）。此处桡神经较为固定，超声下容易探寻，是较常用的桡神经阻滞部位，可同时阻断桡神经的深支和浅支。

3. 肱骨中段超声引导桡神经阻滞的进针方法

局部皮肤消毒后，22G 穿刺针从

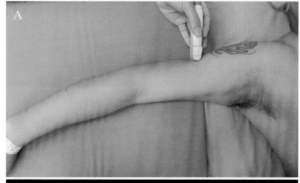

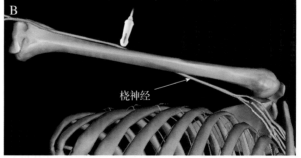

桡神经

图 2-36　肱骨中段桡神经的超声定位
A. 肱骨中段桡神经阻滞超声探头放置位置示意图；B. 肱骨中段桡神经阻滞超声探头扫描示意图

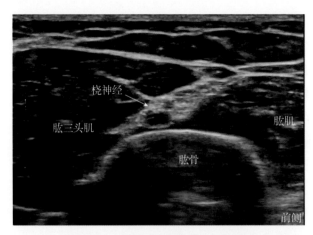

图 2-37　肱骨中段桡神经超声声像图

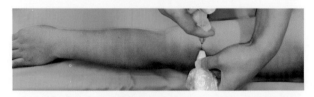

图 2-38　肱骨中段桡神经阻滞平面内进针示意图

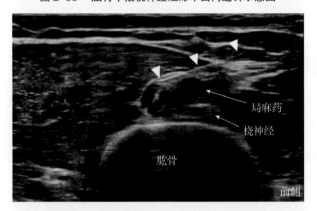

图 2-39　肱骨中段桡神经阻滞平面内进针技术
白色三角形为穿刺针轨迹

探头前端进入皮肤，调整角度向桡神经缓缓推进，穿过肱肌到达神经附近即可注药（见图 2-38、图 2-39）。

当患者侧卧时穿刺针也可从探头后端刺入皮肤，穿过肱三头肌，针尖到达桡神经周围即可注药。

也可采用平面外技术，把桡神经调整至图像的中间，穿刺针由探头任意侧旁开 0.5cm 处刺入皮肤，向下缓缓进针，通过注射局麻药和调整探头角度寻找针尖位置，靠近神经附近即可注药。

由于桡神经沟组织致密，注药剂量不宜过大，以免引起局部压力过大损伤桡神经。

（二）肘部超声引导桡神经阻滞

早在 2006 年，Deleuze 等就对盲探肘部桡神经阻滞有详细描述和总结，但是依靠体表定位对外周神经阻滞难度较大，很难探寻到神经[11]。2007 年，McCartney 等使用超声观察了肘部桡神经声像[12]。肘部超声引导桡神经阻滞在腕部和手部手术中才逐渐得以应用。

1. 肘部超声引导桡神经阻滞的体位

患者多取平卧位，患侧肢体充分暴露、略外展，肘关节伸直放置于托手架上。适度镇静、镇痛。该部位桡神经位置表浅，多选用线阵探头，无菌套包裹处理。

2. 肘部桡神经的超声定位

把探头横置于肘部外侧，超声下可见肱肌、肱桡肌和肱骨外上髁等声像，在肱肌的外侧和肱骨外上髁的浅层可见一梭形高回声声像即桡神经（见图 2-40、图 2-41、图 2-43）。

若神经显示不清或不易寻找，可先从肱骨中段寻找出桡神经，向远端追踪至肘部，以清晰鉴别出肘部桡神经的位置和形态。

此水平再往下至肘远端部，桡神经即分成深、浅两支，阻滞时探头位置不宜放置过低，以免仅阻滞分支，导致阻滞不全（见图 2-42）。

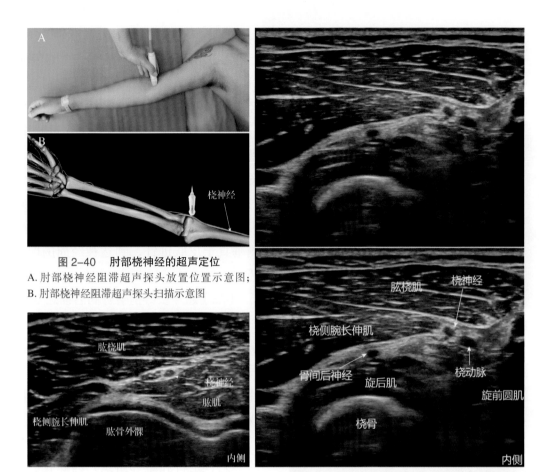

图 2-40 肘部桡神经的超声定位
A.肘部桡神经阻滞超声探头放置位置示意图;
B.肘部桡神经阻滞超声探头扫描示意图

图 2-41 肘部桡神经超声声像图

图 2-42 肘下部桡神经和骨间后神经超声声像图

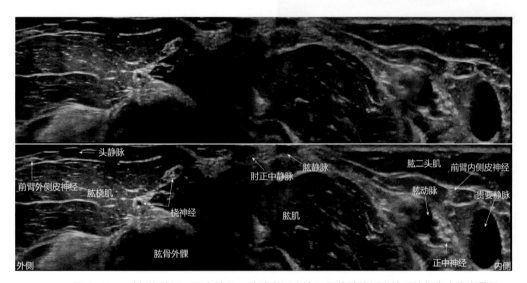

图 2-43 肘部桡神经、正中神经、前臂内侧皮神经和前臂外侧皮神经的超声声像全景图

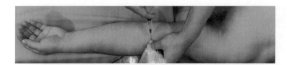

图2-44　肘部桡神经阻滞平面内进针示意图

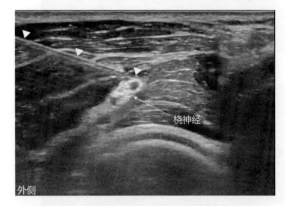

图2-45　肘部桡神经阻滞的平面内进针技术
白色三角形为穿刺针轨迹

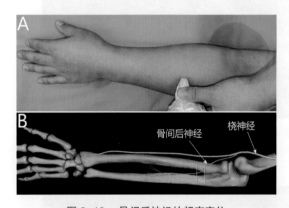

图2-46　骨间后神经的超声定位
A.骨间后神经阻滞超声探头放置位置示意图；B.骨间后神经阻滞超声探头扫描示意图。绿色方框为探头放置位置

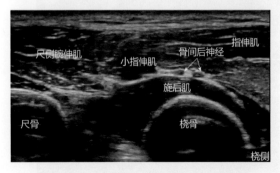

图2-47　前臂中段骨间后神经的超声声像图

3. 肘部超声引导桡神经阻滞的进针方法

多采用平面内进针方法。22G 穿刺针可从探头内侧端进入皮肤，针尖到达桡神经周围即可注药（见图2-44）。

也可从外侧端进针，针尖穿过肱桡肌，到达目标神经的周围即可注射麻醉药（见图2-45）。

也可采用平面外进针入路。把桡神经声像调整至图像中间，穿刺针由探头任意侧垂直于皮肤进针，到达神经周围即可注药。

（三）超声引导前臂骨间后神经阻滞

骨间后神经为运动神经，由上述解剖学我们得知，其在进入旋后肌前和穿出旋后肌后均发出分支，支配相应的肌肉，因此以往采用体表定位阻滞时，常导致阻滞成功率低或者阻滞不全[13, 14]。

超声的应用可以清晰观察骨间后神经的形态、走行和毗邻组织，因此我们可以根据手术需要或者疼痛部位在不同水平阻滞骨间后神经。

1. 超声引导骨间后神经阻滞的体位

嘱患者平卧，患侧肩关节外展，肘关节伸直、内旋放于托手架或托手平台上，掌面向下。穿刺前适当镇静、镇痛，选用线阵探头，无菌处理。

2. 骨间后神经的超声定位

（1）前臂中段骨间后神经超声定位。把探头放置于前臂后侧、肱骨内外髁连线远端6～7cm处（约桡骨上 1/4～1/5 处），探头与桡骨垂直（见图2-46）。超声下可见浅层的指伸肌、小指伸肌和尺侧腕伸肌，深部为旋后肌和尺、桡骨，在旋后肌的浅层可见一高回声的梭形声像即为骨间后神经（见图2-47）。此处支配桡侧腕短肌和旋后肌的分支不能被阻滞。

（2）前臂下段骨间后神经超声定位。把探头放置于前臂后侧，中下 1/3 处，探头与桡骨垂直。骨间后神经位于指伸肌深部，呈圆形或梭形高回声影，并常与骨间后动脉伴行（见图 2-48）。此处骨间后神经已经分出的 5 条分支，均不能被阻滞。

（3）超声追踪法定位骨间后神经。大多数时候骨间后神经超声下在前臂不易直接鉴别，我们多采用追踪技术，在肘部或肱骨中段探寻到桡神经，往末梢追踪，根据麻醉或镇痛需要，在不同水平对其阻滞。

3. 超声引导骨间后神经阻滞的进针方法

多采用平面内进针技术，22~25G 穿刺针由探头的任意端刺入皮肤，针尖接近神经即可注射局麻药（见图 2-49、图 2-50）。

也可采用平面外技术，把目标神经放置于图像中间，从探头任意侧垂直于皮肤进针，调整探头位置和进针角度，针尖靠近神经即可注药。

（四）超声引导前臂桡神经浅支阻滞

2006 年，Liebmann 等使用超声阻滞了前臂部的桡神经浅支，同时阻滞了尺神经和正中神经，顺利完成了手部急诊手术[15]。近年来，很多文献也显示前臂部桡神经联合其他神经阻滞对腕关节以下手术可以获得良好的麻醉和镇痛效果，并无相关并发症发生，较适宜手术室外的麻醉和镇痛[16, 17]。

1. 超声引导前臂桡神经浅支阻滞体位

嘱患者平卧，患侧肢体外展、伸直，放于托手架或托手平台上，肘关节外旋，掌面向上。穿刺前适当镇静、镇痛，选用线阵探头，无菌处理。

2. 前臂桡神经浅支的超声定位

前臂桡神经浅支的超声定位多采用追踪技术，常用的有以下两种追踪方法：

（1）自上而下法。在肘部或桡神经沟部鉴别出桡神经，探头沿桡神经走行向远

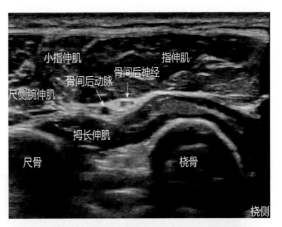

图 2-48　前臂下段骨间后神经的超声声像图

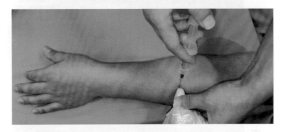

图 2-49　骨间后神经阻滞平面内进针示意图

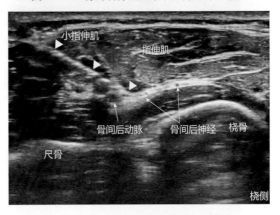

图 2-50　骨间后神经阻滞平面内进针技术
白色三角形为穿刺针轨迹

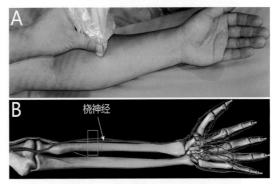

图 2-51　前臂桡神经的超声定位
A. 前臂上段桡神经阻滞探头放置位置示意图；B. 前臂上段桡神经阻滞探头扫描示意图。绿色方框为探头放置位置

端移动,直至理想的水平（见图 2-51~图 2-56）。

（2）自下而上法。由于前臂中部和下部桡神经与桡动脉伴行,而远端桡神经较细而且已经发出分支,不易鉴别,因此我们可以把探头放置于腕

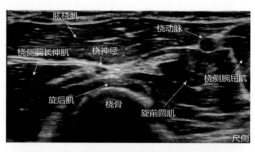

图 2-52　前臂上段桡神经的超声声像图

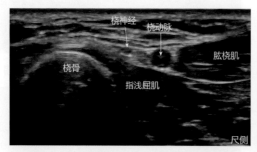

图 2-53　前臂中段桡神经的超声声像图

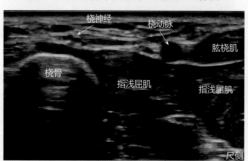

图 2-54　前臂下段桡神经的超声声像图

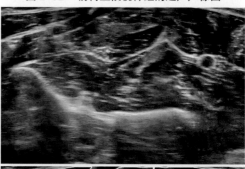

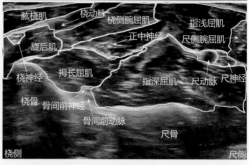

图 2-55　前臂中上段桡神经、正中神经、尺神经和骨间前神经的超声声像全景图

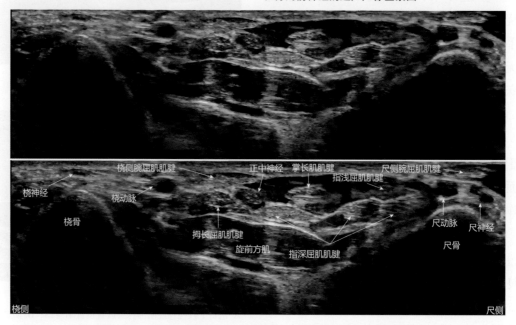

图 2-56　前臂下段桡神经、正中神经、尺神经的超声声像全景图

部桡侧，与桡骨垂直，首先定位出桡动脉，沿桡动脉向近端移动探头，至前臂中段、桡动脉周围即可探寻到桡神经声像。

3. 超声引导前臂桡神经浅支阻滞的进针方法

桡神经浅支在前臂位于肱桡肌深部，位置表浅，平面内进针技术或平面外进针技术均可。穿刺针多采用22~25G，针尖靠近神经即可注射局麻药。超声下尽可能显示针尖位置，以免损伤桡动脉（见图2-57、图2-58）。

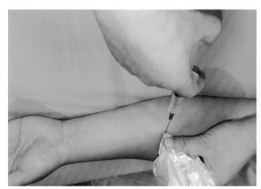

图 2-57　前臂桡神经阻滞平面内进针示意图

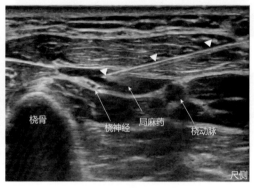

图 2-58　前臂中段桡神经阻滞平面内进针技术
白色三角形为穿刺针轨迹

（五）超声引导前臂后皮神经阻滞

前臂后皮神经较粗大，由桡神经在桡神经沟中分出，于臂外侧下段穿肱三头肌外侧头与肱桡肌之间，首先于臂外侧下降，之后沿着前臂背侧到达腕部，支配其走行过程中的皮肤，在其末端加入前臂外侧皮神经背侧支，走行期间分出两条分支，一支支配上臂下部外侧的部分皮肤，另一支支配前臂到腕关节后部的皮肤[7]（见图2-34）。因此，在肱桡肌和肱三头肌之间浅表的位置可以用超声探寻到前臂后皮神经。

1. 超声引导前臂后皮神经阻滞的体位

嘱患者平卧，头偏向健侧，患侧肢体肩关节内旋，充分暴露患侧上臂（见图2-59）。选用线阵探头，无菌处理。

2. 前臂后皮神经的超声定位

首先把探头放置于肱骨中段桡神经沟处，超声下分辨出桡神经（见图2-59）。向远端缓慢移动探头，在肱三头肌和肱桡肌之间会出现一高回声的结构，即为前臂后皮神经。继续向远端扫描，可以观察到前臂后皮神经分为上下两支（见图2-60）。

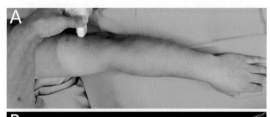

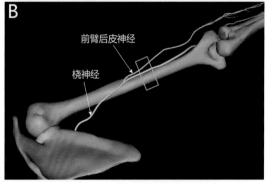

图 2-59　前臂后皮神经的超声定位
A. 前臂后皮神经阻滞探头放置位置示意图；B. 前臂后皮神经阻滞探头扫描示意图。绿色方框为探头放置位置

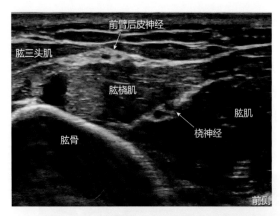

图 2-60　前臂后皮神经的超声声像图

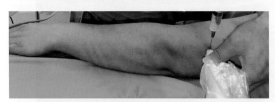

图 2-61　前臂后皮神经阻滞平面内进针示意图

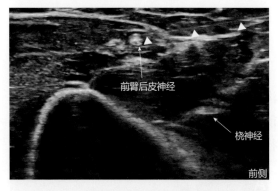

图 2-62　前臂后皮神经阻滞平面内进针技术
白色三角形为穿刺针轨迹

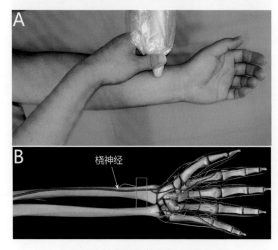

图 2-63　腕部桡神经的超声定位
A. 腕部桡神经阻滞探头放置位置示意图；B. 腕部桡神经
阻滞探头扫描示意图。绿色方框为探头放置位置

3. 超声引导前臂后皮神经阻滞的进针方法

22~25G 穿刺针可由探头的任意一端刺入皮肤，针尖穿过肱桡肌或者肱三头肌靠近神经即可注射局麻药，使药物充分环绕神经（见图 2-61、图 2-62）。近端阻滞时由于臂后皮神经靠近桡神经，注药量不宜过大，以免同时阻滞桡神经，远端阻滞时由于该神经已经分成两支，需分别阻滞或者适当增加药物剂量。

（六）腕部超声引导桡神经阻滞

腕部桡神经阻滞技术早在 20 世纪 50 年代就有文献报道[18]，随着研究深入，发现腕部桡神经盲探技术出现阻滞不全、神经损伤的概率很大。2007 年，McCartney 等应用超声在腕部探寻到了桡神经[3]，超声引导腕部桡神经阻滞逐渐得以开展和应用。但是由于在腕部桡神经已经发出分支，而且神经比较细，超声下分辨困难，超声引导腕部阻滞也常常会发生阻滞不全。与盲探操作相比，超声在腕部桡神经阻滞中的应用有无优势尚无文献报道。

1. 腕部超声引导桡神经阻滞的体位

同前臂桡神经浅支阻滞。

2. 腕部桡神经的超声定位

把探头置于腕部、桡骨茎突近端，探头与桡骨垂直（见图 2-63）。超声下可见桡动脉、桡骨、拇长屈肌、旋前方肌等声像，在桡动脉的桡侧、桡骨浅层可见一高回声声像为桡

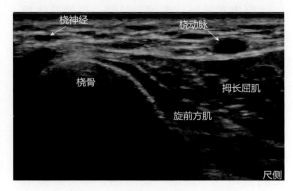

图 2-64　腕部桡神经的超声声像图

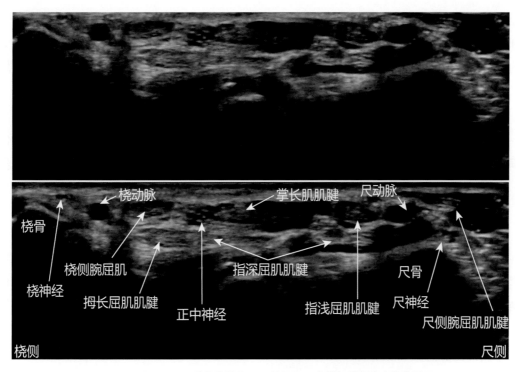

图 2-65　腕部桡神经、尺神经和正中神经的超声声像全景图

神经（见图 2-64、图 2-65）。由于该水平桡神经较细，不容易探寻，可从肘部或者前臂探寻出桡神经，然后向腕部追踪。

3.腕部超声引导桡神经阻滞的进针方法

22~25G 穿刺针可由探头的任意一端刺入皮肤，针尖靠近神经即可注射局麻药，使药物充分环绕神经（见图 2-66、图 2-67）。也可采用平面外进针入路，把神经声像放置到图像中间，由探头两侧进针，针尖靠近神经即可注射麻醉药。

（七）超声引导桡神经阻滞的药物

超声的应用可以使神经可视化，使局麻药物更加靠近神经，理论上可以降低局麻药的使用剂量[19]。我们已经知道神经的表面积与局麻药的剂量存在密切关系，因此远端神经阻滞可能比近端需要更少的局麻药，而且作用时间可能更加持久[20]。桡神经沟等部位神经附近组织较致密，药物剂量过大可导致神经周围压力过高，引起

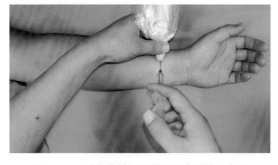

图 2-66　腕部桡神经阻滞平面内进针示意图

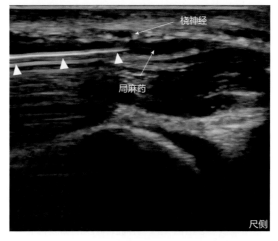

图 2-67　腕部桡神经阻滞平面内进针技术
白色三角形为穿刺针轨迹

神经损伤。综合一些文献报道，我们认为 3~5ml 的 0.2%~0.5% 罗哌卡因即可阻断上臂和前臂部的桡神经，对于腕部或桡神经沟部 2~3ml 局麻药即可达到麻醉和镇痛需求 [21, 22]。大剂量的局麻药对镇痛时间和效果有无优势，以及是否会增加相关并发症，目前尚无明确报道。

四、超声引导桡神经阻滞技术的适应证

单独桡神经阻滞很难满足手术需求，常需联合其他神经阻滞，如尺神经、正中神经等，可满足阻滞水平以下的手术麻醉和镇痛，也可用于近端桡神经阻滞失败或者不全的补救。

五、超声引导桡神经阻滞技术的并发症与禁忌证

（一）并发症

除血肿、神经损伤等常见并发症外，远端桡神经阻滞主要存在的问题是阻滞范围有限，常需联合其他神经阻滞才能满足手术和镇痛需要，而对于上臂手术或者止血带疼痛不能满足镇痛需求。

（二）禁忌证

穿刺部位有感染、脓肿等。

参 考 文 献

1. Stern C, Newsom C T. Infraclavicular brachial plexus block for regional anaesthesia of the lower arm [J]. Int J Evid Based Healthc, 2015,13（1）:35-36.

2. Chin K J, Handoll H H. Single, double or multiple-injection techniques for axillary brachial plexus block for hand, wrist or forearm surgery in adults [J]. Cochrane Database Syst Rev, 2011（7）:CD3842.

3. McCartney C J, Xu D, Constantinescu C, et al. Ultrasound examination of peripheral nerves in the forearm [J]. Reg Anesth Pain Med, 2007,32（5）:434-439.

4. Foxall G L, Skinner D, Hardman J G, et al. Ultrasound anatomy of the radial nerve in the distal upper arm [J]. Reg Anesth Pain Med, 2007,32（3）:217-220.

5. Fredrickson M J, Ting F S, Chinchanwala S, et al. Concomitant infraclavicular plus distal median, radial, and ulnar nerve blockade accelerates upper extremity anaesthesia and improves block consistency compared with infraclavicular block alone [J]. Br J Anaesth, 2011,107（2）:236-242.

6. Fredrickson M J, Price D J. Analgesic effectiveness of ropivacaine 0.2% vs 0.4% via an ultrasound-guided C5-6 root/superior trunk perineural ambulatory catheter [J]. Br J Anaesth, 2009,103（3）:434-439.

7. Pearce J M. Henry Gray's Anatomy [J]. Clin Anat, 2009,22（3）:291-295.

8. 武志兵, 王俊生, 孙长英, 等. 桡神经在臂部的应用解剖[J]. 解剖学研究, 2002,24（3）:217-218.

9. Foxall G L, Skinner D, Hardman J G, et al. Ultrasound anatomy of the radial nerve in the distal upper arm [J]. Reg Anesth Pain Med, 2007,32（3）:217-220.

10. Sehmbi H, Madjdpour C, Shah U J, et al. Ultrasound guided distal peripheral nerve block of the upper limb: A technical review [J]. J Anaesthesiol Clin Pharmacol, 2015,31（3）:296-307.

11. Deleuze A, Gentili M E. Regional block for the elbow, wrist and hand[J]. Ann Fr Anesth Reanim, 2006,25(2):242-248.

12. McCartney C J, Xu D, Constantinescu C, et al. Ultrasound examination of peripheral nerves in the forearm [J]. Reg Anesth Pain Med, 2007,32（5）:434-439.

13. 齐聪儒, 庞子轩, 王冰. 骨间后神经阻滞麻醉的应用解剖[J]. 承德医学院学报, 2007,24（1）:2-4.

14. Grutter P W, Desilva G L, Meehan R E, et al. The accuracy of distal posterior interosseous and anterior interosseous nerve injection [J]. J Hand Surg Am, 2004,29（5）:865-870.

15. Liebmann O, Price D, Mills C, et al. Feasibility of forearm ultrasonography-guided nerve blocks of the radial, ulnar, and median nerves for hand procedures in the emergency department [J]. Ann Emerg Med, 2006,48（5）:558-562.

16. Milligan R, Houmes S, Goldberg L C, et al. Ultrasound-guided forearm nerve blocks in managing hand and finger injuries [J]. Intern Emerg Med, 2017,12（3）:381-385.

17. Hasenkam C S, Hoy G A, Soeding P F. Sensory Distribution of the Lateral Cutaneous Nerve of Forearm After Ultrasound-Guided Block: Potential Implications for Thumb-Base Surgery [J]. Reg Anesth Pain Med, 2017,42（4）:478-482.

18. BURNHAM P J. Regional block at the wrist of the great nerves of the hand[J]. J Am Med Assoc, 1958,167（7）:847-850.

19. McNaught A, Shastri U, Carmichael N, et al. Ultrasound reduces the minimum effective local anaesthetic volume compared with peripheral nerve stimulation for interscalene block [J]. Br J Anaesth, 2011,106（1）:124-130.

20. O'Donnell B D, Iohom G. Local anesthetic dose and volume used in ultrasound-guided peripheral nerve blockade [J]. Int Anesthesiol Clin, 2010,48（4）:45-58.

21. Jeng C L, Torrillo T M, Anderson M R, et al. Development of a mobile ultrasound-guided peripheral nerve block and catheter service [J]. J Ultrasound Med, 2011,30（8）:1139-1144.

22. Sehmbi H, Madjdpour C, Shah U J, et al. Ultrasound guided distal peripheral nerve block of the upper limb: A technical review [J]. J Anaesthesiol Clin Pharmacol, 2015,31（3）:296-307.

（刘滨婴　王爱忠）

第六节　超声引导尺神经及其分支阻滞技术

一、概述

尺神经阻滞早在 20 世纪早期就有报道[1]。超声的应用增加了尺神经阻滞成功率以及阻滞部位的选择性[2,3]。远端尺神经阻滞常用于小指、无名指尺侧和手掌及手臂尺侧手术的麻醉和镇痛，也常联合正中神经和桡神经用于整个手部的手术麻醉，或者用于近端尺神经阻滞不全的麻醉补救[4,5]。超声引导尺神经阻滞根据阻滞部位分为上臂中段尺神经阻滞、肘部尺神经阻滞、前臂尺神经阻滞和腕部尺神经阻滞。

二、尺神经阻滞的解剖学基础

尺神经纤维主要来自 C_8 和 T_1 脊神经的前支以及部分 C_7 脊神经的前支。尺神经起自臂丛内侧束，在腋动脉与腋静脉之间穿过腋部，于肱动脉内侧走行直达臂中部，穿过内侧肌间隔，和尺侧上副动脉一起在三头肌内侧头前方斜向内侧下降到达内上髁和鹰嘴之间的尺神经沟，在尺神经沟内紧贴骨面下行，于尺侧腕屈肌两头之间进入前臂，沿前臂内侧缘下降，位于指深屈肌上，近侧被尺侧腕屈肌覆盖，远侧位于该肌的外侧，仅被皮肤和筋膜覆盖，在前臂的上 1/3，尺神经与尺动脉距离较远，而在远端与尺动脉伴行，尺神经在腕关节近侧发出手背支，后者向远端走行于手背部，前者穿过屈肌支持带的浅层并与尺动脉一起分成浅、深两条终支[6]（见图 2-68、图 2-69）。

尺神经主要发出关节支、肌支、掌皮支、手背支、浅支和深支等分支，支配肘关节、桡腕关节、腕骨间关节、腕掌关节、掌心皮肤、手背尺侧半皮肤、尺侧 2 个半手指近节背面皮肤、尺侧 1 个半手指掌面皮肤的感觉和尺侧腕屈肌、小鱼际肌、蚓状肌等[6]（见表 2-1、表 2-2）。

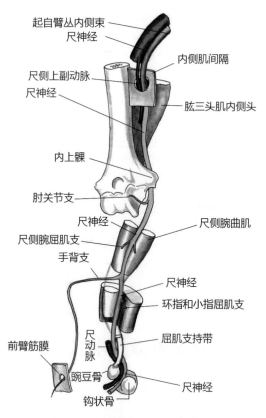

图 2-68　尺神经走行及解剖特点

起自臂丛内侧束
尺神经
尺侧上副动脉
尺神经
内侧肌间隔
肱三头肌内侧头
内上髁
肘关节支
尺神经
尺侧腕屈肌支
手背支
尺侧腕曲肌
尺神经
环指和小指屈肌支
前臂筋膜
尺动脉
豌豆骨
钩状骨
屈肌支持带
尺神经

三、超声引导尺神经阻滞技术

（一）肱骨中段超声引导尺神经阻滞

肱骨中段尺神经位置表浅，超声下肌肉和神经声像容易鉴别，且上臂尺神经无分支，因此该水平尺神经阻滞在临床中较常用。2015 年，Sehmbi 等对肱骨中段超声引导尺神经阻滞技术做了详细描述[2]。王爱忠等在 2011 年也介绍了肱骨中段超声引导尺神经阻滞技术的技巧和方法[7]。

1. 肱骨中段超声引导尺神经阻滞的体位

患者平卧，患侧臂外展 90° 并固定于托手架上。操作前适当镇静、镇痛。选用线阵探头，耦合剂均匀涂抹于探头上，无菌塑料套包紧探头备用。

2. 肱骨中段尺神经的超声定位

探头放置于肱骨中上 1/3、肱二头肌肌腹的内侧，探头与肱骨垂直（见图 2-70）。超声

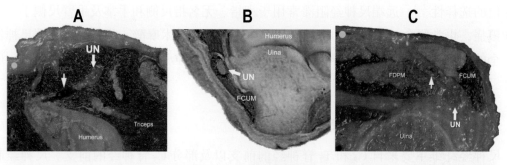

图 2-69　尺神经的解剖特点

A. 肱骨中段尺神经横断面解剖特点；B. 肘部尺神经横断面解剖特点；C. 腕部尺神经横断面解剖特点。UN，尺神经；SUCA，尺侧上副动脉；UA，尺动脉；FCUM，尺侧腕屈肌；FDPM，指深屈肌；Triceps，肱三头肌；Humerus，肱骨；Ulna，尺骨

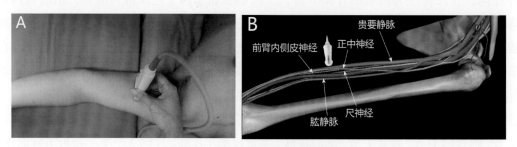

图 2-70　肱骨中段尺神经的超声定位

A. 肱骨中段尺神经阻滞超声探头放置位置示意图；B. 肱骨中段尺神经阻滞超声探头扫描示意图

下可见肱骨、肱三头肌和肱二头肌等声像，调整探头在肱骨浅层、肱二头肌和肱三头肌之间可显示肱动脉声像，肱动脉的后侧可见高回声的圆形显影即为尺神经（见图2-71）。尺神经在上臂基本无分支，此水平可同时阻断尺神经及其分支。

3. 肱骨中段超声引导尺神经阻滞的进针方法

多采用平面内进针方法，从探头前侧端进针，22~25G穿刺针穿过肱二头肌，针尖靠近尺神经回抽无血即可注射局麻药（见图2-72、图2-73）。尺神经在肱动脉的后侧，前侧入路注意避开肱动脉。正中神经位于肱动脉的前侧，有时其处于进针路径上，穿刺时应避免损伤。局麻药物避免向肱动脉前侧注射，以免阻滞正中神经。

也可采用平面外进针方法，把尺神经调整至图像的中间，22~25G穿刺针由探头两侧垂直于皮肤进针，通过调整探头或注射少量局麻药判断进针深度，针尖靠近尺神经，回抽无血即可注射药物。

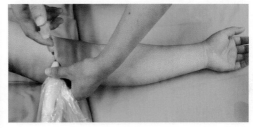

图2-72　肱骨中段尺神经阻滞平面内进针示意图

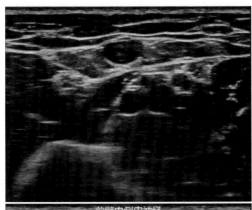

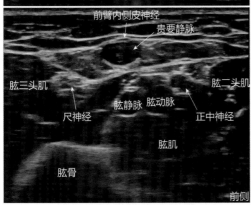

图2-71　肱骨中段尺神经、正中神经和前臂内侧皮神经超声声像图

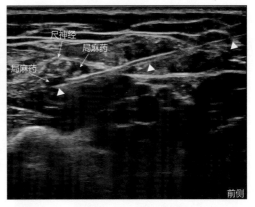

图2-73　肱骨中段尺神经阻滞平面内进针技术

白色三角形为穿刺针轨迹

（二）肘部超声引导尺神经阻滞

尺神经沟部尺神经阻滞由于解剖位置固定，采用体表定位阻滞成功率也可达70%~96%[8]。而超声的应用可以进一步提高神经阻滞的成功率并降低一系列的并发症。肘部尺神经的超声鉴别比较容易，很多文献均有报道[9, 10]。

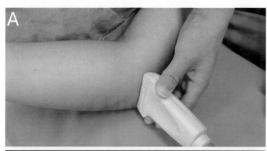

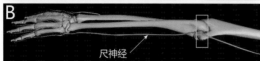

图2-74　肘部尺神经的超声定位

A.肘部尺神经阻滞超声探头放置位置示意图；B.肘部尺神经阻滞超声探头扫描示意图。绿色方框为探头放置位置

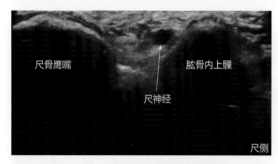

图2-75　肘部尺神经的超声声像图

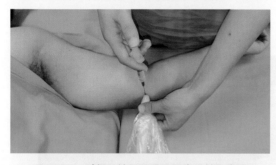

图2-76　肘部尺神经阻滞平面内进针示意图

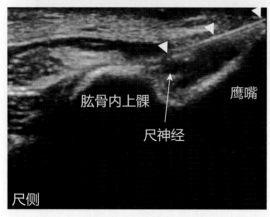

图2-77　肘部尺神经阻滞平面内进针技术
白色三角形为穿刺针轨迹

1. 肘部超声引导尺神经阻滞的体位

患者平卧，患侧上肢外展放置于托手台上，肘部屈曲90°，暴露尺神经沟。操作前镇静、镇痛。选用线阵探头,无菌处理。

2. 肘部尺神经的超声定位

把探头放置于肱骨内上髁与尺骨鹰嘴之间，即尺神经沟处，探头与肱骨垂直（见图2-74）。超声下可显示鹰嘴和肱骨内上髁声像，在两者之间可见圆形的尺神经声像（见图2-75）。

3. 肘部超声引导尺神经阻滞的进针方法

可采用平面内进针技术或平面外进针技术。22~25G 穿刺针针尖靠近尺神经即可注药，尽可能使药物包绕目标神经（见图2-76、图2-77）。尺神经沟注药剂量不宜过大，以免压力过大导致尺神经损伤。

（三）腕部超声引导尺神经阻滞

腕部尺神经位置固定且表浅，体表定位法阻滞也较容易，经过多年的发展和革新，出现了各种各样的操作方法[11, 12]。超声在腕部尺神经阻滞的应用在国内外均有报道[2, 13]，超声的应用使腕部尺神经和麻醉药物可视化，增加了操作安全性。

1. 腕部超声引导尺神经阻滞的体位

嘱患者平卧,患侧上肢外展,前臂外旋,掌心向上，放置于托手架上。操作前适当镇静、镇痛。选用线阵探头,无菌处理。

2. 腕部尺神经的超声定位

把探头放置于尺骨头与桡骨茎突之间的连线上，探头与尺、桡骨垂直，稍靠近尺侧（见图2-78）。超声下可显示指浅屈肌肌腱、指深屈肌肌腱、尺侧腕屈肌肌腱、尺侧腕伸肌肌腱、尺骨、尺动脉等声像，在尺动脉的尺侧可见一圆形或卵圆形声像即为尺神经（见图2-79、图2-65）。

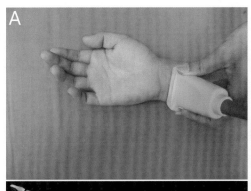

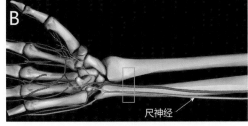

图 2-78　腕部尺神经的超声定位
A. 腕部尺神经阻滞超声探头放置位置示意图；B. 腕部尺神经阻滞超声探头扫描示意图。绿色方框为探头放置位置

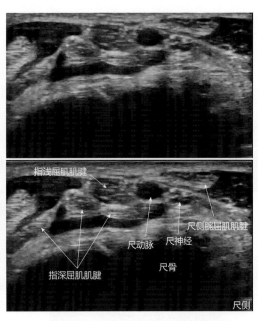

图 2-79　腕部尺神经超声声像图

3. 腕部超声引导尺神经阻滞的进针方法

可采用平面内或平面外技术，22~25 G 穿刺针缓缓刺向尺神经，靠近神经回抽无血，即可注射局麻药（见图 2-80）。

（四）超声引导前臂尺神经阻滞

与近端臂丛阻滞相比，前臂神经阻滞能保留上肢的活动度[14, 15]。研究显示，前臂神经阻滞患者的握力值仅仅降低 21%，而近端臂丛阻滞握力值几乎为 0[16]。2015 年，Sehmbi 等对前臂超声引导尺神经阻滞技术的技巧与手法做了详细报道[10]。

1. 超声引导前臂尺神经阻滞的体位

嘱患者平卧，患侧上肢外展放置于托手台上，肘关节伸直、外旋，掌心向上，暴露前臂。穿刺前适当镇痛、镇静，选用线阵探头，耦合剂涂抹于探头，无菌处理。

2. 前臂尺神经的超声定位

把探头置于前臂中段靠近尺侧，探头与尺骨垂直（见图 2-81）。超声下可见尺骨、指浅屈肌、指深屈肌、尺侧腕屈肌声像。在指浅屈肌的深层、尺侧腕屈肌与指深屈肌之间可显示尺动脉声像，尺动脉的附近、呈梭形高回声的声像即为尺神经（见图 2-82、

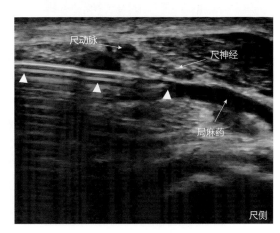

图 2-80　腕部尺神经阻滞平面内进针技术
白色三角形为穿刺针轨迹

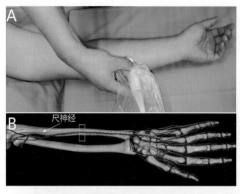

图 2-81 前臂尺神经的超声定位
A. 前臂尺神经阻滞探头放置位置示意图；B. 前臂尺神经阻滞探头扫描示意图。绿色方框为探头放置位置

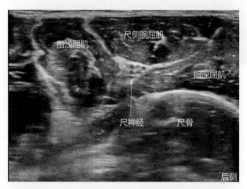

图 2-82　前臂上段尺神经的超声声像图

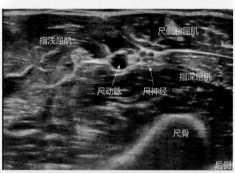

图 2-83　前臂中段尺神经的超声声像图

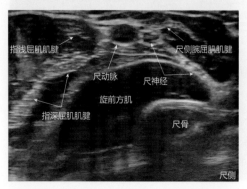

图 2-84　前臂下段尺神经的超声声像图

图 2-83、图 2-84、图 2-55、图 2-56）。

也可在肘部探寻到尺神经，沿尺神经走行向前臂远端移动探头，直至到达所需要阻滞的部位。

尺神经和尺动脉在前臂的中下部关系密切，上部距离较远。我们可以在腕部定位出尺动脉，沿尺动脉向前臂的近端移动探头，直至前臂中段，在此行程中，尺神经与尺动脉伴行，可在尺动脉周围探寻到目标神经声像。

3. 超声引导尺神经阻滞的进针方法

前臂水平，尺神经位于指浅屈肌的下方，位置表浅，可采用平面内进针技术或者平面外进针技术，穿刺针多采用 22~25G，针尖靠近神经即可注射局麻药（见图 2-85、图 2-86）。超声下尽可能显示针尖位置，以免损伤尺动脉。

（五）超声引导尺神经阻滞的药物

神经的表面积与局麻药的剂量呈正相关，因此远端尺神经仅需要少量的局麻药即可达到

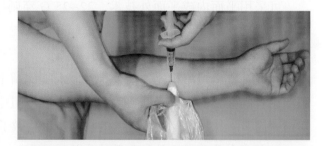

图 2-85　前臂中段尺神经阻滞平面内进针示意图

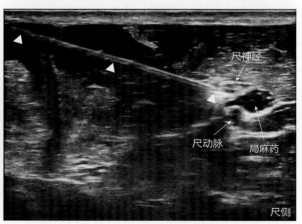

图 2-86　前臂中段尺神经阻滞平面内进针技术
白色三角形为穿刺针轨迹

理想的镇痛效果[17]。3~4ml 的局麻药即可满足手指手术的麻醉和镇痛[17]。尺神经沟部由于组织压力大，仅需 1~2ml 局麻药即可，以免引起神经损伤。一般来说，上肢远端尺神经阻滞低浓度的局麻药即可获得良好的镇痛效果，但是作用时间较短，高浓度局麻药能获得更持久的镇痛[2]。上臂远端超声引导尺神经阻滞我们通常使用 0.25%~0.5% 浓度的罗哌卡因 3~5ml 可获得安全而满意的镇痛效果。

四、超声引导尺神经阻滞技术的适应证

单独尺神经阻滞可用于小指和第五掌骨手术的麻醉和镇痛。尺神经联合其他神经阻滞，如桡神经、正中神经等，可用于手掌和手指部手术的麻醉和镇痛，也可用于近端尺神经阻滞失败或者不全的补救。

五、超声引导尺神经阻滞技术的并发症与禁忌证

（一）并发症

感染，穿刺部位出血，肌内血肿，血管损伤，神经损伤，局麻药中毒等。

（二）禁忌证

穿刺点有感染、脓肿，局麻药过敏，患者拒绝等。

参 考 文 献

1. Arnott W M, Macfie J M. Effect of ulnar nerve block on blood flow in the reflexly vasodilated digit [J]. J Physiol, 1948,107（2）:233-238.

2. Sehmbi H, Madjdpour C, Shah U J, et al. Ultrasound guided distal peripheral nerve block of the upper limb: A technical review [J]. J Anaesthesiol Clin Pharmacol, 2015,31（3）:296-307.

3. Milligan R, Houmes S, Goldberg L C, et al. Ultrasound-guided forearm nerve blocks in managing hand and finger injuries [J]. Intern Emerg Med, 2017,12（3）:381-385.

4. Tuzun H Y, Turkkan S, Arsenishvili A, et al. Anatomical challenges in ultrasound-guided ulnar nerve block for boxer fractures [J]. Am J Emerg Med, 2016,34（9）:1903-1904.

5. Soberon J J, Crookshank J R, Nossaman B D, et al. Distal Peripheral Nerve Blocks in the Forearm as an Alternative to Proximal Brachial Plexus Blockade in Patients Undergoing Hand Surgery: A Prospective and Randomized Pilot Study[J]. J Hand Surg Am, 2016,41（10）:969-977.

6. Pearce J M. Henry Gray's Anatomy [J]. Clin Anat, 2009,22（3）:291-295.

7. 王爱忠, 谢红, 江伟. 超声引导下的区域麻醉和深静脉穿刺置管 [M]. 上海：上海科学技术出版社, 2011.

8. 顾正峰, 胡毅平, 王军, 等. 改良尺神经阻滞在前臂手术中的应用[J]. 安徽医药, 2010,14（9）:1056-1057.

9. McCartney C J, Xu D, Constantinescu C, et al. Ultrasound examination of peripheral nerves in the forearm [J]. Reg Anesth Pain Med, 2007,32（5）:434-439.

10. Sehmbi H, Madjdpour C, Shah U J, et al. Ultrasound guided distal peripheral nerve block of the upper limb: A technical review [J]. J Anaesthesiol Clin Pharmacol, 2015,31（3）:296-307.

11. 马振杰, 于胜军, 张建中, 等. 腕肘部神经阻滞在手部手术的应用[J]. 中华手外科杂志, 2017,33（5）:358-360.

12. 唐陵, 金国栋, 曾永文, 等. 改良腕部神经阻滞麻醉法在手部手术的应用[J]. 世界最新医学信息文摘, 2017,17（79）:177.

13. 张顺梅. 超声引导腕部神经阻滞在断指再植术中的运用[J]. 大家健康(上旬版), 2017,11（10）:82.

14. Fredrickson M J, Wolstencroft P J, Chinchanwala S, et al. Does motor block related to long-acting brachial plexus block

cause patient dissatisfaction after minor wrist and hand surgery? A randomized observer-blinded trial［J］. Br J Anaesth, 2012,109（5）:809-815.

15. Dufeu N, Marchand-Maillet F, Atchabahian A, et al. Efficacy and safety of ultrasound-guided distal blocks for analgesia without motor blockade after ambulatory hand surgery［J］. J Hand Surg Am, 2014,39（4）:737-743.

16. Lam N C, Charles M, Mercer D, et al. A triple-masked, randomized controlled trial comparing ultrasound-guided brachial plexus and distal peripheral nerve block anesthesia for outpatient hand surgery［J］. Anesthesiol Res Pract, 2014,2014:324083.

17. O'Donnell B D, Iohom G. Local anesthetic dose and volume used in ultrasound-guided peripheral nerve blockade［J］. Int Anesthesiol Clin, 2010,48（4）:45-58.

（焦志华　王爱忠）

第七节　超声引导正中神经及其分支阻滞技术

一、概述

正中神经阻滞是一种简单、安全、有效的麻醉方式，可适用于拇指、示指、中指、环指以及桡侧掌部手术的麻醉和镇痛。正中神经阻滞是一种由来已久的技术，经过几十年的发展，以体表标记为基础的盲探操作技术可获得较高的成功率[1]。而超声的应用增加了阻滞成功率，降低了麻醉药物的使用剂量和操作并发症，越来越受到临床麻醉医生的欢迎。

二、正中神经阻滞的解剖学基础

正中神经由 $C_5 \sim C_8$ 和部分 T_1 脊神经的前支构成。正中神经由臂丛内、外侧束的终支汇合而成，在肱动脉外侧进入上臂，在喙肱肌止点附近越过动脉前方走行，从动脉内侧下降到达肘窝，此处它位于二头肌腱膜后方，肱肌前面被肱肌分离，正中神经发出血管支支配肱动脉，经常在肘关节近侧发出分支到达旋前圆肌。正中神经在上臂无分支[2-4]（见图 2-87、图 2-88 ）。

正中神经在旋前圆肌的两头之间进入前臂，横越尺动脉，被旋前圆肌深头分开，其中主支在指浅屈肌的肱尺部和指浅屈肌桡侧头之间肌腱桥的后方，沿前臂后面下降，贴附于指浅屈肌和指深屈肌的前面，在大约距屈肌支持带近侧 5cm 处，正中神经位于指浅屈肌外侧缘的后面，在邻近腕关节近侧变得表浅，位于指浅屈肌和桡侧腕屈肌的肌腱之间，从掌长肌腱下面转向外侧，经屈肌支持带的深部到达手掌；另一支称为骨间前神经，从正中神经后面、旋前圆肌两头之间分出，骨间前神经和骨间前动脉一起在骨间膜前面拇长屈肌和指深屈肌之间或其深面下行，它支配拇长屈肌和指深屈肌的外侧部，最终，骨间前神经位于旋前方肌之后，通过其深面支配该肌，同时还发出分支到桡尺关节、桡腕关节及腕关节[3-5]（见图 2-87、图 2-88 ）。

正中神经的分支主要有臂部分支、前臂分支（肌支、关节支、骨间前神经、掌皮支和交通支）、手部分支，主要支配旋前圆肌、桡侧腕屈肌、掌长肌、指浅屈肌、肘关节、桡尺关节、拇长屈肌、旋前方肌、腕关节、桡腕关节、鱼际皮肤、掌心皮肤、桡侧三个半指

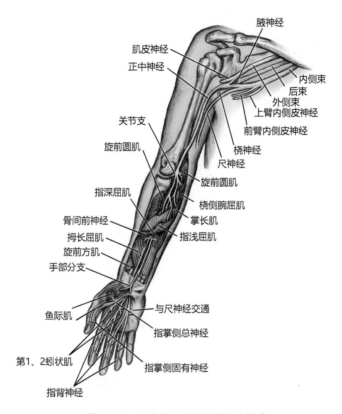

图 2-87　正中神经走行及其分支特点

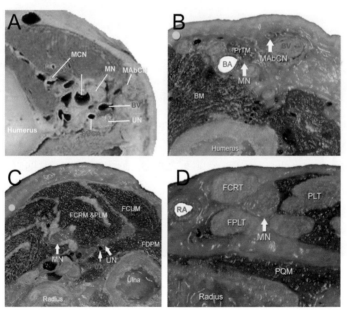

图 2-88　正中神经的解剖特点

A. 肱骨中段正中神经的横断面解剖；B. 肘部正中神经的横断面解剖；C. 前臂正中神经的横断面解剖；D. 腕部正中神经的横断面解剖。BA，肱动脉；UA，尺动脉；RA，桡动脉；SUCA，尺侧上副动脉；BV，贵要静脉；MN，正中神经；UN，尺神经；MAbCN，前臂内侧皮神经；MCN，肌皮神经；BM，肱肌；PrTM，旋前圆肌；FCUM，尺侧腕屈肌；FCRM，桡侧腕屈肌；PLM，掌长肌；FDPM，指深屈肌；PQM，旋前方肌；FCRT，桡侧腕屈肌肌腱；FPLT，拇长屈肌肌腱；PLT，掌长肌肌腱；Radius，桡骨；Ulna，尺骨；Humerus，肱骨

掌侧及远端指节背侧皮肤等 [2-4]（见表2-1、表2-2、图2-1）。

三、超声引导正中神经阻滞技术

（一）肱骨中段超声引导正中神经阻滞

2009年，Guntz等介绍了肱骨部超声引导正中神经阻滞技术 [5]。国内李光才等于2016年也报道了上臂部超声引导正中神经阻滞技术 [6]。肱骨部正中神经阻滞可同时阻断正中神经及其分支，临床较常用。

1. 肱骨中段超声引导正中神经阻滞的体位

嘱患者平卧，患侧臂外展并固定于托手架上。操作前适当镇静、镇痛。选用线阵探头，涂抹耦合剂，无菌处理。

2. 肱骨中段正中神经的超声定位

探头放置于肱骨中上1/3、肱二头肌肌腹的内侧，探头与肱骨垂直（见图2-89）。超声下可见肱骨、肱三头肌和肱二头肌声像，调整探头在肱骨浅层、肱二头肌和肱三头肌之间可显示肱动脉声像，肱动脉的前侧可见圆形声像即为正中神经（见图2-90）。正中神经在上臂无分支，此水平可同时阻断正中神经及其分支。

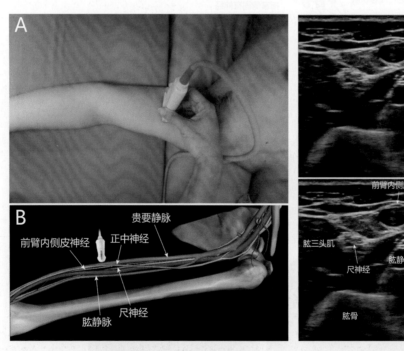

图2-89　肱骨中段正中神经的超声定位
A.肱骨中段正中神经阻滞超声探头放置位置示意图；B.肱骨中段正中神经阻滞探头扫描示意图

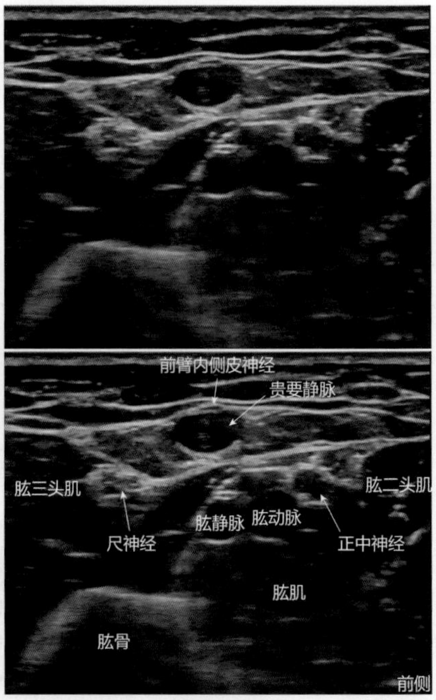

图2-90　肱骨中段正中神经超声声像图

3. 肱骨中段超声引导正中神经阻滞的进针方法

多采用平面内进针技术。从探头前侧端进针，22~25G穿刺针穿过肱二头肌，针尖靠近正中神经回抽无血即可注射局麻药（见图2-91、图2-92）。

也可采用平面外进针技术。把正中神经调整至图像的中间，22~25G 穿刺针由探头两侧垂直于皮肤进针，通过调整探头或注射少量局麻药判断进针深度，针尖靠近正中神经，回抽无血即可注射药物。

（二）肘部超声引导正中神经阻滞

在肘部，正中神经多位于肱动脉与贵要静脉之间，位置表浅，超声下容易辨别。2012 年，Kowalska 等介绍了肘部正中神经的超声定位方法[7]。

1. 肘部超声引导正中神经阻滞的体位

多取平卧位，患侧肢体充分暴露，肘关节伸直、外旋，掌心向上，放置于托手架上。操作前适度镇静、镇痛。该部位正中神经位置表浅，多选用线阵探头，无菌套包裹。

2. 肘部正中神经的超声定位

把探头放置于肘部横纹略靠近尺侧，探头与肱骨垂直（见图 2-93）。超声下可显示肱二头肌、肱肌、旋前圆肌、桡侧腕屈肌、尺骨、肱动脉和贵要静脉等，正中神经呈圆形声像，位于肱动脉尺侧、肱二头肌与肱肌之间（见图 2-94、图 2-43）。

3. 肘部超声引导正中神经阻滞的进针方法

多采用平面内进针方法。22~25G 穿刺针可从探头桡侧端进入皮肤，针尖至正中神经周围，回抽无血即可注射局麻药（见图 2-95、图 2-96）。

也可采用平面外进针入路。把目标神经声像调整至图像中间，穿刺针由探头任意侧垂直于皮肤进针，通过调整探头角度和注射少量局麻药判断进针深度，针尖至神经周围即可注药。

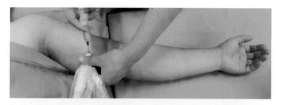

图 2-91　肱骨中段正中神经阻滞平面内进针示意图

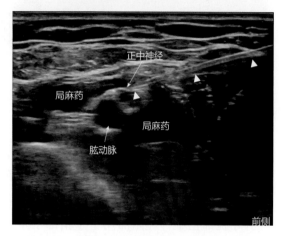

图 2-92　肱骨中段正中神经阻滞平面内进针技术
白色三角形为穿刺针轨迹

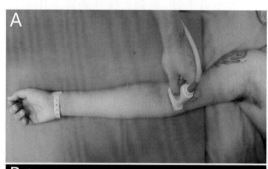

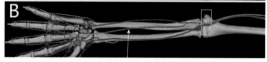

图 2-93　肘部正中神经的超声定位
A. 肘部正中神经阻滞超声探头放置位置示意图；B. 肘部正中神经阻滞超声探头扫描示意图。绿色方框为探头放置位置

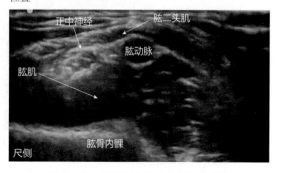

图 2-94　肘部正中神经的超声声像图

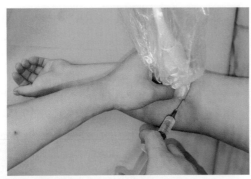

图 2-95　肘部正中神经阻滞平面内进针示意图

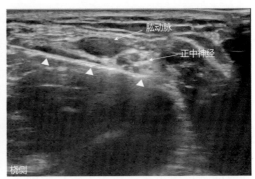

图 2-96　肘部正中神经阻滞平面内进针技术
白色三角形为穿刺针轨迹

（三）腕部超声引导正中神经阻滞

腕部正中神经较表浅，解剖位置固定，很早就有采用体表定位腕部正中神经阻滞的报道[1]，经过几十年的发展也取得较佳的镇痛效果。2007 年，McCartney 等在超声下观察了腕部正中神经的解剖特点[8]，超声在腕部正中神经阻滞的应用得以开展。国内也有超声引导腕部正中神经阻滞用于手指部手术的报道[9]。

1. 腕部超声引导正中神经阻滞的体位

嘱患者平卧，患侧上肢外展置于托手架，肘关节外旋掌心向上。穿刺前适度镇静、镇痛，选用线阵探头，涂抹耦合剂，无菌处理。

2. 腕部正中神经的超声定位

把探头放置于尺骨头与桡骨茎突之间的连线中点，探头与尺桡骨垂直（见图 2-97）。超声下可显示掌长肌肌腱、拇长屈肌肌腱、桡侧腕屈肌肌腱、指浅屈肌肌腱、指深屈肌肌腱、旋前方肌、桡骨等声像，在桡侧腕屈肌肌腱与掌长肌肌腱之间的圆形或卵圆形声像即为正中神经（见图 2-98、图 2-65）。

3. 腕部超声引导正中神经阻滞的进针方法

腕部正中神经比较表浅，可采用平面内进针技术或平面外进针技术。缓慢进针，针尖靠近神经即可注药，进针时注意针尖位置，以免损伤神经（见图 2-99）。

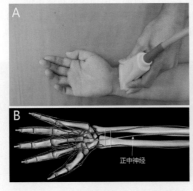

图 2-97　腕部正中神经的超声定位
A. 腕部正中神经阻滞超声探头放置位置
示意图；B. 腕部正中神经阻滞超声探头
扫描示意图。绿色方框为探头放置位置

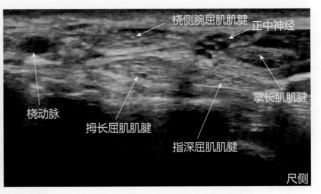

图 2-98　腕部正中神经的超声声像图

（四）超声引导前臂正中神经阻滞

正中神经在前臂已经发出部分分支，在该水平对其阻滞可保留前臂部分肌肉的功能，利于患者早期活动和术后恢复。2007 年，McCartney 等利用超声观察了前臂正中神经及其周围组织的解剖特点[8]。2015 年，Sehmbi 等对超声引导前臂正中神经阻滞的方法做了总结性描述[10]。

1. 前臂超声引导正中神经阻滞的体位

嘱患者平卧，患侧上肢外展外旋置于托手架，肘关节伸直掌心向上。操作前适度镇静、镇痛，选用线阵探头，涂抹耦合剂，无菌处理。

2. 前臂正中神经的超声定位

把探头横置于前臂正中，探头与尺、桡骨垂直（见图 2-100、图 2-101、图 2-55、图 2-56）。超声下可见桡侧腕屈肌、指浅屈肌、指深屈肌、掌长肌、拇长屈肌、尺骨等声像。正中神经呈圆形或卵圆形声像，位于指深屈肌和指浅屈肌之间。

由于尺神经在前臂中段有尺动脉伴行，容易鉴别。可在前臂中段鉴别出尺神经，向外侧平移探头，鉴别出指深屈肌和指浅屈肌，正中神经即位于两者之间。也可先在肘部鉴别出正中神经，沿神经走行向远端追踪，直至到达前臂中部。

3. 前臂超声引导正中神经阻滞的进针方法

可采用平面内进针技术或平面外进针技术。22~25G 穿刺针穿过指浅屈肌即到达正中神经的位置，针尖靠近神经即可注射局麻药，直至药物良好包绕神经（见图 2-102、图 2-103）。

（五）超声引导骨间前神经阻滞

骨间前神经是正中神经在前臂的分支，骨间前神经支配指深屈肌、拇长屈肌、旋前方肌和掌侧腕关节囊。腕关节等手术或疼痛时需要对该神经进行阻滞。2004 年，Grutter 等采用体表定位法在尸体上准确定位了骨间前神经[11]。但是由于骨间前神经位置较深，体表定位比较困难。2015 年，Sébastien 等简单介绍了骨间前神经的超声定位，自此，骨间

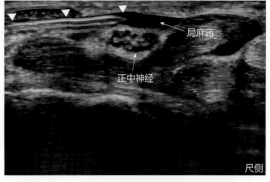

图 2-99　腕部正中神经阻滞平面内进针技术
白色三角形为穿刺针轨迹

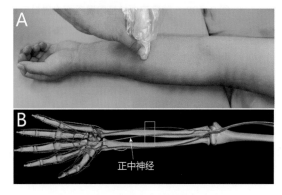

图 2-100　前臂正中神经的超声定位
A. 前臂正中神经阻滞探头放置位置示意图；B. 前臂正中神经阻滞探头扫描示意图；绿色方框为探头放置位置

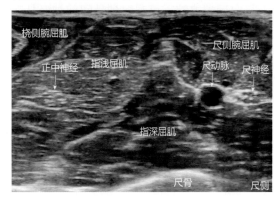

图 2-101　前臂正中神经的超声声像图

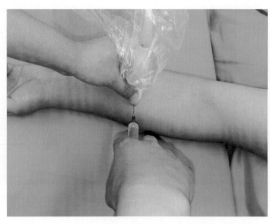

图 2-102　前臂正中神经阻滞平面内进针示意图

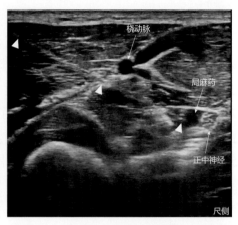

图 2-103　前臂正中神经阻滞平面内进针技术
白色三角形为穿刺针轨迹

前神经阻滞技术走上了新台阶。

1. 超声引导骨间前神经阻滞的体位

同前臂正中神经。

2. 骨间前神经的超声定位

把探头横置于前臂正中，探头与尺、桡骨垂直（见图 2-104）。超声下可见桡侧腕屈肌、指浅屈肌、指深屈肌、掌长肌、拇长屈肌、桡骨、尺骨等声像（见图 2-105、图 2-55）。骨间前神经呈圆形或卵圆形声像，位于指深屈肌深面，尺、桡骨的浅层。

有时骨间前神经不易显影，可采用追踪技术，在肘部先探寻出正中神经，沿正中神经的走行向远端追踪，可观察到骨间前神经从正中神经分出，并向深部延伸，其中骨间前动脉常与骨间前神经伴行，也可以作为一个定位标志。可在骨间前神经走行的任意部位进行阻滞。

3. 超声引导骨间前神经阻滞技术

可采用平面内技术或者平面外技术，22~25G 穿刺针穿过肱桡肌和拇长屈肌即至骨间前神经，针尖至目标神经周围回抽无血即可注药（见图 2-106、图 2-107）。穿刺时针尖应避开骨间前动脉以免损伤。由于正中神经位于骨间前神经的浅层，采用平面外进针方法时应注意避开，以免损伤。

（六）超声引导正中神经阻滞的药物

文献显示，超声下给予 2% 利多卡因 5ml，正中神经阻滞时间 1~2h，0.5% 罗哌卡因或布比卡因正中神经阻滞时间可达 12~14h。有报道显示，3~5ml 的 0.25%~0.5% 布比卡因对正中神经阻滞也

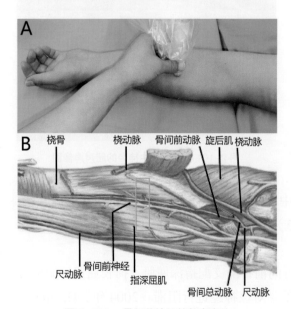

图 2-104　骨间前神经的超声定位
A. 骨间前神经阻滞探头放置位置示意图；B. 骨间前神经阻滞探头扫描示意图。绿色方框为探头放置位置

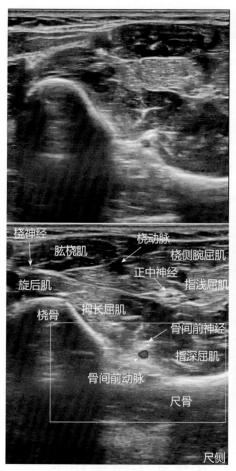

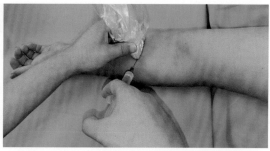

图 2-106　骨间前神经阻滞平面内进针示意图

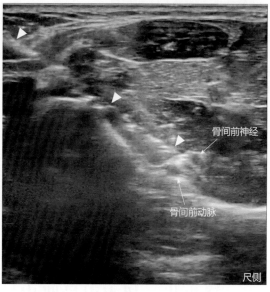

图 2-105　骨间前神经的超声声像图

图 2-107　骨间前神经阻滞平面内进针技术

白色三角形为穿刺针轨迹

可获得满意的麻醉和镇痛效果 [10]。综上所述，超声引导远端正中神经阻滞我们一般采用 0.25%~0.5% 的罗哌卡因 3~5ml。

四、超声引导正中神经阻滞技术的适应证

正中神经阻滞主要用于拇指、示指、中指掌侧，环指桡侧，桡侧掌骨的手术麻醉或镇痛。远端正中神经阻滞还可用于近端臂丛正中神经阻滞失败的补救。临床麻醉中，常联合尺神经和桡神经阻滞用于腕部以下手术的麻醉和镇痛。

五、超声引导正中神经阻滞技术的并发症与禁忌证

（一）并发症

远端正中神经阻滞相对安全。少见的并发症有血管损伤、肌内血肿、穿刺部位感染、局麻药过敏、神经损伤、局麻药中毒等。

（二）禁忌证

穿刺点有感染、脓肿、患者拒绝等为绝对禁忌。室间隔综合征的患者为相对禁忌。

参考文献

1. Burnham P J. Regional block at the wrist of the great nerves of the hand［J］. J Am Med Assoc, 1958,167（7）:847-850.
2. Pearce J M. Henry Gray's Anatomy［J］. Clin Anat, 2009,22（3）:291-295.
3. 赵新 , 张高孟 , 劳杰 . 臂部正中神经内神经束组分布的解剖学研究及其临床意义［J］. 中华手外科杂志 ,2001,17（1）:41-44.
4. 许彬 , 董震 , 张成钢 . 正中神经旋前圆肌肌支移位术的解剖与临床研究［J］. 中华手外科杂志 , 2014,30（5）:355-358.
5. Guntz E, Van den Broeck V, Dereeper E, et al. Ultrasound-guided block of the brachial plexus at the humeral canal［J］. Can J Anaesth, 2009,56（2）:109-114.
6. 李光才 , 杨银燕 , 黄同飞 , 等 . 前臂正中神经阻滞麻醉对桡动脉血流动力学和穿刺置管成功率的影响［J］. 上海医学 , 2016,39（10）:599-602.
7. Kowalska B, Sudol-Szopinska I. Normal and sonographic anatomy of selected peripheral nerves. Part I: Sonohistology and general principles of examination, following the example of the median nerve［J］. J Ultrason, 2012,12（49）:120-130.
8. McCartney C J, Xu D, Constantinescu C, et al. Ultrasound examination of peripheral nerves in the forearm［J］. Reg Anesth Pain Med, 2007,32（5）:434-439.
9. 张顺梅 . 超声引导腕部神经阻滞在断指再植术中的运用［J］. 大家健康(上旬版), 2017,11（10）:82.
10. Sehmbi H, Madjdpour C, Shah U J, et al. Ultrasound guided distal peripheral nerve block of the upper limb: A technical review［J］. J Anaesthesiol Clin Pharmacol, 2015,31（3）:296-307.
11. Grutter P W, Desilva G L, Meehan R E, et al. The accuracy of distal posterior interosseous and anterior interosseous nerve injection［J］. J Hand Surg Am, 2004,29（5）:865-870.

（曹译匀　王爱忠）

第八节　超声引导肌皮神经及其分支阻滞技术

一、概述

早在 20 世纪 60 年代就有肌皮神经及其分支阻滞用于上臂和前臂外侧手术麻醉和镇痛的报道[1,2]，而这种采用体表定位肌皮神经的技术失败率较高，特别是肥胖、营养不良或者解剖变异的患者阻滞成功率会更低[3-5]。2005 年，Spence 等首次描述了超声引导肌皮神经阻滞技术[6]。随后，在腋部、肱骨中段、肘部均有探寻到肌皮神经或其分支的报道。超声技术的应用不仅提高了肌皮神经阻滞的安全性，也增加了肌皮神经阻滞部位的选择性。

二、肌皮神经阻滞的解剖学基础

肌皮神经由 $C_5 \sim C_7$ 脊神经的前支构成，起自臂丛外侧束，平胸小肌下缘穿过喙肱肌在二头肌和肱肌之间的外侧下降至臂外侧，其间，发出肘关节分支和支配喙肱肌、肱二头肌和肱肌的肌支。在肘下部穿过二头肌腱外侧深筋膜，延续为前臂外侧皮神经，走行于头静脉的深面，沿前臂桡侧缘下降至腕关节，支配前臂外侧面皮肤，与前臂后皮神经和桡神经终末支相连，它的主干还发出一个细小的折返支，沿着头静脉延伸至上臂中

1/3，分散纤维到静脉附近支配上臂前面远端 1/3 的皮肤 [7,8]（见图 2-108、图 2-109、图 2-1、表 2-1、表 2-2）。

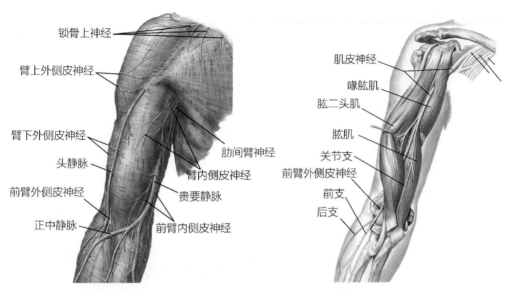

图 2-108　肌皮神经及其分支的解剖走行

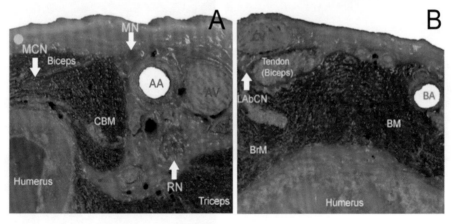

图 2-109　肌皮神经及前臂外侧皮神经的解剖特点

A.腋窝部肌皮神经的横断面解剖；B.肘部前臂外侧皮神经的横断面解剖。AA，腋动脉；AV，腋静脉；BA，肱动脉；CV，头静脉；Biceps，肱二头肌；CBM，喙肱肌；Triceps，肱三头肌；BM，肱肌；BrM，肱桡肌；Humerus，肱骨；MN，正中神经；RN，桡神经；MCN，肌皮神经；LAbCN，前臂外侧皮神经

三、超声引导肌皮神经阻滞技术

患者多取平卧位，患侧手臂外展、外旋放置于托手架上，肘部伸直，掌心向上，充分暴露患侧上肢，头略微偏向健侧。穿刺前适度镇痛和镇静。常选用线阵高频探头。耦合剂均匀涂抹于探头上，无菌塑料套包紧探头备用。

（一）腋区超声引导肌皮神经阻滞

在腋区，肌皮神经尚未发出分支，该水平阻滞可完全阻滞肌皮神经。该水平肌肉容易分辨，神经容易探寻，临床中最常用。2004 年，Spence 等在腋区采用超声在肱二头肌和喙肱肌之间定位出了肌皮神经并成功对其阻滞，获得满意的麻醉效果[6]。随后腋区超声肌皮神经阻滞技术的报道陆续出现。

1. 腋区肌皮神经的超声定位

把探头放置于腋窝的中间，与肱骨垂直，调整探头以清晰显示腋动脉和腋静脉，平行向远端移动探头可暴露肱骨、肱二头肌和喙肱肌声像，肌皮神经位于肱二头肌和喙肱肌之间，呈三角形或梭形（见图 2-110、图 2-111、图 2-30）。

2. 腋区超声引导肌皮神经阻滞的进针方法

多采用平面内进针技术。22~25G 穿刺针从探头前侧端垂直于皮肤进针，进入皮下后调整进针角度，缓慢向目标神经推进，针尖穿过肱二头肌至神经附近即可注射局麻药，直至药物充分包绕神经（见图 2-112、图 2-113）。

也可采用平面外技术，把目标神经调整至图像中间，穿刺针由探头的两侧进针，调整探头和进针角度，针尖至神经周围时即可注射局麻药。

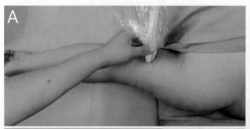

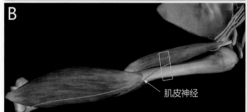

图 2-110　腋区肌皮神经的超声定位

A. 腋区肌皮神经阻滞探头放置位置示意图；B. 腋区肌皮神经阻滞探头扫描示意图。绿色方框为探头放置位置

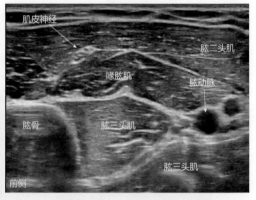

图 2-111　腋区肌皮神经超声声像图

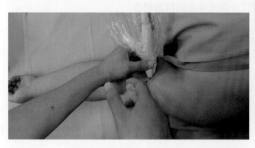

图 2-112　腋区肌皮神经阻滞平面内进针示意图

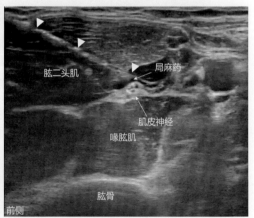

图 2-113　腋区肌皮神经阻滞平面内进针技术

白色三角形为穿刺针轨迹

（二）肱骨中段超声引导肌皮神经阻滞

肱骨中段肌皮神经主要依靠肱二头肌和肱肌进行定位。2016 年，Kuo 等在超声下于肱二头肌和肱肌之间成功定位出肌皮神经[9]。肱骨中段肌皮神经已经发出部分分支，该水

平阻滞适用于前臂外侧部手术的麻醉和镇痛。

1. 肱骨中段肌皮神经的超声定位

把探头放置于肱骨中段、正前侧，探头与肱骨垂直，超声下可显示肱骨、肱二头肌和肱肌声像，向内或向外缓慢水平移动探头并调整探头角度，在肱二头肌和肱肌之间可探寻到肌皮神经声像，呈三角形或椭圆形（见图2-114、图2-115）。

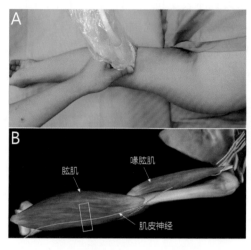

图2-114 肱骨中段肌皮神经的超声定位
A.肱骨中部肌皮神经阻滞探头放置位置示意图；
B.肱骨中部肌皮神经阻滞探头扫描示意图。绿色方框为探头放置位置

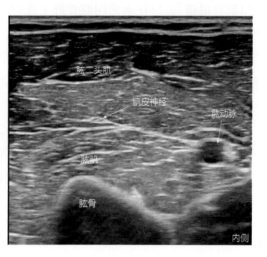

图2-115 肱骨中段肌皮神经超声声像图

部分患者该水平肌皮神经不易鉴别，可先在腋区鉴别出肌皮神经，沿着神经走行向远端移动探头，直至肱骨中段，以清晰分辨出肌皮神经。

2. 肱骨中段超声引导肌皮神经阻滞的进针方法

肱骨中段超声引导肌皮神经阻滞多采用平面内进针技术。固定探头，22~25G穿刺针可由探头的内侧端或外侧端垂直于皮肤进针，调整进针角度，针尖穿过肱二头肌至神经周围即可注射局麻药（见图2-116、图2-117）。超声下可见药物环形包绕神经。

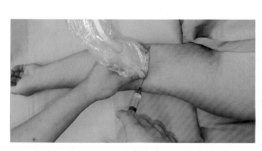

图2-116 肱骨中段肌皮神经阻滞平面内进针示意图

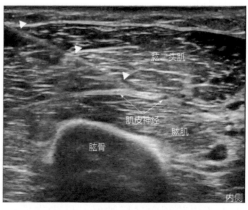

图2-117 肱骨中段肌皮神经阻滞平面内进针技术
白色三角形为穿刺针轨迹

平面外进针技术。穿刺针由探头的两侧垂直于皮肤进针，通过调整探头和进针角度以及注射少量局麻药判断针尖位置，当针尖靠近目标神经即可注射局麻药。

（三）肘部超声引导前臂外侧皮神经阻滞

前臂外侧皮神经是肌皮神经的终末分支，在上臂从肱二头肌外侧、深部穿出，走行于头静脉的内侧并分成前后两支，主要支配前臂外侧和后侧部分皮肤的感觉。前臂外侧皮神经阻滞很早就有报道[2]，以往多采用肱骨外上髁和肱二头肌体表定位[10]。直到2017年，Chiavaras等使用超声在肘部成功定位出前臂外侧皮神经，并观察了神经周围的解剖特点[11]。2017年，Im等通过超声研究发现前臂外侧皮神经与头静脉关系密切，在肘下0.5~7cm处，前臂外侧皮神经与头静脉紧密伴行[12]。以上报道为肘部超声引导前臂外侧皮神经阻滞带来了可行性。

1. 肘部前臂外侧皮神经的超声定位

把探头水平放置于肘部折痕上1~2cm处，靠近外侧，探头与肱骨垂直（见图2-118）。超声下可显示肱肌、肱桡肌和肱二头肌肌腱等声像，轻轻放松探头，在肱肌的浅层可显示头静脉声像（见图2-119、图2-43）。沿头静脉走行，向远端平移探头约1cm，在头静脉的外侧或内侧可探寻到前臂外侧皮神经的声像，多呈点状或圆形。继续向远端追踪，可见神经分成前后两支向远端走行。

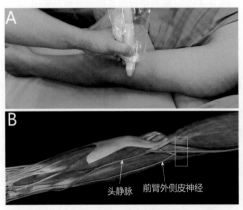

图2-118　肘部前臂外侧皮神经的超声定位
A. 前臂外侧皮神经阻滞探头放置位置示意图；B. 前臂外侧皮神经阻滞探头扫描示意图。绿色方框为探头放置位置

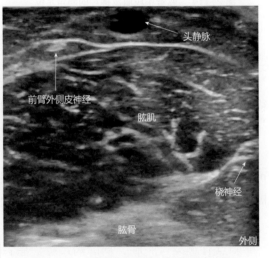

图2-119　前臂外侧皮神经的超声声像图

2. 肘部超声引导前臂外侧皮神经阻滞的进针方法

多采用平面内进针技术，探头压闭头静脉，22~25G穿刺针可由探头的任意端进针，针尖靠近神经周围回抽无血即可注射局麻药。如果神经显示不清，可将药物注射到头静脉的两侧，可获得同样的镇痛效果（见图2-120、图2-121）。

另外也可采用平面外进针技术，把目标神经调整至图像的中间，穿刺针由探头任意侧中点垂直于皮肤刺向目标神经，针尖靠近神经回抽无血即可注射局麻药。注药时探头应压闭头静脉，以免局麻药入血。

（四）超声引导肌皮神经阻滞的药物

局麻药物的种类、浓度和剂量对麻醉的起效时间、效果和作用时间均有很大影响。文献显示使用 1% 利多卡因、0.375%~0.475% 罗哌卡因、0.25%~0.5% 布比卡因和 1% 甲哌卡因均可获得良好的阻滞效果，利多卡因起效更快，但是作用时间较短；由于肌皮神经近端较粗大，报道中局麻药剂量多为 5~12ml，而远端的前臂外侧皮神经相对较细，2~3ml 的局麻药即可获得良好的镇痛效果 [6, 9, 13-15]。我们常使用 0.25%~0.5% 的罗哌卡因，肌皮神经阻滞给予 5~10ml，前臂外侧皮神经阻滞给予 2~3ml。

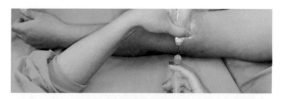

图 2-120　前臂外侧皮神经阻滞平面内进针示意图

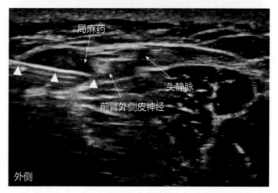

图 2-121　前臂外侧皮神经阻滞平面内进针技术
白色三角形为穿刺针轨迹

四、超声引导肌皮神经阻滞技术的适应证

肌皮神经及其分支阻滞主要用于上臂和前臂外侧部手术麻醉或镇痛，也可辅助预防上肢止血带痛。肌皮神经阻滞还可作为近端臂丛失败或阻滞不全的补救。临床工作中还常联合腋路或上臂尺神经、正中神经、桡神经等用于肘部以下手术的麻醉和镇痛。还有报道前臂外侧皮神经可用于治疗带状疱疹神经痛 [9]。

五、超声引导肌皮神经阻滞技术的并发症与禁忌证

（一）并发症

肌皮神经及其分支阻滞并发症较少。少见的并发症有头静脉损伤、血肿、穿刺部位感染、局麻药过敏、神经损伤、局麻药中毒等。

（二）禁忌证

穿刺点有感染、脓肿，局麻药过敏、患者拒绝等。

参 考 文 献

1. Khalili A A, Betts H B. Isolated block of musculocutaneous and perineal nerves in the management of spasticity with special reference to the use of a nerve stimulator［J］. Anesthesiology, 1967,28（1）:219-222.

2. Dejong R H. Modified axillary block with block of the lateral antebrachial Cutaneous（terminal musculocutaneous）nerve［J］. Anesthesiology, 1965,26:615-618.

3. Lanz E, Theiss D, Jankovic D. The extent of blockade following various techniques of brachial plexus block［J］. Anesth Analg, 1983,62（1）:55-58.

4. Viscomi C M, Reese J, Rathmell J P. Medial and lateral antebrachial cutaneous nerve blocks: an easily learned regional

anesthetic for forearm arteriovenous fistula surgery［J］. Reg Anesth, 1996,21（1）:2-5.

5. El-Naggar M M, Zahir F I. Two bellies of the coracobrachialis muscle associated with a third head of the biceps brachii muscle［J］. Clin Anat, 2001,14（5）:379-382.

6. Spence B C, Sites B D, Beach M L. Ultrasound-guided musculocutaneous nerve block: a description of a novel technique ［J］. Reg Anesth Pain Med, 2005,30（2）:198-201.

7. 胡克全. 前臂外侧皮神经的返支［J］. 四川解剖学杂志, 1984（01）:54.

8. Pearce J M. Henry Gray's Anatomy［J］. Clin Anat, 2009,22（3）:291-295.

9. Kuo Y C, Hsieh L F, Chiou H J. Ultrasound-Guided Musculocutaneous Nerve Block in Postherpetic Neuralgia［J］. Am J Phys Med Rehabil, 2016,95（1）:e1-e6.

10. Bourne M H, Wood M B, Carmichael S W. Locating the lateral antebrachial cutaneous nerve［J］. J Hand Surg Am, 1987,12（5 Pt 1）:697-699.

11. Chiavaras M M, Jacobson J A, Billone L, et al. Sonography of the lateral antebrachial cutaneous nerve with magnetic resonance imaging and anatomic correlation［J］. J Ultrasound Med, 2014,33（8）:1475-1483.

12. Im H S, Im J Y, Kim K H, et al. Ultrasonographic Study of the Anatomical Relationship Between the Lateral Antebrachial Cutaneous Nerve and the Cephalic Vein［J］. Ann Rehabil Med, 2017,41（3）:421-425.

13. Sehmbi H, Madjdpour C, Shah U J, et al. Ultrasound guided distal peripheral nerve block of the upper limb: A technical review［J］. J Anaesthesiol Clin Pharmacol, 2015,31（3）:296-307.

14. Remerand F, Laulan J, Couvret C, et al. Is the musculocutaneous nerve really in the coracobrachialis muscle when performing an axillary block? An ultrasound study［J］. Anesth Analg, 2010,110（6）:1729-1734.

15. Al-Nasser B, Hubert C, Negre M. Role of local anesthetic spread pattern and electrical stimulation in ultrasound-guided musculocutaneous nerve block［J］. J Clin Anesth, 2010,22（5）:334-339.

（钟文晖　王爱忠）

第九节　超声引导前臂内侧皮神经阻滞技术

一、概述

前臂内侧皮神经支配范围较广，阻滞后可用于前臂部手术的麻醉和镇痛，或者前臂手术引起的该神经损伤。既往前臂内侧皮神经多采用盲探技术[1]，但是该操作最大的问题是体表标记不清楚，所以阻滞成功率较低。超声的应用使我们能辨别更小的神经而不需要明显的体表标记，使前臂内侧皮神经阻滞更加容易[2]。前臂内侧皮神经走行的整个行程均可对其阻滞，最常见的部位是肱骨中段和肘部。

二、前臂内侧皮神经阻滞的解剖学基础

前臂内侧皮神经主要来自 C_8 和 T_1 脊神经的前支，起自臂丛内侧束。前臂内侧皮神经从腋动、静脉之间发出分支穿过深筋膜支配二头肌部皮肤，几乎到达肘部。前臂内侧皮神经在肱动脉内侧下降，与贵要静脉一起在臂中段穿过深筋膜分成前支和后支，前支经过肘正中静脉在前臂前内侧下降，支配远到腕部的皮肤，并与尺神经的掌皮支相连，后支在贵要静脉内侧、肱骨内上髁前方斜向下绕到前臂后方，在前臂内侧缘下降至腕部，支配走行区域皮肤，前臂内侧皮神经与臂内侧皮神经、前臂后皮神经和尺神经背支相交通[3,4]（见图 2-1、图 2-122）。

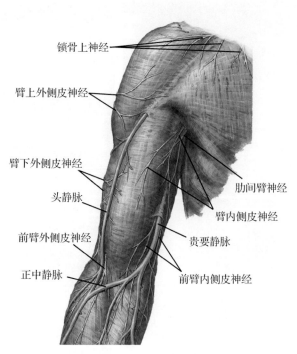

图 2-122　前臂内侧皮神经的解剖走行

三、超声引导前臂内侧皮神经阻滞技术

患者多取平卧位，患侧手臂外展 90°放置于托手架，肘关节外旋，掌心向上。穿刺前适度镇痛和镇静。常选用线阵高频探头。耦合剂均匀涂抹于探头上，无菌塑料套包紧探头备用。

（一）肱骨中段超声引导前臂内侧皮神经阻滞

肱骨中段前臂内侧皮神经仅发出部分分支，该水平阻滞范围较广，神经定位明确且表浅，临床麻醉中最常用。2011 年，Thallaj 等使用超声在上臂准确定位出前臂内侧皮神经，并观察了神经及周围组织的解剖特点[2]。同年，Thallaj 详细描述了上臂部前臂内侧皮神经阻滞的方法和技巧[5]。

1. 肱骨中段前臂内侧皮神经的超声定位

把探头放置于肱骨中段内侧部，探头与肱骨垂直，调整探头以清晰显示肱二头肌、肱三头肌、肱肌、肱动脉、贵要静脉、尺神经和正中神经等声像，在贵要静脉的前内侧可见一圆形或卵圆形声像即前臂内侧皮神经（见图 2-123、图 2-124）。此处正中神经和尺神经与前臂内侧皮神经毗邻，有时不易区分，一般正中神经位于肱动脉的内上侧，尺神经位于贵要静脉的内侧，且正中神经和尺神经比前臂内侧皮神经粗大。

2. 肱骨中段超声引导前臂内侧皮神经阻滞的进针方法

多采用平面内进针技术，探头加压压闭贵要静脉，22~25G 穿刺针从探头前侧端进针，针尖靠近神经回抽无血即可注射局麻药（见图 2-125、图 2-126）。穿刺时应注意鉴别针尖位置，以免损伤肱动脉、贵要静脉和神经。由于该部位靠近尺神经和正中神经，注药

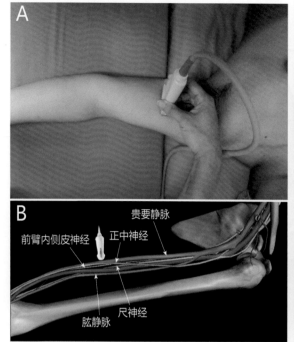

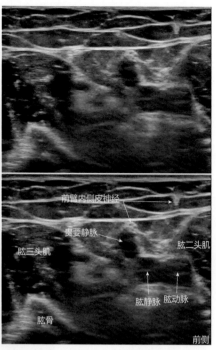

图 2-123　肱骨中段前臂内侧皮神经的超声定位
A.肱骨中段前臂内侧皮神经阻滞超声探头放置位置示意图；
B.肱骨中段前臂内侧皮神经阻滞超声探头扫描示意图

图 2-124　肱骨中段前臂内侧皮神经的超声声像图

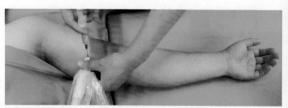

图 2-125　肱骨中段前臂内侧皮神经阻滞平面内进针示意图

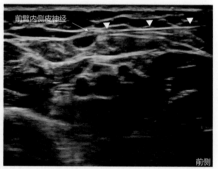

图 2-126　肱骨中段前臂内侧皮神经阻滞平面内进针技术
白色三角形为穿刺针轨迹

　　量不宜过大，2~3ml 即可获得满意镇痛效果，而不会引起尺神经和正中神经的阻滞。

　　由于前臂内侧皮神经在上臂中段较表浅，也可采用平面外进针技术，把目标神经放置于超声图像中间，穿刺针由探头的两侧中点旁开 0.5cm 垂直于皮肤进针，调整探头位置，针尖至目标神经周围回抽无血即可注射局麻药。

　　（二）肘部超声引导前臂内侧皮神经阻滞

　　前臂内侧皮神经在肘上部发出前后两条分支，分别走行于贵要静脉的内外两侧。Semhbi 等在超声下上臂下段贵要静脉的内外侧探寻出前臂内侧皮神经的前后支[6]。肘部前臂内侧皮神经阻滞时，需要对两条分支分别阻断。该水平前臂内侧皮神经距正中神经和尺神经较远，对前者行神经阻滞时，不会对后两条神经产生影响。

1. 肘部前臂内侧皮神经的超声定位

把探头放置于肘窝、内髁上部，稍靠近尺侧，探头与肱骨垂直（见图 2-127）。超声下可显示肱二头肌、肱三头肌、肱肌、贵要静脉等声像，前臂内侧皮神经呈圆形或卵圆形位于贵要静脉的尺侧或桡侧（见图 2-128，图 2-129，图 2-43）。

如果神经不易探寻，可在肱骨中段探寻出前臂内侧皮神经，沿神经走行的方向向远端追踪，可观察到神经分成前后两支走行于贵要静脉的周围，根据手术需要对其分别或单独阻滞。

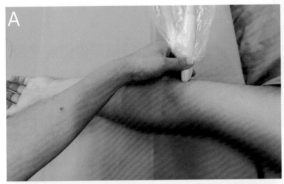

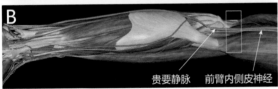

图 2-127　肘部前臂内侧皮神经的超声定位

A. 前臂内侧皮神经阻滞超声探头放置位置示意图；B. 前臂内侧皮神经阻滞超声探头扫描示意图；绿色方框为探头放置位置

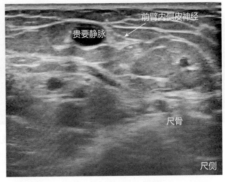

图 2-128　肘部近端前臂内侧皮神经的超声声像图

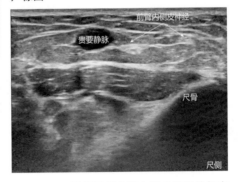

图 2-129　肘部远端前臂内侧皮神经的超声声像图

2. 肘部超声引导前臂内侧皮神经阻滞的进针方法

多采用平面内进针技术，探头加压压闭贵要静脉，22~25G 穿刺针从探头桡侧端进针，针尖靠近神经回抽无血即可注射局麻药，一般先阻滞前臂内侧皮神经的后支，然后退针至贵要静脉的外侧，阻滞前支神经（见图 2-130，图 2-131）。如果神经显示不清，可将局麻药注射至贵要静脉的两侧，可获得同样的镇痛效果。也可行平面外进针技术，但是需要两次穿刺分别阻滞前后支神经，故临床中较少采用。

（三）超声引导前臂内侧皮神经阻滞的药物

前臂内侧皮神经较表浅而且较细，少量的麻醉药即可获得良好的镇痛效果。关于前臂内侧皮神经阻滞，Sehmbi 等推荐使用剂量 3~5ml、浓度为 0.25%~5% 的布比卡因[6]；

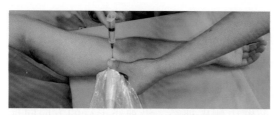

图 2-130　肘部前臂内侧皮神经阻滞平面内进针示意图

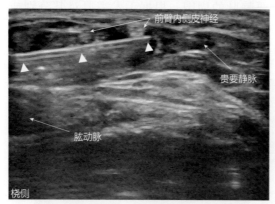

图 2-131　肘部前臂内侧皮神经阻滞平面内进针技术
白色三角形为穿刺针轨迹

Matsuda 等应用利多卡因和罗哌卡因混合剂 2ml 获得了良好的阻滞效果[7]。我们常使用 0.25%~0.5% 的罗哌卡因 2~3ml。

四、超声引导前臂内侧皮神经阻滞技术的适应证

前臂内侧皮神经阻滞主要用于前臂内侧和后侧手术的麻醉和镇痛，也可用于近端臂丛阻滞失败或不全的补救。

五、超声引导前臂内侧皮神经阻滞技术的并发症与禁忌证

（一）并发症

前臂内侧皮神经阻滞并发症较少。少见的并发症有血管损伤、肌内血肿、穿刺部位感染、局麻药过敏、神经损伤、局麻药中毒等。

（二）禁忌证

穿刺点有感染、脓肿等。

参考文献

1. Chang C W, Oh S J. Medial antebrachial cutaneous neuropathy: case report［J］. Electromyogr Clin Neurophysiol, 1988,28（1）:3-5.

2. Thallaj A, Marhofer P, Kettner S C, et al. High-resolution ultrasound accurately identifies the medial antebrachial cutaneous nerve at the midarm level: a clinical anatomic study［J］. Reg Anesth Pain Med, 2011,36（5）:499-501.

3. Pearce J M. Henry Gray's Anatomy［J］. Clin Anat, 2009,22（3）:291-295.

4. Masear V R, Meyer R D, Pichora D R. Surgical anatomy of the medial antebrachial cutaneous nerve［J］. J Hand Surg Am, 1989,14（2 Pt 1）:267-271.

5. Thallaj A. Ultrasound guidance of uncommon nerve blocks［J］. Saudi J Anaesth, 2011,5（4）:392-394.

6. Sehmbi H, Madjdpour C, Shah U J, et al. Ultrasound guided distal peripheral nerve block of the upper limb: A technical review［J］. J Anaesthesiol Clin Pharmacol, 2015,31（3）:296-307.

7. Matsuda H, Oka Y, Takatsu S, et al. Ultrasound-guided block of selective branches of the brachial plexus for vascular access surgery in the forearm: a preliminary report［J］. J Vasc Access, 2016,17（3）:284-290.

（甘　宁　王爱忠）

第十节　超声引导肋间臂神经阻滞技术

一、概述

腋区、上臂内后侧区手术的麻醉以及乳腺癌手术后神经痛多与肋间臂神经有关[1]。传统肋间臂神经阻滞多在上臂根部皮下环形注射局麻药可获得满意的镇痛效果[2]。而超声的出现为肋间臂神经阻滞提供了更多可能性，临床麻醉中常见的肋间臂神经阻滞有第2胸椎旁阻滞（见第六章第一节）、第2肋间神经阻滞（见第六章第一节）、第2肋间前锯肌阻滞、腋区肋间臂神经阻滞和上臂根部肋间臂神经阻滞技术。本章我们主要对后三个技术做一介绍。

二、肋间臂神经阻滞的解剖学基础

肋间臂神经主要来源于第2肋间神经外侧皮支，也有部分第3肋间神经外侧皮支加入。第2肋间神经外侧皮支由肋角处从肋间神经分出，走行于肋间内肌和肋间最内肌之间，至胸骨旁7.5~10cm近腋前线附近穿过肋间肌和前锯肌至胸小肌的深面，在前锯肌和胸小肌之间向外延伸，由胸小肌外缘进入腋窝，在背阔肌和胸大肌之间的脂肪垫中穿过腋窝，由背阔肌的外缘进入上臂，支配腋窝和上臂内后侧皮肤的感觉。肋间臂神经与第1肋间神经、第3肋间神经和臂内侧皮神经相互交通[3-5]（见图2-132、图2-133、图2-1）。

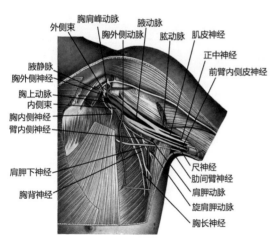

图2-132　肋间臂神经的走行特点

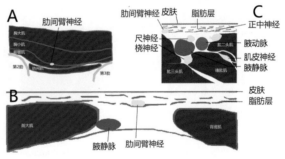

图2-133　肋间臂神经的解剖示意图

A. 胸小肌下肋间臂神经的横切面解剖示意图；B. 腋窝水平肋间臂神经的横切面解剖示意图；C 上臂根部肋间臂神经的横切面解剖示意图

三、超声引导肋间臂神经阻滞技术

（一）胸小肌下超声引导肋间臂神经阻滞

胸小肌水平肋间臂神经阻滞，也称为第2肋间前锯肌阻滞，2013年，Blanco等介绍了前锯肌阻滞技术[6]。而Wijayasinghe等于2016年详细描述肋间臂神经阻滞技术，把局麻药注射到第 2~3 肋间隙水平、胸小肌和前锯肌之间的间隙,患者的腋区和上臂内后侧区疼痛度显著降低[7]。

1. 胸小肌下超声引导肋间臂神经阻滞的体位

患者多取平卧位,患侧手臂贴体并自然放置,头略微偏向健侧。穿刺前适度的镇痛和镇静。常选用线阵高频探头。耦合剂均匀涂抹于探头上,无菌塑料套包紧探头备用。

2. 胸小肌下肋间臂神经的超声定位

把探头放置于锁骨中线,与锁骨垂直,一端紧贴锁骨,沿锁骨中线向足侧移动探头,首先出现的骨性声像为第 2 肋骨。也可以先把探头放置于胸骨旁、胸骨角处,定位出第 2 肋软骨。然后沿着第 2 肋向外侧移动探头至腋前线,向足侧移动探头直至暴露出胸大肌、胸小肌、前锯肌、肋间肌、第 2 肋、第 3 肋和胸膜等声像,胸小肌和前锯肌之间的肌肉间隙即为肋间臂神经的走行部位,部分患者在此间隙可显示肋间臂神经的声像,呈点状或圆形(见图 2-134、图 2-135)。

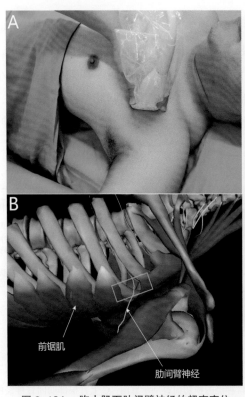

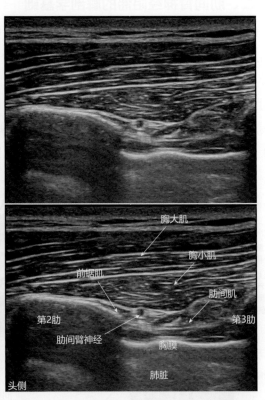

图 2-134 胸小肌下肋间臂神经的超声定位
A. 胸小肌下肋间臂神经阻滞探头放置位置示意图;
B. 胸小肌下肋间臂神经阻滞探头扫描示意图。绿色方框为探头放置位置

图 2-135 胸小肌下肋间臂神经的超声声像图

3. 胸小肌下超声引导肋间臂神经阻滞的进针方法

多采用平面内进针技术。22G 穿刺针从探头的足侧端垂直于皮肤进针,调整探头位置和进针角度,确保穿刺针位于图像内,针尖穿过胸大肌和胸小肌至前锯肌表面回抽无气即可注射局麻药,超声下药物在胸小肌和前锯肌之间呈梭形扩散(见图 2-136、图 2-137)。

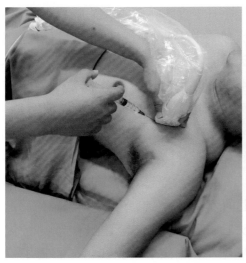
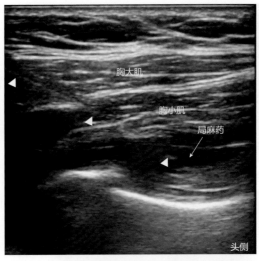

图 2-136　胸小肌下肋间臂神经阻滞平面内进针示意图

图 2-137　胸小肌下肋间臂神经阻滞平面内进针技术
白色三角形为穿刺针轨迹

该水平有些患者前锯肌不易鉴别，或者前锯肌和胸小肌之间的肌肉间隙不易区分，可将药物注射到第 2 肋骨表面即前锯肌的深部，该间隙也是肋间臂神经穿行的部位，亦可获得相同的麻醉和镇痛效果。

（二）腋区超声引导肋间臂神经阻滞

在腋区，肋间臂神经可能还有臂内侧皮神经和第 3 肋间神经外侧皮支的汇入，此水平阻滞对腋区和上臂后内侧部的镇痛作用可能更加显著。2015 年，Thallaj 等对 28 名患者在腋区精确定位出肋间臂神经，并成功对其阻滞，均获得满意的镇痛效果[8]。

1. 腋区超声引导肋间臂神经阻滞的体位

嘱患者平卧，头略偏向健侧，患侧上肢外展，充分暴露腋区。穿刺前适当镇痛、镇静。多选用线阵探头。耦合剂均匀涂抹于探头上，无菌塑料套包紧探头备用。

2. 腋区肋间臂神经的超声定位

把探头横放于腋窝顶部，调整探头辨别出腋静脉，向腋窝胸侧平移探头，腋静脉逐渐走向深部，直至低于胸大肌的后外侧边缘（见图 2-138）。调整探头，超声下可显示胸大肌、背阔肌和腋静脉等声像，在胸大肌和背阔肌边缘连线之间、腋静脉的后上方的脂肪层中可显示肋间臂神经，呈圆形或卵圆形高回声声像（见图 2-139）。

3. 腋区超声引导肋间臂神经阻滞的进针方法

多采用平面内进针技术，22~25G 穿刺针由探头

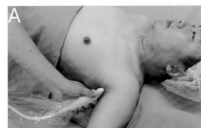
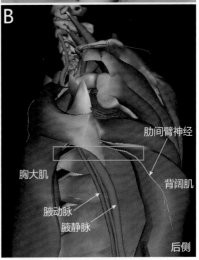

图 2-138　腋区肋间臂神经的超声定位
A. 腋区肋间臂神经阻滞超声探头放置位置示意图；B. 腋区肋间臂神经阻滞超声探头扫描示意图。绿色方框为探头放置位置

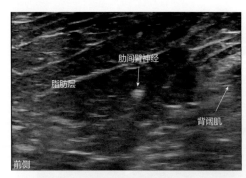

图 2-139　腋区肋间臂神经的超声声像图

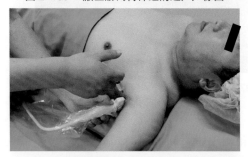

图 2-140　腋区肋间臂神经阻滞平面内进针示意图

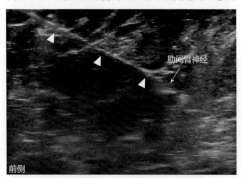

图 2-141　腋区肋间臂神经阻滞平面内进针技术
白色三角形为穿刺针轨迹

前侧端垂直于皮肤刺入，调整进针角度，针尖穿过胸大肌内上方的脂肪层即到达目标神经附近，回抽无血即可注射局麻药（见图 2-140、图 2-141）。

由于该水平肋间臂神经较表浅，也可采用平面外进针技术，把目标神经调整至图像中间，穿刺针从探头任意一侧中点位置垂直于皮肤进针，针尖靠近神经即可注射局麻药。

（三）上臂根部超声引导肋间臂神经阻滞

肋间臂神经从腋窝穿出后向外、向后走行于肱三头肌筋膜的浅层，支配上臂内侧和后侧区皮肤的感觉。Wisotzky 等于 2016 年报道了一例腋窝近臂侧区肋间臂神经阻滞的病例，获得满意的麻醉效果[9]。

1. 上臂根部超声引导肋间臂神经阻滞的体位

同腋区超声引导肋间臂神经阻滞体位，充分暴露腋窝部。多选用线阵探头，探头表面涂抹耦合剂，无菌处理。

2. 上臂根部肋间臂神经的超声定位

把探头横置于胸大肌于肱骨的止点水平，与肱骨垂直（见图 2-142）。超声下可清晰定位腋动、静脉，向后侧平移探头可清晰显示腋动 / 静脉、肱三头肌、尺神经等声像。在腋动、静脉的后上方，肱三头肌筋膜的浅层探寻到肋间臂神经，呈圆形或卵圆形高回声声像（见图 2-143、图 2-144、图 2-30）。

3. 上臂根部超声引导肋间臂神经阻滞的进针方法

多采用平面内进针技术。22~25G 穿刺针由探头的前侧端垂直于皮肤刺入，调整探头位置和进针角度，针尖至神经周围即可注射局麻药，超声下药物呈环形包绕目标神经（见

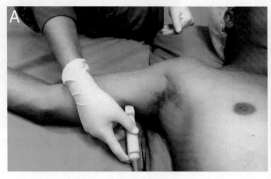

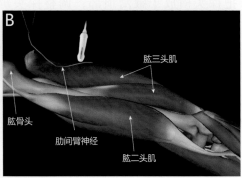

图 2-142　上臂根部肋间臂神经的超声定位
A. 上臂根部肋间臂神经阻滞超声探头放置位置示意图；B. 上臂根部肋间臂神经阻滞超声探头扫描示意图

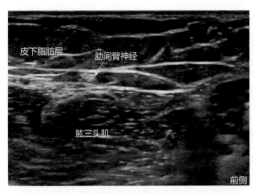

图 2-143 上臂根部肋间臂神经的超声声像图

图 2-145、图 2-146）。由于腋动 / 静脉、正中神经和尺神经在肋间臂神经的外侧，进针时应注意，以免造成损伤。

有时，肋间臂神经与臂内侧皮神经难以鉴别。一般来说，臂内侧皮神经更靠近腋动、静脉，肋间臂神经位于肱三头肌表面，距腋动、静脉较远。在上述水平定位出神经后，可向远端追踪神经，如果神经在肱三头肌浅层向后延伸多为肋间臂神经，若

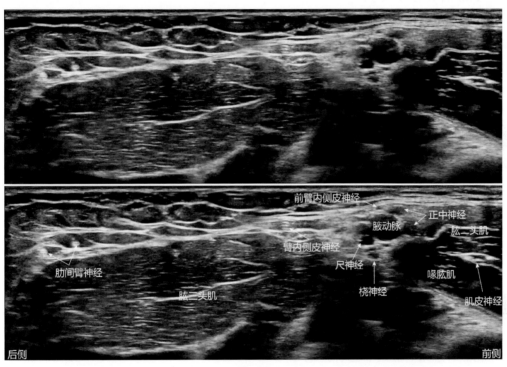

图 4-144 腋路尺神经、桡神经、正中神经、臂内侧皮神经、肋间臂神经和前臂内侧皮神经超声声像全景图

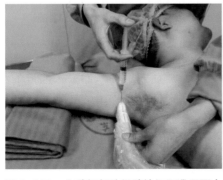

图 2-145 上臂根部肋间臂神经阻滞平面内进针示意图

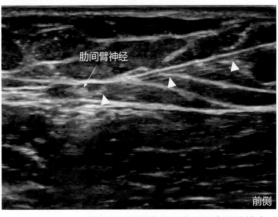

图 2-146 上臂根部肋间臂神经阻滞平面内进针技术
白色三角形为穿刺针轨迹

神经向肱二头肌浅层向远端延伸多为臂内侧皮神经。

（四）超声引导肋间臂神经阻滞的药物

在不同的水平对肋间臂神经阻滞需要的药物剂量不同。胸小肌下水平肋间臂神经一般不易探寻，多靠药物扩散来达到阻滞目的，而且为获得满意的阻滞效果还需阻滞胸第3肋间神经外侧皮支，因此该水平需要较大的药物容量。文献资料显示，在该水平为获得良好的麻醉和镇痛效果，多采用20~25ml的局麻药[2,6]。在胸小肌水平我们常使用15~20ml剂量的局麻药。虽然有报道称腋窝水平1ml的局麻药即可成功阻滞肋间臂神经，但是临床麻醉中，为获得更持久的镇痛效果，我们常注射5~10ml剂量的局麻药[8]。上臂根部肋间臂神经较为固定，文献显示2~3ml局麻药即可获得满意镇痛效果[9]，为延长镇痛时间，我们常使用3~5ml剂量的局麻药。

肋间臂神经阻滞关于局麻药的选择，布比卡因、左旋布比卡因、利多卡因等均有报道，利多卡因浓度多选用1%~2%[8,9]，布比卡因浓度多选用0.125%~0.5%[7]。临床麻醉中我们常使用0.25%~0.5%的罗哌卡因，可有效阻滞肋间臂神经而未出现局麻药中毒等风险。

四、超声引导肋间臂神经阻滞技术的适应证

肋间臂神经阻滞主要适用于腋窝和上臂内后侧区手术的麻醉和镇痛，如腋下淋巴清扫术等，也可用于乳腺等手术引起的肋间臂神经痛的治疗。联合臂丛阻滞可适用于整个上臂手术的麻醉和镇痛。

五、超声引导肋间臂神经阻滞技术的并发症与禁忌证

（一）并发症

除神经损伤、局麻药过敏、阻滞效果不全等常见并发症外，胸小肌下肋间臂神经阻滞时还存在气胸风险，进针时应注意穿刺针的位置，使针尖清晰暴露于超声图像内，以免穿刺过深。

（二）禁忌证

穿刺点有感染、脓肿、患者拒绝等。

参 考 文 献

1. Foroni L, Siqueira M G, Martins R S, et al. Good sensory recovery of the hand in brachial plexus surgery using the intercostobrachial nerve as the donor［J］. Arq Neuropsiquiatr, 2017,75（11）:796-800.

2. Seidel R, Gray A T, Wree A, et al. Surgery of the axilla with combined brachial plexus and intercostobrachial nerve block in the subpectoral intercostal plane［J］. Br J Anaesth, 2017,118（3）:472-474.

3. Pearce J M. Henry Gray's Anatomy［J］. Clin Anat, 2009,22（3）:291-295.

4. Foroni L, Siqueira M G, Martins R S, et al. The intercostobrachial nerve as a sensory donor for hand reinnervation in brachial plexus reconstruction is a feasible technique and may be useful for restoring sensation［J］. Arq Neuropsiquiatr, 2017,75（7）:439-445.

5. 印国兵，吴诚义. 肋间臂神经的解剖及其临床意义［J］. 中国临床解剖学杂志, 2004,22（2）:168-170.

6. Blanco R, Parras T, McDonnell J G, et al. Serratus plane block: a novel ultrasound-guided thoracic wall nerve block［J］. Anaesthesia, 2013,68（11）:1107-1113.

7. Wijayasinghe N, Duriaud H M, Kehlet H, et al. Ultrasound Guided Intercostobrachial Nerve Blockade in Patients with Persistent Pain after Breast Cancer Surgery: A Pilot Study［J］. Pain Physician, 2016,19（2）:e309-e318.

8. Thallaj A K, Al H M, Alzahrani T A, et al. Ultrasound imaging accurately identifies the intercostobrachial nerve［J］. Saudi Med J, 2015,36（10）:1241-1244.

9. Wisotzky E M, Saini V, Kao C. Ultrasound-Guided Intercostobrachial Nerve Block for Intercostobrachial Neuralgia in Breast Cancer Patients: A Case Series［J］. PM R, 2016,8（3）:273-277.

（张　瑛　范　坤）

第十一节　超声引导腋神经阻滞技术

一、概述

以往肩部手术的麻醉和术后镇痛多采用肌间沟部臂丛阻滞，而臂丛阻滞范围过广，常常引起患者的不适以及一系列严重并发症，而腋神经阻滞也可缓解肩部手术引起的术后疼痛，且并发症较轻[1]。以往腋神经阻滞多采用体表定位技术，阻滞水平多位于四边孔附近，但是腋神经在该水平位置较深，盲探操作成功率不高，且会引起旋肱后动脉损伤、肌内血肿等风险。而超声的应用使神经和血管可视化，降低了穿刺风险[2,3]。2011 年，Rothe 等报道了一例病例，作者使用超声准确定位出腋神经并成功对其阻滞，获得满意的阻滞效果[4]。随着研究的深入，目前超声引导腋神经阻滞水平主要分为腋区和四边孔区。

二、腋神经阻滞的解剖学基础

腋神经主要来自 C_5 和 C_6 脊神经的前支，起自臂丛后束。先走行于桡神经的外侧、腋动脉之后和肩胛下肌之前。在肩胛下肌的下缘弯曲向后至肩关节囊之下，与旋肱后血管一起穿过四边孔，后者上界为肩胛下肌和小圆肌，下界为大圆肌，内侧为肱三头肌长头，外侧为肱骨颈，进入四边孔内腋神经分成前后两支，前支与旋肱后血管一起绕过肱骨颈，至三角肌深部，并支配三角肌，同时还发出一些皮支穿出三角肌分布于三角肌下部的皮肤，后支沿着三头肌附着点行于后内侧、关节盂之下，发出三角肌后部肌支、小圆肌肌支、肩关节支、臂外上侧皮支分别支配相应的肌肉、关节和皮肤（见图 2-147、图 2-148、图 2-1、表 2-1、表 2-2）。

三、超声引导腋神经阻滞技术

（一）腋区超声引导腋神经阻滞

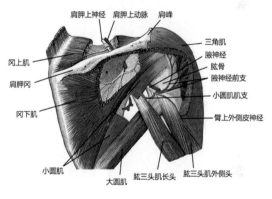

图 2-147　腋神经的走行及解剖特点

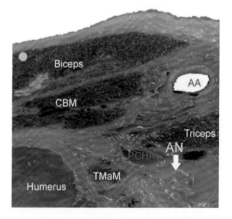

图 2-148　腋神经的横断面解剖
Humerus, 肱骨；TMaM, 大圆肌；Triceps, 肱三头肌；CBM, 喙肱肌；Biceps, 肱二头肌；AA, 肱动脉；PCHA, 旋肱后动脉；AN, 腋神经

　　超声引导腋神经阻滞大多在四边孔水平，而部分患者腋神经在穿出四边孔前就已经发出分支，部分分支或主支不穿过四边孔，因此该水平可导致阻滞不全或者腋神经定位困难。腋区腋神经阻滞文献报道较少，2017 年，Chang 等采用超声通过大圆肌、肱三头肌等肌肉声像和旋肱后动脉声像标志，在腋区成功定位出腋神经并对其进行阻滞[5]。

　　1. 腋区超声引导腋神经阻滞的体位

　　嘱患者平卧，头略偏向健侧，患侧上肢外展，肘关节屈曲，手放置于头顶，充分暴露腋区。常选用线阵探头。耦合剂均匀涂抹于探头上，无菌塑料套包紧探头备用。

　　2. 腋区腋神经的超声定位

　　把探头横置于腋窝顶部，并与腋窝垂直，调整探头角度以清晰显示腋动/静脉、肱二头肌、喙肱肌、大圆肌、肱三头肌和肱骨等声像，在肱三头肌、肱骨和大圆肌之间可发现搏动的旋肱后动脉，可采用彩色多普勒加以鉴别和定位，在旋肱后动脉的附近可探寻到腋神经声像，多呈梭形或椭圆形（见图 2-149、图 2-150）。

　　3. 腋区超声引导腋神经阻滞的进针方法

　　多采用平面内进针技术。22G 穿刺针从探头后侧端垂直于皮肤刺入，调整进针角度，穿刺针穿过肱二头肌和大圆肌，针尖至腋神经附近回抽无血即可注射局麻药（见图 2-151、图 2-152）。

　　另外也可从探头前侧端进针，但

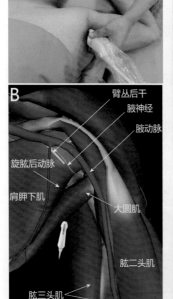

图 2-149　腋区腋神经的超声定位
A. 腋区腋神经阻滞超声探头放置位置示意图；B. 腋区腋神经阻滞超声探头扫描示意图

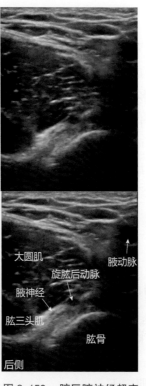

图 2-150　腋区腋神经超声声像图

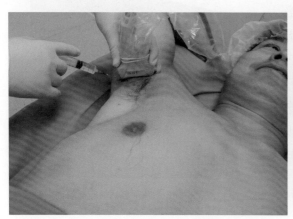

图 2-151　腋区腋神经阻滞平面内进针示意图

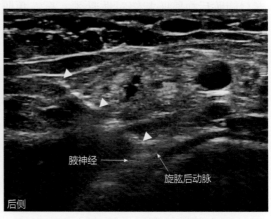

图 2-152　腋区腋神经阻滞平面内进针技术
白色三角形为穿刺针轨迹

是由于腋动/静脉、正中神经和桡神经多位于进针路径上或附近，进针时应注意规避，以免引起神经和血管损伤。

（二）四边孔部超声引导腋神经阻滞

四边孔部超声引导腋神经阻滞操作相对简单，风险较低，临床中最常见，2011年即有文献报道[4]。文献中超声下四边孔和腋神经的定位多种多样，我们仅介绍临床中最常用的操作手法和技巧[4,6,7]。

1. 四边孔部超声引导腋神经阻滞的体位

嘱患者侧卧，患侧上肢朝上，自然贴体，也可取坐位，双侧上肢贴体自然下垂，充分暴露肩部。穿刺前适度镇静、镇痛，可选用凸阵探头或线阵探头。耦合剂均匀涂抹于探头上，无菌塑料套包紧探头备用。

2. 四边孔部腋神经的超声定位

把探头呈矢状位放置于肩后部、腋窝皱襞的正上方，调整探头角度，缓慢向外侧扫射，直至出现肱骨声像，固定探头，超声下可显示肱骨、三角肌、小圆肌、大圆肌和肱三头肌等声像，在肱骨、小圆肌、三角

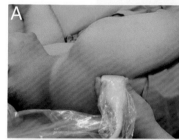
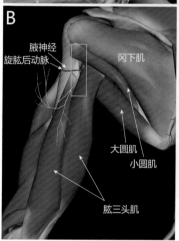
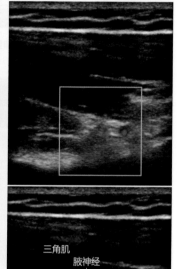

图2-153　四边孔部腋神经的超声定位
A. 四边孔部腋神经阻滞超声探头放置位置示意图；B. 四边孔部腋神经阻滞超声探头扫描示意图

图2-154　四边孔部腋神经超声像图

肌和大圆肌之间可发现搏动的旋肱后动脉，在动脉的附近可探寻到蜂窝状的腋神经声像（见图2-153、图2-154）。

3. 四边孔部超声引导腋神经阻滞的进针方法

多采用平面内进针技术。22G穿刺针可从探头上下两端垂直于皮肤进针，缓慢推进，穿刺针穿过三角肌，针尖即至腋神经附近，回抽无血即可注射局麻药，直至药物呈环形包绕神经。若神经不易鉴别，可将药物直接注射到旋肱后动脉的周围，也可获得同样的镇痛效果（见图2-155、图2-156）。

（三）超声引导腋神经阻滞的药物

不同的局麻药起效时间和作用时间不同，文献报道中腋神经阻滞最常用的局麻药是利多卡因、罗哌卡因和甲哌卡因等，其中利多卡因最常用的浓度是1%~2%，罗哌卡因最常用的浓度是0.5%~0.75%[4,6-10]。虽然有报道称3ml的利多卡因即可以缓解四边孔部腋神经卡压导致的疼痛，但是肩部手术的患者文献中局麻药使用的剂量多为10~20ml[4,6,7,9,10]。临

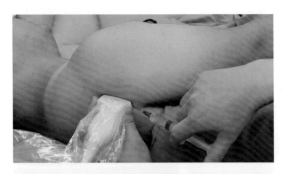

图 2-155　四边孔部超声引导腋神经阻滞平面内进针示意图

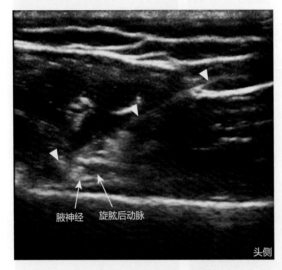

腋神经　旋肱后动脉

头侧

图 2-156　四边孔部超声引导腋神经阻滞技术
白色三角形为穿刺针轨迹

床应用中我们可以根据手术的类型来对药物种类、剂量和浓度进行选择。我们常使用 0.25%~0.5% 的罗哌卡因，剂量为 10~15ml，针对肩部手术可获得良好的镇痛效果而无局麻药中毒等严重并发症。

四、超声引导腋神经阻滞技术的适应证

腋神经阻滞联合肩胛上等神经阻滞可用于肩部和肩关节手术的麻醉和镇痛，腋神经阻滞还可适用于缓解四边孔综合征引起的急、慢性疼痛以及四边孔部手术引起的腋神经损伤导致的疼痛。

五、超声引导腋神经阻滞技术的并发症与禁忌证

（一）并发症

腋神经阻滞较安全，少见的并发症为局麻药中毒、腋动/静脉和旋肱后动脉损伤、腋神经损伤、感染等。

（二）禁忌证

穿刺点有感染、患者拒绝、局麻药过敏等。

参 考 文 献

1. Lenters T R, Davies J, Matsen F R. The types and severity of complications associated with interscalene brachial plexus block anesthesia: local and national evidence［J］. J Shoulder Elbow Surg, 2007,16（4）:379-387.

2. Checcucci G, Allegra A, Bigazzi P, et al. A new technique for regional anesthesia for arthroscopic shoulder surgery based on a suprascapular nerve block and an axillary nerve block: an evaluation of the first results［J］. Arthroscopy, 2008,24（6）:689-696.

3. Kim Y A, Yoon K B, Kwon T D, et al. Evaluation of anatomic landmarks for axillary nerve block in the quadrilateral space［J］. Acta Anaesthesiol Scand, 2014,58（5）:567-571.

4. Rothe C, Asghar S, Andersen H L, et al. Ultrasound-guided block of the axillary nerve: a volunteer study of a new method［J］. Acta Anaesthesiol Scand, 2011,55（5）:565-570.

5. Chang K V, Lin C P, Lin C S, et al. A Novel Approach for Ultrasound Guided Axillary Nerve Block: The Inferior Axilla Technique［J］. Med Ultrason, 2017,19（4）:457-461.

6. Dhir S, Sondekoppam R V, Sharma R, et al. A Comparison of Combined Suprascapular and Axillary Nerve Blocks to Interscalene Nerve Block for Analgesia in Arthroscopic Shoulder Surgery: An Equivalence Study［J］. Reg Anesth Pain Med, 2016,41（5）:564-571.

7. Chen H, Narvaez V R. Ultrasound-guided quadrilateral space block for the diagnosis of quadrilateral syndrome [J]. Case Rep Orthop, 2015,2015:378627.

8. Lyons C, Herring A A. Ultrasound-guided axillary nerve block for ED incision and drainage of deltoid abscess [J]. Am J Emerg Med, 2017,35（7）:1032-1033.

9. Lee J J, Kim D Y, Hwang J T, et al. Effect of ultrasonographically guided axillary nerve block combined with suprascapular nerve block in arthroscopic rotator cuff repair: a randomized controlled trial [J]. Arthroscopy, 2014,30（8）:906-914.

10. Lee J J, Kim D Y, Hwang J T, et al. Effect of ultrasonographically guided axillary nerve block combined with suprascapular nerve block in arthroscopic rotator cuff repair: a randomized controlled trial [J]. Arthroscopy, 2014,30（8）:906-914.

（李　静　范　坤）

第十二节　超声引导胸长神经阻滞技术

一、概述

胸长神经卡压可引起前锯肌痉挛导致腋下和前外侧胸壁疼痛，而胸长神经阻滞是一种安全而有效的镇痛方式。以往多采用体表定位技术，把局麻药注射到中斜角肌内，但是由于肩胛背神经也走行于同水平的中斜角肌内，且阻滞部位靠近臂丛，因此盲探操作易引起一系列的并发症[1,2]。超声可以定位出细小的神经，增加了神经阻滞的安全性和成功率。2013年，Hanson等人采用超声在中斜角肌内准确定位出胸长神经，为超声引导胸长神经阻滞揭开了新篇章。目前，胸长神经阻滞的常见水平是中斜角肌内、前锯肌部和胸肌平面阻滞（详见第六章第四节）[3]。

二、胸长神经阻滞的解剖学基础

胸长神经是运动神经，主要由 C_5、C_6 和 C_7 脊神经的前支发出，部分 C_8 脊神经前支（8%）也有加入。由臂丛的两个神经根发出的分支在中斜角肌内或外侧汇合成胸长神经，可加入 C_7 脊神经分支和部分 C_8 脊神经分支，神经从臂丛和腋动脉的第一部分的背侧到达胸部外侧，越过前锯肌上缘到达外侧面，支配前锯肌的各肌齿[4,5]（见图 2-157、表 2-1）。

胸长神经常与胸外侧动脉相伴行，胸外侧动脉起自腋动脉的第二部分，沿着胸小肌外侧缘，经过胸大肌深面，远至第 5 肋间隙。文献报道显示 92% 的胸长神经位于胸外侧动脉的前外侧约 4.5cm 处，仅有 8% 的胸长神经和胸外侧动脉紧密伴行[6]（见图 2-157）。

三、超声引导胸长神经阻滞技术

（一）中斜角肌内超声引导胸长神经阻滞技术

中斜角肌内胸长神经阻滞临床麻醉中最常见，以往多采用体表定位技术，把局麻药注射到中斜肌内可有效地阻滞胸长神经[4,7]。2016年，Kim等在超声下准确定位出胸长神经，

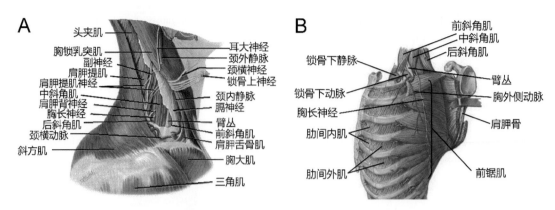

图 2-157　胸长神经的解剖走行示意图
A. 斜角肌部胸长神经解剖示意图；B. 前锯肌部胸长神经解剖示意图

为中斜角肌部超声引导胸长神经阻滞带来了希望[8]。此技术阻滞平面较高，适用于中斜角肌疾病导致的胸长神经卡压痛的诊断和治疗。

1. 中斜角肌内超声引导胸长神经阻滞的体位

嘱患者侧卧，患侧向上，患侧上肢紧贴躯体充分暴露颈部。穿刺前适度地镇痛和镇静。常选用线阵高频探头。耦合剂均匀涂抹于探头上，无菌塑料套包紧探头备用。

2. 中斜角肌内胸长神经的超声定位

把探头置于颈部中央环状软骨水平，由内向外水平移动探头，依次可见气管、甲状腺、颈总动脉、颈内静脉、胸锁乳突肌、前斜角肌、臂丛和中斜角肌等组织声像，向头侧或足侧缓慢移动探头，直至充分暴露 C_6 和 C_7 的神经根，在中斜角肌内稍深部可探寻到高回声的胸长神经声像，呈梭形或者椭圆形。向头侧或足侧缓慢移动探头可见胸长神经从 C_5、C_6 和 C_7 脊神经分离出来（见图 2-158、图 2-159）。

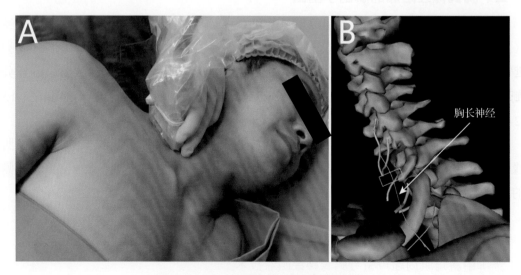

图 2-158　中斜角肌内胸长神经的超声定位
A. 中斜角肌内超声引导胸长神经阻滞探头放置位置示意图；B. 中斜角肌内超声引导胸长神经阻滞探头扫描示意图。绿色方框为探头放置位置

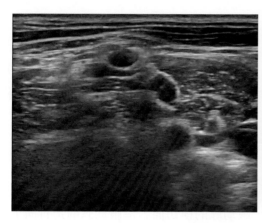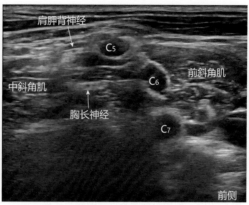

图2-159 中斜角肌内胸长神经和肩胛背神经的超声声像图

3. 中斜角肌内超声引导胸长神经阻滞的进针方法

多采用平面内进针技术。22~25G穿刺针从探头后侧端垂直于皮肤进针，针尖进入中斜角肌至神经周围即可注射局麻药，药物在肌肉内呈团状扩散，环形包绕目标神经（见图2-160、图2-161）。

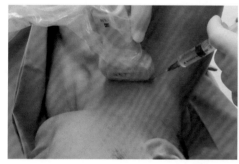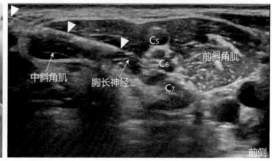

图2-160 中斜角肌内超声引导胸长神经阻滞 图2-161 中斜角肌内超声引导胸长神经阻滞平面内
平面内进针示意图 进针技术

白色三角形为穿刺针轨迹

另外也可采用平面外技术。把目标神经放置于图像中间，穿刺针从探头两侧垂直于皮肤进针，调整进针角度，针尖至神经周围即可注药。穿刺时应注意穿刺针路径和针尖位置，以免损伤臂丛或导致臂丛阻滞。

（二）前锯肌部胸长神经阻滞技术

胸长神经进入胸部后走行于胸大肌和胸小肌深部、前锯肌的浅层，因此有报道认为胸肌阻滞技术可获得良好的胸长神经阻滞效果[9]。

由以上解剖学知识我们得知，胸长神经在胸部大多位于胸外侧动脉外后侧约4.5cm处[6]，因此临床麻醉中我们多采用胸外侧动脉间接定位胸长神经。

1. 前锯肌部超声引导胸长神经阻滞的体位

嘱患者平卧，头略偏向健侧，患侧上肢伸直、外展90°放置于托手架上，充分暴露患侧前外侧胸壁。操作前适度镇静、镇痛。选用高频线性探头，涂抹耦合剂，无菌处理。

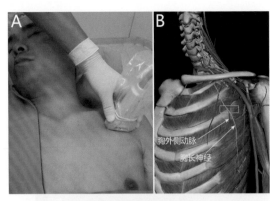

图 2-162　前锯肌部胸长神经的超声定位

A. 前锯肌部胸长神经阻滞探头放置位置示意图；B. 前锯肌部胸长神经阻滞探头扫描示意图。绿色方框为探头放置位置

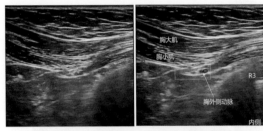

图 2-163　前锯肌部胸长神经的超声声像图

*前锯肌部胸长神经阻滞目标位置

2. 前锯肌部胸长神经的超声定位

把探头放置于胸骨旁、胸骨角水平，探头与胸骨平行，超声下定位出第 2 肋软骨，沿第 2 肋向外水平移动探头，至腋前线附近，向足侧稍移动探头，超声下可见第 2 肋、第 3 肋、胸大肌、胸小肌、腋动／静脉和胸膜等声像，旋转探头约 90°，使探头位于第 2 肋和第 3 肋之间，与肋骨平行，调整探头至腋动脉的横切面，沿腋动脉的走行向下向外缓慢移动探头，在胸小肌的深部可探寻到胸外侧动脉从腋动脉分离出来，走行于前锯肌的表面。超声下可见肋骨、胸膜和前锯肌声像。此水平胸长神经不易探寻，多位于胸外侧动脉的后外侧 4.5cm 处。(见图 2-162、图 2-163)。

3. 前锯肌部超声引导胸长神经阻滞的进针方法

多采用平面内进针技术。22~25G 穿刺针由探头内侧端垂直于皮肤刺入，调整进针角度，使穿刺针位于超声平面内，针尖至胸外侧动脉外侧约 4.5cm 处，回抽无血、无气即可注射局麻药，超声下可见药物在前锯肌浅面呈梭形扩散 (见图 2-164、图 2-165)。

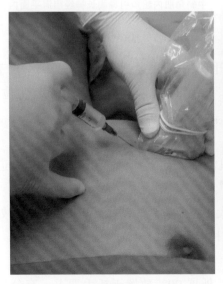

图 2-164　前锯肌部胸长神经阻滞平面内
进针示意图

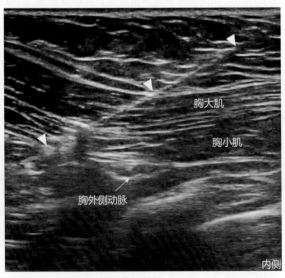

图 2-165　前锯肌部胸长神经阻滞平面内进针技术
白色三角形为穿刺针轨迹

（三）超声引导胸长神经阻滞的药物

中斜角肌平面胸长神经易寻找，且位置固定，3~5ml 局麻药即可获得良好的阻滞效果，胸肌平面和前锯肌平面胸长神经不易寻找，需靠药物剂量来获得阻滞效果，因此常给予 15~20ml 剂量的局麻药。利多卡因、罗哌卡因、布比卡因等局麻药均可用于胸长神经阻滞，我们常使用的是 0.25%~0.5% 的罗哌卡因。

四、超声引导胸长神经阻滞技术的适应证

胸长神经阻滞多用于胸长神经卡压或前锯肌疾病导致的前外侧胸壁疼痛。联合肋间神经阻滞等可用于前外侧胸壁手术的麻醉和术后镇痛。

五、超声引导胸长神经阻滞技术的并发症与禁忌证

（一）并发症

胸长神经阻滞较安全，中斜角肌平面最常见的并发症是肩胛背神经阻滞，前锯肌和胸肌平面阻滞最常见的是胸背神经阻滞。其他少见的并发症有臂丛阻滞、臂丛损伤、气胸、胸外侧动脉损伤、局部血肿等。

（二）禁忌证

严重的凝血功能障碍、穿刺部位感染以及拒绝阻滞的患者。

参 考 文 献

1. Ramamurthy S, Hickey R, Maytorena A, et al. Long thoracic nerve block ［J］. Anesth Analg, 1990,71（2）:197-199.

2. 王大明 . 胸长神经阻滞［J］. 国外医学 . 麻醉学与复苏分册 , 1991（05）:312.

3. Hanson N A, Auyong D B. Systematic ultrasound identification of the dorsal scapular and long thoracic nerves during interscalene block ［J］. Reg Anesth Pain Med, 2013,38（1）:54-57.

4. Ramamurthy S, Hickey R, Maytorena A, et al. Long thoracic nerve block ［J］. Anesth Analg, 1990,71（2）:197-199.

5. Pearce J M. Henry Gray's Anatomy ［J］. Clin Anat, 2009,22（3）:291-295.

6. 王砚东 . 胸外侧动脉与胸长神经的关系及对乳房血液供应的解剖研究［D］. 吉林大学 , 2007.

7. 王大明 . 胸长神经阻滞［J］. 国外医学 . 麻醉学与复苏分册 , 1991（05）:312.

8. Kim Y D, Yu J Y, Shim J, et al. Risk of Encountering Dorsal Scapular and Long Thoracic Nerves during Ultrasound-guided Interscalene Brachial Plexus Block with Nerve Stimulator ［J］. Korean J Pain, 2016,29（3）:179-184.

9. Li N L, Yu B L, Hung C F. Paravertebral Block Plus Thoracic Wall Block versus Paravertebral Block Alone for Analgesia of Modified Radical Mastectomy: A Retrospective Cohort Study ［J］. PLoS One, 2016,11（11）:e166227.

（段海霞　王爱忠）

第十三节　超声引导肩胛背神经阻滞技术

一、概述

背部肩胛骨内侧区疼痛、部分颈肩痛多与菱形肌有关，中斜角肌疾病也会导致肩胛背神经卡压引起背后区疼痛[1]。以往主要采用痛点注射或者中斜角肌内、肩胛提肌部注射局麻药等体表定位技术阻滞胸背神经治疗颈肩痛[1-3]。由于颈部和背后的肌肉层次复杂，仅靠肌肉定位肩胛背神经很难取得较高的成功率，超声技术能很好地分辨细小的神经，为肩胛背神经的超声定位带来了可能性。2013 年 Hanson 等采用超声技术在中斜角肌内准确定位出肩胛背神经，2014 年，Auyong 等报道了超声引导肩胛背神经阻滞技术的方法和技巧，以 C_5 横突为标志超声下可对肩胛背神经准确定位和安全阻滞，为超声引导肩胛背神经阻滞提供了理论和实践依据[4-6]。本节我们主要介绍中斜角肌部和菱形肌部超声引导肩胛背神经阻滞技术。

二、肩胛背神经阻滞的解剖学基础

肩胛背神经起源于 C_5 脊神经的前支，向外穿过中斜角肌走行于肩胛提肌之后，与肩胛背动脉伴行至菱形肌，肩胛背神经主要支配菱形肌，偶尔发出分支支配肩胛提肌[7,8]（见图 2-165、表 3-1）。

肩胛背动脉是定位肩胛背神经的重要解剖标志，它起自锁骨下动脉第三段，在中斜角肌前方经过臂丛干，深入肩胛提肌到达肩胛骨上角，在菱形肌深部沿着肩胛骨内侧缘与肩胛背神经共同下降至肩胛骨下角[7]（见图 2-166、表 2-1）。

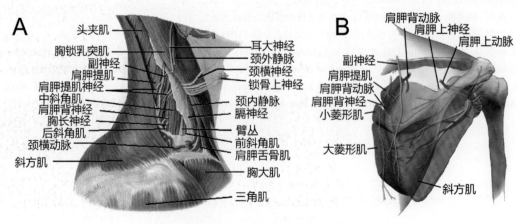

图 2-166　肩胛背神经的解剖走行特点
A.斜角肌部肩胛背神经解剖特点；B.菱形肌部肩胛背神经解剖特点

三、超声引导肩胛背神经阻滞技术

（一）中斜角肌内超声引导肩胛背神经阻滞技术

中斜角肌内肩胛背神经阻滞水平较高，多用于中斜肌疾病引起的肩胛背神经痛。Hanson 等最早在中斜角肌内使用超声鉴别出肩胛背神经的声像，并观察了周围组织结构特点[4]。Auyong 等采用超声技术成功治疗了一例肩胛骨手术导致的后背痛患者[5]。

1. 中斜角肌内超声引导肩胛背神经阻滞的体位

嘱患者侧卧，患侧向上，患侧上肢紧贴躯体充分暴露颈部。穿刺前适度地镇痛和镇静。常选用线阵高频探头。耦合剂均匀涂抹于探头上，无菌塑料套包紧探头备用。

2. 中斜角肌内肩胛背神经的超声定位

把探头置于颈部中央环状软骨水平，由内向外水平移动探头，依次可见气管、甲状腺、颈总动脉、颈内静脉、胸锁乳突肌、前斜角肌、臂丛和中斜角肌等组织声像，向头侧或足侧缓慢移动探头，直至充分暴露 C_5 和 C_6 的神经根，在中斜角肌内、稍浅部可探寻到高回声的肩胛背神经声像，呈梭形或者椭圆形（见图 2-167、图 2-168）。向头侧或足侧缓慢移动探头可见肩胛背神经从 C_5 脊神经分离出来。

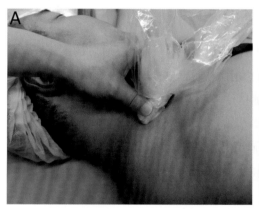

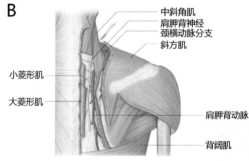

图 2-167　中斜角肌内肩胛背神经的超声定位
A.中斜角肌内肩胛背神经阻滞超声探头放置位置示意图；B.中斜角肌内肩胛背神经阻滞超声探头扫描示意图

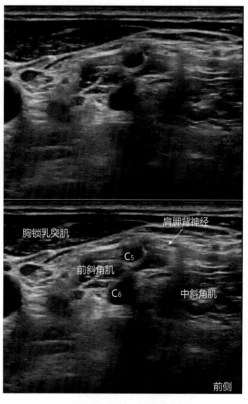

图 2-168　中斜角肌内肩胛背神经的超声声像图

3. 中斜角肌内超声引导肩胛背神经阻滞的进针方法

多采用平面内进针技术。22~25G 穿刺针从探头外侧端垂直于皮肤进针，针尖进入中斜角肌至神经周围即可注射局麻药，药物在肌肉内呈团状扩散，环形包绕目标神经（见图 2-169、图 2-170）。

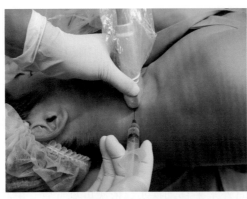 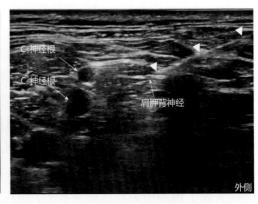

图2-169　中斜角肌内肩胛背神经阻滞平面内进针　图2-170　中斜角肌内肩胛背神经阻滞平面内进针技术
示意图　　　　　　　　　　　　　　　　　　　　　　白色三角形为穿刺针轨迹

另外也可采用平面外技术。把目标神经放置于图像中间，穿刺针从探头两侧中间垂直于皮肤进针，调整进针角度，针尖至神经周围即可注药。穿刺时应注意穿刺针路径和针尖位置，以免损伤臂丛或导致臂丛阻滞。

（二）菱形肌部肩胛背神经阻滞技术

肩胛背神经至肩胛骨内侧区后，常与肩胛背动脉伴行走行于菱形肌的深层[7]。因此在临床麻醉中，我们常在肩胛骨内侧区以肩胛背动脉为标志，间接定位肩胛背神经。该阻滞水平较低，适用于菱形肌疾病或者肩胛骨内侧区手术等引起的疼痛。

1. 菱形肌部超声引导肩胛背神经阻滞的体位

嘱患者俯卧位，头部置"C"型枕，面部朝下，双侧肢体自然伸直。也可取侧卧位，充分暴露患侧上背部。操作前适度镇静、镇痛。选用高频线阵探头，涂抹耦合剂，无菌处理。

2. 菱形肌部肩胛背神经的超声定位

把探头横置于肩胛骨上角和脊柱之间，探头与脊柱垂直（见图 2-171）。轻微调整探头，

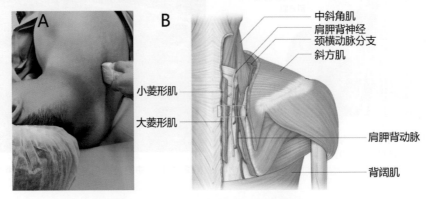

图 2-171　菱形肌部肩胛背神经的超声定位

A. 菱形肌部肩胛背神经阻滞超声探头放置位置示意图；B. 菱形肌部肩胛背神经阻滞超声探头扫描示意图。绿色方框为探头放置位置

超声下可见斜方肌、菱形肌、竖脊肌，肋骨、肩胛骨、胸膜等声像，在菱形肌的下方可探寻搏动的肩胛背动脉声像，也可用彩色多普勒予以鉴别，肩胛背神经位于肩胛背动脉附近，但常不易鉴别（见图2-172）。

3. 菱形肌部超声引导肩胛背神经阻滞的进针方法

多采用平面内进针技术。22~25G 穿刺针从探头外侧端或内侧端进针，穿刺针穿过斜方肌和菱形肌即到达目标神经周围，回抽无血无气即可注射局麻药物，超声下可见药物在菱形肌深部扩散（见图2-173、图2-174）。进针时应确保针尖位于超声平面内，以免损伤胸膜和肩胛背动脉，引起相关并发症。

（三）超声引导肩胛背神经阻滞的药物

文献报道中斜角肌平面肩胛背神经阻滞多使用 2~10ml 剂量的局麻药，可根据手术的类型和所需镇痛时间来选择 [1,5,6]。利多卡因、罗哌卡因、布比卡因等局麻药均可用于肩胛背神经阻滞 [1,5,6]。我们常使用的是 0.25%~0.5% 的罗哌卡因，剂量为 3~5ml，可获得安全而有效的阻滞效果。

四、超声引导肩胛背神经阻滞技术的适应证

肩胛背神经阻滞多用于肩胛背神经卡压或菱形肌疾病导致的肩胛骨内侧区疼痛的诊断和治疗。联合胸椎旁神经阻滞等可用于肩胛骨内侧区手术的麻醉和术后镇痛。

五、超声引导肩胛背神经阻滞技术的并发症与禁忌证

（一）并发症

肩胛背神经阻滞较安全，中斜角肌平面最常见的并发症是胸长神经阻滞。其他少见的并发症有臂丛阻滞、臂丛损伤、气胸、肩胛背动脉损伤、局部血肿等。

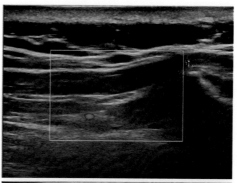
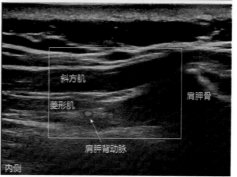

图 2-172　菱形肌部肩胛背神经的超声声像图

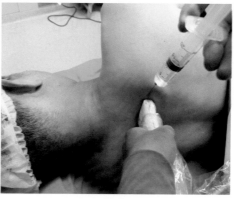

图 2-173　菱形肌部肩胛背神经阻滞平面内进针示意图

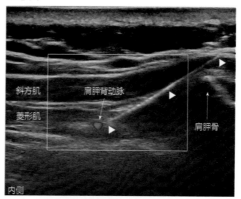

图 2-174　菱形肌部肩胛背神经阻滞平面内进针技术

白色三角形为穿刺针轨迹

（二）禁忌证

严重的凝血功能障碍、穿刺部位感染以及拒绝阻滞的患者。

参 考 文 献

1. Haim K, Urban B J. Dorsal scapular nerve block: description of technique and report of a case [J]. Anesthesiology, 1993,78（2）:361-363.
2. 马亮，徐坚方，丁晟.局封治疗肩胛背神经卡压征 11 例分析[J].浙江临床医学，2003（07）:510.
3. 张宝琳.肩胛背神经阻滞的解剖学基础及临床应用[J].承德医学院学报，1988（02）:69-70.
4. Hanson N A, Auyong D B. Systematic ultrasound identification of the dorsal scapular and long thoracic nerves during interscalene block [J]. Reg Anesth Pain Med, 2013,38（1）:54-57.
5. Auyong D B, Cabbabe A A. Selective blockade of the dorsal scapular nerve for scapula surgery [J]. J Clin Anesth, 2014,26（8）:684-687.
6. 杨晶，晏铮剑，周黎，等.超声引导肩胛背神经阻滞的可行性[J].中国介入影像与治疗学，2017,14（1）:27-30.
7. Pearce J M. Henry Gray's Anatomy [J]. Clin Anat, 2009,22（3）:291-295.
8. 尹望平，邹菊培，徐吉，等.肩胛背神经的解剖学研究及其临床意义[J].实用骨科杂志，2002,8（4）:270,287.

（范　坤　王爱忠）

第十四节　超声引导胸背神经阻滞技术

一、概述

背阔肌皮瓣移植等后背部手术以及背阔肌损伤引起的疼痛多涉及胸背神经。胸背神经是臂丛的分支，走行于胸大肌和胸小肌深部、前锯肌的表面，常与胸背动脉伴行，因此胸背神经阻滞的水平常见的有胸肌水平（见第六章第四节）、前锯肌水平（见第六章第二节）和背阔肌水平 [1,2]。

二、胸背神经阻滞的解剖学基础

胸背神经主要来自 C_6~C_8 脊神经的前支，起自臂丛后束，沿腋动脉后壁向外向下走行于前锯肌和背阔肌之间，至肩胛骨腋缘附近与胸背动脉伴行，继续向下向后延伸至肩胛角附近，分成内外两支支配背阔肌 [3-5]（见图 2-175、表 2-1）。

胸背动脉是胸背神经阻滞重要的定位标志，它是肩胛下动脉的终支，沿肩胛骨外侧缘与胸背神经一起进入背阔肌和前锯肌之间的肌间隙 [3]（见图 2-175）。

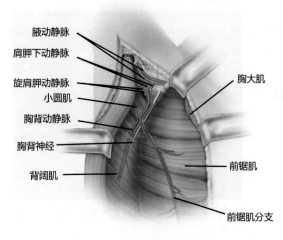

图 2-175　胸背神经解剖特点

（图中标注：腋动静脉、肩胛下动静脉、旋肩胛动静脉、小圆肌、胸背动静脉、胸背神经、背阔肌、胸大肌、前锯肌、前锯肌分支）

三、超声引导胸背神经阻滞技术

超声引导单纯胸背神经阻滞很少有文献报道。Li 等认为胸肌平面阻滞可获得满意的胸背神经阻滞效果，Kunigo 等通过尸体解剖研究同样认为前锯肌平面注射20ml 剂量的局麻药可扩散至胸背神经[1, 2]。由解剖得知，胸背神经与胸背动脉相伴行，采用胸背动脉间接定位胸背神经，可能使目标神经定位更准确，所需局麻药更少、更安全。

（一）超声引导胸背神经阻滞的体位

嘱患者侧卧，患侧向上，患侧上肢放置于头顶充分暴露后背区。穿刺前适度镇痛和镇静。常选用线阵高频探头。耦合剂均匀涂抹于探头上，无菌塑料套包紧探头备用。

（二）胸背神经的超声定位

把探头放置于腋中线和肩胛骨外侧缘之间，探头与肩胛骨外侧缘垂直（见图 2-176）。微调探头位置，超声下可清晰显示背阔肌、前锯肌、肋间肌、肋骨和胸膜等声像，背阔肌与前锯肌之间可探寻到搏动的胸背动脉，可采用彩色多普勒予以鉴别，在胸背动脉的附近可探寻到梭形或卵圆形的胸背神经声像（见图 2-177）。

（三）超声引导胸背神经阻滞的进针方法

多采用平面内进针技术。22~25 G 穿刺针从探头内侧端或外侧端垂直于皮肤进针，调整进针角度，针尖穿过背阔肌即到达目标神经周围，回抽无血无气即可注射局麻药。超声下可见药物在背阔肌深部扩散（见图 2-178、图 2-179）。

（四）超声引导胸背神经阻滞的药物

胸肌平面和前锯肌平面缺乏显著的定位标志，超声下不易探寻胸背神经，需要

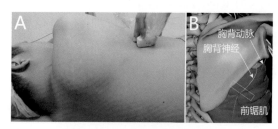

图 2-176　胸背神经的超声定位
A. 胸背神经阻滞超声探头放置位置示意图；B. 胸背神经阻滞超声探头扫描示意图。绿色方框为探头放置位置

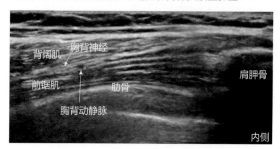

图 2-177　胸背神经的超声声像图

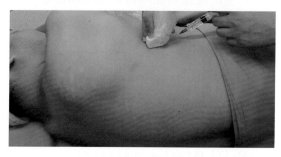

图 2-178　胸背神经阻滞平面内进针示意图

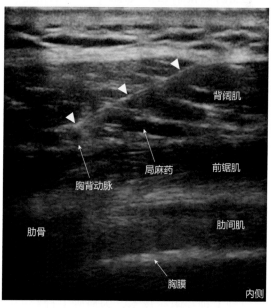

图 2-179　胸背神经阻滞平面内进针技术
白色三角形为穿刺针轨迹

靠大剂量的药物扩散才可获得良好的阻滞效果，我们常使用 15~20ml 的局麻药。背阔肌平面易探寻胸背动脉和胸背神经，且位置较固定，5~10ml 局麻药即可获得良好的阻滞效果。利多卡因、罗哌卡因、布比卡因等局麻药均可用于胸背神经阻滞，我们常使用的是 0.25%~0.5% 的罗哌卡因。

四、超声引导胸背神经阻滞技术的适应证

单纯胸背神经阻滞适用于胸背神经和背阔肌疾病导致的疼痛，联合胸椎旁等神经阻滞技术还可用于后背部手术的麻醉和术后镇痛。

五、超声引导胸背神经阻滞技术的并发症与禁忌证

（一）并发症

胸背神经位置表浅，阻滞操作较安全。少见的并发症有气胸、胸背动脉损伤、局部血肿、局麻药中毒等。

（二）禁忌证

严重的凝血功能障碍、穿刺部位感染以及拒绝阻滞的患者。

参 考 文 献

1. Li N L, Yu B L, Hung C F. Paravertebral Block Plus Thoracic Wall Block versus Paravertebral Block Alone for Analgesia of Modified Radical Mastectomy: A Retrospective Cohort Study［J］. PLoS One, 2016,11（11）:e166227.
2. Kunigo T, Murouchi T, Yamamoto S, et al. Spread of injectate in ultrasound-guided serratus plane block: a cadaveric study［J］. JA Clin Rep, 2018,4（1）:10.
3. Pearce J M. Henry Gray's Anatomy［J］. Clin Anat, 2009,22（3）:291-295.
4. 杨方玖，薛黔，刘茂生. 背阔肌的神经解剖及其临床意义［J］. 解剖与临床，2006,11（4）:226-228.
5. 蒙锦昭，罗裕群. 背阔肌的血管、神经应用解剖［J］. 解剖学通报，1983,6（3）:217-220.

（范　坤　王爱忠）

第十五节　超声引导肩胛上神经阻滞技术

一、概述

肩部手术或者肩关节疼痛多与肩胛上神经有关，既往多采用体表定位阻滞肩胛上神经，可有效治疗各种肩部疼痛，包括癌性疼痛、风湿性肩关节炎、肩关节镜术后疼痛等，但盲探操作增加了气胸、血肿和阻滞不全等风险，继而有人采用磁共振 MRI 或 CT 辅助定位肩胛上神经，但是可能会增加操作时间和操作难度，2007 年，Harmon 等首次介绍了超声引导肩胛上神经阻滞技术，为肩胛上神经的可视化操作开拓了新思路[1-4]。目前最常见的肩胛上神经阻滞部位是肩胛上切迹水平。

二、肩胛上神经阻滞的解剖学基础

肩胛上神经纤维起源于 C_5 和 C_6 脊神经的前支，部分 C_4 脊神经也有参与，其由臂丛上干发出，经颈后三角向外下方走行，经斜方肌和肩胛舌骨肌深部至肩胛骨上缘的肩胛切迹，于肩胛上横韧带深面至冈上窝，在肩胛上切迹远端 1cm 处发出两条分支支配冈上肌，在肩胛上横韧带附近发出上关节支至喙锁韧带、喙肱韧带、肩锁关节和肩峰下囊，主干继续下行至冈盂切迹并发出下关节支至关节囊后面，主支绕过肩胛冈穿过肩胛下横韧带和肩胛冈组成的骨纤维管发出终末分支支配冈下肌[5,6]（见图 2-180、图 2-181、表 2-1、表 2-2）。

肩胛上动脉与肩胛上神经关系密切，是超声定位肩胛上神经的重要标志。肩胛上动脉起自颈横动脉或颈浅动脉，穿过锁骨上和斜方肌前的深筋膜至肩胛骨，由肩胛横韧带的浅层或深层进入冈上窝，与肩胛上神经并行进入肩胛区[6]（见图 2-180、图 2-181）。

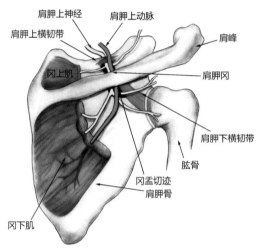

图 2-180　肩胛上神经走行示意图

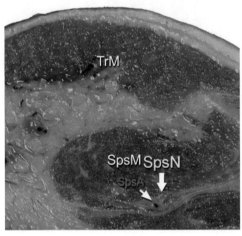

图 2-181　肩胛上切迹水平肩胛上神经的横断面解剖
TrM，斜方肌；SpsM，冈上肌；SpsA，肩胛上动脉；SpsN，肩胛上神经

三、超声引导肩胛上神经阻滞技术

（一）肩胛上切迹部超声引导肩胛上神经阻滞技术

超声引导肩胛上神经阻滞最早报道于 2007 年，随之出现了各种阻滞方法和技术，最常见的是肩胛上切迹水平[4]。虽然有研究认为体表定位和超声定位肩胛上神经阻滞对肩关节疼痛和运动的影响并无显著差异，但是可视化操作可能会降低穿刺引起的并发症，如气胸、神经损伤、血管损伤等[7]。

1. 肩胛上切迹部超声引导肩胛上神经阻滞的体位

患者多取坐位或者侧卧位，双侧上肢交叉放于胸前或腹部，充分暴露患侧肩部和背部。线阵探头或凸阵探头均可,探头涂抹耦合剂,无菌塑料套包裹。穿刺前适当镇静、镇痛。

2. 肩胛上切迹部肩胛上神经的超声定位

把探头水平放置于肩胛冈中部，与肩胛骨垂直。向头侧缓缓移动探头直至肩胛骨声像

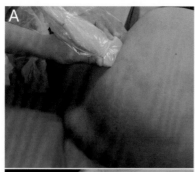

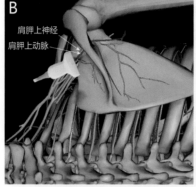

肩胛上神经
肩胛上动脉

图 2-182　肩胛上切迹部肩胛上神经的超声定位

A. 肩胛上切迹部肩胛上神经阻滞探头放置位置示意图；B. 肩胛上切迹部肩胛上神经阻滞探头扫描示意图

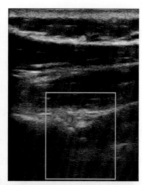

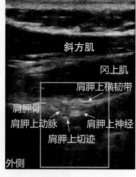

斜方肌
冈上肌
肩胛上横韧带
肩胛骨
肩胛上动脉　　肩胛上神经
肩胛上切迹
外侧

图 2-183　肩胛上切迹部肩胛上神经超声声像图

消失，出现胸膜声像，调整探头角度，向下向内扫描，超声下可见斜方肌、冈上肌、肩胛骨、肩峰等声像，肩胛骨靠近肩峰侧可见凹型的骨性声像，即为肩胛上切迹，肩胛上切迹浅层附着有高回声的肩胛上横韧带，在肩胛上横韧带的浅部或深部可见搏动的肩胛上动脉声像，可使用彩色多普勒予以鉴别，在肩胛上横韧带的深部、肩胛上动脉的附近可探寻到肩胛上神经声像，呈卵圆形或圆形（见图 2-182、图 2-183）。

另外也可把探头放置在肩胛冈中部，探头与脊柱平行，探头向头侧移动直至超声下可见肩胛骨上缘声像，然后水平向外移动探头，直至肩胛骨上缘出现一凹陷性声像，即为肩胛上切迹。固定探头，超声下可见斜方肌、冈上肌、肩胛上切迹、肩胛上横韧带、肩胛上动脉等声像，肩胛上神经呈圆形或椭圆形位于肩胛上横韧带深部。

3. 肩胛上切迹部超声引导肩胛上神经阻滞的进针方法

多采用平面内进针技术。当探头与肩胛骨上缘平行放置时，22G 穿刺针从探头内侧端垂直于皮肤刺入，当探头与肩胛骨上缘垂直放置时，穿刺针多从探头尾侧端刺入皮肤，穿刺针穿过斜方肌、冈上肌、肩胛上横韧带，针尖至目标神经周围回抽无血、无气即可注射局麻药，超声下可见药物在肩胛上横韧带深部扩散，呈环形包绕神经（见图 2-184、图 2-185）。

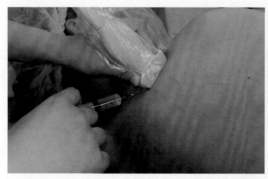

图 2-184　肩胛上切迹部肩胛上神经阻滞平面内进针示意图

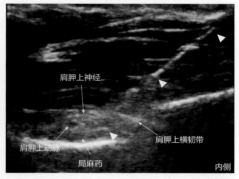

肩胛上神经
肩胛上动脉
局麻药
肩胛上横韧带
内侧

图 2-185　肩胛上切迹部肩胛上神经阻滞平面内进针技术

白色三角形为穿刺针轨迹

（二）锁骨上超声引导肩胛上神经阻滞技术

由解剖学得知，肩胛上神经从臂丛上干发出后，走行于肩胛舌骨肌与前锯肌之间。2013年，Hackworth 介绍了一种新颖的肩胛上神经超声定位技术，作者在锁骨上部准确定位出肩胛上神经[8]。2014 年，Rothe 等对 8 位志愿者在锁骨上部行肩胛上神经阻滞，均获得满意的麻醉效果[9]。因此，锁骨上肩胛上神经阻滞作为一种简单有效的麻醉方式可安全用于临床。

1. 锁骨上超声引导肩胛上神经阻滞的体位

嘱患者平卧，也可取坐位，双侧上肢自然下垂放置于肢体两侧，充分暴露患侧颈肩部。多选用线阵探头，探头涂抹耦合剂，无菌塑料套包裹。穿刺前适当镇静、镇痛。

2. 锁骨上肩胛上神经的超声定位

把探头放置于锁骨上、锁骨中点处，探头下可显示臂丛和锁骨下动脉声像，旋转探头使探头一端指向锁骨另一端指向肩胛骨，以获得臂丛和锁骨下动脉的横轴声像，固定探头，超声下可显示肩胛舌骨肌、冈上肌、肋骨、胸膜、臂丛、锁骨下动脉等声像，在肩胛舌骨肌的深部、臂丛的外后方可探寻到肩胛上神经声像，多呈圆形或卵圆形（见图 2-186、图 2-187）。由于该水平肩胛上神经距离臂丛较近，可沿肩胛上神经的走行向外向后移动探头，使目标神经远离臂丛，以免引起臂丛阻滞。

3. 锁骨上超声引导肩胛上神经阻滞的进针方法

多采用平面内进针技术。22~25G 穿刺针从探头外侧端进针，穿刺针穿过肩胛舌骨肌或筋膜，针尖至神经附近，回抽无血、无气即可注射局麻药，超声下可见药物呈环形包绕目标神经（见图 2-188、图 2-189）。

（三）超声引导肩胛上神经阻滞的药物

虽然有研究者认为肩胛上神经阻滞局麻药的最佳剂量为 5ml，但是大多数的文献报道仍使用 10ml 剂量的局麻药[10-12]。利多卡因、布比卡因、罗哌卡因、左旋布比卡因等均有用于肩胛上神经阻滞的报道，其中罗哌卡因和布比卡因最常用的浓度是 0.25% 或 0.5%[13-17]。对于肩部手术的患者，我们常使用 0.25%~0.5% 的罗哌卡因 5~10ml，可获得良好的麻醉和镇痛效果。

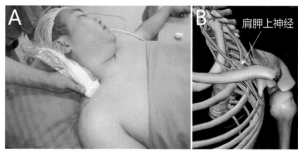

图 2-186　锁骨上肩胛上神经的超声定位
A. 锁骨上肩胛上神经阻滞超声探头放置位置示意图；B. 锁骨上肩胛上神经阻滞超声探头扫描示意图；绿色方框为探头放置位置

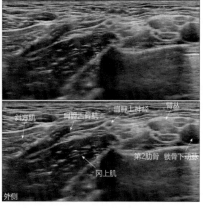

图 2-187　锁骨上肩胛上神经的超声声像图

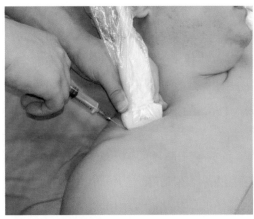 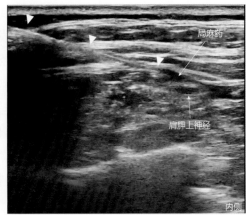

图 2-188　锁骨上肩胛上神经阻滞平面内进针示意图　　图 2-189　锁骨上肩胛上神经阻滞平面内进针技术

白色三角形为穿刺针轨迹

四、超声引导肩胛上神经阻滞技术的适应证

单独超声引导肩胛上神经阻滞主要适用于各种急慢性肩部疼痛，如肩部手术后疼痛、肩关节炎、粘连性关节囊炎、肩袖损伤等，还可以用于肩胛上神经病变的诊断。联合胸椎旁等阻滞还可用于肩胛骨手术的麻醉和术后镇痛。

五、超声引导肩胛上神经阻滞技术的并发症与禁忌证

（一）并发症

超声引导肩胛上神经阻滞的并发症发生率较低，锁骨上肩胛上神经阻滞最常见的并发症是臂丛阻滞，其他少见的并发症有气胸、血管内注射、局部血肿、臂丛损伤等。

（二）禁忌证

严重的凝血功能障碍、穿刺部位感染以及拒绝阻滞的患者。

参 考 文 献

1. Milowsky J, Rovenstine E A. Suprascapular nerve block; evaluation in the therapy of shoulder pain [J]. Anesthesiology, 1949,10（1）:76-81.

2. Dangoisse M J, Wilson D J, Glynn C J. MRI and clinical study of an easy and safe technique of suprascapular nerve blockade [J]. Acta Anaesthesiol Belg, 1994,45（2）:49-54.

3. Schneider-Kolsky M E, Pike J, Connell D A. CT-guided suprascapular nerve blocks: a pilot study [J]. Skeletal Radiol, 2004,33（5）:277-282.

4. Harmon D, Hearty C. Ultrasound-guided suprascapular nerve block technique [J]. Pain Physician, 2007,10（6）:743-746.

5. 黄崇友，赵丽云，曾耿，等. 肩胛上神经体表定位研究及临床意义[J]. 中国临床研究，2016,29（6）:771-773.

6. Pearce J M. Henry Gray's Anatomy [J]. Clin Anat, 2009,22（3）:291-295.

7. Kamal K, Dahiya N, Singh R, et al. Comparative study of anatomical landmark-guided versus ultrasound-guided suprascapular nerve block in chronic shoulder pain [J]. Saudi J Anaesth, 2018,12（1）:22-27.

8. Hackworth R J. A new and simplified approach to target the suprascapular nerve with ultrasound [J]. J Clin Anesth, 2013,25（4）:347-348.

9. Rothe C, Steen-Hansen C, Lund J, et al. Ultrasound-guided block of the suprascapular nerve - a volunteer study of a new proximal approach［J］. Acta Anaesthesiol Scand, 2014,58（10）:1228-1232.

10. Price D J. What local anesthetic volume should be used for suprascapular nerve block?［J］. Reg Anesth Pain Med, 2008,33（6）:571-573.

11. Ozyuvaci E, Akyol O, Sitilci T, et al. Preoperative ultrasound-guided suprascapular nerve block for postthoracotomy shoulder pain［J］. Curr Ther Res Clin Exp, 2013,74:44-48.

12. Dillane D, Ozelsel T, Green J, et al. Anterior Suprascapular Nerve Block or Low-Volume Supraclavicular Nerve Block?［J］. Reg Anesth Pain Med, 2018,43（1）:98.

13. Gianesello L, Pavoni V, Burzio I, et al. Respiratory effect of interscalene brachial plexus block vs combined infraclavicular plexus block with suprascapular nerve block for arthroscopic shoulder surgery［J］. J Clin Anesth, 2018,44:117-118.

14. Bamgbade O A. Magnesium suprascapular nerve block for the management of painful shoulder disorders［J］. J Clin Anesth, 2018,44:48-49.

15. Chan C W, Peng P W. Suprascapular nerve block: a narrative review［J］. Reg Anesth Pain Med, 2011,36（4）:358-373.

16. 陈彦屹. 超声引导肩胛上神经阻滞的临床应用［J］. 世界最新医学信息文摘(电子版), 2015,15（51）:104,132.

17. 姜慧丽, 武茜, 汤洋, 等. 超声引导下前路肩胛上神经阻滞在肩关节镜手术镇痛中的应用［J］. 临床麻醉学杂志, 2017,33（12）:1192-1195.

（范　坤　王爱忠）

第十六节　超声引导掌指神经阻滞技术

一、概述

掌指神经阻滞操作简单，可为掌指部手术提供安全而有效的镇痛，是临床上最常见的神经阻滞之一。掌指部神经阻滞在 20 世纪 30 年代即有文献报道，传统掌指神经阻滞多采用解剖定位技术，把局麻药注射到手指根部，但是存在阻滞不全和血管损伤等风险[1,2]。2010 年，Bodor 等对手部的超声解剖做了详细观察和描述，为掌指部超声神经阻滞带来了可能，Coraci 等于 2018 年采用超声在掌部探寻到了正中神经及其分支和尺神经浅支，为掌指神经的超声定位提供了重要资料，2016 年，Blázquez 等成功实施了超声引导的掌部、掌指神经阻滞，为掌指神经阻滞的超声引导提供了实践证明[3-5]。临床中超声引导掌指神经常见的阻滞位置有指部、掌指关节部和掌根部。

二、掌指神经阻滞的解剖学基础

手掌主要由尺神经和正中神经及其分支支配。尺神经经屈肌支持带浅面，在尺动脉尺侧进入手掌，在豌豆骨桡侧分为深、浅两支，其中浅支伴随尺动脉，发出分支支配掌短肌，并在该肌下方分出指掌侧固有神经至小指掌侧内侧缘和指掌侧总神经支配小指和环指相对的皮肤，尺神经深支走行于掌深弓近侧或远侧缘，发出支配小鱼际肌，第 3、4 蚓状肌，拇收肌，以及 7 块骨间肌分支；正中神经经腕管入手掌，走行于掌浅弓和指屈肌腱之间，发出返支支配除拇收肌以外的鱼际肌，同时还发出三条指掌侧总神经，并与同名动脉伴行，

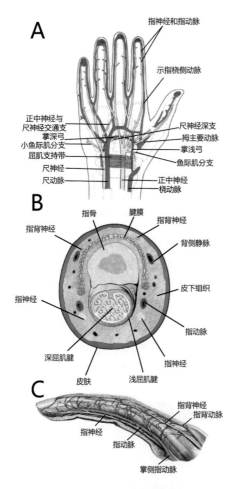

图 2-190　掌指神经的解剖走行特点
A.掌指神经与血管解剖；B.手指横断面解剖；
C.手指侧面解剖

于掌指关节处分成两支指掌侧固有神经，分布于桡侧三个半手指掌侧及其中远节背侧的皮肤，并发出肌支支配第 1、2 蚓状肌 [6,7]（见图 2-190、图 2-1）。

三、超声引导掌指神经阻滞技术

（一）超声引导掌指神经阻滞的体位

患者取平卧位，肘关节屈曲，上肢放置于托手台上，掌面向上，手掌自然伸直。操作前适当镇静、镇痛。选用线阵探头，涂抹耦合剂，无菌处理。

（二）掌指神经的超声定位

1. 手指部掌指神经的超声定位

该水平主要阻滞指神经。把探头横置于所需阻滞手指的近端指节，探头与手指垂直。超声下可显示指骨和屈肌腱声像，在指骨的两侧可探寻到搏动的指动脉，可使用彩色多普勒予以鉴别。指神经位于指动脉的内上方，多呈梭形或卵圆形声像。

2. 掌指关节部掌指神经的超声定位

该水平主要适用于除大拇指以外的指掌侧固有神经或指神经的阻滞。把探头横置于掌指关节近端、靠近掌心水平处，探头与手掌垂直（见图 2-191）。超声下可显示掌骨、蚓状肌、手指屈肌肌腱声像，在第五掌骨的外上方还可显示小鱼际肌声像。在两掌骨之间可显示搏动的指掌侧总动脉，第五掌骨的外上方可探寻到小指的指掌侧固有动脉声像，可采用彩色多普勒予以鉴别。在蚓状肌或小鱼际肌的浅层、指掌侧总动脉或小指掌侧固有动脉的附近可探寻到指掌侧固有神经声像，

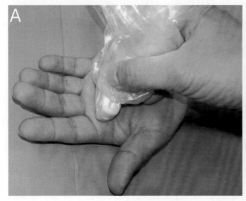
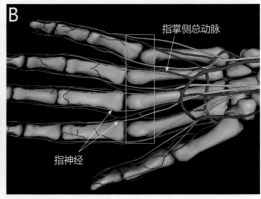

图 2-191　掌指关节部掌指神经的超声定位
A.掌指关节部指神经阻滞超声探头放置位置示意图；B.掌指关节部掌指神经阻滞超声探头扫描示意图
绿色方框为超声探头放置位置

多呈圆形或梭形（见图 2-192）。此水平部分指掌侧固有神经已经分成两条指神经，因此有时在指掌侧总动脉附近可探寻到两个卵圆形或圆形的指神经声像。

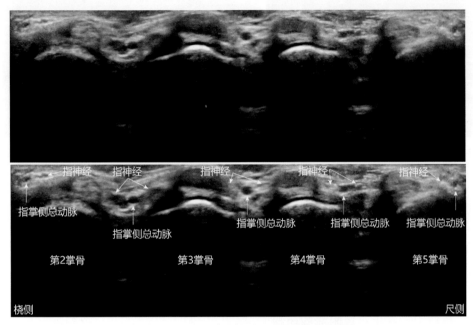

图 4-192　掌指关节部指神经的超声声像全景图

3. 掌根部掌指神经的超声定位

该水平主要适用于正中神经末端或其分支以及尺神经浅支的阻滞。把探头横置于手掌根部正中间、靠近腕关节的位置（见图 2-193）。超声下可显示指浅屈肌腱、大鱼际肌、尺动脉浅支、舟状骨等声像，在尺动脉浅支和大鱼际肌之间、指浅屈肌腱的深层可探寻到圆形或椭圆形的正中神经声像，向远端移动探头可见正中神经数个分支，超声下呈数个圆形或椭圆形声像（见图 2-194、图 2-195）。向尺侧平移探头，超声下可显示豌豆骨和尺动脉浅支声像，在豌豆骨的浅层、尺动脉浅支的尺侧可显示梭形的尺神经浅支声像（见图 2-194）。

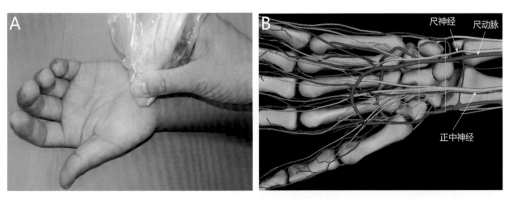

图 2-193　掌根部指神经的超声定位

A. 掌根部尺神经和正中神经阻滞超声探头放置位置示意图；B. 掌根部尺神经和正中神经阻滞超声探头扫描示意图；绿色方框为超声探头放置位置

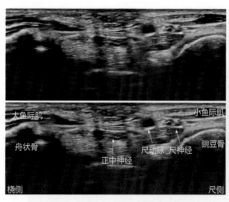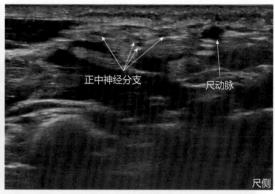

图 2-194　掌根部掌指神经的超声声像图（近端）　图 2-195　掌根部正中神经的超声声像图（远端）

（三）超声引导掌指神经阻滞的进针方法

　　掌指神经较表浅，且操作空间较小，因此多采用平面内进针技术。把目标神经调整至图像的中间，24~25G 穿刺针从探头任意端垂直于皮肤进针，调整探头和进针角度，针尖接近神经回抽无血即可注射局麻药，超声下可见药物围绕神经扩散（见图 2-196~图 2-200）。

（四）超声引导掌指神经阻滞的药物

　　研究显示利多卡因、布比卡因和罗哌卡因均可安全用于掌指神经阻滞，其中罗哌卡因可提供更长时间的镇痛[8]。虽然有研究者认为局麻药中加入肾上腺素有引起周围血管病和

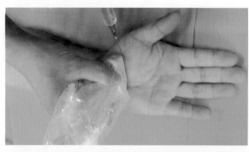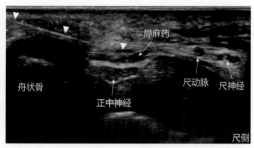

图 2-196　掌根部掌指神经阻滞平面内进针示意图　图 2-198　掌根部正中神经阻滞平面内进针技术
　　　　　　　　　　　　　　　　　　　　　　　　　　　　白色三角形为穿刺针轨迹

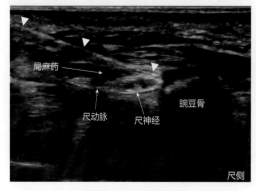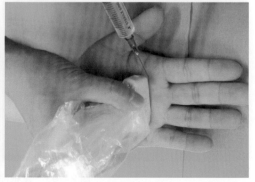

图 2-197　掌根部尺神经阻滞平面内进针技术　图 2-199　掌指关节部指神经阻滞平面内进针示意图
白色三角形为穿刺针轨迹

末端肢体缺血的风险，但是有研究证实指神经阻滞中利多卡因和布比卡因加入适量的肾上腺素可显著延长阻滞时间而并未造成缺血等相关严重并发症[8-10]。文献显示超声下 2ml 局麻药即可获得良好的阻滞效果[5]。大剂量的局麻药是否对掌指神经有压迫性损伤尚无研究报道，因此临床中我们常使用 0.25%~0.5% 的罗哌卡因，剂量 1~2ml，可获得良好的掌指神经的阻滞效果，且未发现有严重的并发症。

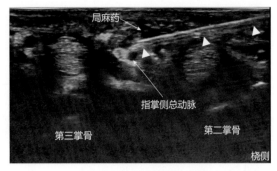

图 2-200　掌指关节部指神经阻滞平面内进针技术
白色三角形为穿刺针轨迹

四、超声引导掌指神经阻滞技术的适应证

超声引导掌指神经阻滞适用于手掌、指骨相关的疼痛和手术，如手指骨折、关节脱位、肌腱修复等手术。掌指神经阻滞还用于近端神经阻滞失败的补救。

五、超声引导掌指神经阻滞技术的并发症与禁忌证

（一）并发症

掌指神经阻滞较安全，可能的并发症有血管内注射、局麻药中毒、神经损伤等。

（二）禁忌证

穿刺部位感染以及拒绝阻滞的患者。

参 考 文 献

1. Garlock J H. Gangrene of the finger following digital nerve block Anaesthesia [J]. Ann Surg, 1931,94（6）:1103-1107.
2. Kang S N. Digital nerve blocks [J]. Br J Hosp Med（Lond）, 2007,68（2）:M30-M31.
3. Bodor M, Fullerton B. Ultrasonography of the hand, wrist, and elbow [J]. Phys Med Rehabil Clin N Am, 2010,21（3）:509-531.
4. Coraci D, Giovannini S, Loreti C, et al. Nerve ultrasound of small nerves in the hand [J]. Neurophysiol Clin, 2018,48（2）:125-126.
5. Blazquez P, Tobos L, Maria S A, et al. Ultrasound-guided transthecal digital block [J]. Rev Esp Anestesiol Reanim, 2016,63（9）:551-552.
6. Pearce J M. Henry Gray's Anatomy [J]. Clin Anat, 2009,22（3）:291-295.
7. 陈铭锐, 陶利, 邵岩, 等. 末节指神经血管显微解剖及临床意义 [J]. 中华创伤骨科杂志, 2005,7（11）:1048-1050.
8. Vinycomb T I, Sahhar L J. Comparison of local anesthetics for digital nerve blocks: a systematic review [J]. J Hand Surg Am, 2014,39（4）:744-751.
9. Ilicki J. Safety of Epinephrine in Digital Nerve Blocks: A Literature Review [J]. J Emerg Med, 2015,49（5）:799-809.
10. Welch J L, Cooper D D. Should I Use Lidocaine With Epinephrine in Digital Nerve Blocks? [J]. Ann Emerg Med, 2016,68（6）:756-757.

（范　坤　王爱忠）

第三章

超声引导下的下肢神经阻滞技术

下肢神经主要来自腰丛和骶丛，其中腰丛主要由 T_{12} 脊神经的前支、L_1~L_3 脊神经的前支以及 L_4 脊神经前支的大部分组成，其主要分支有髂腹下神经、髂腹股沟神经、生殖股神经、股外侧皮神经、股神经、闭孔神经等；骶丛主要由腰骶干、全部骶神经和尾神经的前支组成，其分支主要有臀上神经、臀下神经、阴部神经、股后皮神经、坐骨神经（胫神经和腓总神经）等组成（见图 3-1、图 3-2）。腰骶丛发出分支支配下肢感觉和肌肉运动，本章我们主要介绍分布于下肢各神经的阻滞技术（见表 3-1、表 3-2）。

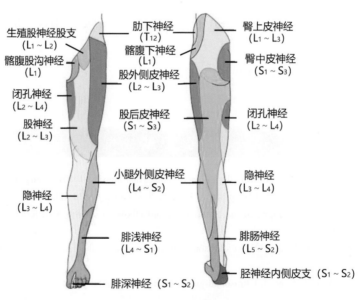

图 3-1　下肢皮神经分布示意图

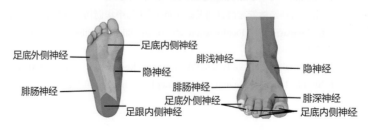

图 3-2　足部皮神经分布示意图

表 3-1　下肢肌肉的神经支配

肌　　肉	神　经　支　配	神经纤维来源
腰大肌	腰脊神经 1~3	$L_1 \sim L_3$
髂肌	股神经	$L_2 \sim L_3$
耻骨肌	股神经	$L_2 \sim L_3$
股直肌	股神经	$L_2 \sim L_4$
长收肌	闭孔神经	$L_2 \sim L_4$
短收肌	闭孔神经	$L_2 \sim L_3$
大收肌	闭孔神经	$L_2 \sim L_4$
缝匠肌	股神经	$L_2 \sim L_3 / L_5 \sim S_2$
臀大肌	臀下神经	$L_5 \sim S_2$
臀中肌和臀小肌	臀上神经	$L_4 \sim S_1$
阔筋膜张肌	臀上神经	$L_4 \sim S_1$
上孖肌和下孖肌	骶丛	$L_5 \sim S_1$
股方肌	骶丛	$L_5 \sim S_1$
梨状肌	骶丛	$L_5 \sim S_2$
闭孔内肌	骶丛	$L_5 \sim S_1$
闭孔外肌	闭孔神经	$L_3 \sim L_4$
股薄肌	闭孔神经	$L_2 \sim L_3$
半腱肌	胫神经	$L_5 \sim S_2$
半膜肌	胫神经	$L_5 \sim S_2$
股二头肌	坐骨神经	$L_5 \sim S_2$
腓肠肌	胫神经	$S_1 \sim S_2$
股外侧肌	股神经	$L_2 \sim L_4$
股内侧肌	股神经	$L_2 \sim L_4$
股中间肌	股神经	$L_2 \sim L_4$
趾长伸肌	腓深神经	$L_5 \sim S_1$
踇长伸肌	腓深神经	$L_5 \sim S_1$
第三腓骨肌	腓深神经	$L_5 \sim S_1$
腓肠肌	胫神经	$S_1 \sim S_2$
比目鱼肌	胫神经	$S_1 \sim S_2$
趾长屈肌	胫神经	$L_5 \sim S_2$
腓骨长肌	腓浅神经	$L_5 \sim S_1$
胫骨后肌	胫神经	$L_4 \sim L_5$
胫骨前肌	腓深神经	$L_4 \sim L_5$
腓骨短肌	腓浅神经	$L_5 \sim S_1$
踇长屈肌	胫神经	$L_5 \sim S_2$
趾短屈肌	足底内侧神经	$S_1 \sim S_2$
跖方肌	足底外侧神经	$S_2 \sim S_3$
趾最短屈肌	足底外侧神经	$S_2 \sim S_3$
踇展肌	足底内侧神经	$S_1 \sim S_2$
趾最小展肌	足底外侧神经	$S_2 \sim S_3$
蚓状肌	足底内、外侧神经	$S_1 \sim S_3$
趾短伸肌	腓深神经	$L_5 \sim S_1$

（续表）

肌　肉	神　经　支　配	神经纤维来源
背侧骨间肌	足底外侧神经	$S_2 \sim S_3$
跖侧骨间肌	足底外侧神经	$S_2 \sim S_3$
蹈收肌	足底外侧神经	$S_2 \sim S_3$

表 3-2 下肢关节的神经支配

关　节	神　经　支　配
耻骨联合	髂腹下神经、髂腹股沟神经和阴部神经
骶髂关节	有争议，可能是臀上神经、闭孔神经、骶棘神经等
髋关节	股神经、闭孔神经、臀上神经等
膝关节	闭孔神经、股神经、胫神经和腓总神经
近侧胫腓关节	腓总神经和支配腘肌的胫神经分支
踝关节	腓深神经、隐神经、腓肠神经、胫神经分支
远侧胫腓关节	腓深神经和腓肠神经分支
距跟关节	胫后神经、足底内侧神经、腓肠神经末梢分支
距跟舟关节	腓深神经、足底内侧神经末梢分支
跟骰关节	足底外侧神经末梢分支、腓肠神经、腓深神经
舟楔关节	足底内外侧神经和腓深神经
楔骨间关节和楔骰关节	足底内外侧神经和腓深神经
跗跖关节	足底内外侧神经和腓深神经
跖趾关节	趾间神经、足底外侧神经、腓浅神经和腓深神经

第一节　超声引导股神经阻滞技术

一、概述

20 世纪 50 年代，Moore 首次介绍了股神经阻滞技术，经过几十年的发展，逐渐形成传统股神经阻滞、"三合一"阻滞、髂筋膜阻滞等技术[1-3]。而传统的股神经阻滞采用解剖定位，股动脉和股神经损伤等并发症发生率高，可视化操作可准确定位目标神经及其周围组织，可能会降低神经和血管损伤风险。1997 年，Marhofer 等首次描述了超声引导下的股神经阻滞技术，结果显示超声技术可显著缩短起效时间、提高阻滞效果、降低操作相关风险[4]。2008 年，Dolan 等首次描述了超声引导髂筋膜阻滞技术，丰富了股神经阻滞的技术方法[5]。近年来，随着技术的不断发展，超声引导已经成为股神经阻滞的主流技术。

目前最常见的超声引导股神经阻滞技术是股动脉旁阻滞和髂筋膜下阻滞。以往认为髂筋膜下注射局部麻药可同时阻滞股神经、股外侧皮神经和闭孔神经，但是近几年的研究发现这种技术并不能完全阻滞以上 3 条神经，往往仅能阻滞其中两条甚至只能阻滞股神经[6, 7]。

国内有研究者利用超声技术发现，给予 30ml 剂量的局麻药，超声引导下股神经阻滞和髂筋膜阻滞均能较好地阻滞股神经，但前者不能有效阻滞股外侧皮神经，后者对闭孔神经阻滞效果较差 [8]。

二、股神经阻滞的解剖学基础

股神经起源于 L_2~L_4 脊神经前支的后股，是腰丛最大的分支。股神经在腰大肌内汇聚并在其外缘穿出，于腰大肌和髂肌之间下行，并发出分支支配该肌。股神经在腹股沟中点稍外侧，腹股沟韧带深部和股动脉外侧进入股部。在腹股沟韧带下方约 2cm 的股三角处分出数个分支，其中肌支支配缝匠肌、股四头肌和耻骨肌，皮支分布于大腿和膝关节前面皮肤，并移行为隐神经，支配髌骨下方、小腿内侧和足内侧皮肤。股神经还发出分支支配髋关节、膝关节以及踝关节的运动和感觉 [9, 10]。如图 3-1、图 3-3、表 3-1、表 3-2 所示。

三、超声引导股神经阻滞技术

（一）超声引导股神经阻滞技术

1. 超声引导股神经阻滞的体位

嘱患者平卧，双腿稍分开，患侧肢稍外旋。标记髂前上棘和耻骨结节并作一连线，即腹股沟韧带位置。若暴露不佳，可在患侧臀下垫一薄枕，可显著暴露腹股沟区。多选用线阵探头，涂抹耦合剂，无菌处理。操作前适当镇静、镇痛。

2. 股神经的超声定位

把探头平行放置于腹股沟韧带上，探头与皮肤垂直，轻移探头至髂前上棘和耻骨结节连线的内 1/3 处，超声下可见高回声的阔筋膜和髂筋膜声像，腹股沟韧带深部可确认股静脉和动脉，在股动脉的外侧可显示高回声的梭形或蜂窝状的股神经声像（见图 3-4、图 3-5）。

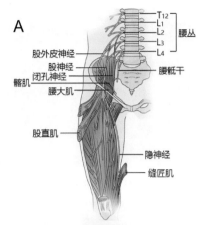
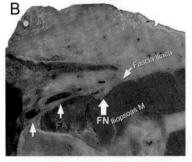

图 3-3　股神经解剖特点
A. 股神经解剖走行；B. 腹股沟部股神经横断面解剖；FV，股静脉；FA，股动脉；FN，股神经；Fascia iliaca，髂筋膜；iliopsoas M，髂腰肌

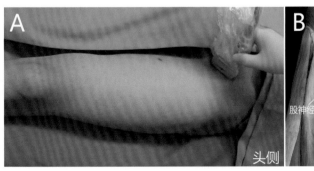

图 3-4　股神经的超声定位
A. 股神经阻滞探头放置位置示意图；B. 股神经阻滞探头扫描示意图。绿色方框为探头放置位置

105

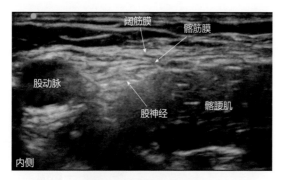

图3-5 股神经超声声像图

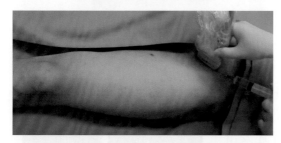

图3-6 股神经阻滞平面内进针示意图

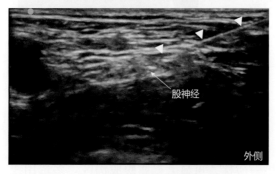

图3-7 股神经阻滞平面内进针技术
白色三角形为穿刺针轨迹

3. 超声引导股神经阻滞的进针方法

多采用平面内进针技术，局部浸润麻醉后，22G穿刺针从探头外侧端刺入皮肤，由外向内缓缓推进穿刺针，直至针尖穿过阔筋膜和髂筋膜接近股神经处，回抽无血即可注射局麻药,超声下药物呈环形包绕股神经(见图3-6、图3-7)。

另外也可采用平面外进针技术，穿刺针从探头旁0.5cm处刺入皮肤，与皮肤呈45°角向探头下推进，调整探头，尽可能使针尖处于图像内。针尖穿过阔筋膜和髂筋膜，靠近股神经即可注射局麻药。

（二）超声引导髂筋膜阻滞技术

1. 超声引导髂筋膜阻滞的体位
同超声引导股神经阻滞。

2. 髂筋膜阻滞的超声定位

把探头平行放置于腹股沟韧带上，探头与皮肤垂直，轻移探头至髂前上棘和耻骨结节连线的外1/3处，超声下可见高回声的阔筋膜、髂筋膜和髂腰肌等声像，髂筋膜和髂腰肌之间的间隙即为注药区域(见图3-8、图3-9),即髂前上棘下(腹股沟韧带)水平髂筋膜阻滞。也可向头侧平移探头至髂前上棘水平，超声下可显示腹外斜肌与腹内斜肌肌腱膜、腹横肌、髂筋膜等声像，髂筋膜和髂腰肌之间的间隙即为阻滞平面（见图3-10、图3-11），即髂前上棘水平髂筋膜阻滞。继续向头侧移动探头，可显示腹外斜肌肌腱膜、腹内斜肌、腹横肌、髂筋膜、髂腰肌等声像，髂筋膜和髂腰肌之间的间隙即为阻滞平面（见图3-12、图3-13），即髂前上棘上水平髂筋膜阻滞。

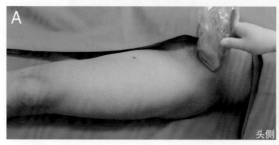
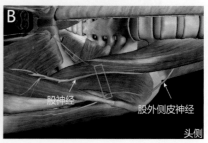

图3-8 髂前上棘下水平髂筋膜阻滞的超声定位

A.髂前上棘下水平髂筋膜阻滞探头放置位置示意图；B.髂前上棘下水平髂筋膜阻滞探头扫描示意图。绿色方框为探头放置位置

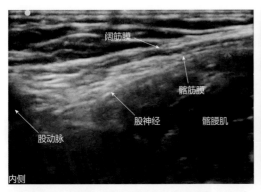

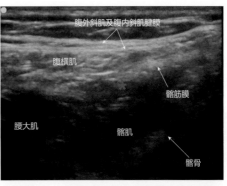

图 3-9 髂前上棘下水平髂筋膜超声声像图
*，髂筋膜平面

图 3-11 髂前上棘水平髂筋膜超声声像图
*，髂筋膜平面

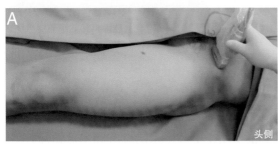

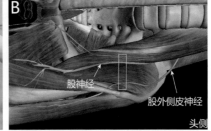

图 3-10 髂前上棘水平髂筋膜阻滞的超声定位
A.髂前上棘水平髂筋膜阻滞探头放置位置示意图；B.髂前上棘水平髂筋膜阻滞探头扫描示意图。绿色方框为探头放置位置

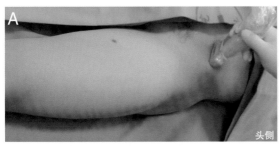

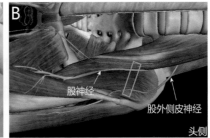

图 3-12 髂前上棘上水平髂筋膜阻滞的超声定位
A.髂前上棘上水平髂筋膜阻滞探头放置位置示意图；B.髂前上棘上水平髂筋膜阻滞探头扫描示意图。绿色方框为探头放置位置

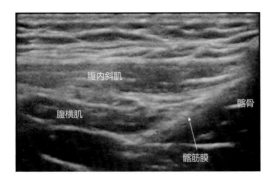

图 3-13 髂前上棘上水平髂筋膜超声声像图
*，髂筋膜平面

3. 超声引导髂筋膜阻滞的进针方法

多采用平面内进针技术，局部浸润麻醉后，22G 穿刺针从探头外侧端刺入皮肤，由外向内缓缓推进穿刺针，针尖至髂筋膜与髂腰肌之间的间隙回抽无血即可注射局麻药，超声下药物呈梭形向两侧扩散（见图 3-14、图 3-15）。

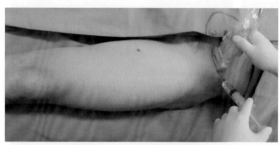

图 3-14 髂前上棘水平髂筋膜阻滞平面内进针示意图

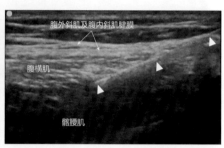

图 3-15 髂前上棘水平髂筋膜阻滞平面内进针技术

白色三角形为穿刺针轨迹

（三）超声引导股神经阻滞的药物

布比卡因、罗哌卡因和左旋布比卡因等均有用于股神经阻滞的报道，虽然利多卡因也可以用于该神经阻滞，但由于其作用时间短，很少用于下肢手术的麻醉和术后镇痛，文献显示，0.25%~0.5% 布比卡因、0.25%~0.5% 左旋布比卡因或者 0.75% 罗哌卡因，剂量 20~30ml，对股神经的阻滞时间可长达 12~24 h[11]。局麻药物的剂量和浓度等对股外侧皮神经和闭孔神经的影响尚需进一步研究。我们常使用 0.25%~0.5% 的罗哌卡因 15~20ml 行股神经阻滞，髂筋膜阻滞局麻药剂量多为 30~40ml。

四、超声引导股神经阻滞技术的适应证

股神经阻滞适用于大腿前侧、膝部和小腿内侧部以及脚踝内侧部手术的麻醉和镇痛，联合闭孔神经、坐骨神经和股外侧皮神经阻滞适用于整个下肢手术的麻醉和镇痛，如全膝置换术、膝交叉韧带修补术、股骨颈骨折、下肢皮肤移植、下肢血管手术等。

五、超声引导股神经阻滞技术的并发症与禁忌证

（一）并发症

股神经位置表浅，超声下易分辨，因此股神经阻滞相对安全。少见的并发症有神经损伤、股动脉损伤、血肿、局麻药中毒、阻滞失败等。

（二）禁忌证

局麻药过敏、穿刺部位感染以及拒绝阻滞的患者禁忌行超声引导股神经阻滞。凝血功能障碍和股神经损伤的患者应仔细评估并谨慎实施。

参 考 文 献

1. Atkinson H D, Hamid I, Gupte C M, et al. Postoperative fall after the use of the 3-in-1 femoral nerve block for knee surgery: a report of four cases［J］. J Orthop Surg（Hong Kong）, 2008,16（3）:381-384.
2. Mdore D C. Sciatic and femoral nerve block［J］. J Am Med Assoc, 1952,150（6）:550-554.
3. Wang X, Sun Y, Wang L, et al. Femoral nerve block versus fascia iliaca block for pain control in total knee and hip arthroplasty: A meta-analysis from randomized controlled trials［J］. Medicine（Baltimore）, 2017,96（27）:e7382.
4. Marhofer P, Schrogendorfer K, Koinig H, et al. Ultrasonographic guidance improves sensory block and onset time of three-in-one blocks［J］. Anesth Analg, 1997,85（4）:854-857.
5. Dolan J, Williams A, Murney E, et al. Ultrasound guided fascia iliaca block: a comparison with the loss of resistance technique［J］. Reg Anesth Pain Med, 2008,33（6）:526-531.
6. Flores R J. 3-in-1 block: are we still using this misnomer?［J］. AANA J, 2013,81（3）:171.
7. Dalens B, Vanneuville G, Tanguy A. Comparison of the fascia iliaca compartment block with the 3-in-1 block in children［J］. Anesth Analg, 1989,69（6）:703-713.
8. 皋沛，杨胜荣. 超声引导下股神经与髂筋膜间隙阻滞的效果比较［J］. 特别健康, 2017（23）:258.
9. Pearce J M. Henry Gray's Anatomy［J］. Clin Anat, 2009,22（3）:291-295.
10. 徐朝阳，任彦红，涂丽莉，等. 股神经周围筋膜及其毗邻结构的解剖［J］. 解剖学报, 2013,44（3）:364-367.
11. Kasibhatla R D, Russon K. Femoral nerve blocks［J］. J Perioper Pract, 2009,19（2）:63-69.

（曹译匀　王爱忠）

第二节　超声引导隐神经及其分支阻滞技术

一、概述

早期隐神经阻滞主要依靠解剖标志定位，但盲探操作阻滞成功率低，且易引起血管损伤等风险[1]。2003 年，Gray 等第一次介绍了超声引导下隐神经阻滞技术，随着超声技术的不断成熟，逐渐形成了收肌管部隐神经阻滞技术、小腿部隐神经阻滞技术、踝部隐神经阻滞技术和隐神经髌下支阻滞技术[2]。

二、隐神经及其分支阻滞的解剖学基础

隐神经是股神经最大的分支，它在股动脉的外侧进入收肌管，在收肌管内跨过股动脉至其内侧，在收肌管远端、膝关节近端约 10cm 处离开股动脉和收肌管至膝关节内侧并浅出至皮下进入小腿。隐神经在离开收肌管时发出参与形成髌周神经丛的髌下支，后者在股薄肌和缝匠肌肌腱间穿过阔筋膜，形成分布在髌前皮肤的皮支。隐神经主支在小腿部与大隐静脉一起下行至胫骨内侧缘，在远端分成两支，一支继续随胫骨到达踝部，一支在踝前面穿行至足部，支配足内侧的皮肤，有时甚至到达第一跖趾关节[3]。

收肌管水平是隐神经阻滞的重要部位。收肌管位于大腿内侧中 1/3 段，前壁是缝匠肌深面的大收肌腱板，外侧壁是股内侧肌，后壁是大收肌，上口是上收肌腱裂孔，下口是下收肌腱裂孔，收肌管长度一般为 6~7cm，内有股动 / 静脉、隐神经和淋巴管走行[3,4]。

隐神经髌下支多由缝匠肌和股薄肌之间，即近股骨内髁部浅出进入膝关节前内侧皮下。

隐神经浅出皮下后分成两个分支斜向下分布于髌腱前外侧皮肤。在膝关节的近端，隐神经髌下支与股内侧和股中间皮神经的分支相交通，在膝关节远端，隐神经髌下支与隐神经其他细的分支相联系，外侧与股外侧皮神经相联系，形成的神经网络称为髌周神经丛[3,5]。隐神经髌下支与缝匠肌关系密切，其中隐神经髌下支 68.7% 人群由缝匠肌前侧穿出，28.1% 人群由缝匠肌内穿出，3.1% 人群由缝匠肌后侧穿出[6]。如图 3-1、图 3-16、图 3-17、图 3-18 所示。

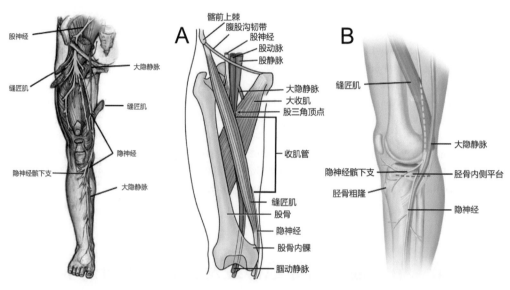

图 3-16　隐神经走行特点

图 3-17　收肌管及隐神经髌下支解剖特点
A. 收肌管的解剖特点；B. 隐神经髌下支的解剖特点

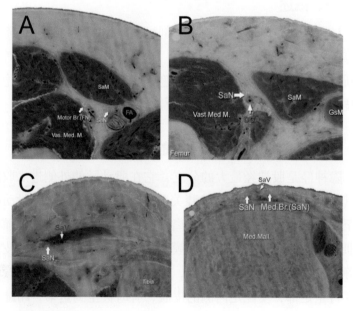

图 3-18　隐神经横断面解剖图
A. 收肌管部隐神经横断面解剖图；B. 膝降动脉部隐神经横断面解剖图；C. 胫骨粗隆部隐神经横断面解剖图；D. 踝部隐神经横断面解剖图。SaM，缝匠肌；Vas.Med.M，股内侧肌；GsM，股薄肌；FA，股动脉；DGA，膝降动脉；SaV，大隐静脉；Femur，股骨；Tibia，胫骨；Med.Mall，内踝；SaN，隐神经；Med.Br.（SaN），隐神经内侧支；Motor Br.（FN），股神经肌支

三、超声引导隐神经及其分支阻滞技术

（一）收肌管部超声引导隐神经阻滞技术

2007 年，Krombach 等使用超声技术在收肌管部准确鉴别出隐神经并成功对其阻滞[7]。

此阻滞水平较高，能同时阻滞隐神经和髌下支神经，适用于小腿以下和膝部手术的麻醉和镇痛。尸体解剖研究发现，收肌管远端注射 10ml 剂量的染料，其可以扩散到闭孔神经膝关节支和腘窝神经丛附近，因此收肌管远端阻滞能有效缓解膝关节术后疼痛[8]。但由于分布于膝关节的神经还有股中间神经和股内侧神经等，因此膝关节手术股神经阻滞的镇痛效果要优于收肌管隐神经阻滞，但也有研究者持相反观点，他们认为收肌管阻滞药物可以扩散至同样支配膝关节的坐骨神经分支[9,10]。

1. 收肌管部超声引导隐神经阻滞的体位

嘱患者平卧，双腿稍分开，患侧肢稍外展、外旋。充分暴露大腿内侧区。多选用线阵探头，涂抹耦合剂，无菌处理。操作前适当镇静、镇痛。

2. 收肌管部隐神经的超声定位

把探头横置于大腿中段内侧，与股骨垂直（见图 3-19）。调整探头方向和角度，以清晰显示缝匠肌、长收肌、股内侧肌声像，在三条肌肉之间可观察到搏动的股动脉声像，在股动脉的附近可见梭形或椭圆形的高回声像即隐神经（见图 3-20）。

由于隐神经在进入收肌管时位于股动脉的外侧，随后跨过股动脉进入其内侧，因此如探头位置放在收肌管的近端，神经多位于股动脉的外上方；如探头放置位置偏向肢体远端，目标神经多位于股动脉的内上方。

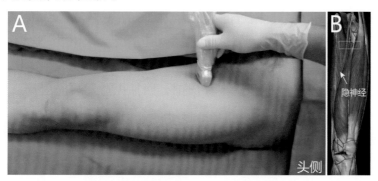

图 3-19　收肌管近端隐神经的超声定位

A. 收肌管近端隐神经阻滞探头放置位置示意图；B. 收肌管近端隐神经阻滞探头扫描示意图。绿色方框为探头放置位置

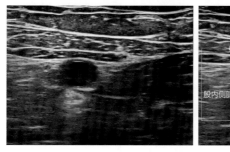
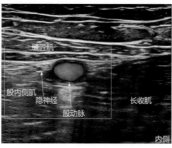

图 3-20　收肌管近端隐神经超声声像图

3. 收肌管部超声引导隐神经阻滞的进针方法

多采用平面内进针技术，局部浸润麻醉后，22G 穿刺针由探头的外侧端刺入皮肤。向目标神经的位置缓缓推进，针尖穿过缝匠肌靠近隐神经时，回抽无血即可注射局麻药，超

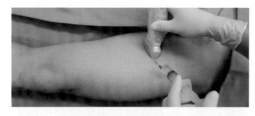

图 3-21　收肌管近端隐神经阻滞平面内进针示意图

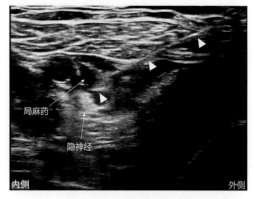

局麻药

隐神经

内侧　　　　　　　　　　　　　　外侧

图 3-22　收肌管近端隐神经阻滞平面内进针技术
白色三角形为穿刺针轨迹

声下可见药物在隐神经周围扩散（见图 3-21、图 3-22）。

（二）小腿部超声引导隐神经阻滞技术

最初，隐神经阻滞大多通过大隐静脉间接定位，最先报道使用超声定位隐神经的也是位于大隐静脉周围[2]。该水平隐神经已经发出部分分支，仅适用于小腿内侧和足踝部内侧的手术镇痛。虽然在小腿部大隐静脉与隐神经相伴行，但是超声下大隐静脉不易探寻，最常见的阻滞部位是胫骨粗隆[11]。

1. 小腿部超声引导隐神经阻滞的体位

同超声引导收肌管部隐神经阻滞。

2. 小腿部隐神经的超声定位

探头置于内侧膝关节下、胫骨粗隆水平，调整探头，图像下可见胫骨粗隆和内侧的腓肠肌声像，在腓肠肌的浅层可显示大隐静脉声像，可使用彩色多普勒予以鉴别,大隐静脉附近可见点状或圆形的隐神经声像（见图 3-23、图 3-24）。

3. 小腿部超声引导隐神经阻滞的进针方法

此水平隐神经位置表浅，可采用平面内进针技术或平面外进针技术。22~25 G 穿刺针穿过皮下组织和缝匠肌腱膜即到达神经周围，回抽无血即可注射局麻药（见图 3-25、

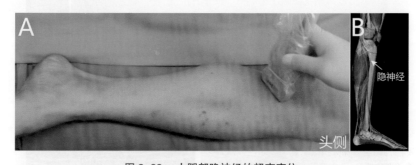

隐神经

头侧

图 3-23　小腿部隐神经的超声定位
A. 小腿部隐神经阻滞探头放置位置示意图；B. 小腿部隐神经阻滞探头扫描示意图。绿色方框为探头放置位置

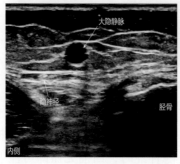

大隐静脉

隐神经

内侧　　　　　　　　　胫骨

图 3-24　小腿部隐神经超声声像图

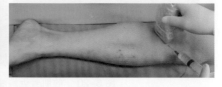

图 3-25　小腿部隐神经阻滞平面内进针示意图

图 3-26）。穿刺时应注意观察针尖的位置，以免损伤隐神经或发生血管内注药。

（三）超声引导踝部隐神经阻滞技术

踝部隐神经已经发出数个末端分支，大多与大隐静脉伴行。该水平阻滞适用于内踝和足内侧部位手术的麻醉和镇痛。该水平超声引导隐神经阻滞的文献报道较少，Walter 等在 2017 年对该技术做了详细描述和介绍[12]。

1. 踝部超声引导隐神经阻滞的体位

嘱患者平卧，患侧下肢略外展外旋，充分暴露足踝部。选用线阵探头，涂抹耦合剂，无菌处理。操作前适当镇静、镇痛。

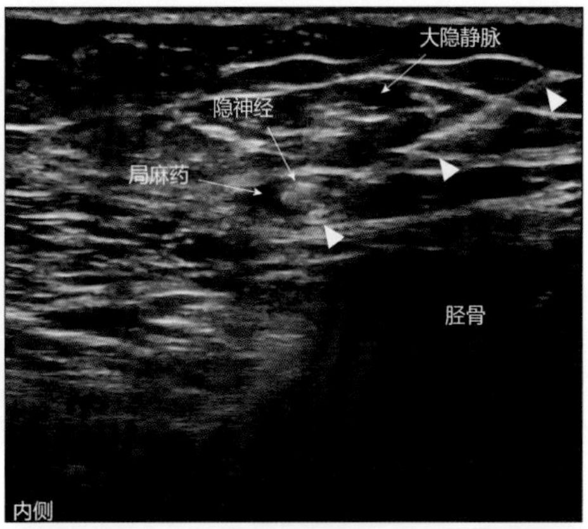

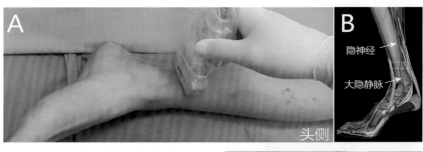

图 3-26　小腿部隐神经阻滞平面内进针技术
白色三角形为穿刺针轨迹

2. 踝部隐神经的超声定位

把探头横置于内踝上部，探头与胫骨垂直（见图 3-27）。超声下可显示胫骨声像，在胫骨上方可显示大隐静脉声像，在大隐静脉的两侧可显示梭形或圆形的隐神经声像（见图 3-28）。

3. 踝部超声引导隐神经阻滞的进针方法

此处隐神经位置表浅，可采用平面外进针技术或平面内进针技术，22~25G 穿刺针至目标神经周围回抽无血即可注射局麻药（见图 3-29、图 3-30）。有时神经显示不清，可把

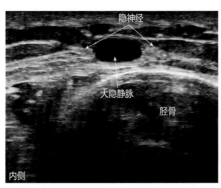

图 3-27　踝部隐神经的超声定位
A. 踝部隐神经阻滞探头放置位置示意图；B. 踝部隐神经阻滞探头扫描示意图。绿色方框为探头放置位置

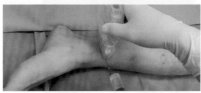

图 3-29　踝部隐神经阻滞平面内进针示意图

图 3-28　踝部隐神经超声声像图

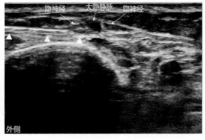

图 3-30　踝部隐神经阻滞平面内进针技术
白色三角形为穿刺针轨迹

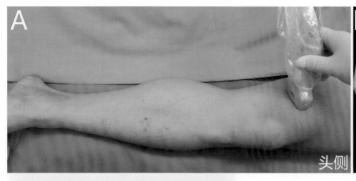

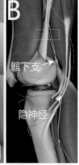

图 3-31　隐神经髌下支的超声定位

A.隐神经髌下支阻滞探头放置位置示意图；B.隐神经髌下支阻滞探头扫描示意图。绿色方框为探头放置位置

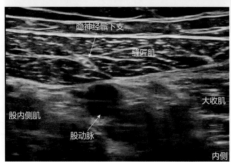

图 3-32　大腿中部隐神经髌下支的超声声像图

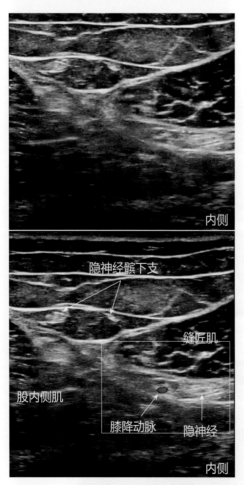

图 3-33　大腿下部隐神经髌下支的超声声像图

药物直接注射到大隐静脉的周围，超声下可见药物在大隐静脉周围扩散。

（四）超声引导隐神经髌下支阻滞技术

膝关节前部的术后疼痛多与隐神经髌下支有关[13]。超声引导隐神经髌下支阻滞最早由 Lundblad 等报道，作者推测该神经阻滞技术可能对膝部手术有益[14]。随后的报道证实超声引导髌下支神经阻滞可有效地缓解膝关节镜手术的疼痛[15,16]。

1.超声引导隐神经髌下支阻滞的体位

嘱患者平卧，患侧下肢略外展外旋。也可选用坐位，膝关节屈曲，双下肢分开，暴露患者大腿内侧。选用线阵探头，涂抹耦合剂，无菌处理。操作前适当镇痛、镇静。

2.隐神经髌下支的超声定位

把探头横置于大腿内侧，股骨中段，探头与股骨垂直（见图 3-31）。超声下可显示缝匠肌、股内侧肌和大收肌等声像，在缝匠肌深部可探寻到搏动的股动脉，可使用彩色多普勒予以鉴别，在股动脉的内侧或浅层可显示圆形或卵形的隐神经声像。向头侧或尾侧移动探头可发现从隐神经分出的高回声梭形声像，即为隐神经髌下支（见图 3-32、图 3-33）。部分患者髌下支经缝匠肌与股内侧肌之间穿出至皮下，另一部分人群进入缝匠肌内浅出至皮下。

3.超声引导隐神经髌下支阻滞的进针方法

多采用平面内进针技术。22G 穿刺针从探头外侧端垂直于皮肤刺入，调整进针角度，针尖至目标神经附近，回抽无血即可注射局麻药，超声下可见药物在目标神经周围扩散（见图3-34、图3-35）。

（五）超声引导隐神经阻滞的药物

利多卡因、布比卡因、罗哌卡因、左旋布比卡因等均可用于隐神经阻滞，可根据所需镇痛时间来选择局麻药种类。

收肌管部、小腿部以及膝降动脉部文献中局麻药报道的剂量多为5~10ml，我们常使用0.25%~0.5%罗哌卡因5~10ml可获得满意的阻滞效果，踝部由于神经较表浅，我们常使用2~3ml的局麻药即可获得良好的镇痛效果[11]。

文献资料显示，隐神经髌下支阻滞多使用5~10ml剂量的局麻药以获取满意的阻滞效果，但是由于髌下支与隐神经距离较近，药物剂量过大很容易把后者同时阻滞，因此我们常使用3~5ml剂量的0.25%~0.35%罗哌卡因亦可获得良好的镇痛效果，同时对隐神经主支影响较轻[14,16]。

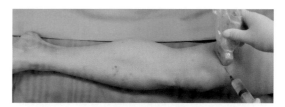

图3-34　隐神经髌下支阻滞平面内进针示意图

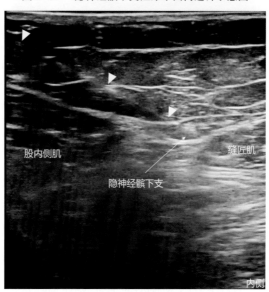

图3-35　隐神经髌下支阻滞平面内进针技术
白色三角形为穿刺针轨迹

四、超声引导隐神经阻滞技术的适应证

隐神经阻滞适用于膝下前部、小腿内侧部、足踝内侧部的手术和麻醉，还可用于缓解隐神经或其髌下支卡压引起的疼痛。联合坐骨神经、闭孔神经阻滞等可用于膝关节及其以下手术的麻醉和镇痛。隐神经阻滞还可用于股神经、腰丛等近端神经阻滞失败的补救。

五、超声引导隐神经阻滞技术的并发症与禁忌证

（一）并发症

超声引导隐神经阻滞较安全，少见的并发症有股动脉和膝降动脉等损伤、血肿、隐神经损伤、局麻药中毒、阻滞范围过广等。

（二）禁忌证

严重凝血障碍、穿刺部有感染或患者拒绝等情况。

参 考 文 献

1. van der Wal M, Lang S A, Yip R W. Transsartorial approach for saphenous nerve block [J]. Can J Anaesth, 1993,40（6）:542-546.

2. Gray A T, Collins A B. Ultrasound-guided saphenous nerve block [J]. Reg Anesth Pain Med, 2003,28（2）:148.

3. Pearce J M. Henry Gray's Anatomy [J]. Clin Anat, 2009,22（3）:291-295.

4. 王辉，单云官，张玉和，等. 收肌管压迫综合征的解剖与临床研究进展［J］. 解剖与临床，2004,19（1）:59-60.

5. 黄晓华，张卫国，杨阳，等. 隐神经髌下支解剖及切除后对膝关节置换术后膝前疼痛的影响［J］. 中国骨与关节损伤杂志，2009,24（2）:121-122.

6. Krombach J, Gray A T. Sonography for saphenous nerve block near the adductor canal［J］. Reg Anesth Pain Med, 2007,32（4）:369-370.

7. Runge C, Moriggl B, Borglum J, et al. The Spread of Ultrasound-Guided Injectate From the Adductor Canal to the Genicular Branch of the Posterior Obturator Nerve and the Popliteal Plexus: A Cadaveric Study［J］. Reg Anesth Pain Med, 2017,42（6）:723-730.

8. Rahimzadeh P, Faiz H R, Imani F, et al. Relieving Pain After Arthroscopic Knee Surgery: Ultrasound-Guided Femoral Nerve Block or Adductor Canal Block?［J］. Turk J Anaesthesiol Reanim, 2017,45（4）:218-224.

9. Koh H J, Koh I J, Kim M S, et al. Does Patient Perception Differ Following Adductor Canal Block and Femoral Nerve Block in Total Knee Arthroplasty? A Simultaneous Bilateral Randomized Study［J］. J Arthroplasty, 2017,32（6）:1856-1861.

10. Marian A A, Ranganath Y, Bayman E O, et al. A Comparison of 2 Ultrasound-Guided Approaches to the Saphenous Nerve Block: Adductor Canal Versus Distal Transsartorial: A Prospective, Randomized, Blinded, Noninferiority Trial［J］. Reg Anesth Pain Med, 2015,40（5）:623-630.

11. Sahin L, Sahin M, Isikay N. A different approach to an ultrasound-guided saphenous nerve block［J］. Acta Anaesthesiol Scand, 2011,55（8）:1030-1031.

12. Walter W R, Burke C J, Adler R S. Ultrasound-guided therapeutic injections for neural pathology about the foot and ankle: a 4 year retrospective review［J］. Skeletal Radiol, 2017,46（6）:793-803.

13. Tennent T D, Birch N C, Holmes M J, et al. Knee pain and the infrapatellar branch of the saphenous nerve［J］. J R Soc Med, 1998,91（11）:573-575.

14. Lundblad M, Kapral S, Marhofer P, et al. Ultrasound-guided infrapatellar nerve block in human volunteers: description of a novel technique［J］. Br J Anaesth, 2006,97（5）:710-714.

15. Hsu L P, Oh S, Nuber G W, et al. Nerve block of the infrapatellar branch of the saphenous nerve in knee arthroscopy: a prospective, double-blinded, randomized, placebo-controlled trial［J］. J Bone Joint Surg Am, 2013,95（16）:1463-1472.

16. Lundblad M, Forssblad M, Eksborg S, et al. Ultrasound-guided infrapatellar nerve block for anterior cruciate ligament repair: a prospective, randomised, double-blind, placebo-controlled clinical trial［J］. Eur J Anaesthesiol, 2011,28（7）:511-518.

（范　坤　王爱忠）

第三节　超声引导骶丛及其分支阻滞技术

一、概述

骶丛阻滞历史悠久，早在 20 世纪 20 年代就有骶丛阻滞的报道[1]。骶丛阻滞可用于臀部、大腿、小腿、膝部、踝部和足部手术的麻醉和术后镇痛。以往多采用体表定位操作技术，导致神经、血管等组织损伤的风险以及阻滞不全发生率较高。2009 年，Uskova 等使用超声在骶骨旁成功定位出骶丛，为超声引导下骶丛阻滞提供了理论依据[2]。通过近几年的发展，超声引导骶丛阻滞已经在临床麻醉中得以广泛使用，常见的方法有超声引导后路骶丛阻滞技术和侧路骶丛阻滞技术。

二、骶丛及其分支阻滞的解剖学基础

骶丛主要由 $L_4 \sim L_5$、$S_1 \sim S_5$ 和尾 1（C_{O1}）脊神经的前支组成，它位于盆腔骶骨和梨

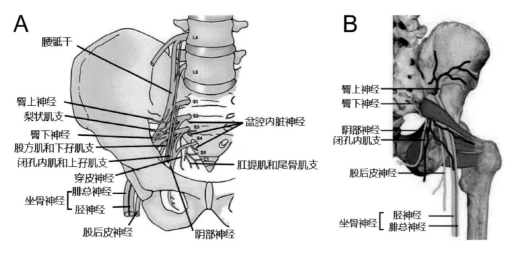

图 3-36　骶丛解剖特点
A. 骶丛的正面观；B. 骶丛的后面观

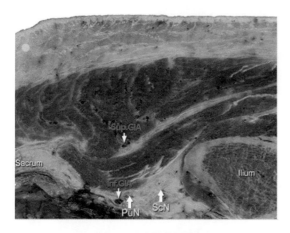

图 3-37　骶丛横断面解剖图
Sacrum，骶骨；Ilium，髂骨；Sup.GIA，臀上动脉；Inf.
GIA，臀下动脉；ScN，坐骨神经；PuN，阴部神经

状肌的前面，外形呈三角形，尖端指向坐骨大孔，分支分布于盆壁、臀部、会阴、股后部、小腿和足部的肌肉及皮肤，骶丛的主要分支有臀上神经、臀下神经、阴部神经、股后皮神经、坐骨神经、股方肌神经和闭孔内肌神经等[3]（见图 3-1、图 3-36、图 3-37、表 3-1）。

三、超声引导骶丛及其分支阻滞技术

（一）后路超声引导骶丛阻滞技术

2009 年，Uskova 等在臀后部采用超声准确定位出坐骨神经；2012 年，Taha 等对该水平骶丛的超声定位技术做了详细描述[2,4]。该水平以骶骨等做参考标志易寻找、骶丛距离皮肤位置相对表浅，是超声引导骶丛阻滞最常见的部位。

1. 后路超声引导骶丛阻滞的体位

患者侧卧，患侧肢体向上，轻度前倾，髋膝关节略屈曲，也可取俯卧位，双下肢自然伸直，充分暴露患者臀部。多选用凸阵探头，探头涂抹耦合剂，无菌塑料套紧密包扎。穿刺前适当镇静、镇痛。

2. 后路骶丛的超声定位

标记坐骨结节和髂后上棘并画一连线。常规消毒后探头横置于髂后上棘位置，探头长轴

与脊柱垂直（见图3-38）。超声下显示斜坡状的骶髂关节影像。在连线上向尾侧移动探头，直至骶髂关节消失，超声下可显示外侧的坐骨和内侧的骶骨声像，坐骨和骶骨之间的空隙即坐骨大孔，浅层是臀大肌和三角形的梨状肌，梨状肌的深部、坐骨大孔处可显示高回声的骶丛声像（见图3-39）。该水平探头内侧端向头侧旋转、外侧端向足侧旋转60°可获得坐骨神经长轴声像，超声下坐骨神经呈条索状位于坐骨的浅层、臀大肌和梨状肌的深层（见图3-40、图3-41）。

3. 后路超声引导骶丛阻滞的进针方法

多采用平面内进针技术，局部浸润麻醉后，22G穿刺针由探头的外侧端或内侧端刺入皮肤。向目标神经的位置缓缓推进，针尖穿过臀大肌和梨状肌靠近骶丛时，回抽无血即可注射局麻药，影像下可见药物在梨状肌下扩散（见图3-42~图3-45）。

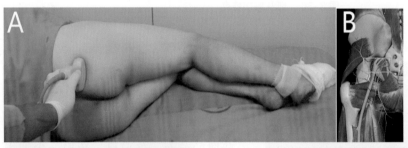

图3-38 短轴后路骶丛的超声定位
A.短轴后路骶丛阻滞探头放置位置示意图；B.短轴后路骶丛阻滞探头扫描示意图。绿色方框为探头放置位置

图3-40 长轴后路骶丛的超声定位
A.后路骶丛长轴阻滞探头放置位置示意图；B.后路骶丛长轴阻滞探头扫描示意图。绿色方框为探头放置位置

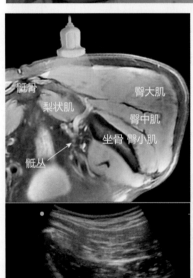

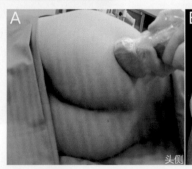

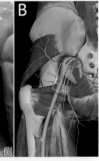

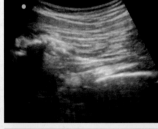

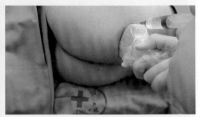

图3-42 后路短轴骶丛阻滞的进针示意图

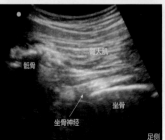

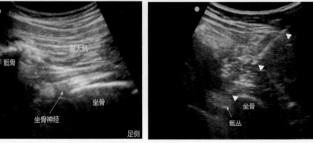

图3-39 后路骶丛短轴超声声像图及 MRI影像图　图3-41 后路骶丛长轴超声声像图　图3-43 后路短轴骶丛阻滞的进针方法
白色三角形为穿刺针轨迹

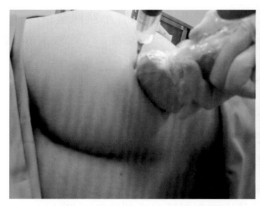

图 3-44　后路长轴骶丛阻滞进针示意图

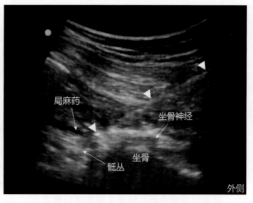

图 3-45　后路长轴骶丛阻滞的进针方法
白色三角形为穿刺针轨迹

（二）侧路超声引导骶丛阻滞技术

后路骶丛阻滞需要患者侧卧，这给患者特别是髋部和下肢外伤的患者带来痛苦和不适。2018 年，Wang 等人介绍了一种侧路骶丛阻滞技术，该技术适用于不能侧卧的患者[5]。

1. 侧路超声引导骶丛阻滞的体位

嘱患者平卧，双下肢自然伸直，充分暴露患者的臀部和大腿外侧部。选用凸阵探头，耦合剂涂抹于探头，无菌塑料袋包紧。穿刺前适当镇静、镇痛。

2. 侧路骶丛的超声定位

把探头横置于髂骨外侧部腋中线上、髂前上棘水平，探头与股骨垂直，超声下可显示臀大肌、臀中肌和臀小肌声像，肌肉的深部为弧形的髂骨声像，沿腋中线向足侧移动探头，可见髂骨后半部声像消失，即为坐骨大孔位置，超声下可显示臀大肌、臀中肌、臀小肌、梨状肌和髂骨等声像，髂骨的后侧、梨状肌的内侧可获得高回声的骶丛声像。也可把探头横置于腋中线上、股骨粗隆水平，超声下可见股骨声像，沿腋中线向头侧移动探头，直至髋臼声像消失，即至上述骶丛水平（见图 3-46、图 3-47）。

3. 侧路超声引导骶丛阻滞的进针方法

多采用平面内进针技术，穿刺针由探头外侧端垂直进入皮肤，调整进针角度，穿刺针

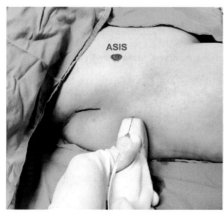

图 3-46　侧路骶丛阻滞探头放置位置示意图
ASIS，髂前上棘

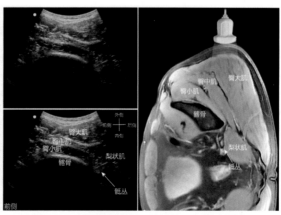

图 3-47　侧路骶丛超声声像图及 MRI 影像图

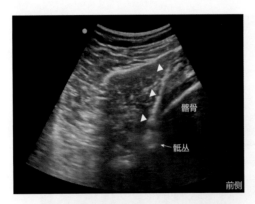

图 4-48　超声引导侧路骶丛阻滞平面内进针技术
白色三角形为穿刺针轨迹

穿过臀大肌、臀中肌和臀小肌即至目标神经周围，回抽无血即可注射局麻药，超声下可见药物在目标神经周围扩散（见图 3-46、图 3-48）。

（三）超声引导骶丛阻滞的药物

罗哌卡因、布比卡因、左旋布比卡因均可用于骶丛阻滞，利多卡因起效快，但作用时间较短，常与其他局麻药联合使用，除罗哌卡因外，添加适量的肾上腺素等可延长局麻药的作用时间。局麻药的浓度和剂量对坐骨神经阻滞时间和效果的影响研究较少，尚无明确定论，临床中我们常使用 0.2%~0.5% 的罗哌卡因剂量 15~20ml 可获得良好的阻滞效果，且无显著药物相关并发症。

四、超声引导骶丛阻滞技术的适应证

骶丛阻滞可为髋关节手术的麻醉和术后镇痛提供良好的阻滞效果，也可用于股后部手术、小腿部分手术、足部手术、会阴部手术、臀部手术的麻醉和术后镇痛。也可联合腰丛阻滞用于整个下肢和髋关节手术的麻醉和镇痛。

五、超声引导骶丛阻滞技术的并发症与禁忌证

（一）并发症

除一般穿刺并发症外，值得注意的是坐骨大孔深部即盆腔，进针不宜过深，避免进入盆腔引起肠道等脏器的损伤。注射部位血管比较丰富，注药时应反复回抽以防局麻药注入血管引起局麻药中毒。此处坐骨神经粗大，获得异感后应稍退针才可注药，以防神经内注药。

（二）禁忌证

穿刺部位有感染的患者或有严重凝血障碍的患者。

参 考 文 献

1. Meeker W R, Scholl A J. Sacral nerve block anaesthesia: the anatomy involved, technic, and clinical application [J]. Ann Surg, 1924,80（5）:739-772.
2. Ben-Ari A Y, Joshi R, Uskova A, et al. Ultrasound localization of the sacral plexus using a parasacral approach [J]. Anesth Analg, 2009,108（6）:1977-1980.
3. Pearce J M. Henry Gray's Anatomy [J]. Clin Anat, 2009,22（3）:291-295.
4. Taha A M. A simple and successful sonographic technique to identify the sciatic nerve in the parasacral area [J]. Can J Anaesth, 2012,59（3）:263-267.
5. Wang A Z, Fan K, Zhou Q H, et al. A lateral approach to ultrasound-guided sacral plexus block in the supine position[J]. Anaesthesia, 2018,73（8）:1043-1044.

（钟文晖　王爱忠）

第四节　超声引导坐骨神经及其分支阻滞技术

一、概述

坐骨神经主要支配下肢的运动和感觉，主要包括大腿后部和膝盖以下肌肉的运动，以及部分大腿后部、膝关节后部和膝部以下除小腿内侧部的感觉。坐骨神经阻滞历史悠久，早在20世纪20年代就有坐骨神经阻滞的报道，虽然经过几十年的发展，出现了各种各样的阻滞技术，但是盲探操作仍存在一些不可忽视的并发症，包括阻滞不全、神经损伤等，随着超声在临床的应用，可视化的坐骨神经阻滞技术成为必然趋势。1991年，Hullander等首先报道了超声在坐骨神经阻滞中的辅助应用，开始了超声引导坐骨神经阻滞的新篇章[1]。目前临床中最常见的超声引导坐骨神经阻滞部位主要有坐骨大孔部，坐骨结节和股骨大转子之间，臀下、腘窝上等[2]。

二、坐骨神经及其分支阻滞的解剖学基础

坐骨神经来源于第4腰神经至第3骶神经，是全身最粗的神经。在梨状肌下方经坐骨大孔进入臀部，臀肌段仅有臀大肌覆盖，在股骨大转子和坐骨结节之间下行至下肢，在股二头肌深面走行于股后部，于膝上部分为胫神经和腓总神经[3, 4]（见图3-49、图3-50）。

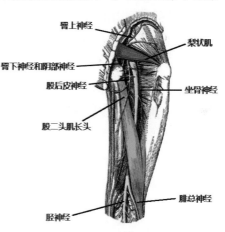

图3-49　坐骨神经解剖特点

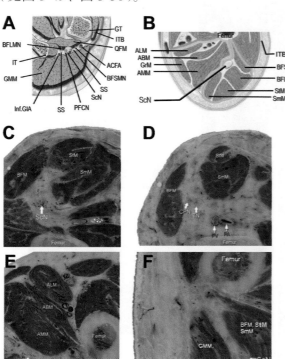

图3-50　坐骨神经横断面解剖图

A.股骨大转子与坐骨结节水平坐骨神经横断面解剖示意图；B.臀下坐骨神经横断面解剖图；C.腘窝上坐骨神经横断面解剖图；D.腘窝上胫神经和腓总神经横断面解剖图；E.大腿上段坐骨神经横断面解剖图（前面观）；F.大腿上段坐骨神经横断面解剖图（侧面观）。ITB，髂胫束；BFM，股二头肌；BFSM，股二头肌短头；BFLM，股二头肌长头；GMM，臀大肌；QFM，股方肌；ALM，长收肌；ABM，短收肌；AMM，大收肌；Grm，股薄肌；StM，半腱肌；SmM，半膜肌；Femur，股骨；GT，股骨大转子；IT，坐骨结节；PA，股动脉；PV，股静脉；Inf.GIA臀下动脉；ACFA，旋股动脉升支；ScN，坐骨神经；CPN，腓总神经；TN，胫神经；PFCN，股后皮神经；BFSMN，支配股二头肌短头的神经；BFLMN，支配股二头肌长头的神经；SS，臀下间隙

坐骨神经发出关节支由关节囊的后部至髋关节，同时还发出分支支配膝关节，所有的腘旁肌肉，包括大收肌的坐骨部，但除了股二头肌的短头，均由坐骨神经支配，股二头肌短头是由腓总神经支配 [3,4]（见表 3-1、表 3-2）。

三、超声引导坐骨神经及其分支阻滞技术

（一）坐骨大孔下缘超声引导坐骨神经阻滞技术

此水平位置较高，坐骨神经尚未发出分支，同时距离骶丛较近，药物较易扩散至骶丛，因而阻滞范围较广，对股后皮神经、臀下神经、臀下皮神经、阴部神经等均可能有不同程度的阻滞。

1. 坐骨大孔下缘超声引导坐骨神经阻滞的体位

患者取侧卧位，患侧肢体向上，双下肢略屈曲。也可取俯卧位，双下肢自然伸直，充分暴露患侧臀部。可选用线阵或凸阵探头，耦合剂涂抹探头，无菌塑料袋紧密包裹。穿刺前镇静、镇痛。

2. 坐骨大孔下缘坐骨神经的超声定位

坐骨神经短轴声像的超声定位：首先定位出骶丛横断面位置（详见本章第三节），把探头向外、向足侧移动，直至坐骨大孔消失，超声下可见坐骨、臀大肌声像，在坐骨的浅层可探寻到搏动的臀下动脉，坐骨神经位于臀下动脉的外侧、臀大肌的深层、坐骨的浅层，呈三角形或梭形声像（见图 3-51、图 3-52）。

坐骨神经长轴声像的超声定位：上述位置旋转探头 90° 即可获得坐骨神经的长轴声像。坐骨神经呈条索状，位于臀大肌深部。

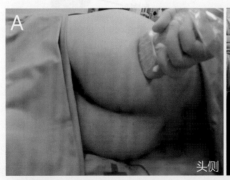
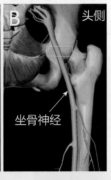

图 3-51　坐骨大孔下缘坐骨神经的超声定位

A. 坐骨大孔下缘坐骨神经短轴探头放置位置示意图；B. 坐骨大孔下缘坐骨神经短轴探头扫描示意图。绿色方框为探头放置位置

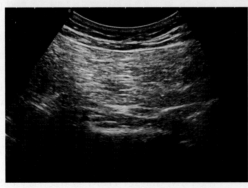
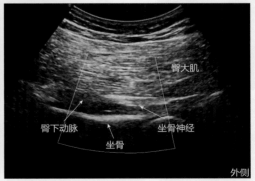

图 3-52　坐骨大孔下缘坐骨神经短轴超声声像图

3. 坐骨大孔下缘超声引导坐骨神经阻滞的进针方法

多采用平面内进针技术。22G 穿刺针由探头的外侧端垂直于皮肤进针，调整进针角度，针尖穿过臀大肌即至目标神经周围，回抽无血即可注射局麻药，超声下药物在臀大肌下、坐骨神经周围扩散。穿刺时应注意观察针尖位置，以免损伤神经和臀下动脉（见图 3-53、图 3-54）。

（二）坐骨结节和股骨大转子间超声引导坐骨神经阻滞技术

2007 年，Karmakar 等首次在股骨大转子与坐骨结节之间准确定位出坐骨神经，与坐骨大孔部相比，该部位药物很少能扩散至骶丛，对臀下神经等影响较轻，是临床中最常用的超声引导坐骨神经阻滞技术之一[5]。

1. 坐骨结节和股骨大转子间超声引导坐骨神经阻滞的体位

患者体位同上。

2. 坐骨结节和股骨大转子间坐骨神经的超声定位

在坐骨结节和股骨大转子之间作一连线，把探头放置于该线上，调整探头超声下可显示坐骨结节、股骨大转子和臀大肌声像，坐骨结节与股骨大转子之间、臀大肌的深部即为臀下间隙，其内可探寻搏动的臀下动脉，坐骨神经呈梭形或三角形声像位于臀下动脉的外侧（见图 3-55、图 3-56）。

3. 坐骨结节和股骨大转子部超声引导坐骨神经阻滞的进针方法

多采用平面内进针技术。22G 穿刺针从探头的外侧或内侧端进针，针尖穿过臀大肌即

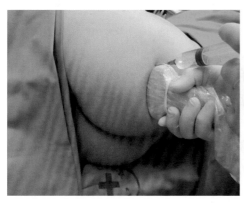

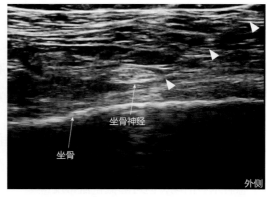

图 3-53　坐骨大孔下缘坐骨神经阻滞平面内进针示意图

图 3-54　坐骨大孔下缘坐骨神经阻滞平面内进针技术
白色三角形为穿刺针轨迹

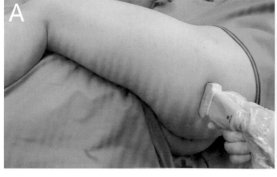

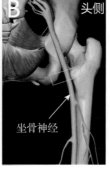

图 3-55　坐骨结节和股骨大转子间坐骨神经的超声定位
A. 坐骨结节和股骨大转子间坐骨神经阻滞探头放置位置示意图；B. 坐骨结节和股骨大转子间坐骨神经阻滞探头扫描示意图。绿色方框为探头放置位置

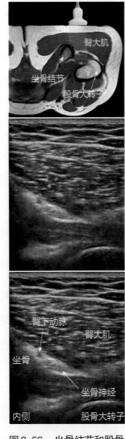

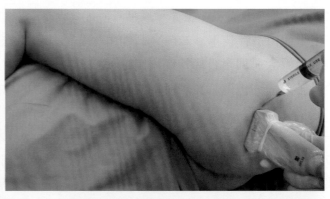

图 3-57　坐骨结节和股骨大转子间坐骨神经阻滞平面内进针示意图

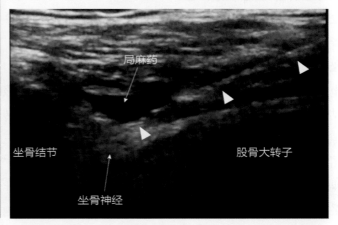

图 3-56　坐骨结节和股骨
大转子间坐骨神经短轴超
声声像图及 MRI 影像图

图 3-58　坐骨结节和股骨大转子间坐骨神经阻滞平面内进针技术
白色三角形为穿刺针轨迹

达到臀下间隙，靠近神经回抽无血即可注射局麻药，超声下可见药物在神经周围扩散（见图 3-57、图 3-58）。穿刺针从内侧端进针时，应注意进针角度以免损伤臀下动脉。

（三）臀下超声引导坐骨神经阻滞技术

2006 年就有超声引导臀下坐骨神经阻滞的病例报道，与臀上入路相比，臀下入路对臀肌运动无影响，且对股后皮神经无阻滞作用；与腘窝入路相比，臀下入路可显著影响股后肌群的运动，不利于患者术后活动，但可降低止血带反应[6]。

1. 臀下超声引导坐骨神经阻滞的体位

患者体位同上，充分暴露患者臀部和股骨后部。

2. 臀下坐骨神经的超声定位

整个股骨后部超声均可探寻到坐骨神经声像，我们以臀下为例，把探头横置于臀下横纹处，探头与股骨垂直，超声下可见臀大肌、股二头肌声像，在这些肌肉的深部可探寻到坐骨神经声像，呈梭形或椭圆形（见图 3-59、图 3-60）。在上述水平旋转探头 90°即可获得坐骨神经长轴声像，呈条索状，位于股二头肌的深部（见图 3-61、图 3-62）。

3. 臀下超声引导坐骨神经阻滞的进针方法

多采用平面内进针技术。22G 穿刺针从探头外侧端或内侧端进针，针尖穿过股二头肌

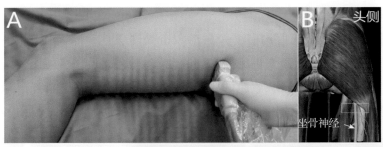

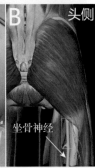

图 3-59 臀下坐骨神经短轴超声定位
A. 臀下坐骨神经短轴阻滞探头放置位置示意图；B. 臀下坐骨神经短轴阻滞探头扫描示意图。绿色方框为探头放置位置

图 3-61 臀下坐骨神经长轴超声定位
A. 臀下坐骨神经长轴阻滞探头放置位置示意图；B. 臀下坐骨神经长轴阻滞探头扫描示意图。绿色方框为探头放置位置

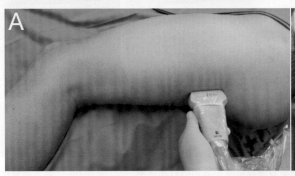

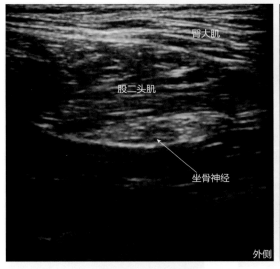

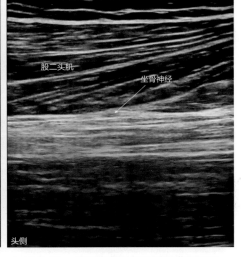

图 3-60 臀下坐骨神经短轴超声声像图

图 3-62 臀下坐骨神经长轴超声声像图

即至目标神经周围，回抽无血即可注射局麻药（见图 3-63、图 3-64）。也可采用平面外进针技术，从探头两侧垂直于皮肤进针，通过调整探头和进针角度判断针尖位置，针尖至神经周围即可注射局麻药，超声下可见药物在神经周围扩散。

（四）超声引导前路坐骨神经阻滞技术

超声引导前路坐骨神经阻滞的最早报道见于 2007 年，Chantzi 等在肥胖患者的大腿内侧清晰辨认出坐骨神经的声像。与臀下入路相比，该技术对患者体位要求不高，仅需髋关节略外旋，降低了体位摆放引起的不适，而药物的起效和持续时间以及阻滞成功率无显著差异[7, 8]。

1. 超声引导前路坐骨神经阻滞的体位

嘱患者仰卧，双下肢自然伸直略分开，患侧下肢略外展外旋。多选用凸阵探头，耦合剂涂抹探头，无菌塑料袋包紧探头。穿刺前适当镇静镇痛。

2. 前路坐骨神经的超声定位

把探头横置于大腿前内侧，距离腹股沟横纹远端5~8cm处即股骨小转子水平，探头与股骨垂直（见图3-65）。调整探头，超声下可见股骨、股动脉、长收肌、短收肌、大收肌、半腱肌和半膜肌等声像，在股骨的内后方、大收肌深部可见梭形或椭圆形的坐骨神经声像（见图3-66）。旋转探头90°可获得坐骨神经的长轴声像，呈条索状位于大收肌的深部（见图3-67）。

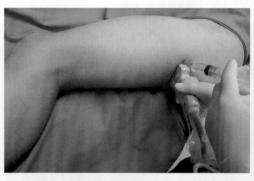

图 3-63　臀下坐骨神经阻滞平面内进针示意图

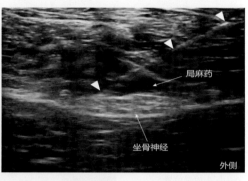

图 3-64　臀下坐骨神经阻滞平面内进针技术
白色三角形为穿刺针轨迹

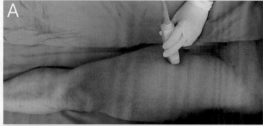

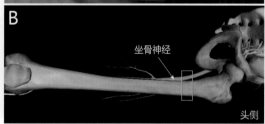

图 3-65　前路坐骨神经的超声定位
A. 前路坐骨神经阻滞超声探头放置位置示意图；B. 前路坐骨神经阻滞超声探头扫描示意图。绿色方框为探头放置位置

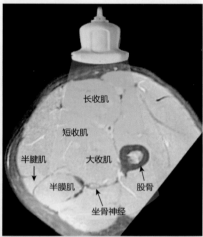

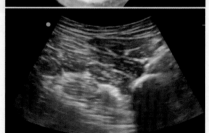

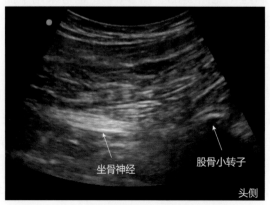

图 3-67　前路坐骨神经长轴超声声像图

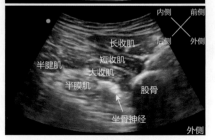

图 3-66　前路坐骨神经短轴超声声像图及 MRI 声像图

3. 超声引导前路坐骨神经阻滞的进针方法

多采用平面内进针技术。22G 穿刺针从探头的外侧端或内侧端进针，缓慢推进，针尖穿过长收肌、短收肌、大收肌即至神经附近，回抽无血即可注射局麻药（见图 3-68、图 3-69）。从探头外侧端进针时，股动脉多位于进针轨道上，穿刺时应注意避开以免损伤。取坐骨神经长轴声像时，穿刺针多从探头尾侧端进针，针尖穿过大收肌至神经周围即可注药，超声下可见药物在神经周围扩散。

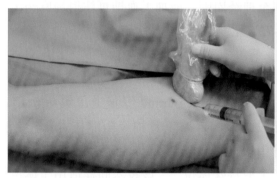 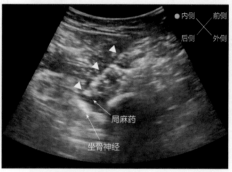

图 3-68　前路坐骨神经阻滞平面内进针示意图　　图 3-69　前路坐骨神经阻滞平面内进针技术
白色三角形为穿刺针轨迹

（五）超声引导股骨中段内侧入路坐骨神经阻滞技术

Osaka 等于 2011 年介绍了大腿内侧超声引导坐骨神经阻滞技术，仅需患者外展外旋下肢即可执行操作，适用于不能侧卧的患者[9]。

1. 超声引导股骨中段内侧入路坐骨神经阻滞的体位

嘱患者平卧，双下肢略分开，患侧膝关节屈曲、髋关节外展外旋，充分暴露患侧大腿内侧区。多选用凸阵探头，耦合剂涂抹于探头，无菌塑料袋紧密包裹，穿刺前镇静、镇痛。

2. 股骨中段内侧入路坐骨神经的超声定位

把探头横置于大腿内侧，距离腹股沟横纹远端 10cm 处即股骨中上段，探头与股骨垂直（见图 3-70）。调整探头超声下见股骨、缝匠肌、大收肌、股薄肌、半膜肌、长收肌、

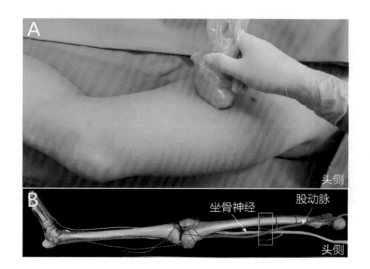

图 3-70　股骨中段内侧入路坐骨神经的超声定位
A. 股骨中段内侧入路坐骨神经阻滞超声探头放置位置示意图；
B. 股骨中段内侧入路坐骨神经阻滞超声探头扫描示意图。绿色方框为探头放置位置

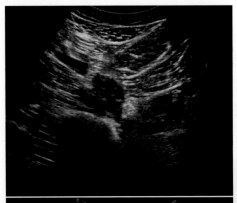

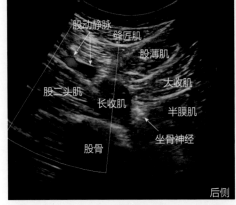

股动静脉
缝匠肌
股薄肌
大收肌
股二头肌
长收肌
半膜肌
坐骨神经
股骨

后侧

图 3-71　股骨中段内侧入路坐骨神经超声声像图

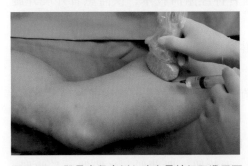

图 3-72　股骨中段内侧入路坐骨神经阻滞平面内进针示意图

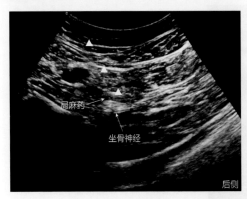

局麻药

坐骨神经

后侧

图 3-73　股骨中段内侧入路坐骨神经阻滞平面内进针技术

白色三角形为穿刺针轨迹

股二头肌等声像，坐骨神经位于大收肌和半膜肌的前侧，呈梭形或椭圆形声像（见图 3-71）。

3. 超声引导股骨中段内侧入路坐骨神经阻滞的进针方法

多采用平面内进针技术。22G 穿刺针从探头前侧端进针，针尖穿过缝匠肌、股薄肌和大收肌即至神经周围，回抽无血即可注射局麻药（见图3-72、图 3-73）。

（六）超声引导股骨中段外侧入路坐骨神经阻滞技术

2009 年，Gouraud 等报道了第一例超声引导股骨外侧入路坐骨神经阻滞技术，作者在股骨中段的外侧清晰定位出坐骨神经而不需要患者采取特殊体位[10]。该技术同样适用于体位移动困难的患者。

1. 超声引导股骨中段外侧入路坐骨神经阻滞的体位

嘱患者平卧，双下肢自然伸直，充分暴露患侧大腿外侧部。多选用凸阵探头，耦合剂涂抹于探头，无菌塑料袋紧密包裹，穿刺前镇静、镇痛。

2. 股骨中段外侧入路坐骨神经的超声定位

把探头横置于大腿外侧中上部任意水平，探

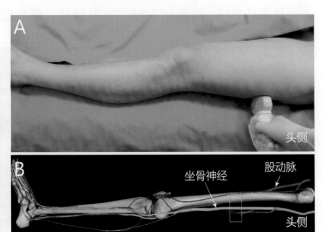

A

头侧

B

坐骨神经

股动脉

头侧

图 3-74　股骨中段外侧入路坐骨神经的超声定位

A. 股骨中段外侧入路坐骨神经阻滞超声探头放置位置示意图；B. 股骨中段外侧入路坐骨神经阻滞超声探头扫描示意图。绿色方框为探头放置位置

头与股骨垂直（见图3-74）。超声下可显示股外侧肌、股二头肌和股骨等声像，在股二头肌的内侧可探寻到坐骨神经声像，多呈梭形或椭圆形（见图3-75）。

3. 超声引导股骨中段外侧入路坐骨神经阻滞的进针方法

多采用平面内进针技术。22G穿刺针从探头前侧端进针，针尖穿过股外侧肌和股二头肌即至神经周围，回抽无血即可注射局麻药，超声下可见药物在神经周围扩散（见图3-76、图3-77）。也可采用平面外进针技术，穿刺针从探头两侧进针，推进时应注意针尖的位置，避免引起神经损伤。

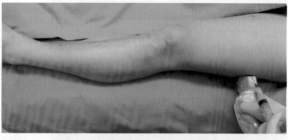

图3-76 股骨中段外侧入路坐骨神经阻滞平面内进针示意图

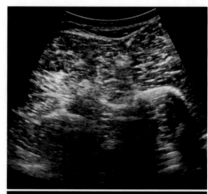

图3-75 股骨中段外侧入路坐骨神经超声声像图

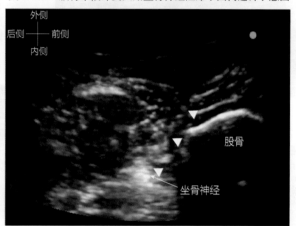

图7-77 股骨中段外侧入路坐骨神经阻滞平面内进针技术
白色三角形为穿刺针轨迹

（七）超声引导腘窝后侧入路坐骨神经阻滞技术

该水平坐骨神经较为表浅，超声下易寻找，早在2003年即有超声引导腘窝部坐骨神经阻滞的报道[11]。超声引导腘窝部坐骨神经阻滞可在胫神经和腓总神经分叉水平，也可选择两神经汇合水平，有文献研究显示分叉处阻滞较汇合处阻滞药物起效时间显著缩短。

1. 腘窝后侧入路超声引导坐骨神经阻滞的体位

患者多取侧卧位，患侧肢向上，双下肢略屈曲。也可采用俯卧位，双下肢自然伸直。还可采用平卧位，患侧肢膝关节屈曲，充分暴露患侧大腿后部。可选用线阵或凸阵探头，耦合剂涂抹于探头，无菌塑料袋紧密包裹，穿刺前适当镇静、镇痛。

2. 腘窝后侧入路坐骨神经的超声定位

把探头横置于腘窝横纹上5~6cm、稍靠外侧约1cm处（见图3-78）。调整探头可显示

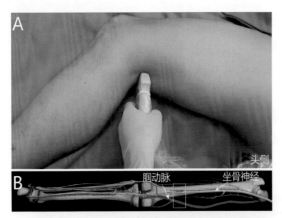

图 3-78　腘窝后侧入路坐骨神经的超声定位
A. 腘窝后侧入路坐骨神经阻滞超声探头放置位置示意图；
B. 腘窝后侧入路坐骨神经阻滞超声探头扫描示意图。绿色方框为探头放置位置

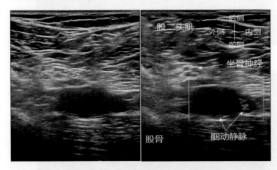

图 3-79　腘窝后侧入路坐骨神经超声声像图（坐骨神经未分叉）

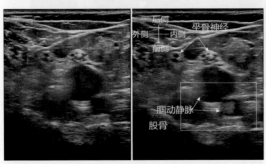

图 3-80　腘窝后侧入路坐骨神经超声声像图（坐骨神经已分叉）

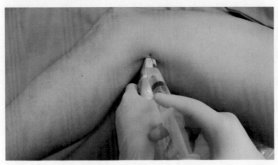

图 3-81　腘窝后侧入路坐骨神经阻滞平面内进针示意图

股二头肌、腘静脉和腘动脉等声像，在股二头肌的深层，腘动、静脉附近可探寻到坐骨神经声像，多呈圆形或椭圆形（见图3-79）。沿坐骨神经走行向远端移动探头，可见坐骨神经分成胫神经和腓总神经两束，位于腘动、静脉的浅层（见图3-80）。

3. 腘窝后侧入路超声引导坐骨神经阻滞的进针方法

多采用平面内进针技术。22G穿刺针从探头内侧端或外侧端进针，针尖穿过股二头肌即至神经附近，回抽无血即可注射局麻药（见图3-81、图3-82）。也可采用平面外进针技术，但应注意针尖位置，以免损伤坐骨神经和腘动、静脉。

穿刺针也可以从大腿外侧进针，调整进针角度使穿刺针与探头长轴平行，缓

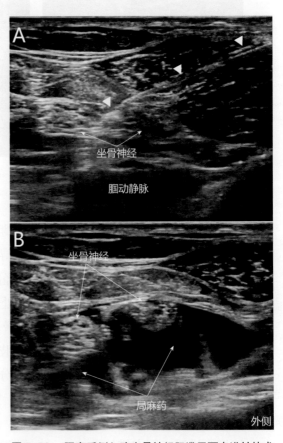

图 3-82　腘窝后侧入路坐骨神经阻滞平面内进针技术
A. 药物注射前；B. 药物注射后。白色三角形为穿刺针轨迹

慢推进，尽可能使穿刺针处于超声平面内，针尖至目标神经附近，回抽无血即可注射局麻药，超声下可见药物在神经周围扩散。

（八）超声引导腘窝内侧路坐骨神经阻滞技术

2016 年，Taha 等首次介绍了腘窝内侧路坐骨神经阻滞技术，该技术仅需患者髋关节略外展，膝关节略屈曲，适用于不能侧卧位的患者，也可作为其他部位无法执行坐骨神经阻滞的替代方法[12]。

1. 超声引导腘窝内侧路坐骨神经阻滞的体位

同超声引导股骨中段内侧入路坐骨神经阻滞的体位。

2. 腘窝内侧路坐骨神经的超声定位

把探头横置于大腿内侧腘窝横纹上5~6cm，探头与股骨垂直（见图 3-83）。调整探头超声下可见缝匠肌、大收肌、股内侧肌、股骨等声像，在股骨的后侧可显示搏动的腘动、静脉，可使用彩色多普勒予以鉴别，坐骨神经呈圆形或梭形位于腘动、静脉的后侧（见图 3-84）。继续向足侧移动探头可见坐骨神经分为腓总神经和胫神经（见图 3-85）。

3. 超声引导腘窝内侧入路坐骨神经阻滞的进针方法

多采用平面内进针技术。22G 穿刺针从探头前侧端进针，针尖穿过股内侧肌等即至坐骨神经周围，回抽无血即可注射局麻药（见图 3-86、图 3-87）。该进针方法腘动、静脉位于进针路径上，穿刺时应注意避开，以免引起损伤。

（九）超声引导腘窝外侧入路坐骨神经阻滞技术

在整个大腿外侧水平均可探寻到坐骨

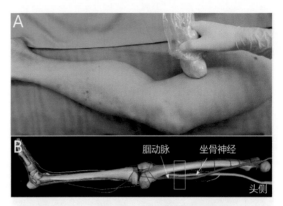

图 3-83　腘窝内侧入路坐骨神经的超声定位
A. 腘窝内侧入路坐骨神经阻滞超声探头放置位置示意图；
B. 腘窝内侧入路坐骨神经阻滞超声探头扫描示意图。绿色方框为探头放置位置

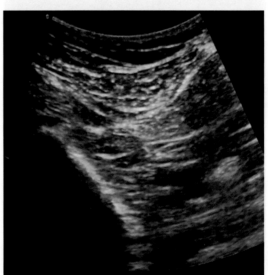

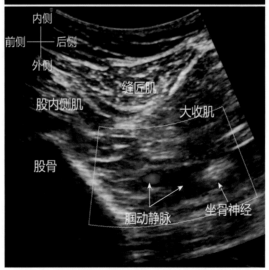

图 3-84　腘窝内侧入路坐骨神经超声声像图（坐骨神经未分叉）

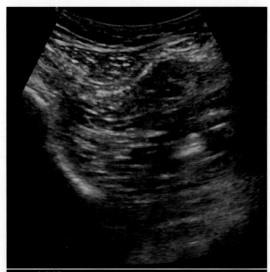

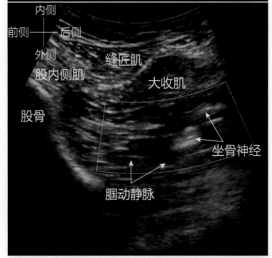

内侧
前侧 —— 后侧
外侧
缝匠肌
股内侧肌
大收肌
股骨
坐骨神经
腘动静脉

图 3-85　腘窝内侧入路坐骨神经超声声像图（坐骨神经已分叉）

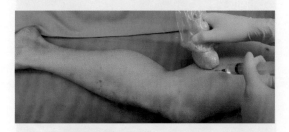

图 3-86　腘窝内侧入路坐骨神经阻滞平面内进针示意图

神经，该技术与股骨中段类似，但该水平坐骨神经与腘动、静脉伴行。该技术适用于不能摆放特殊体位且膝关节和髋关节不能活动的患者。

1. 超声引导腘窝外侧入路坐骨神经阻滞的体位

同超声引导股骨中段外侧入路坐骨神经阻滞的体位。

2. 腘窝外侧入路坐骨神经的超声定位

把探头横置于大腿外侧腘窝横纹上5~6cm 处，探头与股骨垂直（见图 3-88）。调整探头可显示股外侧肌和股二头肌、股骨声像，在股骨的后侧可探寻到搏动的腘动、静脉声像，坐骨神经位于股动、静脉的后侧，呈梭形或椭圆形声像（见图 3-89）。继续向足侧移动探头，可见腓总神经和胫神经从坐骨神经分出（见图 3-90）。

3. 超声引导腘窝外侧入路坐骨神经阻滞的进针方法

多采用平面内进针技术。穿刺针从探头前侧端进针，针尖穿过股外侧肌和股二头肌即至目标神经周围，回抽无血即可注射局麻药（见图 3-91、图 3-92）。穿刺时应注意针尖位置，以免损伤腘动、静脉和坐骨神经。

（十）超声引导坐骨神经及其分支阻滞的药物

文献研究显示超声引导臀下坐骨神经阻滞时，14ml 的局麻药阻滞成功率可达95%，而腘窝部 16ml 剂量的局麻药对坐骨神经的阻滞成功率达 90%，有人根据坐骨神经的横截面面积计算得出局麻药的最低有效剂量，认为 $0.1ml/mm^2$ 剂量的局麻药不影响阻滞起效时间，但持续时间显著降低，而近期的研究认为 $0.15ml/mm^2$ 剂量的局麻药阻滞成功率高达 99%[13-16]。

坐骨神经阻滞时，局麻药选择罗哌卡因、布比卡因、左旋布比卡因、甲哌卡因等均有报道，左旋布比卡因的作用时间比罗哌卡因更长[17]，利多卡因由于作用时间较短，临床中

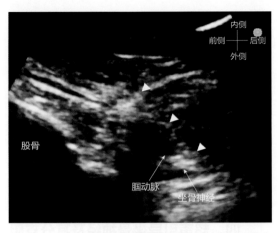

图 3-87 腘窝内侧入路坐骨神经阻滞平面内进针技术
白色三角形为穿刺针轨迹

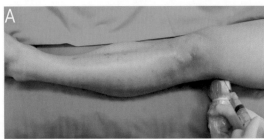
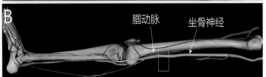

图 3-88 腘窝外侧入路坐骨神经的超声定位
A. 腘窝外侧入路坐骨神经阻滞超声探头放置位置示意图；
B. 腘窝外侧入路坐骨神经阻滞超声探头扫描示意图。绿色
方框为探头放置位置

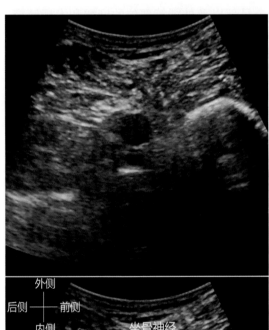
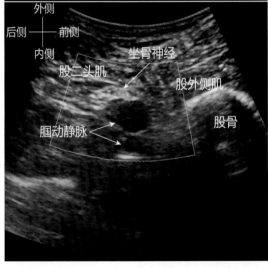

图 3-89 腘窝外侧入路坐骨神经超声声像图（坐骨神经未分叉）

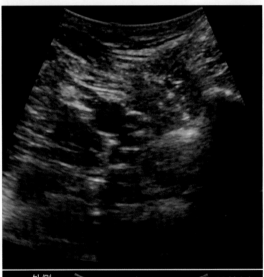
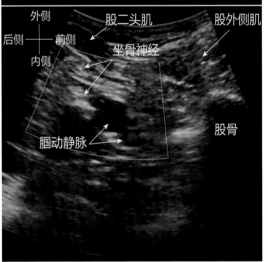

图 3-90 腘窝外侧入路坐骨神经超声声像图（坐骨神经已分叉）

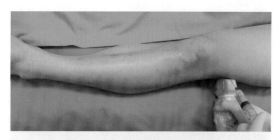

图 3-91　腘窝外侧入路坐骨神经阻滞平面内进针示意图

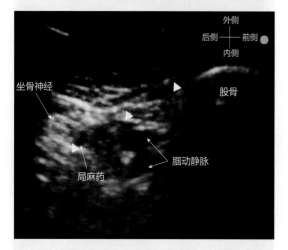

图 3-92　腘窝外侧入路坐骨神经阻滞平面内进针技术
白色三角形为穿刺针轨迹

很少单独使用，可与其他局麻药混合使用以缩短后者起效时间。添加肾上腺素等可延长局麻药的作用时间，但对罗哌卡因无效[18]。局麻药浓度对坐骨神经阻滞的起效和作用时间的影响尚无明确研究报道，临床中我们常使用 0.25%~0.5% 的罗哌卡因，剂量 20~30ml，可获得良好的阻滞效果且无显著药物相关并发症。

四、超声引导坐骨神经及其分支阻滞技术的适应证

坐骨神经阻滞可适用于除足内侧外整个足部以及外踝等部位的麻醉和术后镇痛，也包括下肢急慢性疼痛的治疗。联合隐神经阻滞等可用于膝关节以下部位手术的麻醉和术后镇痛。也可联合腰丛阻滞作为髋关节、股骨以及膝关节手术的麻醉和术后镇痛。

五、超声引导坐骨神经及其分支阻滞技术的并发症与禁忌证

（一）并发症

坐骨神经阻滞相关并发症主要有穿刺部位出血、神经损伤、局麻药中毒等，这些并发症较为罕见，而超声的应用增加了神经、血管和麻醉药物的可视性，进一步降低了这些并发症的发生率。

（二）禁忌证

穿刺部有感染或患者拒绝禁忌行超声引导坐骨神经阻滞，严重凝血障碍和坐骨神经损伤的患者则为相对禁忌。

参考文献

1. Liddell E G, Olmsted J M. The effect of the responses of the soleus muscle of an alcohol block on the sciatic nerve［J］. J Physiol, 1929,67（1）:33-48.

2. Hullander M, Spillane W, Leivers D, et al. The use of Doppler ultrasound to assist with sciatic nerve blocks［J］. Reg Anesth, 1991,16（5）:282-284.

3. Pearce J M. Henry Gray's Anatomy［J］. Clin Anat, 2009,22（3）:291-295.

4. 周长满. 坐骨神经的显微外科解剖学研究［J］. 第一军医大学学报, 1982,2（3）:233-242.

5. Karmakar M K, Kwok W H, Ho A M, et al. Ultrasound-guided sciatic nerve block: description of a new approach at the

subgluteal space［J］. Br J Anaesth, 2007,98（3）:390-395.

6. van Geffen G J, Gielen M. Ultrasound-guided subgluteal sciatic nerve blocks with stimulating catheters in children: a descriptive study［J］. Anesth Analg, 2006,103（2）:328-333.

7. Chantzi C, Saranteas T, Zogogiannis J, et al. Ultrasound examination of the sciatic nerve at the anterior thigh in obese patients［J］. Acta Anaesthesiol Scand, 2007,51（1）:132.

8. Ota J, Sakura S, Hara K, et al. Ultrasound-guided anterior approach to sciatic nerve block: a comparison with the posterior approach［J］. Anesth Analg, 2009,108（2）:660-665.

9. Osaka Y, Kashiwagi M, Nagatsuka Y, et al. Ultrasound-guided medial mid-thigh approach to sciatic nerve block with a patient in a supine position［J］. J Anesth, 2011,25（4）:621-624.

10. Pham D C, Gouraud D. Ultrasound imaging of the sciatic nerve in the lateral midfemoral approach［J］. Reg Anesth Pain Med, 2009,34（3）:281-282.

11. Sites B D, Gallagher J, Sparks M. Ultrasound-guided popliteal block demonstrates an atypical motor response to nerve stimulation in 2 patients with diabetes mellitus［J］. Reg Anesth Pain Med, 2003,28（5）:479-482.

12. Taha A M, Ahmed A F. Supine ultrasound-guided popliteal block: a medial approach［J］. Br J Anaesth, 2016,116（2）:293-296.

13. Danelli G, Ghisi D, Fanelli A, et al. The effects of ultrasound guidance and neurostimulation on the minimum effective anesthetic volume of mepivacaine 1.5% required to block the sciatic nerve using the subgluteal approach［J］. Anesth Analg, 2009,109（5）:1674-1678.

14. Latzke D, Marhofer P, Zeitlinger M, et al. Minimal local anaesthetic volumes for sciatic nerve block: evaluation of ED 99 in volunteers［J］. Br J Anaesth, 2010,104（2）:239-244.

15. Jeong J S, Shim J C, Jeong M A, et al. Minimum effective anaesthetic volume of 0.5% ropivacaine for ultrasound-guided popliteal sciatic nerve block in patients undergoing foot and ankle surgery: determination of ED50 and ED95［J］. Anaesth Intensive Care, 2015,43（1）:92-97.

16. Keplinger M, Marhofer P, Marhofer D, et al. Effective local anaesthetic volumes for sciatic nerve blockade: a clinical evaluation of the ED99［J］. Anaesthesia, 2015,70（5）:583-590.

17. Pham D C, Langlois C, Lambert C, et al. 0.5% levobupivacaine versus 0.5% ropivacaine: Are they different in ultrasound-guided sciatic block?［J］. Saudi J Anaesth, 2015,9（1）:3-8.

18. Schoenmakers K P, Fenten M G, Louwerens J W, et al. The effects of adding epinephrine to ropivacaine for popliteal nerve block on the duration of postoperative analgesia: a randomized controlled trial［J］. BMC Anesthesiol, 2015,15:100.

（范　坤　王爱忠）

第五节　超声引导腓总神经及其分支阻滞技术

一、概述

1989 年，Sparks 等采用神经刺激仪对 56 位足踝手术的患者实施腓总神经阻滞，成功率仅 60%[1]。腓总神经缺乏典型的体表解剖标志，因此盲探阻滞成功率较低。2012 年，Ting 等采用超声在一例女性患者的腓骨头部准确定位出腓总神经并对其阻滞[2]。2010 年，Snaith 等介绍了超声引导腓浅神经阻滞用于足部手术[3]。同年，Antonakakis 等描述了腓深神经的超声定位和阻滞[4]。虽然有研究认为在有些部位超声并不能提高腓总神经的阻滞成功率，在其他水平对腓总神经及其分支的阻滞成功率有无影响尚无明确研究结果，但我们认为，可视化的操作可能会降低腓总神经及其分支阻滞时穿刺相关并发症[4]。目前腓总神经及其分支阻滞的常见部位有坐骨神经分叉处（见本章第四节）、膝部、腓骨头部、小腿中部、踝部。

二、腓总神经及其分支阻滞的解剖学基础

腓总神经直径约为胫神经的一半,其纤维来自第4、5腰神经前支和第1、2骶神经前支。腓总神经从腘窝上部由坐骨神经分出,沿腘窝外侧界向下外斜行至腓骨头处,位于股二头肌内侧,继而行于股二头肌腱与腓肠肌外侧头之间,在股二头肌腱处被筋膜固定,然后弯曲绕过腓骨颈外侧向前行于腓骨长肌的深面,在此处分为腓浅神经和腓深神经。腓总神经的分支包括关节支和皮支,其中有2支伴随膝上外侧动脉和膝下外侧动脉走行,第3条关节支称为关节返支,起自腓总神经分叉处附近,伴胫前返动脉穿胫骨前肌,分布于膝关节囊的前外侧部和胫腓近侧关节。腓总神经还发出两条皮支,即腓肠外侧神经和腓肠神经交通支,分布于小腿近侧部前、后面和外侧面的皮肤。

腓总神经的终末支为腓浅神经和腓深神经,其中腓浅神经起于腓总神经分叉处,于腓骨长肌深面分出,向前下方行于腓骨长、短肌与趾长伸肌之间,在小腿远侧1/3处穿出深筋膜分成内、外侧两个终支。腓浅神经在小腿部发出分支支配腓骨长肌、腓骨短肌和小腿下部的皮肤。腓浅神经内侧支行至踝内侧区又分为两条趾背神经,一支分布于蹬趾内侧面,另一支分布于第2、3趾的相邻面,并与隐神经和腓深神经相交通,腓浅神经的外侧支横过足背向外侧走行,分成趾背神经分布于第3至第5趾的相邻面,同时也分布于踝外侧面的皮肤与腓肠神经相交通。

腓深神经起始于腓总神经分叉处,在腓骨与腓骨长肌上段之间斜向前行,于趾长伸肌的深面到达骨间膜前方,在小腿近侧1/3段,向胫前动脉靠拢并与其伴随下行至踝区,此处腓深神经发出内、外侧终支。腓深神经最初位于胫前动脉外侧,然后行于动脉前方,在踝区又行至动脉外侧。腓深神经的外侧终支在趾短伸肌深面横过跗骨,除发出趾短伸肌支外,还发出三条骨间肌支,分布于中间3个趾的跗跖关节和跖趾关节,第1支还发出分支分布于第2骨间背侧肌。腓深神经的内侧终支沿足背动脉外侧向远端走行,在第1跖骨间隙处与腓浅神经的内侧支相交通后,分成两条趾背神经,分布于第1、2趾的相邻面,在此两支前还发出第1骨间支分布于蹬趾的跖趾关节和第1骨间背侧肌。如图3-1、图3-2、图3-93、图3-94、图3-95、表3-1、表3-2所示。

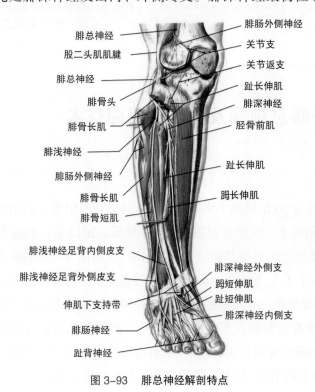

图3-93　腓总神经解剖特点

（图中标注）
腓总神经
股二头肌肌腱
腓总神经
腓骨头
腓骨长肌
腓浅神经
腓肠外侧神经
腓骨长肌
腓骨短肌
腓浅神经足背内侧皮支
腓浅神经足背外侧皮支
伸肌下支持带
腓肠神经
趾背神经

腓肠外侧神经
关节支
关节返支
趾长伸肌
腓深神经
胫骨前肌
趾长伸肌
蹬长伸肌
腓深神经外侧支
蹬短伸肌
趾短伸肌
腓深神经内侧支

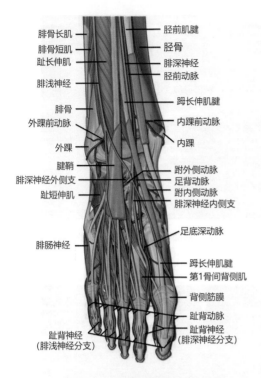

图 3-94　足背部神经的解剖特点

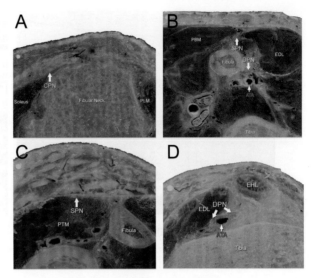

图 3-95　腓总神经横断面解剖图

A. 腓骨颈部腓总神经横断面解剖；B. 小腿中段腓浅神经和腓深神经横断面解剖；C. 踝部腓浅神经横断面解剖；D. 踝部腓深神经横断面解剖。Soleus，比目鱼肌；PLM，腓骨长肌；PBM，腓骨短肌；EDL，趾长伸肌；PTM，第三腓骨肌；EHL，跗长伸肌；Fibula　Neck，腓骨颈；Tibia，胫骨；ATA，胫前动脉；CPN，腓总神经；DPN，腓深神经；SPN，腓浅神经

三、超声引导腓总神经及其分支阻滞技术

（一）膝部超声引导腓总神经阻滞技术

由解剖学得知，腓总神经由膝部外侧穿至小腿部，而腓肠外侧神经由腓骨头上约7~8cm处从腓总神经分出[5]。因此，该水平行腓总神经阻滞可同时阻断腓肠外侧神经、腓浅神经和腓深神经及其分支，但与坐骨神经分叉处水平相比，该阻滞技术对膝关节支无效。

1. 膝部超声引导腓总神经阻滞的体位

嘱患者平卧或侧卧，双下肢自然伸直，充分暴露膝部。多采用线阵探头，涂抹耦合剂，无菌塑料膜紧密包绕探头。穿刺前适当镇静、镇痛。

2. 膝部腓总神经的超声定位

探头横置于膝部外侧腘窝横纹水平，探头与股骨垂直（见图 3-96）。调整探头超声下可显示股二头肌声像，在股二头肌的内侧可显示圆形或卵圆形的腓总神经声像，有时在其附近还可探寻到腓肠外侧神经声像（见图 3-97）。

3. 膝部超声引导腓总神经阻滞的进针方法

多采用平面内进针技术，22~25 G 穿刺针从探头前侧端进针，针尖穿过股二头肌即至目标神经周围，回抽无血即可注射局麻药（见图 3-98、图 3-99）。也可从探头后侧端进针，针尖至神经周围即可注射局麻药，超声下可见药物在神经周围扩散。

也可使用平面外进针技术，穿刺针从探头两侧进针，针尖至神经周围即可注射局麻药。穿刺时应注意进针深度，以免损伤腓总神经。

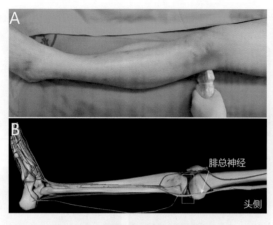

图 3-96　膝部腓总神经的超声定位
A.膝部腓总神经阻滞探头放置位置示意图；B.膝部腓总神经阻滞探头扫描示意图。绿色方框为探头放置位置

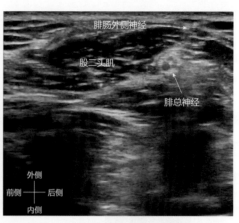

图 3-97　膝部腓总神经超声声像图

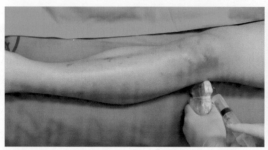

图 3-98　膝部腓总神经阻滞平面内进针示意图

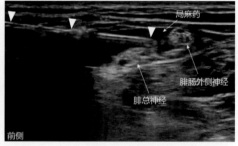

图 3-99　膝部腓总神经阻滞平面内进针技术
白色三角形为穿刺针轨迹

（二）腓骨头部超声引导腓总神经阻滞技术

Ting 等对腓骨头部超声引导腓总神经阻滞的方法和技巧做过详细介绍，该水平可阻滞腓浅和腓深神经及其分支，但与膝部相比对腓肠外侧神经无阻滞效果[2]。

1.腓骨头部超声引导腓总神经阻滞的体位

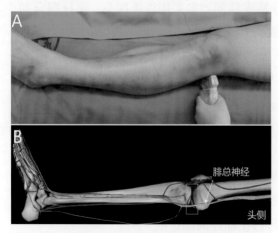

图 3-100　腓骨头部腓总神经的超声定位
A.腓骨头部腓总神经阻滞探头放置位置示意图；B.腓骨头部腓总神经阻滞探头扫描示意图。绿色方框为探头放置位置

患者取平卧、侧卧或坐位等体位均可，膝关节略屈曲以清晰显示腓骨头。选用线阵探头，涂抹耦合剂，无菌处理。穿刺前适当镇静、镇痛。

2.腓骨头部腓总神经的超声定位

把探头横置于小腿外侧、腓骨头水平，探头与腓骨垂直（见图 3-100）。调整探头超声下可见腓骨、比目鱼肌等声像，在腓骨头的后侧、比目鱼肌的浅层可显示梭形或椭圆形的腓总神经声像（见图 3-101）。沿腓总神经走行向足侧移动探头可见腓总神经分为腓浅神经和腓深神经两支，也可对其分别阻滞（见图 3-102）。

3. 腓骨头部超声引导腓总神经阻滞的
进针方法

多采用平面内进针技术，22~25 G 穿刺
针从探头内前侧端进针均可，针尖至神经周
围即可注射局麻药（见图 3-103、图 3-104）。
也可采用平面外进针技术，针尖从探头两侧
进针，针尖至神经附近即可注射局麻药，超
声下可见药物在神经周围扩散。

（三）小腿部超声引导腓浅神经和腓深
神经阻滞技术

2013 年，Chin 介绍了小腿部腓浅神经
的超声定位方法[6]。与腓骨头部相比，该水
平腓浅神经和腓深神经距离较远，需对其
分别阻滞。

1. 小腿部超声引导腓浅神经和腓深神
经阻滞的体位

患者可选择平卧位、坐位或者侧卧位，
双下肢自然伸直，充分暴露患侧小腿部。
多选用线阵探头，涂抹耦合剂并无菌处理。
操作前镇静、镇痛。

2. 小腿部腓浅神经和腓深神经的超声
定位

把探头横置于小腿外侧、外踝至腓
骨头任意水平，探头与腓骨垂直（见图
3-105）。调整探头超声下可显示胫腓骨、
腓骨肌、趾长伸肌、胫骨前肌等声像，在
腓骨的前部、胫骨前肌和趾长伸肌的深层，
可探寻到搏动的胫前动脉，可采用彩色多
普勒予以鉴别，腓深神经位于胫前动脉的
附近，可呈卵圆形或梭形声像，腓浅神经
位于腓骨肌和趾长伸肌交界的浅层，呈卵
圆形或梭形声像（见图 3-106）。

3. 小腿部超声引导腓深神经和腓浅神
经阻滞的进针方法

腓深神经阻滞多采用平面内进针技术，

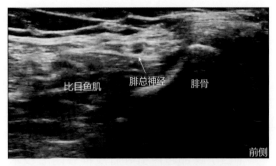

图 3-101 腓骨头部腓总神经超声声像图

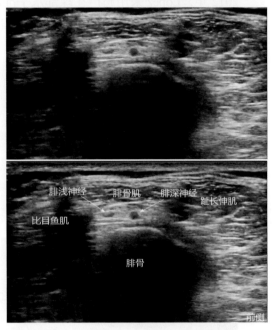

图 3-102 腓骨头下部腓总神经超声声像图

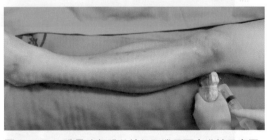

图 3-103 腓骨头部腓总神经阻滞平面内进针示意图

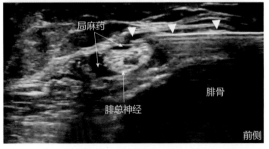

图 3-104 腓骨头部腓总神经阻滞平面内进针技术
白色三角形为穿刺针轨迹

22G 穿刺针从探头前侧端进针，针尖穿过趾长伸肌即至目标神经周围，回抽无血即可注射局麻药，超声下可见药物在神经周围扩散（见图 3-107）。穿刺时应注意保持针尖处于超声影像内，以免损伤胫前动脉和腓深神经引起相关并发症。

腓浅神经阻滞可采用平面内进针技术或平面外进针技术，22~25G 穿刺针从探头两侧或前后任意端进针，针尖至神经周围即可注射局麻药（见图 3-108）。穿刺时应注意针尖位置，以免损伤目标神经。

（四）踝部超声引导腓浅神经阻滞技术

2012 年，López 采用超声在踝部水平准确定位出腓浅神经[7]。该技术方法类似于小腿部腓浅神经阻滞，仅适用于足部手术的麻醉和镇痛。

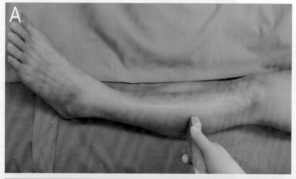
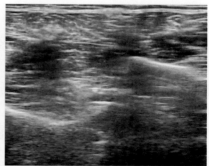

图 3-105　小腿部腓浅神经和腓深神经的超声定位
A. 小腿部腓深神经和腓浅神经阻滞探头放置位置示意图；B. 小腿部腓深神经和腓浅神经阻滞探头扫描示意图。绿色方框为探头放置位置

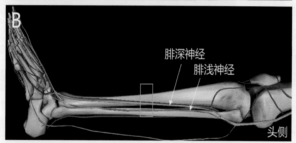
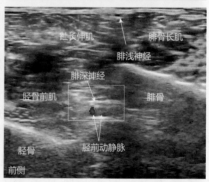

图 3-106　小腿部腓深神经和腓浅神经超声声像图

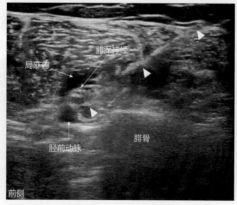
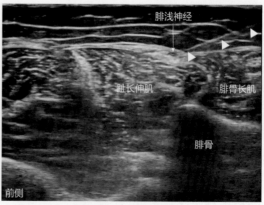

图 3-107　小腿部腓深神经阻滞平面内进针技术
白色三角形为穿刺针轨迹

图 3-108　小腿部腓浅神经阻滞平面内进针技术
白色三角形为穿刺针轨迹

1. 踝部超声引导腓浅神经阻滞的体位

可取坐位、侧卧位或平卧位，充分暴露患侧小腿和足踝部。多选用线阵探头，耦合剂涂抹于探头，无菌塑料袋包紧。穿刺前适当镇静、镇痛。

2. 踝部腓浅神经的超声定位

把探头横置于外踝上方 10~15cm 水平处，探头与小腿垂直（见图 3-109）。超声下可显示腓骨肌、趾长伸肌和腓骨等声像，在腓骨肌和趾长伸肌交界区的浅层可显示腓浅神经声像，多呈卵圆形或梭形（见图 3-110）。

3. 踝部超声引导腓浅神经阻滞的进针方法

可采用平面内进针技术。22~25G 穿刺针从探头前后任意端进针，针尖至神经周围即可注射局麻药（见图 3-111、图 3-112）。也可采用平面外进针技术，穿刺针从探头任意侧进针，针尖至目标神经周围即可注药，超声下可见药物在神经周围扩散。

（五）踝部超声引导腓深神经阻滞技术

López 等在 2012 年介绍了腓深神经的超声定位方法[7]。该水平阻滞仅适用于足部手术的麻醉和镇痛，但与近端腓深神经阻滞相比，其不影响小腿部肌肉的运动，可能有利于患者术后早期活动并增加舒适度。

1. 踝部超声引导腓深神经阻滞的体位

可采用坐位或平卧位，双下肢自然伸展，充分暴露患者足踝部。多选用线阵探头，耦合剂涂抹于探头，无菌塑料袋包紧。穿刺前适当镇静、镇痛。

2. 踝部腓深神经的超声定位

把探头横置于踝关节的前部，稍靠外侧，探头与踝关节垂直（见图 3-113）。超声下可显示胫骨、跛长伸肌和趾长伸肌声

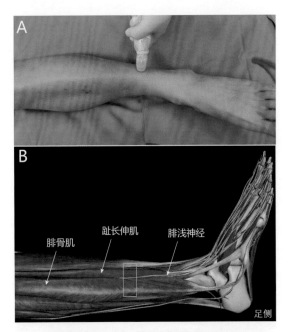

图 3-109　踝部腓浅神经的超声定位

A. 踝部腓浅神经阻滞探头放置位置示意图；B. 踝部腓浅神经阻滞探头扫描示意图。绿色方框为探头放置位置

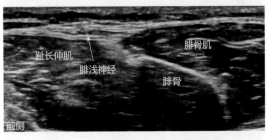

图 3-110　踝部腓浅神经超声声像图

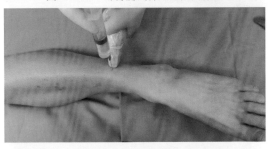

图 3-111　踝部腓浅神经阻滞平面内进针示意图

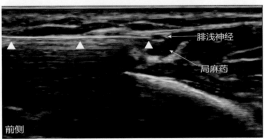

图 3-112　踝部腓浅神经阻滞平面内进针技术

白色三角形为穿刺针轨迹

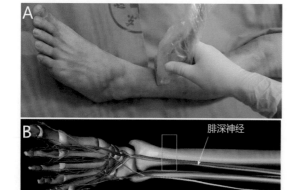

图 3-113　踝部腓深神经的超声定位
A. 踝部腓深神经阻滞探头放置位置示意图；B. 踝部腓深神经阻滞探头扫描示意图。绿色方框为探头放置位置

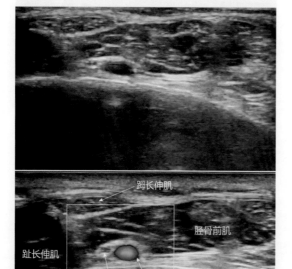

图 3-114　踝部腓深神经的超声声像图

像，在趾长伸肌和姆长伸肌的深部、胫骨的浅层可显示搏动的胫前动脉，在胫前动脉的附近可探寻到呈梭形或卵圆形的腓深神经，该水平腓深神经多已发出内、外侧两条末端分支，分别位于胫前动脉的两侧（见图 3-114）。

3. 踝部超声引导腓深神经阻滞的进针方法

多采用平面内进针技术，针尖从探头的任意端进针，针尖穿过趾长伸肌或姆长伸肌即至神经周围，回抽无血即可注射局麻药，超声下可见药物在神经周围扩散，如药物扩散不佳可调整进针角度，对两条分支分别阻滞（见图 3-115、图 3-116）。如神经显示不清，可把药物直接注射到胫前动脉的周围可获得同样的镇痛效果。

也可采用平面外进针技术，针尖从探头两侧进针，针尖至神经周围回抽无血即可注射局麻药，进针时应注意针尖位置，以免损伤胫前动脉和腓深神经。

（六）超声引导趾背神经阻滞技术

由解剖学可知，趾背神经主要来自腓浅神经、腓深神经和腓肠神经，在跖骨和趾骨部趾背神经与相应的趾背动脉相伴行，可在此水平对其阻滞。该技术适用于趾部手术的麻醉和镇痛。

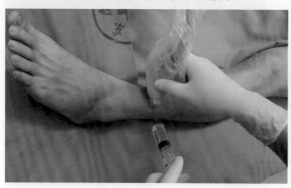

图 3-115　腓深神经阻滞平面内进针示意图

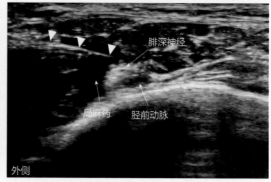

图 3-116　腓深神经阻滞平面内进针技术
白色三角形为穿刺针轨迹

1. 超声引导趾背神经阻滞的体位

嘱患者平卧或坐位,患侧下肢自然伸展,充分暴露足踝部。选用线阵探头,涂抹耦合剂并无菌处理。操作前适当镇静、镇痛。

2. 趾背神经的超声定位

把探头横置于跖趾关节部或跖骨部,探头与跖骨垂直(见图 3-117)。超声下可显示跖骨、骨间肌声像,在左右两侧跖骨之间,骨间肌的浅层可探寻到搏动的趾背动脉,可使用彩色多普勒予以鉴别,趾背神经即位于趾背动脉的周围,但常常不易探及(见图 3-118)。

3. 超声引导趾背神经阻滞的进针方法

可采用平面内或平面外进针技术。针尖

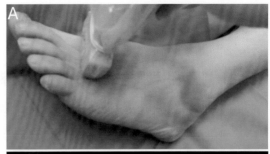
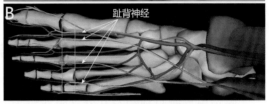

图 3-117　趾背神经的超声定位

A. 趾背神经阻滞探头放置位置示意图;B. 趾背神经阻滞探头扫描示意图。绿色方框为探头放置位置

至趾背动脉周围回抽无血即可注射局麻药,超声下可见药物在血管周围扩散(见图 3-119、图 3-120)。进针时应注意针尖位置以免损伤趾背动脉,注药时阻力不应过大。

(七)超声引导腓总神经及其分支阻滞的药物

关于局麻药的种类、浓度和剂量对超声引导腓总神经及其分支阻滞的影响并无系统研究和明确报道。文献中腓总神经阻滞局麻药使用剂量多为 10~15ml,腓浅神经和腓深神经阻滞的药物剂量多为 2~3ml,小腿部由于腓深神经位置较深常使用 5~10ml 剂量的

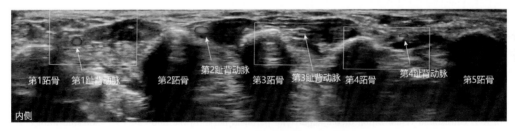

图 3-118　跖骨部横断面超声声像全景图

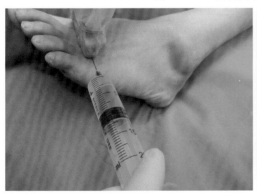

图 3-119　趾背神经阻滞平面内进针示意图

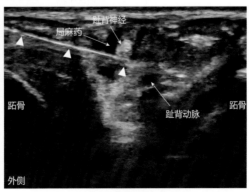

图 3-120　趾背神经阻滞平面内进针技术

白色三角形为穿刺针轨迹

局麻药[2,7,8]。我们多使用 0.25%~0.5% 的罗哌卡因 5~10ml，可获得满意的阻滞效果，且并未出现显著的药物相关并发症。

四、超声引导腓总神经及其分支阻滞技术的适应证

腓总神经及其分支阻滞适用于小腿外侧、后侧部分和足背部手术的麻醉和镇痛，也可用于坐骨神经阻滞失败的补救。联合胫神经和隐神经阻滞可用于整个小腿和足部手术的麻醉和术后镇痛。

五、超声引导腓总神经及其分支阻滞技术的并发症与禁忌证

（一）并发症

超声引导腓总神经及其分支阻滞较为安全，罕见的并发症有神经损伤、胫前动脉等血管损伤、局麻药中毒等。

（二）禁忌证

穿刺部有感染或患者拒绝禁忌行超声引导腓总神经及其分支阻滞，严重凝血障碍和腓总神经损伤的患者相对禁忌，可权衡利弊而实施。

参 考 文 献

1. Sparks C J, Higeleo T. Foot surgery in Vanuatu: results of combined tibial, common peroneal and saphenous nerve blocks in fifty-six adults [J]. Anaesth Intensive Care, 1989,17（3）:336-339.

2. Ting P H, Antonakakis J G, Scalzo D C. Ultrasound-guided common peroneal nerve block at the level of the fibular head [J]. J Clin Anesth, 2012,24（2）:143-147.

3. Snaith R, Dolan J. Ultrasound-guided superficial peroneal nerve block for foot surgery [J]. AJR Am J Roentgenol, 2010,194（6）:W538, W542.

4. Antonakakis J G, Scalzo D C, Jorgenson A S, et al. Ultrasound does not improve the success rate of a deep peroneal nerve block at the ankle [J]. Reg Anesth Pain Med, 2010,35（2）:217-221.

5. 林炎生，廖进民，黄群武，等. 带腓肠外侧皮神经及其营养血管筋膜皮瓣的应用解剖[J]. 解剖学研究，1999,21(1):62.

6. Chin K J. Ultrasound visualization of the superficial peroneal nerve in the mid-calf [J]. Anesthesiology, 2013,118（4）:956-965.

7. Lopez A M, Sala-Blanch X, Magaldi M, et al. Ultrasound-guided ankle block for forefoot surgery: the contribution of the saphenous nerve [J]. Reg Anesth Pain Med, 2012,37（5）:554-557.

8. Kilicaslan A, Topal A, Erol A, et al. Ultrasound-guided multiple peripheral nerve blocks in a superobese patient [J]. Case Rep Anesthesiol, 2014,2014:896914.

（范　坤　王爱忠）

第六节　超声引导胫神经及其分支阻滞技术

一、概述

早在 20 世纪 60 年代就有胫神经阻滞用于足底手术的报道，胫神经阻滞适用于小腿和足底手术的麻醉镇痛[1]。虽然经过几十年的发展，但盲探操作成功率仍然较低且增加了神经和血管损伤甚至跟腱损伤、骨折等风险[2]。2008 年，Soares 等首次介绍了超声引导胫后神经阻滞的方法技巧，揭开了胫神经及其分支超声引导阻滞的篇章[2]。一项对健康志愿者的研究显示，超声的应用极大地提高了胫神经的阻滞成功率，该作者的另一篇研究显示超声技术还可提高腓肠神经阻滞的成功率[4,5]。目前超声引导胫神经常用的阻滞部位有坐骨神经分叉处（见本章第四节）、膝部、小腿部和踝部，腓肠神经常见的阻滞部位有小腿部和踝部。

二、胫神经及其分支阻滞的解剖学基础

胫神经纤维来自 L_4 至 S_5 脊神经的前支，在腘窝上由坐骨神经分出，沿股后区和腘窝后下行至小腿，在股后区由股二头肌覆盖，至腘窝区变得表浅，至腘动、静脉的浅层，从外侧越过腘动、静脉至内侧，至腘窝下部被腓肠肌头覆盖。在小腿部胫神经与胫后动、静脉伴行于腓肠肌和比目鱼肌的深层，至小腿下 1/3 处只有皮肤和筋膜覆盖，最初胫神经位于胫后动脉的内侧，继而从动脉的后侧穿至血管外侧，直至神经分叉处[6]。

胫神经的分支主要有关节支、肌支、腓肠内侧神经、足跟内侧神经和足底内外侧神经。其中膝关节支有 3 条，分别与膝上内侧动脉、膝下内侧动脉和膝中动脉伴行分布于膝关节。胫神经在分成足底内外侧神经以前还发出分支支配踝关节。胫神经在穿行过程中发出分支支配腓肠肌、跖肌、比目鱼肌、腘肌、胫骨后肌、趾长屈肌和姆长屈肌等。腓肠内侧神经起自腘窝后部、股骨内外髁连线下方 1~3cm 处，从胫神经分出后在腓肠肌两头之间下行，在小腿近侧端穿出深筋膜并与腓肠外侧神经汇合成腓肠神经，后者与小隐静脉伴行至外踝与跟腱之间，分布于小腿下 1/3 部后外侧面的皮肤，以及足外侧、小趾侧和外踝的皮肤，在足背与腓浅神经相交通。足底内外侧神经在屈肌支持带附近由胫神经分出，其中足底内侧神经与足底内侧动脉伴行穿行于姆展肌的深部，分出一支姆趾固有神经和三支跖趾总神经，后者每支又分成两条跖趾固有神经。足底内侧神经肌支主要支配第一蚓状肌、姆展肌等，皮支主要支配第一至第四姆趾相邻面和第一至第四跖骨表面的皮肤，关节支主要支配跖趾关节等。足底外侧神经与足底外侧动脉伴行走行于姆展肌和趾短屈肌深部，主要支配第四至第五趾表面的皮肤和足底大部分肌肉[6,7]。如图 3-1、图 3-2、图 3-121、图 3-122、图 3-123、表 3-1、表 3-2 所示。

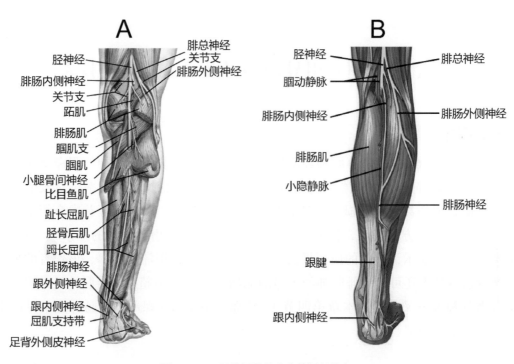

图 3-121　胫神经及其分支的解剖特点
A.胫神经解剖及其分支解剖特点；B.腓肠神经的解剖特点

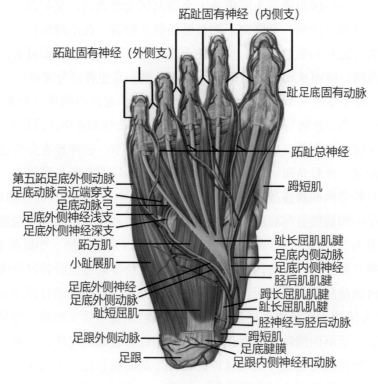

图 3-122　足底神经与血管分布

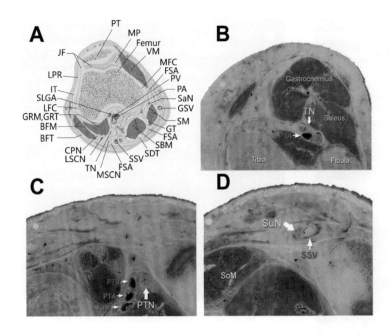

图 3-123　胫神经横断面解剖图

A.膝部胫神经横断面示意图；B.小腿部胫神经横断面解剖图；C.踝部胫后神经横断面解剖图；D.踝部腓肠神经横断面解剖图。JF，关节液；LPR，膝关节外侧支持带；IT，髂胫束；SLGA，膝上外侧动脉；LFC，内髁；GRM，腓肠肌；GRT，腓肠肌腱；BFM，股二头肌；BFT，股二头肌腱；CPN，腓总神经；LSCN，腓肠外侧神经；TN，胫神经；MSCN，腓肠内侧神经；FSA，筋膜；SSV，小隐静脉；SDT，半腱肌腱；SBM，半膜肌；GT，股薄肌腱；SM，缝匠肌；GSV，大隐静脉；SaN，隐神经；PA，腘动脉；PV，腘静脉；MFC，内髁；VM，股内侧肌；Femur，股骨；MP，内侧皱襞；PT，髌骨；PTA，胫后动脉；Tibia，胫骨；Fibula，腓骨；PTV，胫后静脉；SoM，比目鱼肌；PTN，胫后神经；SuN，腓肠神经

三、超声引导胫神经及其分支阻滞技术

（一）膝部超声引导胫神经阻滞技术

由解剖学得知，胫神经从膝后部穿行至小腿，且该部位表浅并有腘动、静脉相伴行，超声下易鉴别，是胫神经阻滞的理想部位。该水平是腓肠内侧神经起始部，因此可同时对其阻滞。

1. 膝部超声引导胫神经阻滞的体位

嘱患者侧卧或俯卧位，双腿自然伸展，膝关节伸直，充分暴露腘窝部。选用线阵探头，涂抹耦合剂并无菌处理。操作前适当镇静、镇痛。

2. 膝部胫神经的超声定位

把探头横置于膝后部、腘窝横纹处，探头与股骨垂直（见图 3-124）。调整探头超声下可显示腓肠肌声像，在腓肠肌的深部可显示搏动的腘动脉和腘静脉，胫神经呈圆形或卵圆形声像位于腘静脉的浅层（见图 3-125）。在胫神经的浅层可探寻到腓肠内侧神经，呈圆形或卵圆形声像，有时后者已从胫神经分出，可在表浅的小隐静脉周围寻找到该神经(见图 3-125)。

3. 膝部超声引导胫神经阻滞的进针方法

多采用平面内进针技术。22~25G 穿刺针从探头内侧端或外侧端进针，针尖穿过腓肠肌即至神经周围，回抽无血即可注射局麻药，超声下可见药物在神经周围扩散（见图 3-126、图 3-127）。也可采用平面外进针技术，穿刺针从探头两侧进针，调整进针和探头角度，针尖至神经周围回抽无血即可注药。由于小隐静脉和腓肠内侧神经位于胫神经的附近，

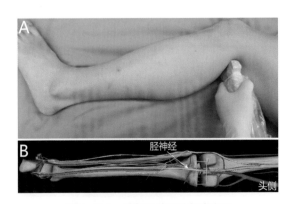

图 3-124　膝部胫神经的超声定位

A.膝部胫神经阻滞探头放置位置示意图；B.膝部胫神经阻滞探头扫描示意图。绿色方框为探头放置位置

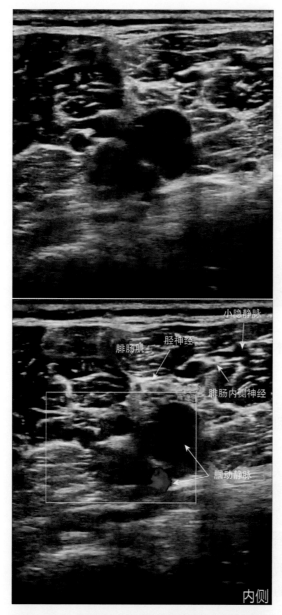

图3-125　膝部胫神经及腓肠内侧神经超声声像图

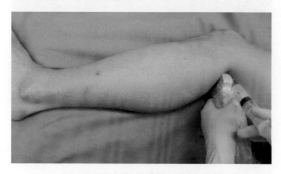

图3-126　膝部胫神经阻滞平面内进针示意图

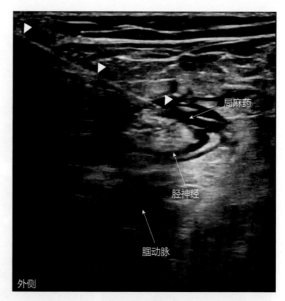

图3-127　膝部胫神经阻滞平面内进针技术

白色三角形为穿刺针轨迹

采用平面外进针方法时，应注意避开，以免引起损伤。

（二）小腿部超声引导胫神经阻滞技术

小腿部胫神经走行于腓肠肌和比目鱼肌深层，并与胫后动脉相伴行，超声下易鉴别。与膝部胫神经阻滞相比，该水平阻滞对腓肠内侧神经无效。

1. 小腿部超声引导胫神经阻滞的体位

嘱患者侧卧或俯卧，双下肢自然伸展，充分暴露小腿后部。该水平胫神经位置较深，多选用线阵探头，涂抹耦合剂并无菌处理。操作前适当镇静、镇痛。

2. 小腿部胫神经的超声定位

把探头横置于小腿后部、腘窝至踝关节任意水平（见图3-128、图3-129）。调整探头超声下显示胫腓骨、比目鱼肌等声像，在小腿上部还可以看到腓肠肌声像，在比目鱼肌的深层可探寻到搏动的胫后动、静脉，可使用彩色多普勒予以鉴别，胫神经位于胫后动、静脉的周围，呈圆形或梭形声像（见图3-130、图3-131）。

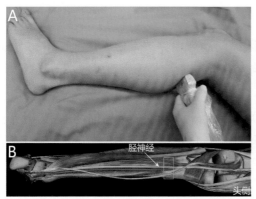

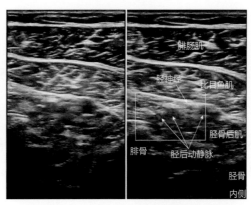

图 3-128　小腿上部胫神经的超声定位

A. 小腿上部胫神经阻滞探头放置位置示意图；B. 小腿上部胫神经阻滞探头扫描示意图。绿色方框为探头放置位置

图 3-129　小腿上部胫神经超声声像图

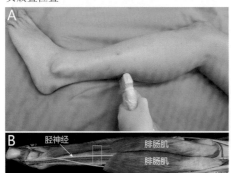

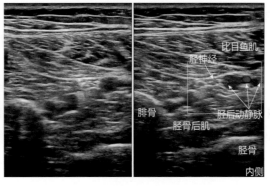

图 3-130　小腿下部胫神经的超声定位

A. 小腿下部胫神经阻滞探头放置位置示意图；
B. 小腿下部胫神经阻滞探头扫描示意图。绿色方框为探头放置位置

图 3-131　小腿下部胫神经超声声像图

3. 小腿部超声引导胫神经阻滞的进针方法

多采用平面内进针技术。22G 穿刺针从探头内侧端或外侧端垂直于皮肤进针，调整进针角度，针尖穿过腓肠肌、比目鱼肌即至神经周围，回抽无血即可注射局麻药，超声下可见药物在神经和血管周围扩散（见图 3-132、图 3-133）。穿刺时应注意针尖的位置，以免损伤胫后动、静脉，引起相关并发症。

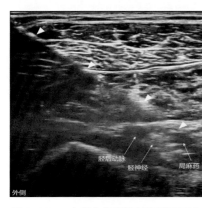

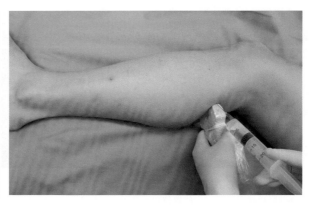

图 3-132　小腿上部胫神经阻滞平面内进针技术

白色三角形为穿刺针轨迹

图 3-133　小腿上部胫神经阻滞平面内进针示意图

（三）踝部超声引导胫后神经阻滞技术

2016 年，Clattenburg 等对踝部胫后神经阻滞的超声引导技术做了详细描述[8]。与近端相比，该部位胫神经阻滞对小腿部肌肉无影响，有利于患者术后活动。

1. 踝部超声引导胫后神经阻滞的体位

嘱患者平卧，患侧下肢外展外旋，或髋关节外展外旋，膝关节屈曲 90°，充分暴露患侧小腿和足踝部内侧区。选用线阵探头，耦合剂涂抹于探头，无菌塑料袋包紧。穿刺前适当镇静、镇痛。

2. 踝部胫后神经的超声定位

解剖学研究得知，足跟内侧神经在内踝中点上 3~4cm 水平由胫后神经分出，因此需在内踝与跟腱连线中点上 5~10cm 水平才可同时阻滞足跟内侧神经，如无须阻滞足跟内侧神经，探头横置于内踝与跟腱连线上即可[9]（见图 3-134）。调整探头，超声下可显示内踝、跟腱、趾长屈肌和姆长屈肌等声像，在趾长屈肌和姆长屈肌之间可探寻到搏动的胫后动脉，在血管的周围可显示梭形或卵圆形的胫后神经声像（见图 3-135、图 3-136）。

3. 踝部超声引导胫后神经阻滞的进针方法

可选用平面内进针技术。22~25G 穿刺针从探头前端或后端进针，针尖至神经周围回抽无血即可注射局麻药，超声下可见药物在神经和血管周围扩散（见图 3-137、图 3-138、图 3-139）。也可采用平面外进针技术，从探头任意侧进针，穿刺时应注意针尖位置，以免损伤胫后血管和神经。

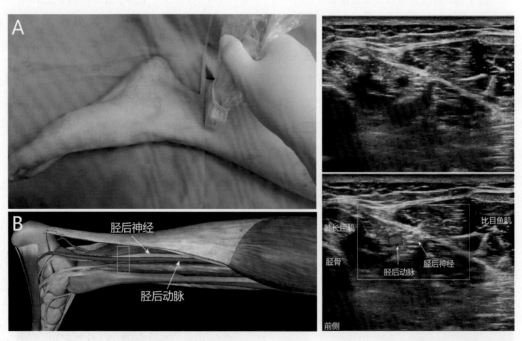

图 3-134　踝部胫后神经的超声定位　　　　图 3-135　踝上部胫后神经超声声像图

A. 踝部胫后神经阻滞探头放置位置示意图；B. 踝部胫后神经阻滞探头扫描示意图。绿色方框为探头放置位置

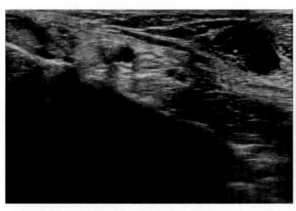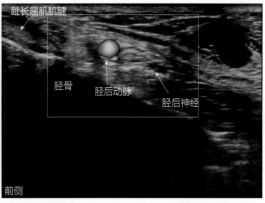

图 3-136 踝部胫后神经超声声像图

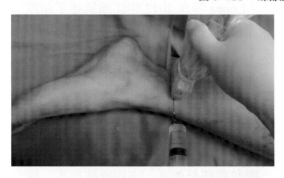

图 3-137 踝部胫后神经阻滞平面内进针示意图

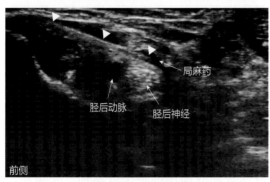

图 3-138 踝部胫后神经阻滞平面内进针技术
白色三角形为穿刺针轨迹

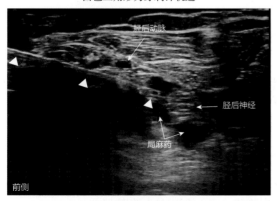

图 3-139 踝上部胫后神经阻滞平面内进针技术
白色三角形为穿刺针轨迹

（四）小腿部超声引导腓肠神经阻滞技术

解剖学研究显示，大多数的腓肠内、外侧神经在小腿中 1/3 处汇合成为腓肠神经，且在小腿下 1/3 腓肠神经与小隐静脉关系最密切，且位置表浅，因此小腿下 1/3 处是超声引导腓肠神经阻滞的理想部位[10]。足跟外侧神经从外踝上方 3~4cm 处从腓肠神经分出，因此小腿部腓肠神经阻滞水平较高时，可完全阻断腓肠神经及其分支[11]。

1. 小腿部超声引导腓肠神经阻滞的体位同小腿部胫后神经阻滞。

2. 小腿部腓肠神经的超声定位

把探头横置于小腿后部下 1/3 任意水平，探头与小腿垂直（见图 3-140）。调整探头超声下可显示比目鱼肌和跟腱声像，在比目鱼肌和跟腱的浅层可探寻到小隐静脉声像，可采用彩色多普勒予以鉴别，在小隐静脉的周围可探寻到梭形或椭圆形的腓肠神经声像（见图 3-141）。向头侧移动探头，可显示腓肠神经由腓肠内、外侧神经汇合而成（见图 3-142）。在小腿中上部，小隐静脉仅与腓肠内侧神经伴行，因此阻滞水平不宜过高，否则会因腓肠外侧神经无法阻滞而导致腓肠神经阻滞不全。

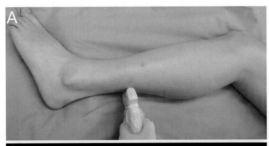

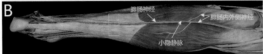

图3-140　小腿下段腓肠神经的超声定位

A. 小腿下段腓肠神经阻滞探头放置位置示意图；B. 小腿下段腓肠神经阻滞探头扫描示意图。绿色方框为探头放置位置

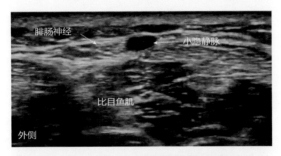

图3-141　小腿下段腓肠神经超声声像图

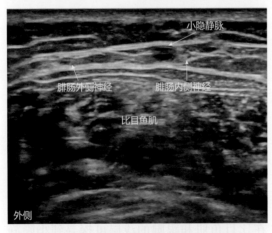

图3-142　小腿中段腓肠神经超声声像图

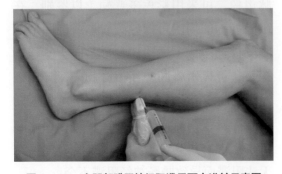

图3-143　小腿部腓肠神经阻滞平面内进针示意图

3. 小腿部超声引导腓肠神经阻滞的进针方法

平面内或平面外进针技术均可。22~25G穿刺针至目标神经周围回抽无血即可注射局麻药（见图3-143、图3-144）。如神经显示不清，可把局麻药直接注射到小隐静脉周围，超声下可见药物在血管周围扩散，也可获得同等的镇痛效果。

（五）踝部超声引导腓肠神经阻滞技术

Lopez等在2012年详细描述了超声引导踝部腓肠神经阻滞的方法和技巧[12]。该水平足跟外侧神经已经从腓肠神经分出，因此对足跟部手术镇痛效果较差。

1. 踝部超声引导腓肠神经阻滞的体位

嘱患者侧卧，双下肢自然伸展，也可取平卧位，患侧下肢内收内旋，充分暴露小腿和踝部外侧区。选用线阵探头，耦合剂涂抹于探头，无菌塑料袋包紧。穿刺前适当镇静、镇痛。

2. 踝部腓肠神经的超声定位

把探头横置于外踝与跟腱之间，探头与小腿垂直（见图3-145）。超声下可见外踝、跟腱、腓骨肌等声像，在外踝与跟腱之间的浅层可探寻到小隐静脉声像，可采用彩色多普勒或加压探头予以鉴别，腓肠神经位于小隐静脉周围，呈圆形或椭圆形声像（见图3-146）。

3. 踝部超声引导腓肠神经阻滞的进针方法

该部位腓肠神经位置表浅，平面内进针技术或平面外进针技术均可，22~25G穿刺针至神经周围回抽无血即可注射局麻药，超声下可见药物在神经周围扩散（见图3-147、图3-148）。穿刺时应注意针尖的位置，以免损伤小隐静脉。

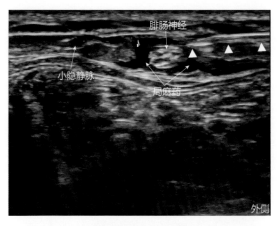

图 3-144 小腿部腓肠神经阻滞平面内进针技术

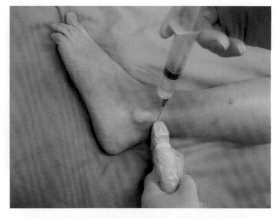

图 3-147 踝部腓肠神经阻滞平面内进针示意图

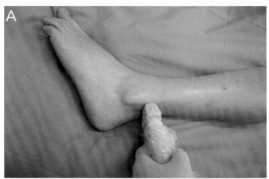

图 3-145 踝部腓肠神经的超声定位

A. 踝部腓肠神经阻滞探头放置位置示意图；B. 踝部腓肠神经阻滞探头扫描示意图。绿色方框为探头放置位置

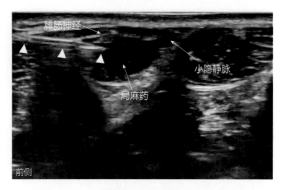

图 3-148 踝部腓肠神经阻滞平面内进针技术
白色三角形为穿刺针轨迹

（六）超声引导足底内、外侧神经阻滞技术

由解剖学得知，足底内、外侧神经从踝管处由胫神经分出，在足底部其分别伴随足底内、外侧动脉支配足底的感觉和运动。与近端胫神经阻滞相比，该水平可对足底内、外侧神经单独阻滞而不影响另外一支功能。

1. 超声引导足底内外侧神经阻滞的体位

嘱患者平卧，双下肢自然伸展，踝关节略背伸，充分暴露足底部。选用线阵探头，涂抹耦合剂并无菌处理，穿刺前适当镇静、镇痛。

2. 足底内、外侧神经的超声定位

把探头横置于足跟的趾侧，稍靠近内侧，探头与脚掌皮肤垂直（见图 3-149）。

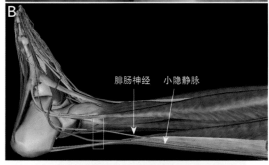

图 3-146 踝部腓肠神经的超声声像图。

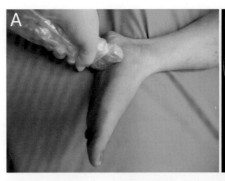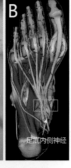

图 3-149　足底内侧神经的超声定位

A. 足底内侧神经阻滞探头放置位置示意图；B. 足底内侧神经阻滞探头扫描示意图。绿色方框为探头放置位置

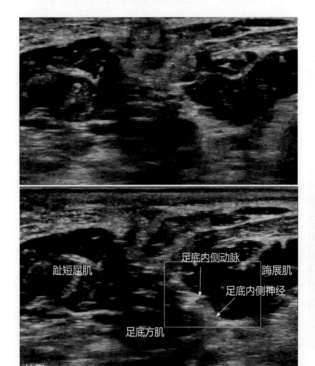

图 3-150　足底内侧神经超声声像图

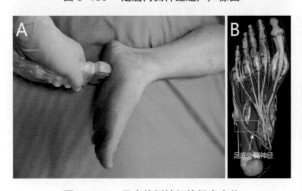

图 3-151　足底外侧神经的超声定位

A. 足底外侧神经阻滞探头放置位置示意图；B. 足底外侧神经阻滞探头扫描示意图。绿色方框为探头放置位置

调整探头超声下可显示趾短屈肌、蹞展肌、足底方肌等声像，在蹞展肌和趾短屈肌的深层可探寻到搏动的足底内侧动脉，可采用彩色多普勒予以鉴别，足底内侧神经即位于足底内侧血管的周围，呈圆形或卵圆形声像（见图 3-150）。

上述水平探头稍向足底外侧平移探头，在趾短屈肌的深层、足底方肌的浅层可探寻到搏动的足底外侧动脉，足底外侧神经即位于足底外侧血管的周围，呈圆形或卵圆形声像（见图 3-151、图 3-152）。

3. 超声引导足底内、外侧神经阻滞的进针方法

可采用平面内进针技术。22~25G 穿刺针从探头内侧端或外侧端进针，针尖穿过趾短屈肌或蹞展肌即至神经周围，回抽无血即可注射局麻药，超声下可见药物在神经周围扩散。也可采用平面外进针技术，穿刺针从探头任意侧垂直于皮肤进针，调整探头和进针角度以清晰显示针尖位置，以免损伤血管和神经。

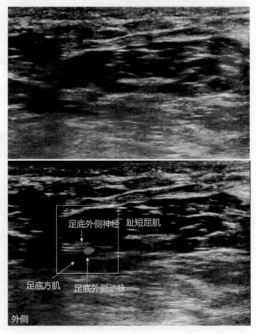

图 3-152　足底外侧神经超声声像图

（七）超声引导胫神经及其分支阻滞的药物

关于局麻药物种类、浓度和剂量对超声引导胫神经及其分支阻滞的影响尚无系统性研究。文献中胫神经和腓肠神经局麻药常使用的剂量多为 2~10ml，甲哌卡因、罗哌卡因和左旋布比卡因等均有使用报道[4, 5, 8, 12, 13]。临床中我们常使用 0.25%~0.5% 的罗哌卡因 3~5ml，小腿部胫神经位置较深局麻药剂量常使用 5~10ml。

四、超声引导胫神经及其分支阻滞技术的适应证

超声引导胫神经及其分支阻滞技术适用于小腿后部和足底部手术的麻醉和镇痛，也可用于坐骨神经等近端神经阻滞失败的补救手段。联合腓总神经和隐神经等阻滞可用于整个小腿和足部手术的麻醉镇痛。

五、超声引导胫神经及其分支阻滞技术的并发症与禁忌证

（一）并发症

超声引导胫神经及其分支阻滞较为安全，罕见的并发症有神经损伤、胫前动脉等血管损伤、局麻药中毒等。

（二）禁忌证

穿刺部有感染或患者拒绝禁忌行超声引导胫神经及其分支阻滞，严重凝血障碍和胫神经损伤的患者相对禁忌，可权衡利弊而实施。

参 考 文 献

1. STERBAKOV S S. Tibial nerve block for plantar anesthesia [J]. J Am Podiatry Assoc, 1960,50:729-731.
2. Deltombe T, Nisolle J F, De Cloedt P, et al. Tibial nerve block with anesthetics resulting in achilles tendon avulsion [J]. Am J Phys Med Rehabil, 2004,83（4）:331-334.
3. Soares L G, Brull R, Chan V W. Teaching an old block a new trick: ultrasound-guided posterior tibial nerve block [J]. Acta Anaesthesiol Scand, 2008,52（3）:446-447.
4. Redborg K E, Antonakakis J G, Beach M L, et al. Ultrasound improves the success rate of a tibial nerve block at the ankle [J]. Reg Anesth Pain Med, 2009,34（3）:256-260.
5. Redborg K E, Sites B D, Chinn C D, et al. Ultrasound improves the success rate of a sural nerve block at the ankle [J]. Reg Anesth Pain Med, 2009,34（1）:24-28.
6. Pearce J M. Henry Gray's Anatomy [J]. Clin Anat, 2009,22（3）:291-295.
7. 王泽俊，史二栓，方刚，等. 腓肠神经及其两根的应用解剖学观测[J]. 局解手术学杂志，2010,19（6）:482-483.
8. Clattenburg E, Herring A, Hahn C, et al. ED ultrasound-guided posterior tibial nerve blocks for calcaneal fracture analagesia [J]. Am J Emerg Med, 2016,34（6）:1181-1183.
9. 唐举玉，李康华，任家伍，等. 跟内侧神经的形态特点与临床意义[J]. 中南大学学报(医学版)，2010,35（4）:386-389.
10. 金奎龙，崔林，高寿日. 腓肠神经的应用解剖[J]. 延边医学院学报，1993,16（3）:157-158.
11. 唐举玉，李康华，任家伍，等. 跟外侧神经的形态特点及其临床意义[J]. 中国临床解剖学杂志，2009,27（1）:20-23.
12. Lopez A M, Sala-Blanch X, Magaldi M, et al. Ultrasound-guided ankle block for forefoot surgery: the contribution of the saphenous nerve [J]. Reg Anesth Pain Med, 2012,37（5）:554-557.
13. Burke C J, Adler R S. Tibial Nerve Block Using an Ultrasound-Guided Inframalleolar Medial Plantar Nerve Perineural Injection: A Technical Note [J]. J Clin Ultrasound, 2017,45（3）:134-137.

（范　坤　王爱忠）

第七节　超声引导闭孔神经阻滞技术

一、概述

早在 20 世纪 50 年代就有闭孔神经阻滞的报道，以往的阻滞均采用体表定位技术，虽然经过数十年的发展，其较低阻滞成功率仍然影响临床麻醉工作[1]。一项研究显示盲探法闭孔神经阻滞的成功率约为 84%，辅助神经刺激仪技术阻滞成功率约为 96%[2,3]。随着超声技术在麻醉界的应用，催生了超声引导闭孔神经阻滞的诞生。2007 年，Soong 等首次报道了闭孔神经的超声影像表现，超声引导闭孔神经阻滞逐渐在临床得以发展，并陆续出现了超声引导近端和远端等多种闭孔神经阻滞技术。多项研究显示，超声技术的应用将闭孔神经的阻滞成功率提高到 93%~100%[4-7]。

二、闭孔神经阻滞的解剖学基础

闭孔神经纤维来自第 2~4 腰脊神经前支。闭孔神经起自骨盆边缘水平的腰大肌内侧，在腰大肌内下降，在盆腔内穿出腰大肌，经髂外动、静脉的后方至血管内侧，后沿闭孔内肌上的小骨盆外侧壁下降，伴随闭孔动、静脉穿出闭孔至股内侧部，在闭孔部分为前后两支，首先被闭孔外肌分开，其后被短收肌分开。其中前支走行于长收肌和短收肌之间，与股神经皮支和隐神经相交通，支配部分股内侧皮肤。前支还发出关节支和肌支，支配髋关节、膝关节和长收肌、短收肌、孖肌、耻骨肌、股薄肌等。后支走行于短收肌和大收肌之间，发出关节支和肌支，分别支配膝关节和短收肌及大收肌[8]。如图 3-1、图 3-153、图 3-154、表 3-1、表 3-2 所示。

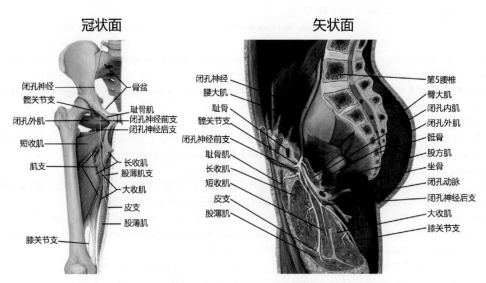

图 3-153　闭孔神经解剖示意图

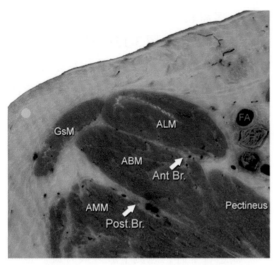

图 3-154　远端闭孔神经横断面解剖图

GsM，股薄肌；ALM，长收肌；ABM，短收肌；AMM，大收肌；Pectineus，耻骨肌；FA，股动脉；FV，股静脉；Ant.Br，闭孔神经前支；Post.Br，闭孔神经后支

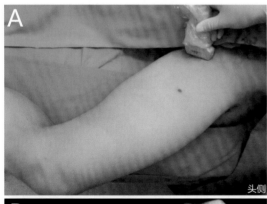

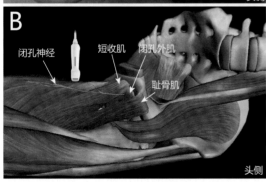

图 3-155　远端闭孔神经的超声定位

A. 远端闭孔神经阻滞探头放置位置示意图；B. 远端闭孔神经阻滞探头扫描示意图

三、超声引导闭孔神经阻滞技术

（一）远端超声引导闭孔神经阻滞技术

早在 2007 年，Soong 等就对远端闭孔神经的超声引导做过详细介绍[9]。与近端阻滞相比，该水平闭孔神经已经发出髋关节等分支，仅对闭孔神经前、后支及其分支有效，但可以对前、后支单独阻滞。远端神经阻滞由于对耻骨肌等部分肌群的分支神经不能阻滞或阻滞不全，不适用于经尿道膀胱电切术引起的闭孔神经刺激反应[10]。

1. 远端超声引导闭孔神经阻滞的体位

嘱患者平卧，患侧下肢外展外旋，充分暴露患侧大腿内侧和腹股沟区。多选用线阵探头，耦合剂涂抹探头并无菌处理。穿刺前适当镇静、镇痛。

2. 远端闭孔神经的超声定位

把探头放置于腹股沟横纹上稍靠内侧，与股骨垂直（见图 3-155）。调整探头，超声下可见长收肌、短收肌和大收肌等声像，在长收肌和短收肌之间以及短收肌与大收肌之间可探寻到闭孔神经前、后支声像，多呈梭形（见图 3-156）。

3. 远端超声引导闭孔神经阻滞的进针方法

多采用平面内进针技术，22G 穿刺针从探头外侧端进针。可采用"先远后近，先深后浅"的原则，先行阻滞闭孔神经后支。针尖穿过长收肌和短收肌即至闭孔神经周围，回抽无血即可注射局麻药，可阻断闭孔后支神经。然后退针至长收肌与短收肌之间的肌间隙，注射局麻药可阻断闭孔神经的前支。超声下可见药物在神经周围或肌肉间隙内扩散。也可采用平面外进针技术，但由于后支位置较深，不易判断针尖

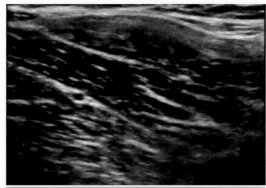

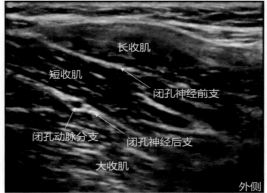

图 3-156　远端闭孔神经横断面超声声像图

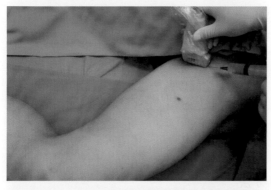

图 3-157　远端闭孔神经阻滞平面内进针示意图

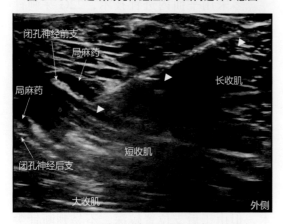

图 3-158　远端闭孔神经阻滞平面内进针技术

白色三角形为穿刺针轨迹

深度，多需联合神经刺激仪才可获得满意的阻滞效果[11]。如图 3-157、图 3-158 所示。

（二）近端超声引导闭孔神经阻滞技术

2012 年，Taha 超声下把局麻药物注射到闭孔外肌和耻骨肌之间，成功阻滞了闭孔神经的前后两支[12]。与远端阻滞相比，该水平闭孔神经前后支刚刚分出，距离较近，可同时对其阻滞，并对髋关节支和经尿道膀胱电切术引起的并发症亦有效。

1. 近端超声引导闭孔神经阻滞的体位

嘱患者平卧，患侧下肢外展外旋。也可取截石位，双下肢置于托腿架或双下肢屈曲外展外旋，充分暴露大腿和腹股沟区。可选用线阵探头或凸阵探头，耦合剂涂抹于探头，无菌塑料袋包紧。穿刺前适当镇静、镇痛。

2. 近端闭孔神经的超声定位

把探头放置于腹股沟皱襞上，探头与皮肤垂直（见图 3-159）。超声下可显示长收肌、短收肌、大收肌和耻骨肌声像，后调整探头角度，倾斜 40°~45° 向头侧扫射，直至短收肌和大收肌声像消失、闭孔外肌和耻骨肌声像出现，在耻骨肌和闭孔外肌之间可探寻到闭孔神经声像，多呈梭形（见图 3-160）。有时在目标神经周围还可探寻到搏动的闭孔动脉，可采用彩色多普勒予以鉴别，可辅助闭孔神经定位。

也可把探头呈矢状面放置于腹股沟皱襞中点上，探头长轴与股骨平行（见图 3-161）。向内侧平移探头直至出现耻骨肌和闭孔外肌，超声下可显示耻骨、耻骨肌、闭孔外肌等声像，在闭孔外肌和耻骨肌之间可探寻到搏动的闭孔动脉，闭孔神经即位于闭孔动脉周围、耻骨肌与闭孔外肌之间，但多不易鉴别（见图 3-162）。

还可把探头放置于会阴外侧、腹股沟皱襞处，探头一端指向头部并与皮肤垂直

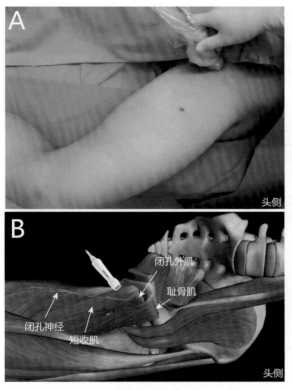
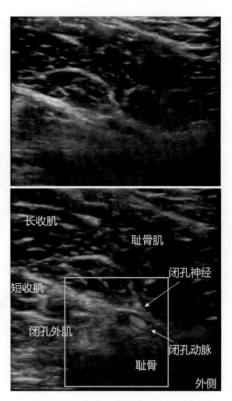

图 3-159　近端闭孔神经横断面超声定位

A. 近端闭孔神经横断面阻滞探头放置位置示意图；B. 近端闭孔神经横断面阻滞探头扫描示意图

图 3-160　近端闭孔神经横断面超声声像图

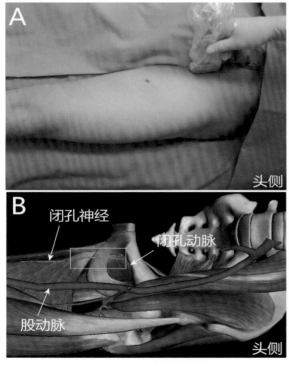
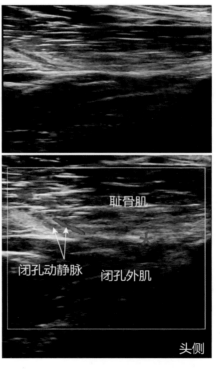

图 3-161　近端闭孔神经矢状面超声定位

A. 近端闭孔神经矢状面阻滞探头放置位置示意图；B. 近端闭孔神经矢状面阻滞探头扫描示意图。绿色方框为探头放置位置

图 3-162　近端闭孔神经矢状面超声声像图

*：闭孔神经阻滞平面

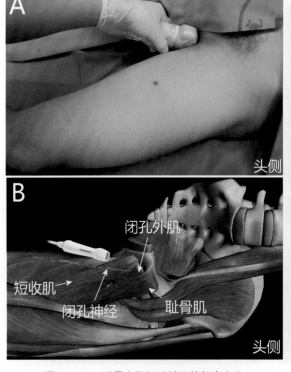

图 3-163　耻骨支部闭孔神经的超声定位
A. 耻骨支部闭孔神经阻滞探头放置位置示意图；B. 耻骨支部
闭孔神经阻滞探头扫描示意图

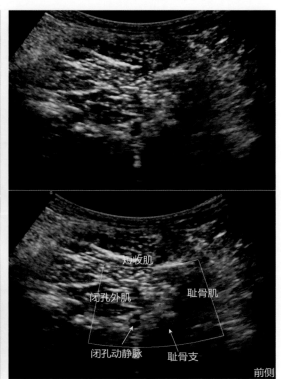

图 3-164　耻骨支部闭孔神经超声声像图
*：耻骨支部闭孔神经阻滞平面

（见图 3-163）。调整探头超声下可显示股薄肌、短收肌、闭孔外肌、耻骨肌和耻骨声像，在耻骨肌和闭孔外肌之间可显示探寻到搏动的闭孔动脉，闭孔神经即位于闭孔动脉周围、耻骨肌与闭孔外肌之间的肌间隙内，但不易鉴别（见图 3-164）。

3. 近端超声引导闭孔神经阻滞的进针方法

多采用平面内进针技术。22G 穿刺针穿过耻骨肌即至神经周围，回抽无血即可注射局麻药，超声下可见药物在神经周围扩散（见图 3-165~ 图 3-170）。若神经显示不清，可直接把药注射到耻骨肌与闭孔外肌之间或闭孔动脉周围也可获得等效的镇痛效果。也可采用平面外进针技术，由于目标神经位置较深，常需联合神经刺激仪。

（三）超声引导闭孔神经及其分支阻滞的药物

目前尚无系统性的有关局麻药对超声引导闭孔神经阻滞研究报道，利多卡因、布比卡因、甲哌卡因和罗哌卡因均有使用报道，近端阻滞使用剂量 7~20ml，远端阻滞剂量为 5~10ml，可根据所需镇痛时间的长短来选择局麻药种类和剂量。临床中近端阻滞我们常使用 0.25%~0.5% 罗哌卡因 10~15ml，远端阻滞每条分支常使用 0.25%~0.5% 罗哌卡因 5~10ml，可获得满意的阻滞效果而无药物相关并发症。

四、超声引导闭孔神经阻滞技术的适应证

由于闭孔神经距离膀胱较近，经尿道膀胱电切术易引起大腿内侧肌群的收缩，该阻滞

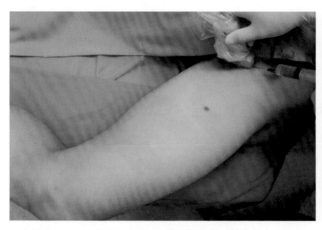

图 3-165　近端超声引导闭孔神经横断面阻滞平面内进针示意图

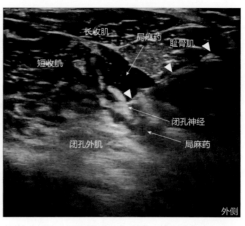

图 3-166　近端超声引导闭孔神经横断面阻滞平面内进针技术

白色三角形为穿刺针轨迹

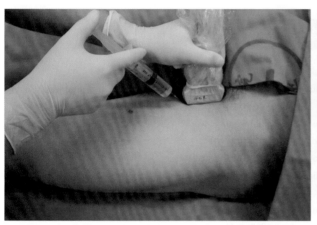

图 3-167　近端超声引导闭孔神经矢状面阻滞平面内进针示意图

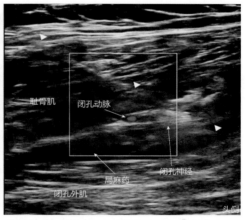

图 3-168　近端超声引导闭孔神经矢状面阻滞平面内进针技术

白色三角形为穿刺针轨迹

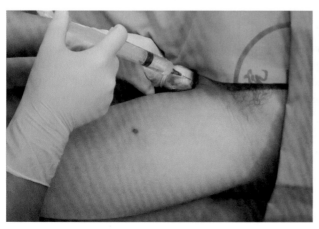

图 3-169　耻骨支部超声引导闭孔神经阻滞平面内进针示意图

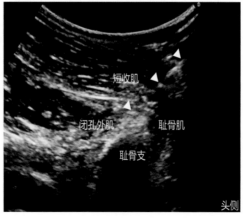

图 3-170　耻骨支部超声引导闭孔神经阻滞平面内进针技术

白色三角形为穿刺针轨迹

技术能降低或避免手术引起的闭孔神经刺激反应[13]。闭孔神经阻滞还可以缓解手术或其他疾病引起膝关节的疼痛或不适。闭孔神经阻滞可有效控制髋关节手术导致的疼痛。联合股神经和坐骨神经等阻滞还可用于整个膝部手术的麻醉和镇痛。

五、超声引导闭孔神经阻滞技术的并发症与禁忌证

（一）并发症

超声引导闭孔神经阻滞并发症较少见，罕见的有血管损伤、血肿和局麻药中毒等并发症，若穿刺角度错误，针尖可进入盆腔引起膀胱、直肠、精索等器官损伤。

（二）禁忌证

穿刺部位感染和患者拒绝等被认为是超声引导闭孔神经阻滞的绝对禁忌证。严重凝血障碍等则为相对禁忌。

参 考 文 献

1. Gross G. Continuous bilateral obturator nerve blockade［J］. Int J Anesth, 1955,2（4）:228-230.

2. Kakinohana M, Taira Y, Saitoh T, et al. Interadductor approach to obturator nerve block for transurethral resection procedure: comparison with traditional approach［J］. J Anesth, 2002,16（2）:123-126.

3. Jo Y Y, Choi E, Kil H K. Comparison of the success rate of inguinal approach with classical pubic approach for obturator nerve block in patients undergoing TURB［J］. Korean J Anesthesiol, 2011,61（2）:143-147.

4. Thallaj A, Rabah D. Efficacy of ultrasound-guided obturator nerve block in transurethral surgery［J］. Saudi J Anaesth, 2011,5(1):42-44.

5. Lee S H, Jeong C W, Lee H J, et al. Ultrasound guided obturator nerve block: a single interfascial injection technique［J］. J Anesth, 2011,25（6）:923-926.

6. Akkaya T, Ozturk E, Comert A, et al. Ultrasound-guided obturator nerve block: a sonoanatomic study of a new methodologic approach［J］. Anesth Analg, 2009,108（3）:1037-1041.

7. Yoshida T, Onishi T, Furutani K, et al. A new ultrasound-guided pubic approach for proximal obturator nerve block: clinical study and cadaver evaluation［J］. Anaesthesia, 2016,71（3）:291-297.

8. Pearce J M. Henry Gray's Anatomy［J］. Clin Anat, 2009,22（3）:291-295.

9. Soong J, Schafhalter-Zoppoth I, Gray A T. Sonographic imaging of the obturator nerve for regional block［J］. Reg Anesth Pain Med, 2007,32（2）:146-151.

10. Anagnostopoulou S, Kostopanagiotou G, Paraskeuopoulos T, et al. Anatomic variations of the obturator nerve in the inguinal region: implications in conventional and ultrasound regional anesthesia techniques［J］. Reg Anesth Pain Med, 2009,34（1）:33-39.

11. Ishiyama T, Kotoda M, Asano N, et al. Ultrasound-guided out-of-plane obturator nerve block［J］. Anaesthesia, 2013,68（10）:1074-1075.

12. Taha A M. Brief reports: ultrasound-guided obturator nerve block: a proximal interfascial technique［J］. Anesth Analg, 2012,114（1）:236-239.

13. 陈黔南. 闭孔神经阻滞的临床解剖学［J］. 中国临床解剖学杂志, 1989,7（1）:21-24.

（范　坤　王爱忠）

第八节　超声引导股外侧皮神经阻滞技术

一、概述

早在 20 世纪 80 年代就有股外侧皮神经阻滞的报道，以往多采用体表定位法，把局麻药注射到髂前上棘内侧或腹股沟韧带深部，虽然可获得一定的镇痛效果，但是成功率较低[1]。2007 年，Hurdle 等采用超声成功阻滞了 10 例患者的股外侧皮神经，作者认为超声的应用降低了局麻药物的使用剂量且更适用于肥胖等体表定位困难的患者[2]。自此以后，股外侧皮神经阻滞技术迈上了新台阶。目前超声引导股外侧皮神经阻滞的常见位置有腹股沟韧带水平和缝匠肌水平。

二、股外侧皮神经阻滞的解剖学基础

股外侧皮神经起自第 2 和第 3 腰脊神经的前支，由腰大肌外侧穿出，从髂肌上横穿至髂前上棘，由髂前上棘内侧、腹股沟韧带深部穿出，向外向下越过缝匠肌至大腿外侧，在髂前上棘下 5~15cm 处分成前后两条分支，前支浅出皮下后主要支配股前外侧区的皮肤，有时可达膝部与隐神经分支形成髌骨外丛，后支主要支配股后外侧区的皮肤，有时可达臀后区[3,4]（见图 3-1、图 3-171、图 3-172）。

三、超声引导股外侧皮神经阻滞技术

（一）腹股沟韧带水平超声引导股外侧皮神经阻滞技术

2011 年，Tagliafico 等描述了腹股沟韧带水平超声引导股外侧皮神经阻滞的技术，作者采用髂前上棘和髂腰肌为标志，准确定位出股外侧皮神经[5]。该水平股外侧皮神经尚未发出分支，可同时阻断该神经的前后支，但此水平目标神经位于腹股沟韧带深部，超声下神经不易鉴别。

1. 腹股沟韧带水平超声引导股外侧皮神经阻滞的体位

嘱患者平卧，双下肢自然伸展，充分暴露患者腹股沟区。选用线阵探头，耦合剂涂抹于探头并无菌处理。穿刺前适当镇静、镇痛。

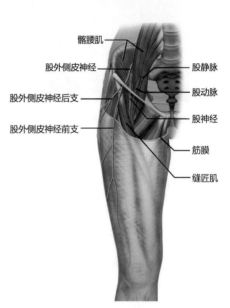

图 3-171　股外侧皮神经解剖特点

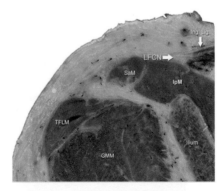

图 3-172　股外侧皮神经横断面解剖图
LFCN，股外侧皮神经；SaM，缝匠肌；TFLM，阔筋膜张肌；GMM，臀大肌；Ilium，髂骨；IpM，髂腰肌；Ing.Lig，腹股沟韧带

2. 腹股沟韧带水平股外侧皮神经的超声定位

把探头放置于腹股沟皱襞上，探头一端置于髂前上棘，探头与皮肤垂直（见图 3-173）。超声下可显示髂前上棘、髂前下棘和髂腰肌声像，在髂腰肌的浅层、髂前上棘的稍内侧可探寻到股外侧皮神经的声像，多呈圆形或卵圆形（见图 3-174）。

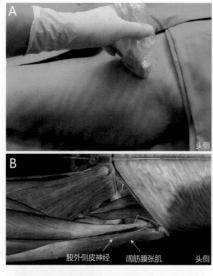

图 3-173　腹股沟韧带水平股外侧皮神经的超声定位

A. 腹股沟韧带水平股外侧皮神经阻滞探头放置位置示意图；B. 腹股沟韧带水平股外侧皮神经阻滞探头扫描示意图。绿色方框为探头放置位置

图 3-174　腹股沟韧带水平股外侧皮神经超声声像图

3. 腹股沟韧带水平超声引导股外侧皮神经阻滞的进针方法

可采用平面外或平面内进针技术。22~25 G 穿刺针至神经周围即可注射局麻药，超声下可见药物在神经周围扩散（见图 3-175、图 3-176）。有时神经显示不清，可把等量的药物注射到髂前上棘内 1~2cm、髂腰肌的浅层，可获得同样的阻滞效果，超声下可见药物在髂腰肌浅层呈梭形扩散。

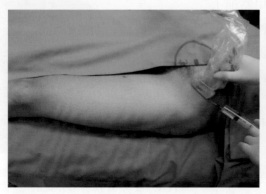

图 3-175　腹股沟韧带水平股外侧皮神经阻滞平面内进针示意图

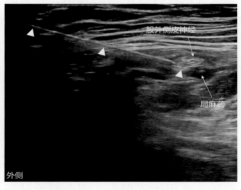

3-176　腹股沟韧带水平股外侧皮神经阻滞平面内进针技术

白色三角形为穿刺针轨迹

（二）缝匠肌水平超声引导股外侧皮神经阻滞技术

2008 年，Tumber 等描述了一种超声引导股外侧皮神经定位技术，作者在缝匠肌的表面成功定位出目标神经[6]。虽然经过若干年的发展，该技术也得以不断改进，但均以缝匠肌为主要标志。

1. 缝匠肌水平超声引导股外侧皮神经阻滞的体位

患者体位同上。

2. 缝匠肌水平股外侧皮神经的超声定位

把探头置于髂前上棘下 3~5cm，探头与股骨垂直（见图 3-177）。超声下可显示缝匠肌、股直肌和阔筋膜张肌等声像，股外侧皮神经位于缝匠肌的表面外侧，显示为椭圆形或梭形高回声声像，有时可见股外侧皮神经已经分成前后两支（见图 3-178）。可向头侧移动探头，可观察到股外侧皮神经由外到内在缝匠肌表面走行。

3. 缝匠肌水平超声引导股外侧皮神经阻滞的进针方法

可采用平面内或平面外进针技术。22~25 G 穿刺针至神经周围即可注射局麻药，超声下可见药物在神经周围扩散（见图 3-179、图 3-180）。若神经显示不清，可把药物直接注射到缝匠肌和阔筋膜张肌表面，超声下可见药物在缝匠肌及阔筋膜张肌上呈梭形扩散。

（三）超声引导股外侧皮神经阻滞的药物

局麻药物种类、浓度和剂量对股外侧皮神经的影响尚无明确的研究报道。文献中多使用利多卡因、甲哌卡因、布比卡因等，使用剂量多为 5~10ml[2-10]。临床麻醉中我们常使用 0.25%~0.5% 的罗哌卡因 5~10ml，可获得满意的镇痛效果而无药物相关并发症。

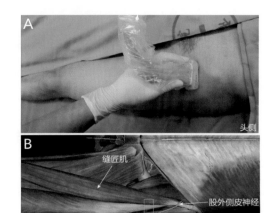

图 3-177　缝匠肌水平股外侧皮神经的超声定位
A.缝匠肌水平股外侧皮神经阻滞探头放置位置示意图；B.缝匠肌水平股外侧皮神经阻滞探头扫描示意图。绿色方框为探头放置位置

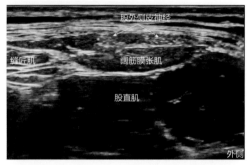

图 3-178　缝匠肌水平股外侧皮神经超声声像图

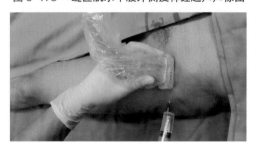

图 3-179　缝匠肌水平股外侧皮神经阻滞平面内进针示意图

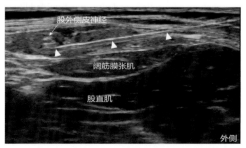

图 3-180　缝匠肌水平股外侧皮神经阻滞平面内进针技术

白色三角形为穿刺针轨迹

四、超声引导股外侧皮神经阻滞技术的适应证

股外侧皮神经阻滞技术适用于股外侧区手术的麻醉或疼痛的镇痛，如取皮术、肌肉活检等，也可用于腰丛等近端神经阻滞效果不佳的补救。

五、超声引导股外侧皮神经阻滞技术的并发症与禁忌证

（一）并发症

股外侧皮神经较表浅，超声引导阻滞较为安全。神经损伤仅存在理论可能，并无文献等相关报道。

（二）禁忌证

穿刺区感染或患者拒绝是超声引导股外侧皮神经阻滞的绝对禁忌证。

参 考 文 献

1. Jones S F, White A. Analgesia following femoral neck surgery. Lateral cutaneous nerve block as an alternative to narcotics in the elderly［J］. Anaesthesia, 1985,40（7）:682-685.
2. Hurdle M F, Weingarten T N, Crisostomo R A, et al. Ultrasound-guided blockade of the lateral femoral cutaneous nerve: technical description and review of 10 cases［J］. Arch Phys Med Rehabil, 2007,88（10）:1362-1364.
3. 唐举玉, 李康华, 任家伍, 等. 股外侧皮神经的形态特点与临床意义［J］. 中南大学学报(医学版), 2012,37(12):1255-1259.
4. Pearce J M. Henry Gray's Anatomy［J］. Clin Anat, 2009,22（3）:291-295.
5. Tagliafico A, Serafini G, Lacelli F, et al. Ultrasound-guided treatment of meralgia paresthetica（lateral femoral cutaneous neuropathy）: technical description and results of treatment in 20 consecutive patients［J］. J Ultrasound Med, 2011,30（10）:1341-1346.
6. Tumber P S, Bhatia A, Chan V W. Ultrasound-guided lateral femoral cutaneous nerve block for meralgia paresthetica［J］. Anesth Analg, 2008,106（3）:1021-1022.
7. Kim J E, Lee S G, Kim E J, et al. Ultrasound-guided Lateral Femoral Cutaneous Nerve Block in Meralgia Paresthetica［J］. Korean J Pain, 2011,24（2）:113-118.
8. Shteynberg A, Riina L H, Glickman L T, et al. Ultrasound guided lateral femoral cutaneous nerve（LFCN）block: safe and simple anesthesia for harvesting skin grafts［J］. Burns, 2013,39（1）:146-149.
9. Davies A, Crossley A, Harper M, et al. Lateral cutaneous femoral nerve blockade-limited skin incision coverage in hip arthroplasty［J］. Anaesth Intensive Care, 2014,42（5）:623-630.
10. Corujo A, Franco C D, Williams J M. The sensory territory of the lateral cutaneous nerve of the thigh as determined by anatomic dissections and ultrasound-guided blocks［J］. Reg Anesth Pain Med, 2012,37（5）:561-564.

（甘　宁　王爱忠）

第九节　超声引导股后皮神经阻滞技术

一、概述

1986 年，Hughes 等介绍了体表定位股后皮神经阻滞技术，把局麻药注射到臀大肌深部的筋膜下可取得较好的镇痛效果[1]。但是由于股后皮神经缺乏显著的体表标志，盲探操作较为困难，后续也有 CT 和 MRI 辅助股后皮神经阻滞的报道，但增加了操作复杂性和辐射等风险[2,3]。2014 年，Topçu 等首次介绍了超声引导股后皮神经阻滞技术，操作简单且无辐射等风险，自此以后，股后皮神经阻滞技术走向了可视化阶段[2,3]。股后皮神经阻滞的超声研究报道并不多见，目前常见的有臀上和臀下两种超声引导技术。

二、股后皮神经阻滞的解剖学基础

股后皮神经纤维来自 S_1 和 S_2 脊神经的后支以及 S_2 和 S_3 脊神经的前支，由坐骨大孔从梨状肌下穿出骨盆，后伴随臀下动、静脉于臀大肌深层下行，位于坐骨神经后内侧，后经臀大肌中点穿出进入股后区。股后皮神经在股后区走行于筋膜下主要支配大腿后部和小腿后部 1/3~2/3 的皮肤，同时，其在穿行期间还发出会阴支和臀下皮神经，支配会阴区和部分臀部的皮肤,在臀部和股后上部,股后皮神经多与臀下动脉相伴行[5]（见图 3-1、图 3-181、图 3-182 ）。

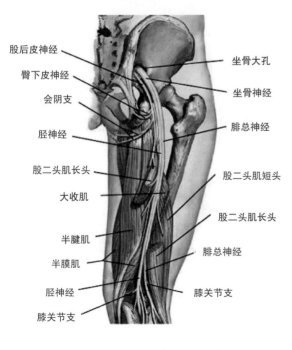

图 3-181　股后皮神经解剖特点

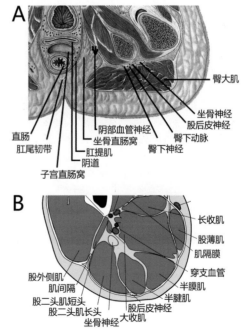

图 3-182　股后皮神经横断面解剖
A. 臀上股后皮神经横截面解剖示意图；B. 臀下股后皮神经横截面解剖示意图

三、超声引导股后皮神经阻滞技术

（一）臀下超声引导股后皮神经阻滞技术

2014年，Topçu等对臀下超声引导股后皮神经阻滞做了详细描述[4]。与臀上相比，该水平臀下皮神经和会阴支已经从股后皮神经分离或是其起始部，因此对臀下皮神经和会阴支阻滞较差。

1. 臀下超声引导股后皮神经阻滞的体位

嘱患者俯卧位或侧卧位，双下肢自然伸直，充分暴露患者臀部和股后区。多采用线阵探头，涂抹耦合剂并做无菌处理。穿刺前适当镇静、镇痛。

2. 臀下股后皮神经的超声定位

整个股后区都可以对股后皮神经进行探寻，最常见的是臀大肌下。把探头横置于臀下横纹中点处，探头与股骨垂直或稍向头侧扫射（见图3-183）。调整探头超声下可显示股骨、股二头肌和部分臀大肌声像，在股二头肌深层还可探寻到高回声的坐骨神经声像，股后皮神经位于股二头肌的浅层、臀大肌深层、坐骨神经的后内方，呈圆形或梭形声像，在股后皮神经的周围可探寻到搏动的臀下动脉，可用于辅助定位目标神经（见图3-184）。向足侧移动探头，臀大肌声像消失，神经位于股二头肌浅层、股后筋膜深层。

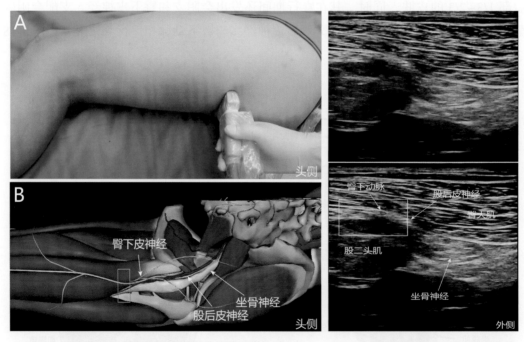

图3-183　臀下股后皮神经的超声定位　　　　图3-184　臀下股后皮神经超声声像图
A.臀下股后皮神经阻滞探头放置位置示意图；B.臀下股后皮神经阻滞探头扫描示意图。绿色方框为探头放置位置

3. 臀下超声引导股后皮神经阻滞的进针方法

多采用平面内进针技术。22G穿刺针从探头内侧端和或外侧端进针，针尖穿过股后筋膜即至神经周围，回抽无血即可注射局麻药（见图3-185）。也可采用平面外进针技术，穿

刺针从探头两侧进针，可采用调整探头和进针角度或注射少量麻醉药来判断进针深度，针尖至神经周围即可注射局麻药，超声下可见药物在神经周围扩散。

（二）臀上超声引导股后皮神经阻滞技术

2018 年，Johnson 等介绍了坐骨结节处超声引导股后皮神经阻滞技术[6]。与臀下相比，该水平位置较高，可同时阻滞股后皮神经的臀下皮神经和会阴支等分支神经。

1. 臀上超声引导股后皮神经阻滞的体位

嘱患者俯卧或侧卧，双下肢自然伸展，充分暴露患者臀部和股后区。多选用线阵探头，涂抹耦合剂并做无菌处理。操作前适当镇静、镇痛。

2. 臀上股后皮神经的超声定位

把探头横置于坐骨结节与股骨大转子之间，

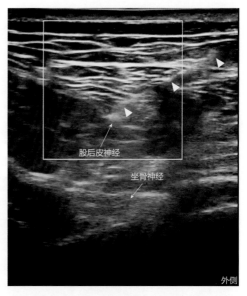

图3-185　臀下股后皮神经阻滞平面内进针技术
白色三角形为穿刺针轨迹

探头一端放置于坐骨结节上（见图 3-186）。调整探头超声下可显示臀大肌和坐骨结节等声像，在坐骨结节后外侧、臀大肌的深层可探寻到搏动的臀下动脉，可采用彩色多普勒予以鉴别，在臀下动脉的周围可显示股后皮神经的声像，多呈梭形或卵圆形声像（见图 3-187）。

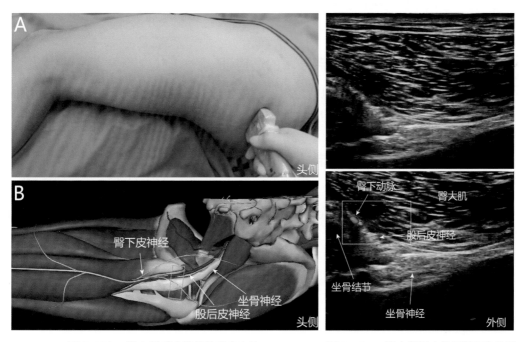

图 3-186　臀上股后皮神经的超声定位
A. 臀上股后皮神经阻滞探头放置位置示意图；B. 臀上股后皮神经阻滞探头扫描示意图。绿色方框为探头放置位置

图 3-187　臀上股后皮神经超声声像图

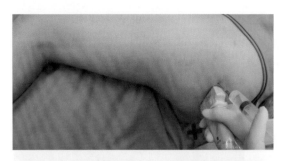

图 3-188　臀上股后皮神经阻滞平面内进针示意图

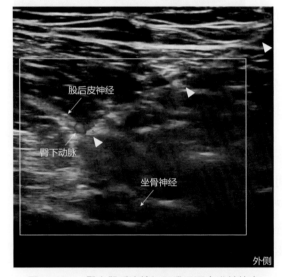

图 3-189　臀上股后皮神经阻滞平面内进针技术
白色三角形为穿刺针轨迹

3. 臀上超声引导股后皮神经阻滞的进针方法

多采用平面内进针技术。22G 穿刺针从探头内侧端或外侧端进针，针尖穿过臀大肌即至股后皮神经周围，回抽无血即可注射局麻药，超声下可见药物在神经周围扩散（见图 3-188、图 3-189 ）。如神经显示不清，可把药物直接注射到臀下动脉周围，也可获得等同的镇痛效果。也可采用平面外进针技术，穿刺针从探头两侧进针，针尖至神经周围回抽无血即可注射局麻药。

（三）超声引导股后皮神经阻滞的药物

目前尚未有局麻药种类、剂量和浓度对超声引导股后皮神经阻滞效果的影响研究报道。文献中多使用利多卡因、布比卡因等局麻药物，剂量多为 5~10ml[3, 4, 7]。利多卡因起效快但作用时间较短，可与其他局麻药混合使用。临床工作中我们常使用 0.25%~0.5% 的罗哌卡因 5~10ml，可获得良好的镇痛效果且无药物相关并发症。

四、超声引导股后皮神经阻滞技术的适应证

股后皮神经阻滞适用于股后区包括会阴外侧区和臀下区手术的麻醉和镇痛，也可用于这些区域复杂性疼痛的诊断和治疗。股后皮神经阻滞还可用于骶丛等近端神经阻滞失败的补救。

五、超声引导股后皮神经阻滞技术的并发症与禁忌证

（一）并发症

超声引导股后皮神经阻滞较安全，目前尚无相关并发症的报道，但是仍存在臀下血管和股后皮神经损伤的可能性。

（二）禁忌证

穿刺部有感染或患者拒绝禁忌行超声引导股后皮神经阻滞，严重凝血障碍患者相对禁忌，可权衡利弊而实施。

参 考 文 献

1. Hughes P J, Brown T C. An approach to posterior femoral cutaneous nerve block［J］. Anaesth Intensive Care, 1986,14（4）:350-351.

2. Joshi D H, Thawait G K, Del G F, et al. MRI-guided cryoablation of the posterior femoral cutaneous nerve for the treatment of neuropathy-mediated sitting pain［J］. Skeletal Radiol, 2017,46（7）:983-987.

3. Kasper J M, Wadhwa V, Scott K M, et al. Clunealgia: CT-guided therapeutic posterior femoral cutaneous nerve block［J］. Clin Imaging, 2014,38（4）:540-542.

4. Topcu I, Aysel I. Ultrasound guided posterior femoral cutaneous nerve block［J］. Agri, 2014,26（3）:143-148.

5. Pearce J M. Henry Gray's Anatomy［J］. Clin Anat, 2009,22（3）:291-295.

6. Johnson C S, Johnson R L, Niesen A D, et al. Ultrasound-Guided Posterior Femoral Cutaneous Nerve Block: A Cadaveric Study［J］. J Ultrasound Med, 2018,37（4）:897-903.

7. Fritz J, Bizzell C, Kathuria S, et al. High-resolution magnetic resonance-guided posterior femoral cutaneous nerve blocks［J］. Skeletal Radiol, 2013,42（4）:579-586.

（张　瑛　王爱忠）

第十节　超声引导阴部神经及其分支阻滞技术

一、概述

20 世纪 40 年代就有阴部神经阻滞用于产科镇痛的报道[1]。以往多经会阴把局麻药注射到坐骨结节上，可获得较好的阻滞效果，但是盲探操作成功率较低且往往需要反复穿刺，增加了患者的痛苦。随后出现了 X 线、CT 等引导技术，但是均增加了操作复杂性和操作时间，且会对患者和操作人员造成辐射等伤害[2,3]。2001 年，Gruber 首次采用超声技术在臀后区准确鉴别了阴部神经，一项对照研究发现超声对阴部神经的定位可取得 X 线定位同样的效果，且操作简易，无辐射等风险，自此以后，阴部神经阻滞迈上了新台阶[4,5]。

二、阴部神经及其分支阻滞的解剖学基础

阴部神经纤维来自 S_2~S_4 脊神经的前支，在骶结节韧带和坐骨尾骨肌上部纤维的上缘形成，在梨状肌和坐骨尾骨肌之间经坐骨大孔穿出骨盆，在臀后区与骶棘韧带交叉于其近坐骨棘附着处，伴随阴部内动、静脉穿过坐骨小孔进入坐骨肛门窝外侧壁上的阴部管内，继而发出直肠下神经、会阴神经和阴茎（阴蒂）背神经，支配会阴区皮肤、阴囊、海绵体、阴蒂等。其中直肠下神经在阴部管由阴部神经发出，伴随直肠下血管穿过阴部管支配肛门括约肌、肛管下部和肛周的皮肤。会阴神经多在阴部神经进入阴部管前发出，与会阴血管伴行，通过阴部管穿过坐骨直肠窝，支配阴囊或大阴唇的皮肤以及尿道括约肌、肛提肌、海绵体等。阴茎（阴蒂）背神经从阴部管的前部发出后，伴随阴部内动脉沿坐骨支和耻骨下支前行，支配尿道横纹括约肌等。此外，阴部神经还发出盆内支，从阴部管内发出，进入盆腔加入盆神经，支配尿道括约肌[6,7]。如图 3-190、图 3-191、图 4-4 所示。

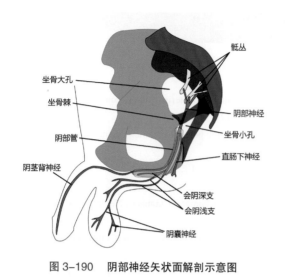

图 3-190　阴部神经矢状面解剖示意图

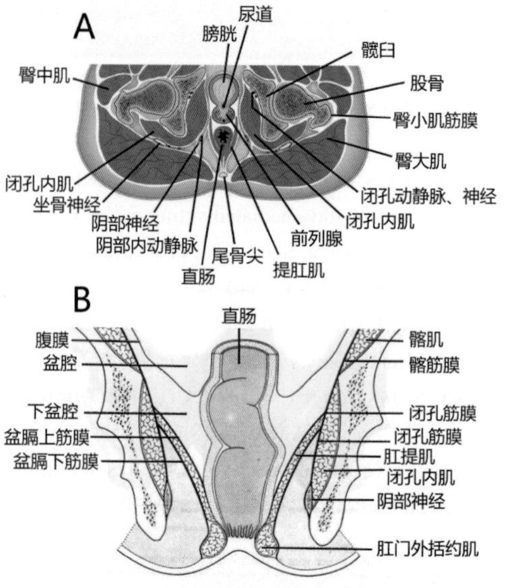

图 3-191　阴部神经横断面和冠状面解剖
A.阴部神经横断面解剖示意图；B.阴部神经冠状面解剖示意图

三、超声引导阴部神经阻滞技术

（一）后路超声引导阴部神经阻滞技术

2001 年，Kovacs 在臀后区采用超声准确定位出阴部神经、骶棘韧带和阴部内动脉，其中阴部神经直接定位成功率约 47.2%[8]。该部位阻滞水平较高，阴部神经尚未发出分支或为直肠下神经起始部，可同时阻滞阴部神经及其分支。

1. 后路超声引导阴部神经阻滞的体位

嘱患者侧卧，患侧向上。也可取俯卧位，双下肢自然伸展。多选用凸阵探头，耦合剂涂抹探头并做无菌处理。穿刺前适当镇静、镇痛。

2. 后路阴部神经的超声定位

矢状面定位技术：把探头放置于髂后上棘与股骨大转子连线的中点，探头长轴与脊柱平行（见图 3-192）。超声下可见坐骨声像，向内平移探头，直至出现高回声的坐骨棘声像，超声下还可显示臀大肌、坐骨等声像，在臀大肌的深部、坐骨棘的浅层或内侧，可探寻到搏动的阴部内动脉，可使用彩色多普勒予以鉴别，阴部神经位于阴部内动脉的附近，呈条索状或梭形声像（见图 3-193）。

横断面定位技术：把探头横置于坐骨结节上，超声下可显示坐骨结节声像，沿坐骨结节与髂后上棘的连线向头侧移动探头，直至出现坐骨棘声像，超声下还可显示臀大肌、骶棘韧带等声像，在臀大肌的深部坐骨棘的浅层或内侧可探寻到搏动的阴部内动脉，阴部神经位于阴部内动脉的附近，呈圆形或卵圆形声像（见图 3-194、图 3-195）。

3. 后路超声引导阴部神经阻滞的进针方法

多采用平面内进针技术，22G 穿刺针从探头的任意端进针，针尖穿过臀大肌即至神经

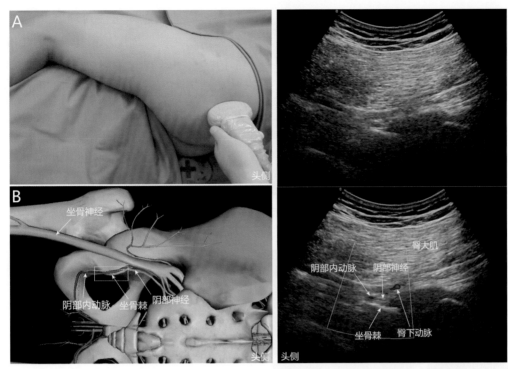

图 3-192　后路阴部神经矢状面的超声定位
A. 后路阴部神经矢状面阻滞探头放置位置示意图；B. 后路阴部神经矢状面阻滞探头扫描示意图。绿色方框为探头放置位置

图 3-193　后路阴部神经矢状面超声声像图

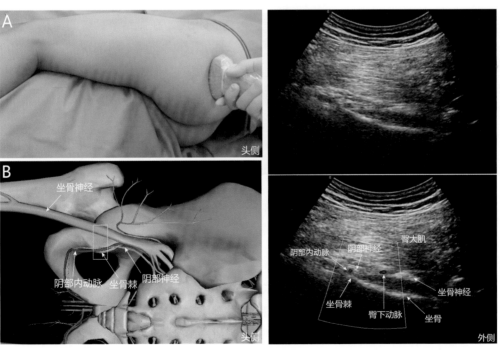

图 3-194　后路阴部神经横断面超声定位
A. 后路阴部神经横断面阻滞探头放置位置示意图；B. 后路阴部神经横断面阻滞探头扫描示意图。绿色方框为探头放置位置

图 3-195　后路阴部神经横断面超声声像图

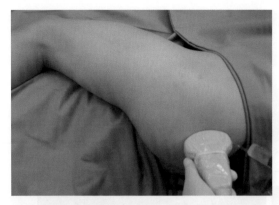

图 3-196　后路阴部神经矢状面阻滞平面内进针示意图

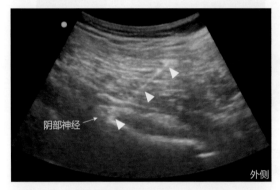

图 3-197　后路阴部神经横断面阻滞平面内进针技术

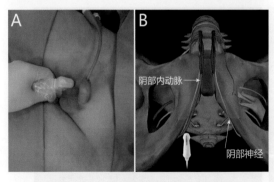

图 3-198　前路阴部神经的超声定位
A. 前路阴部神经阻滞探头放置位置示意图；B. 前路阴部神经阻滞探头扫描示意图

同样的镇痛效果（见图 3-200）。

（三）超声引导阴茎背侧神经阻滞技术

该阻滞水平较低，仅适用于包皮环切和经尿道手术的麻醉和镇痛。一项研究显示，与近端阴部神经阻滞相比，包皮环切术患儿阴茎背神经阻滞术后镇痛效果要低于阴部神经阻滞，且术后所需镇痛药也显著多于后者[10]，但由于其操作简单安全，可作为阴部神经阻滞失败的补救技术或无法执行阴部神经阻滞的代替手段。

周围，回抽无血即可注射局麻药，超声下可见药物在神经周围扩散（见图 3-196、图 3-197）。神经有时不易探寻，可直接把药物注射在阴部内动脉的附近，也可获得同样的麻醉和镇痛效果。

（二）前路超声引导阴部神经阻滞技术

2017 年，Kalava 采用超声技术在会阴区成功阻滞了 3 例患者的阴部神经[9]。与臀后部阻滞相比，该水平直肠下神经已经发出分支，仅对阴部神经的会阴神经和阴茎（蒂）背神经分支有效。

1. 前路超声引导阴部神经阻滞的体位

患者取截石位，充分暴露会阴部。选用线阵或凸阵探头，耦合剂涂抹探头并做无菌处理。穿刺前适当镇静镇痛。

2. 前路阴部神经的超声定位

把探头放置于会阴外侧坐骨结节处、探头一端指向头部（见图 3-198）。超声下可见坐骨、骶结节韧带等声像，左右调整探头扫射角度，在骶结节韧带的深层可探寻到搏动的阴部内动脉，阴部神经即位于阴部内动脉的周围，但常常不易探及（见图 3-199）。

3. 前路超声引导阴部神经阻滞的进针方法

多采用平面内进针技术。22G 穿刺针从探头头侧端进针，针尖至神经周围回抽无血即可注射局麻药，超声下可见药物在神经周围扩散。如神经显示不清，可把药物直接注射到阴部内动脉周围，也可获得

1. 超声引导阴茎背神经阻滞的体位

患者可取平卧位或截石位，充分暴露会阴区。选用线阵探头，耦合剂涂抹探头并做无菌处理。穿刺前适当镇静、镇痛。

2. 阴茎背神经的超声定位

把探头横置于耻骨至阴茎根部之间，探头向内向下扫射（见图 3-201）。超声下可显示阴茎海绵体等声像，在海绵体的外上方，筋膜的深层可探寻到搏动的阴茎背侧动脉，阴茎背神经即位于该动脉附近，但不易显示（见图 3-202）。

把探头横置于会阴区、阴囊后部，探头向外向上扫射（见图 3-203）。超声下可显示尿道海绵体、阴茎海绵体等声像，在阴茎海绵体的深层可探寻到搏动的阴茎背侧动脉，阴茎背神经即位于阴茎背侧血管的周围，但多不易探及（见图 3-204）。

3. 超声引导阴茎背神经阻滞的进针方法

多采用平面内进针技术。22~25G 穿刺针穿过筋膜即至神经周围，回抽无血即可注射局麻药，超声下可见药物在神经周围扩散。如神经显示不清，可直接把药注射到阴茎背侧血管周围，也可获得同样的镇痛效果。

（四）超声引导阴部神经及其分支阻滞的药物

超声引导阴部神经阻滞的药物并无系统性研究报道。文献中局麻药的剂量多为 4~10ml，利多卡因、布比卡因以及罗哌卡因等均有使用报道，可根据所需阻滞时间进行选择。临床中我们常使用 0.2%~0.5% 的罗哌卡因 4~5ml，可获得满意的镇痛效果而无药物相关并发症。

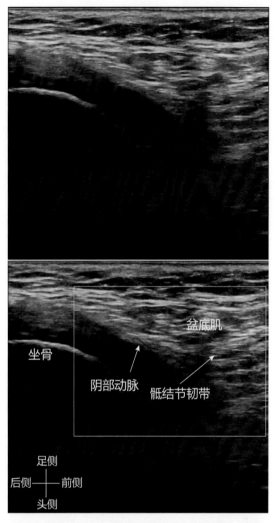

图 3-199　前路阴部神经超声声像图

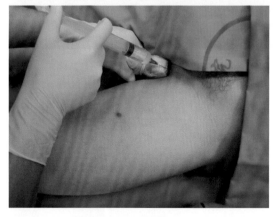

图 3-200　前路超声引导阴部神经阻滞平面内进针示意图

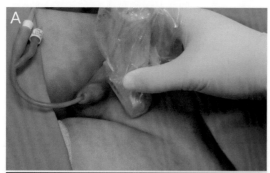

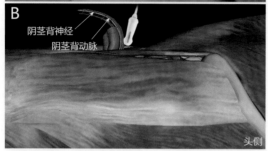

图 3-201　前路阴茎背神经的超声定位

A. 前路阴茎背神经阻滞探头放置位置示意图；B. 前路阴茎背神经阻滞探头扫描示意图

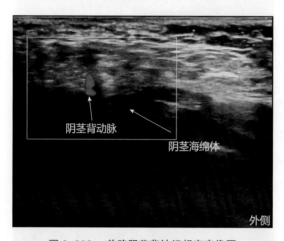

图 3-202　前路阴茎背神经超声声像图

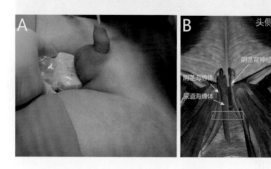

图 3-203　后路阴茎背神经的超声定位

A. 后路阴茎背神经阻滞探头放置位置示意图；B. 后路阴茎背神经阻滞探头扫描示意图。绿色方框为探头放置位置

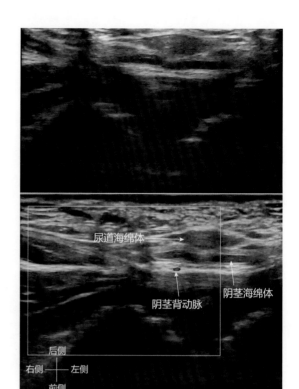

图 3-204　后路阴茎背神经超声声像图

四、超声引导阴部神经及其分支阻滞技术的适应证

阴部神经阻滞可用于会阴区手术、尿道手术、直肠部手术的麻醉和镇痛，如包皮环切术、前列腺活检术、尿道成形术等，也可用于会阴区疼痛的诊断和治疗。

五、超声引导阴部神经及其分支阻滞技术的并发症与禁忌证

（一）并发症

阴部神经及其分支阻滞较为安全，少见的并发症有神经血管损伤、局麻药中毒等，穿刺时应注意针尖位置，以免损伤阴茎海绵体、盆腔脏器等。

（二）禁忌证

穿刺部位感染、患者拒绝等被认为是超声引导阴部神经阻滞的绝对禁忌证，严重凝血障碍等为相对禁忌。

参 考 文 献

1. EISAMAN J R, McHENRY T R. Pudendal nerve block in obstetrics（perineal field block）[J]. Pa Med J, 1946,49:964-967.
2. Choi S S, Lee P B, Kim Y C, et al. C-arm-guided pudendal nerve block: a new technique [J]. Int J Clin Pract, 2006,60（5）:553-556.
3. Puget J, Kastler B, Aubry S, et al. CT guided dual site infiltration in pudendal neuralgia] [J]. J Radiol, 2009,90（5 Pt 1）:577-582.
4. Gruber H, Kovacs P, Piegger J, et al. New, simple, ultrasound-guided infiltration of the pudendal nerve: topographic basics [J]. Dis Colon Rectum, 2001,44（9）:1376-1380.
5. Bellingham G A, Bhatia A, Chan C W, et al. Randomized controlled trial comparing pudendal nerve block under ultrasound and fluoroscopic guidance [J]. Reg Anesth Pain Med, 2012,37（3）:262-266.
6. 张驰 , 冶文磊 , 冉建华 . 阴部神经的解剖学观测及其临床意义 [J]. 中国临床解剖学杂志 , 2016,34（4）:366-369.
7. Pearce J M. Henry Gray's Anatomy [J]. Clin Anat, 2009,22（3）:291-295.
8. Kovacs P, Gruber H, Piegger J, et al. New, simple, ultrasound-guided infiltration of the pudendal nerve: ultrasonographic technique [J]. Dis Colon Rectum, 2001,44（9）:1381-1385.
9. Kalava A, Pribish A M, Wiegand L R. Pudendal nerve blocks in men undergoing urethroplasty: a case series [J]. Rom J Anaesth Intensive Care, 2017,24（2）:159-162.
10. Naja Z, Al-Tannir M A, Faysal W, et al. A comparison of pudendal block vs dorsal penile nerve block for circumcision in children: a randomised controlled trial [J]. Anaesthesia, 2011,66（9）:802-807.

（李 静 范 坤）

第十一节 超声引导膝关节周围神经阻滞技术

一、概述

以往全膝置换等膝关节手术多采用静脉给予阿片类药物、股神经等近端神经阻滞、硬膜外镇痛、切口或关节腔注射局麻药等技术，以缓解术后疼痛或减少术中麻醉和镇痛药的使用量，但是可能存在恶心呕吐、下肢活动受限、镇痛效果差等一系列风险或并发症[1, 2]。2015 年，Yasar 等人采用超声在尸体上准确定位出部分膝关节周围神经，为膝关节周围神经阻滞开辟了新的方向[3]。2017 年，Thobhani 等对全膝置换的患者执行超声引导腘动脉与关节囊之间的间隙（IPACK）阻滞，显著缓解了患者术后疼痛，并缩短了住院日期[4]。虽然以上技术不能阻滞支配膝关节的全部神经，而不能完全满足手术需要，但可有效地缓解患者术中和术后的疼痛。关于膝部神经阻滞的技术多种多样，本节我们主要向大家介绍膝关节周围神经阻滞技术和 IPACK 阻滞技术。

二、膝关节周围神经阻滞的解剖学基础

膝关节的神经支配可分为内、外两部分：浅层主要由股外侧皮神经、股中间皮神经、股内侧皮神经、股后皮神经和隐神经髌下支支配，其中隐神经髌下支与股中间皮神经等相互关联形成髌周神经丛。深层主要由膝上外侧神经、膝上内侧神经、膝下外侧神经、膝下内侧神经、膝中间神经和膝神经返支等支配。其中膝上内侧神经来自胫神经（也有解剖学

研究认为膝上神经来自股神经的股内侧肌支），在股骨内上髁上方发出，与膝上内侧动脉伴行，沿股内侧肌内侧、收肌管前面下行，至股骨内上髁后上分为前后两支，分布于膝关节内侧韧带和关节囊；膝下内侧神经来自胫神经（也有研究认为其起源于隐神经），在关节间隙平面远端发出，与膝下内侧动脉伴行，向下向前于缝匠肌深面走行，至胫骨内侧髁发出 2~3 个分支，支配内、前、下侧关节囊和内侧副韧带、鹅足部等；膝下外侧神经起自腓总神经，在沿腓肠肌外侧头的表面和股二头肌肌腱下端的深面斜向外下，并与膝下外侧动脉伴行，后走行于胫骨外侧髁支配膝关节外侧面和腓骨头上方的关节囊及韧带；膝上外侧神经起自腓总神经（也有研究报道起自股神经），向前向外沿髂胫束的深面，与膝上外侧动脉伴行于股骨外上髁，支配外侧副韧带、髂胫束和外侧关节囊；膝关节返支起自腓深神经，其在腓骨肌的深部发出，斜向前向上与胫前返动脉伴行，向下越过胫骨外侧髁的下部支配膝关节的下外侧和前侧[3-8]。目前关于膝部神经的来源仍存在争议，可能还有闭孔神经、股外侧皮神经等参与（见图 3-205）。

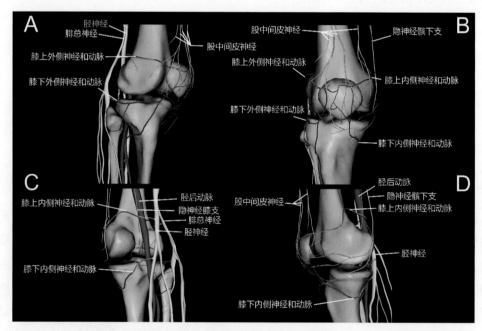

图 3-205　膝关节周围神经解剖特点
A.膝关节外侧观；B.膝关节前面观；C.膝关节后面观；D.膝关节内侧观

三、超声引导膝关节周围神经阻滞技术

（一）超声引导膝关节周围神经阻滞技术

2015 年，Yasar 在尸体上准确定位出膝部周围神经，近期也有人采用超声成功阻滞了膝部的 5 支周围神经，并对技术和方法做了详细描述[3,7]。该技术主要阻滞膝关节周围的膝上外侧神经、膝下外侧神经、膝上内侧神经、膝下内侧神经和膝关节返支。

1. 超声引导膝关节周围神经阻滞的操作前准备

多选用线阵探头，耦合剂涂抹探头，无菌塑料袋紧密包裹。操作前适当镇静、镇痛。

2. 膝关节周围神经的超声定位

膝上内侧神经：嘱患者平卧，双下肢自然伸直，患侧肢稍外展外旋或屈曲90°，充分暴露膝内侧部。把探头放置于股骨内上髁上，探头长轴与股骨平行（见图3-206）。左右移动探头，直至超声下可见股内侧肌和股骨声像，在股骨浅表可探寻到搏动的膝上内侧动脉，可采用彩色多普勒予以鉴别，膝上内侧神经多位于膝上内侧动脉的附近，但不易鉴别（见图3-207）。

膝下内侧神经：患者体位同上，暴露膝内侧部。把探头放置于胫骨内侧髁上，探头长轴与胫骨平行（见图3-208）。左右移动探头，超声下可显示胫骨、内侧副韧带等声像，在胫骨颈的浅层、内侧副韧带的下方，可探寻到搏动的膝下内侧动脉，可采用彩色多普勒予以鉴别，膝下内侧神经即位于膝下内侧血管的附近，多不易探寻（见图3-209）。

膝上外侧神经：患者平卧，双下肢自然伸展，患侧下肢稍内旋内收，充分暴露患侧膝外侧部，或患侧下肢膝关节屈曲90°。把探头放置于股骨外侧髁，左右移动探头，超声下可显示股骨、股外侧肌等声像，在股骨的浅层、股外侧肌的深部，可探寻到搏动的膝上外侧动脉，可采用彩色多普勒予以鉴别，膝上外侧神经即位于膝上外侧动脉的附近，但常不易探寻（见图3-210、图3-211）。

膝下外侧神经：患者体位同上，暴露患侧膝部。把探头放置于胫骨外侧髁，探头长轴与胫骨平行，超声下可显示外侧副韧带、胫骨等声像，在膝关节线水平、胫骨的浅层、外侧副韧带的深层，可探寻到搏动的膝下外侧动脉，可采用彩色多普勒予以鉴别，膝下外侧神经即位于膝下外侧动脉的附近，但常显示不清（见图3-212、图3-213）。

膝关节返支：患者体位同上，充分暴露患侧膝部。把探头横置于胫骨粗隆与Gerdy结节之间，超声下可显示腓骨长肌、趾长伸肌、胫前肌、胫骨等声像，在胫骨的浅层、胫前

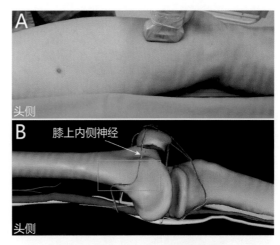

图3-206　膝上内侧神经的超声定位

A. 膝上内侧神经阻滞探头放置位置示意图；B. 膝上内侧神经阻滞探头扫描示意图。绿色方框为探头放置位置

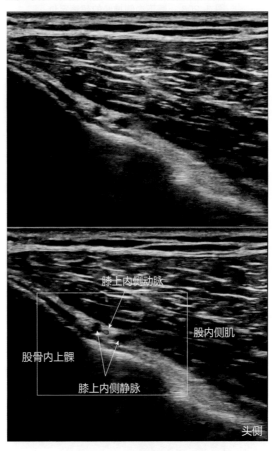

图3-207　膝上内侧神经的超声声像图

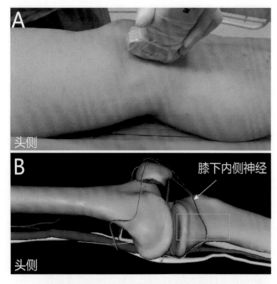

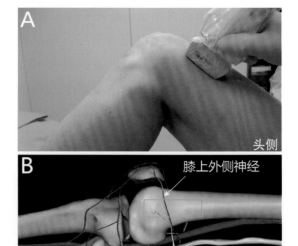

图 3-208　膝下内侧神经的超声定位

A. 膝下内侧神经阻滞探头放置位置示意图；B. 膝下内侧神经阻滞探头扫描示意图。绿色方框为探头放置位置

图 3-210　膝上外侧神经的超声定位

A. 膝上外侧神经阻滞探头放置位置示意图；B. 膝上外侧神经阻滞探头扫描示意图。绿色方框为探头放置位置

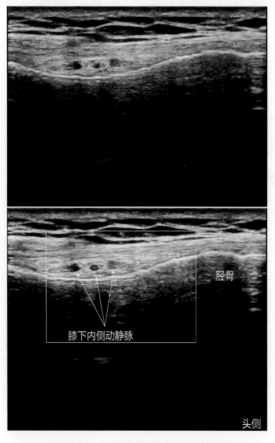

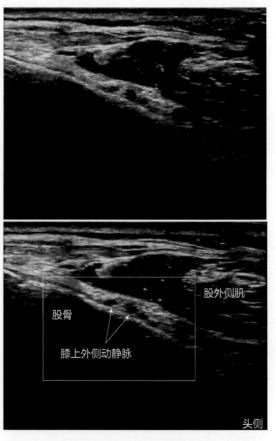

图 3-209　膝下内侧神经超声声像图

图 3-211　膝上外侧神经超声声像图

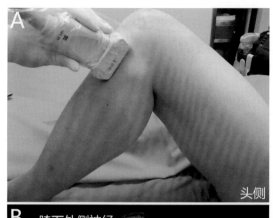

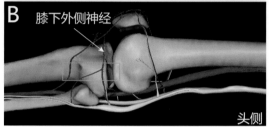

图 3-212　膝下外侧神经的超声定位
A. 膝下外侧神经阻滞探头放置位置示意图；B. 膝下外侧神经阻滞探头扫描示意图。绿色方框为探头放置位置

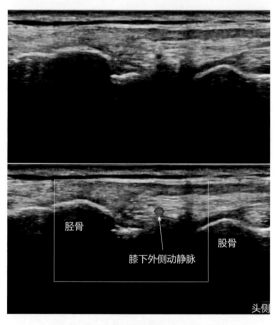

图 3-213　膝下外侧神经超声声像图

肌的深层，可探寻到搏动的胫前返动脉，可采用彩色多普勒予以鉴别，膝关节返支即位于胫前返动、静脉的周围，神经多显示不清（见图 3-214、图 3-215）。

3. 超声引导膝关节周围神经阻滞的进针方法

多采用平面内进针技术，22~25G 穿刺针从探头任意端进针，针尖至神经周围回抽无血即可注射局麻药（见图 3-216~ 图 3-225）。神经如显示不清，可直接把局麻药注射到血管周围，亦可获得相同的阻滞效果。

（二）超声引导 IPACK 阻滞技术

超声引导 IPACK 阻滞是近年兴起的一项技术，由 Thobhani 于 2017 年率先介绍，2018 年 Sankineani 等再次论证了该技术的关键性[4,9]。该技术主要是把局麻药注射到腘动脉与关节囊之间，以阻滞坐骨神经、腓总神经和胫神经至膝关节的分支。

1. 超声引导 IPACK 阻滞的体位

嘱患者侧卧，双下肢膝关节稍屈曲，充分暴露患者膝关节后部。也可取平卧位，患侧膝关节屈曲。可选用线阵探头或凸阵探头，涂抹耦合剂并做无菌处理。操作前适当镇静、镇痛。

2. IPACK 阻滞的超声定位

把探头横置于腘窝后部膝关节横纹处，探头与皮肤垂直，超声下可显示股骨的内外侧髁声像，向股骨近端缓慢移动探头直至内外侧髁声像消失，超声下可显示股骨干、腘动 / 静脉、胫神经、腓肠肌等声像，腘动、静脉与股骨之间、腘动脉外侧 1cm 处即为所需阻滞部位，神经多显示不清（见图 3-226、图 3-227、图 3-228）。

3. 超声引导 IPACK 阻滞的进针方法

多采用平面内进针技术，22G 穿刺针从探头内侧端进针，针尖穿过半膜肌和腓肠肌即至腘动脉与股骨之间，继续进针至腘动脉外侧约 1cm 处，回抽无血即可注射局麻药，超

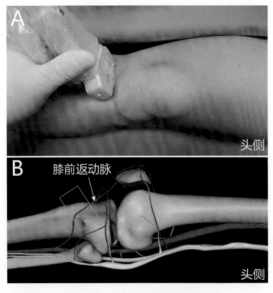

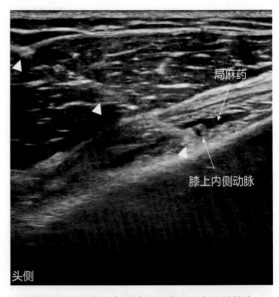

图 3-214　膝关节返支的超声定位
A. 膝关节返支阻滞探头放置位置示意图；B. 膝关节返支阻滞探头扫描示意图。绿色方框为探头放置位置

图 3-217　膝上内侧神经阻滞平面内进针技术
白色三角形为穿刺针轨迹

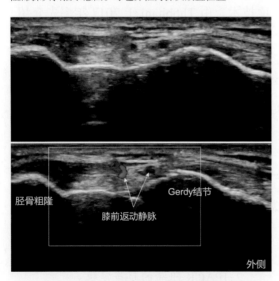

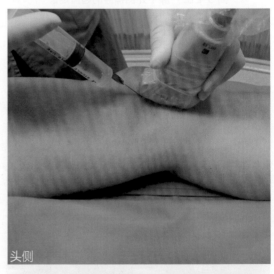

图 3-215　膝关节返支超声声像图

图 3-218　膝下内侧神经阻滞平面内进针示意图

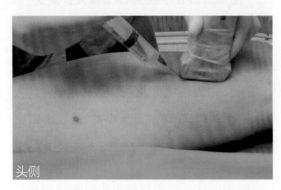

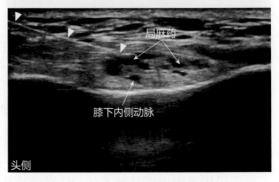

图 3-216　膝上内侧神经阻滞平面内进针示意图

图 3-219　膝下内侧神经阻滞平面内进针技术
白色三角形为穿刺针轨迹

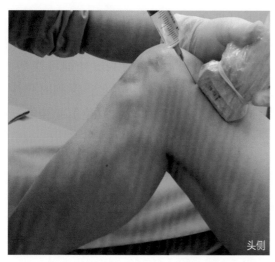

图 3-220　膝上外侧神经阻滞平面内进针示意图

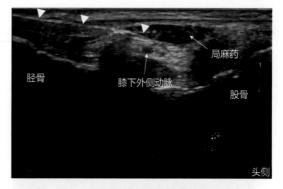

图 3-223　膝下外侧神经阻滞平面内进针技术
白色三角形为穿刺针轨迹

局麻药

膝下外侧动脉

胫骨

股骨

头侧

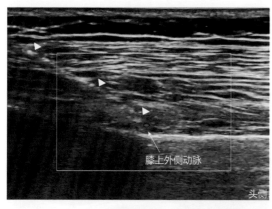

膝上外侧动脉

头侧

图 3-221　膝上外侧神经阻滞平面内进针技术
白色三角形为穿刺针轨迹

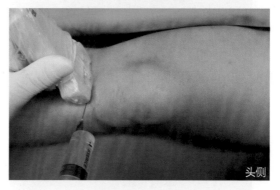

头侧

图 3-224　膝关节返支阻滞平面内进针示意图

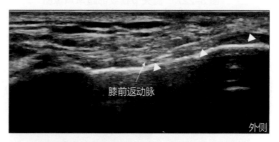

膝前返动脉

外侧

图 3-225　膝关节返支阻滞平面内进针技术
白色三角形为穿刺针轨迹

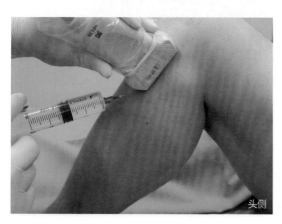

头侧

图 3-222　膝下外侧神经阻滞平面内进针示意图

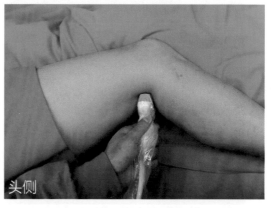

头侧

图 3-226　IPACK 阻滞探头放置位置示意图

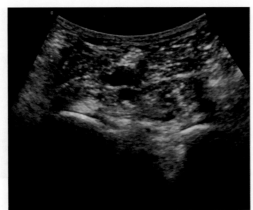

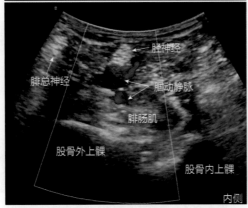

图 3-227　膝关节横纹部超声声像图

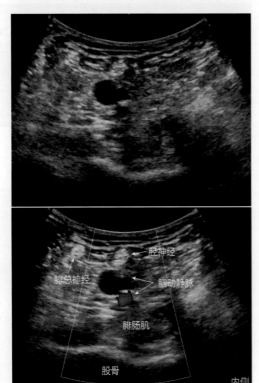

图 3-228　膝关节横纹上部超声声像图
＊：IPACK 阻滞位置

声下可见药物在股骨与腘动脉之间扩散。也可从探头外侧端进针，针尖至股骨与腘动脉之间、腘动脉外侧 1cm 处即可注药，腓总神经常位于进针路径上，穿刺时应注意进针角度和针尖位置，以免引起神经损伤（见图 3-229、图 3-230）。

（三）超声引导膝关节周围神经阻滞的药物

超声引导膝部神经阻滞的文献报道较少，尚无局麻药种类、剂量和浓度等对膝

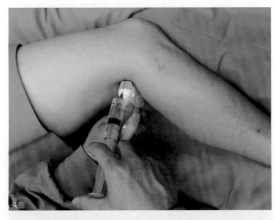

图 3-229　IPACK 阻滞平面内进针示意图

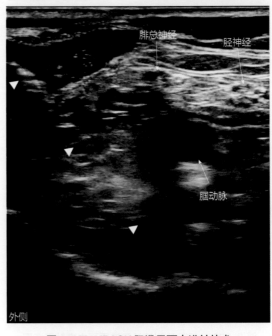

图 3-230　IPACK 阻滞平面内进针技术
白色三角形为穿刺针轨迹

部神经阻滞的影响研究。文献报道中，IPACK 阻滞常使用的局麻药剂量为 15~20ml，膝关节周围神经阻滞使用的局麻药剂量多为 1~2ml，利多卡因、罗哌卡因等均有应用报道 [4, 7, 9-12]。膝部周围神经阻滞我们常使用 0.2%~0.5% 罗哌卡因 2~3ml，IPACK 阻滞常使用 0.2%~0.5% 罗哌卡因 15~20ml，可获得良好的镇痛效果而未出现药物相关不良反应。

四、超声引导膝关节周围神经阻滞技术的适应证

超声引导膝关节周围神经阻滞技术适用于膝关节痛的诊断和治疗，还可用于膝关节手术的麻醉和术后镇痛，如膝关节置换术、膝关节镜手术等。

五、超声引导膝关节周围神经阻滞技术的并发症与禁忌证

（一）并发症

尚无超声引导膝关节周围神经阻滞并发症的报道，理论上有血管损伤、神经损伤、血肿、局麻药中毒等并发症。

（二）禁忌证

穿刺部位有感染、局麻药过敏、患者拒绝等是超声引导膝关节周围神经阻滞的绝对禁忌证。严重凝血功能障碍等相对禁忌。

参 考 文 献

1. Farr J, Jaggers R, Lewis H, et al. Evidence-based approach of treatment options for postoperative knee pain ［J］. Phys Sportsmed, 2014,42（2）:58-70.

2. Uesugi K, Kitano N, Kikuchi T, et al. Comparison of peripheral nerve block with periarticular injection analgesia after total knee arthroplasty: a randomized, controlled study ［J］. Knee, 2014,21（4）:848-852.

3. Yasar E, Kesikburun S, Kilic C, et al. Accuracy of Ultrasound-Guided Genicular Nerve Block: A Cadaveric Study ［J］. Pain Physician, 2015,18（5）:e899-e904.

4. Thobhani S, Scalercio L, Elliott C E, et al. Novel Regional Techniques for Total Knee Arthroplasty Promote Reduced Hospital Length of Stay: An Analysis of 106 Patients ［J］. Ochsner J, 2017,17（3）:233-238.

5. Pearce J M. Henry Gray's Anatomy ［J］. Clin Anat, 2009,22（3）:291-295.

6. Horner G, Dellon A L. Innervation of the human knee joint and implications for surgery ［J］. Clin Orthop Relat Res, 1994（301）:221-226.

7. Ahmed A, Arora D. Ultra-sound guided neurolysis of six genicular nerves of knee for intractable pain from knee osteoarthritis : A case series ［J］. Pain Pract, 2019,19（1）:16-26.

8. 冯琼华，余国荣，许典雄，等. 高选择性膝关节去神经术的应用解剖学研究［J］.武汉大学学报(医学版),2008,29(6):792-794.

9. Sankineani S R, Reddy A, Eachempati K K, et al. Comparison of adductor canal block and IPACK block（interspace between the popliteal artery and the capsule of the posterior knee）with adductor canal block alone after total knee arthroplasty: a prospective control trial on pain and knee function in immediate postoperative period ［J］. Eur J Orthop Surg Traumatol, 2018,（7）:1391-1395.

10. Kim D H, Choi S S, Yoon S H, et al. Ultrasound-Guided Genicular Nerve Block for Knee Osteoarthritis: A Double-Blind, Randomized Controlled Trial of Local Anesthetic Alone or in Combination with Corticosteroid ［J］. Pain Physician, 2018,21（1）:41-52.

11. Wong J, Bremer N, Weyker P D, et al. Ultrasound-Guided Genicular Nerve Thermal Radiofrequency Ablation for Chronic Knee Pain [J]. Case Rep Anesthesiol, 2016,2016:8292450.

12. Kesikburun S, Yasar E, Uran A, et al. Ultrasound-Guided Genicular Nerve Pulsed Radiofrequency Treatment For Painful Knee Osteoarthritis: A Preliminary Report [J]. Pain Physician, 2016,19（5）:E751-E759.

（范　坤　王爱忠）

第十二节　超声引导臀中皮神经阻滞技术

一、概述

部分下腰部、臀骶部疼痛多与臀中皮神经有关，如骶髂关节痛等[1,2]。以往多采用体表定位技术，把局麻药直接注射到骶髂关节上，可获得一定的镇痛效果，但是由于臀中皮神经比较分散，盲探操作失败率较高[3]。随后，有研究者辅助 X 线或其他放射学技术极大地提高了骶髂关节阻滞成功率，但是由于其操作复杂且存在辐射等风险，限制了其在临床麻醉和镇痛中的应用[4,5]。2017 年，Finlayson 等采用超声成功定位出了骶后孔的位置和影像学特征，与 X 线技术相比，其操作更加简单，所需时间更短且穿刺次数更少，血管损伤发生概率更低[6]。2016 年，国内学者梅伟等成功实施了第 1 骶后孔阻滞，为臀中皮神经阻滞开辟了新的方向[7]。目前，超声引导臀中皮神经阻滞多在骶后孔处实施，因此也称为骶后孔阻滞。

二、臀中皮神经阻滞的解剖学基础

臀中皮神经由 1~4 骶神经后外侧支组成。前 3 支骶神经后支穿出骶后孔后经过多裂肌分成内外侧两支，内侧支非常细小，终止于多裂肌，外侧支移行为臀中皮神经，向外跨过骶髂关节并穿过骶髂后短韧带至其背侧，继续向外穿过骶髂后长韧带（或由其上、下方穿过），穿出的位置分别为髂后上棘下方约 2cm、2.3cm、3.4cm、4.1cm 处，随后分为 2~3 支穿经臀大肌内侧缘，浅出至皮下支配臀部内侧区的皮肤[8-10]（见图 3-231、图 4-1）。

三、超声引导臀中皮神经阻滞技术

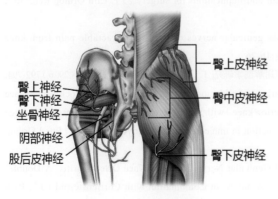

图 3-231　臀中皮神经解剖特点

臀上神经
臀下神经
坐骨神经
阴部神经
股后皮神经

臀上皮神经
臀中皮神经
臀下皮神经

（一）超声引导臀中皮神经阻滞技术

1. 超声引导臀中皮神经阻滞的体位

患者多取俯卧位，双下肢自然伸展，充分暴露患者臀部和腰部。多采用凸阵探头，耦合剂涂抹于探头，无菌塑料袋紧密包裹。穿刺前适当镇静、镇痛。

2. 臀中皮神经的超声定位

横断面定位：把探头横置于脊柱后正中线第 5 腰椎棘突水平，探头与脊柱垂直，超声下可显示第 5 腰椎关节突和棘突声像，沿后正中线向尾侧移动探头，直至出现第 1 骶正中嵴和骶骨板声像，水平向患侧平移探头 2~3cm，适当向头侧或尾侧微调探头，可见连续的、高回声的骶骨板声像出现缺损，即为第 1 骶后孔声像，向足侧移动探头可依次获得第 2~4 骶后孔声像（见图 3-232~ 图 3-236）。

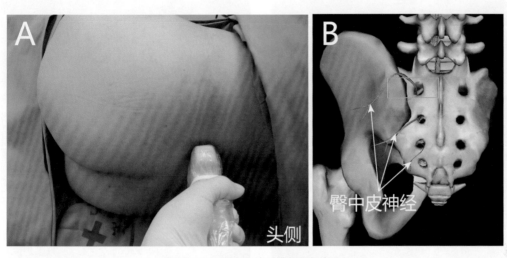

图 3-232　臀中皮神经横断面超声定位

A. 臀中皮神经横断面阻滞探头放置位置示意图；B. 臀中皮神经横断面阻滞探头扫描示意图。绿色方框为探头放置位置

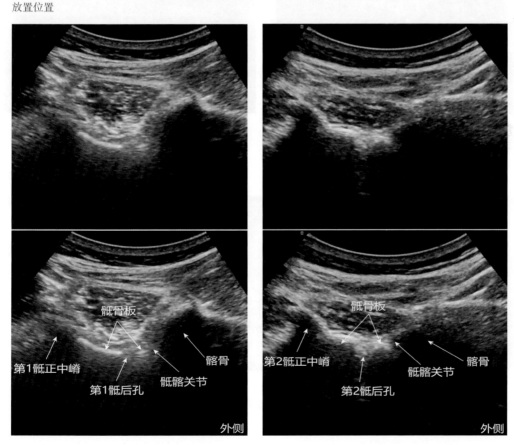

图 3-233　第 1 骶后孔横断面声像图　　　　图 3-234　第 2 骶后孔横断面声像图

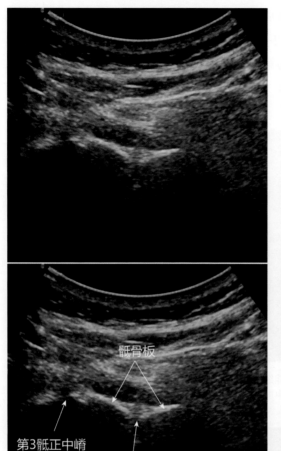

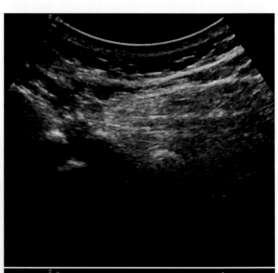

骶骨板

第3骶正中嵴

第3骶后孔

图 3-235　第 3 骶后孔横断面声像图

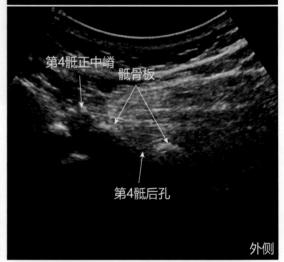

第4骶正中嵴

骶骨板

第4骶后孔

外侧

图 3-236　第 4 骶后孔横断面声像图

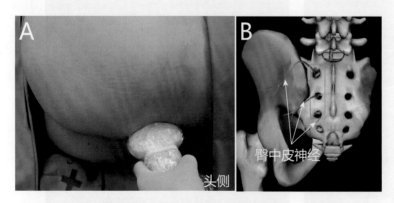

臀中皮神经

图 3-237　臀中皮神经矢状面超声定位

A. 臀中皮神经矢状面阻滞探头放置位置示意图；B. 臀中皮神经矢状面阻滞探头扫描示意图。绿色方框为探头放置位置

矢状面定位：把探头放置于第 5 腰椎关节突上，探头长轴与脊柱平行，沿正中线向尾侧移动探头，直至出现骶骨板声像，向外侧缓缓移动探头，直至高回声的、连续的骶骨板声像出现缺损，即为骶后孔声像（见图 3-237、图 3-238）。该定位技术可获得 2~3 个骶后孔声像。

3. 超声引导臀中皮神经阻滞的进针方法

多采用平面内进针技术。22G 穿刺针从任意一端进针，针尖穿过多裂肌等即至骶后孔位置，回抽无血即可注射局麻药，超声下可见药物在骶后孔处扩散（见图 3-239~ 图 3-242）。也可采用平面外进针技术，穿刺针从探头两侧进针，但应注意针尖的位置，以免针尖穿过骶后孔至盆腔，引起器官损伤或骶丛阻滞。

（二）超声引导臀中皮神经阻滞的药物

关于超声引导臀中皮神经阻滞的局麻药研究尚无系统性报道。超声引导骶后孔阻滞的局麻药相关报道也较少，仅有罗哌卡因，使用剂量为 15~20ml[7]。我们常使用 0.2%~0.5% 的罗哌卡因，每个骶后孔剂量 4~5ml。

四、超声引导臀中皮神经阻滞技术的适应证

该技术可辅助臀后部手术的麻醉和镇痛，如全髋置换术等，也可用于骶髂关节等下腰部、臀骶部疼痛的诊断和治疗。

五、超声引导臀中皮神经阻滞技术的并发症与禁忌证

（一）并发症

关于臀中皮神经阻滞的并发症无相关报道。理论存在的并发症有神经和血管损伤，平面外进针技术还有针尖穿至盆腔风险。

（二）禁忌证

穿刺部位感染或患者拒绝禁忌行臀中皮神经阻滞。严重凝血障碍者相对禁忌。

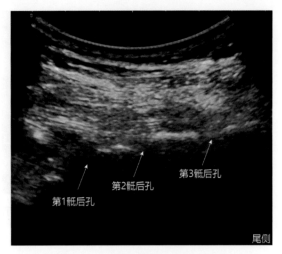

图 3-238　骶后孔矢状面超声声像图

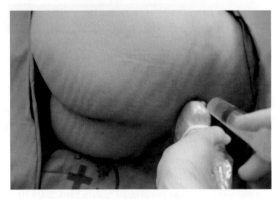

图 3-239　骶后孔横断面臀中皮神经阻滞平面内进针示意图

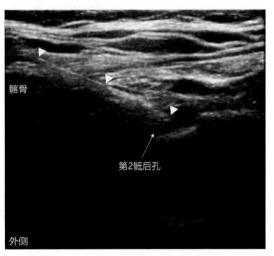

图 3-240　第 2 骶后孔横断面臀中皮神经阻滞平面内进针技术

白色三角形为穿刺针轨迹

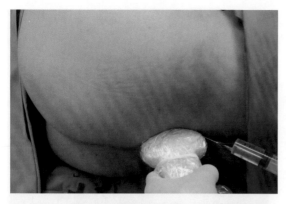

图3-241 骶后孔矢状面臀中皮神经阻滞平面内进针示意图

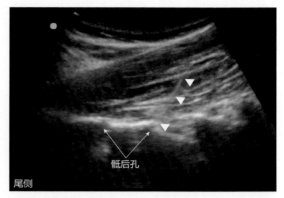

图3-242 骶后孔矢状面臀中皮神经阻滞平面内进针技术 白色三角形为穿刺针轨迹

参 考 文 献

1. Isu T, Kim K, Morimoto D, et al. Superior and Middle Cluneal Nerve Entrapment as a Cause of Low Back Pain［J］. Neurospine, 2018,15（1）:23-32.

2. 张艳亮, 高天乐, 唐大刚, 等. 骶髂关节疼痛的临床表现、诊断及治疗［J］. 中国骨与关节损伤杂志, 2015,30（6）:670-672.

3. Maigne J Y, Aivaliklis A, Pfefer F. Results of sacroiliac joint double block and value of sacroiliac pain provocation tests in 54 patients with low back pain［J］. Spine（Phila Pa 1976）, 1996,21（16）:1889-1892.

4. Dreyfuss P, Henning T, Malladi N, et al. The ability of multi-site, multi-depth sacral lateral branch blocks to anesthetize the sacroiliac joint complex［J］. Pain Med, 2009,10（4）:679-688.

5. Dreyfuss P, Henning T, Malladi N, et al. The ability of multi-site, multi-depth sacral lateral branch blocks to anesthetize the sacroiliac joint complex［J］. Pain Med, 2009,10（4）:679-688.

6. Finlayson R J, Etheridge J B, Elgueta M F, et al. A Randomized Comparison Between Ultrasound- and Fluoroscopy-Guided Sacral Lateral Branch Blocks［J］. Reg Anesth Pain Med, 2017,42（3）:400-406.

7. Li J, Ke X J, Liu Y, et al. The clinical application of lumbar plexus-the first posterior sacral foramina block for hip arthroplasty in elderly patients]［J］. Zhonghua Yi Xue Za Zhi, 2016,96（43）:3470-3473.

8. 杜心如, 张一模, 顾少光, 等. 臀中皮神经的形态特点及其与臀骶部痛的关系［J］. 中国临床解剖学杂志, 1996,14（3）:190-192.

9. Konno T, Aota Y, Saito T, et al. Anatomical study of middle cluneal nerve entrapment［J］. J Pain Res, 2017,10:1431-1435.

10. Tubbs R S, Levin M R, Loukas M, et al. Anatomy and landmarks for the superior and middle cluneal nerves: application to posterior iliac crest harvest and entrapment syndromes［J］. J Neurosurg Spine, 2010,13（3）:356-359.

（范 坤 王爱忠）

第十三节 超声引导臀上皮神经阻滞技术

一、概述

臀上皮神经损伤是引起后背及臀部疼痛的重要原因之一，神经阻滞可对其进行诊断及有效的治疗[1,2]。以往臀上皮神经阻滞多采用体表定位技术，可获得一定的镇痛效果，但是由于其解剖位置并不固定，因此盲探操作成功率较低[3]。2016年，Bodner等在超声下准确探查出臀上皮神经，为臀上皮神经的可视化阻滞指引了方向[4]。

二、臀上皮神经阻滞的解剖学基础

臀上皮神经纤维主要来自 T_{12} 和 L_1~L_3 脊神经的后外侧支，有时也有 T_{10}~T_{11} 以及 L_4 脊神经后支加入。臀上皮神经主要分为内、外和中侧 3 支，有时甚至多达 4~6 支，于上关节突与横突根部的上缘之间，沿横突背侧向外下穿过腰大肌和胸腰筋膜前层进入竖脊肌，向外向下穿行约 5cm，在竖

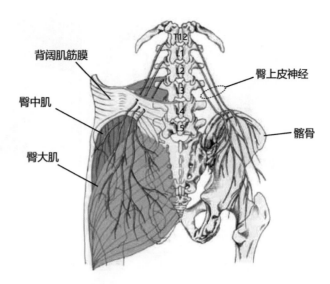

图 3-243 臀上皮神经解剖特点

脊肌的外侧穿过胸腰筋膜后侧裂隙或裂孔到达皮下进入臀部，支配臀外侧部、臀上部和后背下部的皮肤，有时甚至到达大腿近侧区。有学者把臀上皮神经越过髂嵴的部位称为骨纤维管，其内有臀上皮神经和血管伴行，骨纤维管的体表定位约在脊柱中线旁 6~8cm、髂嵴最高点连线下 0.5~2cm[3-8]。如图 3-243、图 4-1 所示。

三、超声引导臀上皮神经阻滞技术

（一）超声引导臀上皮神经阻滞技术

1. 超声引导臀上皮神经阻滞的体位

患者多取俯卧位或侧卧位，上下肢自然伸展，充分暴露患者臀部和腰部。选用线阵探头，耦合剂涂抹探头并做无菌处理。穿刺前适当镇静、镇痛。

2. 臀上皮神经的超声定位

把探头放置于股骨大转子与第三腰椎连线与髂嵴上缘的交点处，探头长轴与髂嵴平行（见图 3-244）。调整探头超声下可显示髂嵴边缘声像，髂嵴边缘表面即为目标位置，此平面应避开臀中肌和竖脊肌声像（见图 3-245）。旋转探头 90°可获得髂嵴、竖脊肌和臀中肌声像，臀上皮神经由竖脊肌内穿出至髂嵴上的骨纤维管，因此髂嵴边缘表面即为目标平面（见图 3-246、图 3-247）。

3. 超声引导臀上皮神经阻滞的进针方法

多采用平面内进针技术。22G 穿刺针从探头任意端进针，针尖穿过皮下脂肪至髂嵴表面，回抽无血即可注药，超声下药物沿髂嵴上缘扩散（见图 3-248~图 3-251）。

（二）超声引导臀上皮神经阻滞的药物

关于超声引导臀上皮神经阻滞的药物学研究尚无报道。我们常使用 0.2%~0.5% 的罗哌卡因 5~10ml，可获得满意的镇痛效果且无显著并发症。

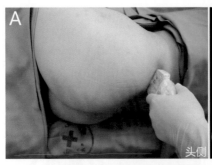

图 3-244　臀上皮神经横轴超声定位
A. 臀上皮神经横轴阻滞探头放置位置示意图；B. 臀上皮神经横轴阻滞探头扫描示意图。绿色方框为探头放置位置

图 3-245　髂嵴上缘横轴超声声像图

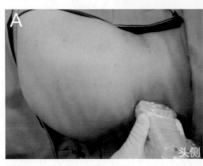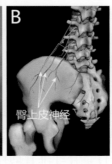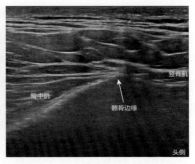

图 3-246　臀上皮神经纵轴超声定位
A. 臀上皮神经纵轴阻滞探头放置位置示意图；B. 臀上皮神经纵轴阻滞探头扫描示意图。绿色方框为探头放置位置

图 3-247　髂嵴上缘纵轴超声声像图

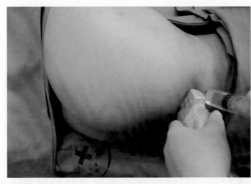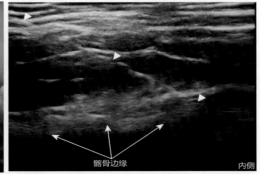

图 3-248　髂嵴上缘臀上皮神经阻滞平面内进针示意图（横轴）

图 3-249　髂嵴上缘臀上皮神经阻滞平面内进针技术（横轴）
白色三角形为穿刺针轨迹

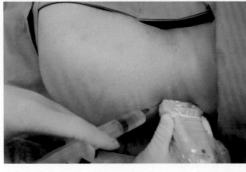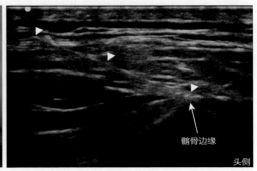

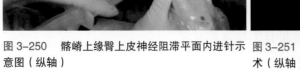

图 3-250　髂嵴上缘臀上皮神经阻滞平面内进针示意图（纵轴）

图 3-251　髂嵴上缘臀上皮神经阻滞平面内进针技术（纵轴）

白色三角形为穿刺针轨迹

四、超声引导臀上皮神经阻滞技术的适应证

超声引导臀上皮神经阻滞可用于腰部和臀外侧部手术的麻醉和镇痛，也可用于臀上皮神经痛的诊断和治疗。

五、超声引导臀上皮神经阻滞技术的并发症与禁忌证

（一）并发症

臀上皮神经阻滞较安全。理论上存在血肿、局麻药中毒等风险，但无相关报道。

（二）禁忌证

皮肤感染或患者拒绝是超声引导臀上皮神经阻滞的绝对禁忌证。严重凝血功能障碍属相对禁忌，可权衡利弊后予以判断。

参 考 文 献

1. Kuniya H, Aota Y, Kawai T, et al. Prospective study of superior cluneal nerve disorder as a potential cause of low back pain and leg symptoms［J］. J Orthop Surg Res, 2014,9:139.

2. Isu T, Kim K, Morimoto D, et al. Superior and Middle Cluneal Nerve Entrapment as a Cause of Low Back Pain［J］. Neurospine, 2018,15（1）:23-32.

3. Kim K, Shimizu J, Isu T, et al. Low back pain due to superior cluneal nerve entrapment: A clinicopathologic study［J］. Muscle Nerve, 2018,57（5）:777-783.

4. Bodner G, Platzgummer H, Meng S, et al. Successful Identification and Assessment of the Superior Cluneal Nerves with High-Resolution Sonography［J］. Pain Physician, 2016,19（3）:197-202.

5. 李传夫, 李家明, 严志祥. 臀上皮神经临床意义［J］. 中国骨伤, 2006,19（9）:552-553.

6. 李思忠, 冯文超, 王险峰. 臀上皮神经及其入臀点的解剖学观察［J］. 解剖与临床, 2006,11（1）:62-63.

7. Pearce J M. Henry Gray's Anatomy［J］. Clin Anat, 2009,22（3）:291-295.

8. Tubbs R S, Levin M R, Loukas M, et al. Anatomy and landmarks for the superior and middle cluneal nerves: application to posterior iliac crest harvest and entrapment syndromes［J］. J Neurosurg Spine, 2010,13（3）:356-359.

（范　坤　王爱忠）

第四章

超声引导下的脊柱部神经阻滞技术

脊柱是中枢神经系统的延伸，是支配上下肢与躯干的许多脊神经的来源。脊神经共有 31 对，其中颈神经 8 对，胸神经 12 对，腰神经 5 对，骶神经 5 对，尾神经 1 对。各节段脊神经的解剖结构类似，出椎间孔或在其内分出脊膜返支、前支、后支和交感支，其中脊膜返支汇有交感神经，分布于椎管的前外侧区、硬脊膜、血管壁、骨膜、韧带以及椎间盘；前支主要支配四肢及躯干的前面和侧面的肌肉和皮肤；后支主要支配颈部及躯干后部的肌肉和皮肤（见图 4-1~ 图 4-4）。本章我们主要介绍脊根部和后支的超声引导阻滞技术。

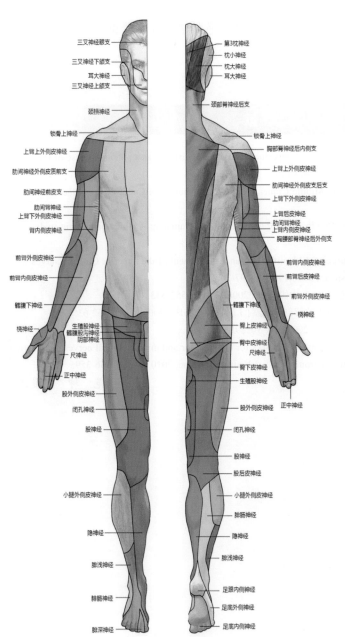

图 4-1　脊神经的分布图

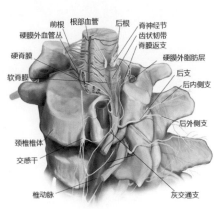

图 4-2　颈段脊神经的分支示意图

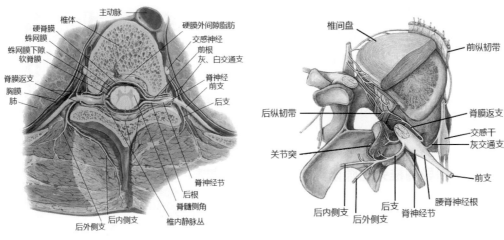

图 4-3　胸段脊神经分支示意图　　　　图 4-4　下腰段脊神经分支示意图

第一节　超声引导胸椎旁间隙阻滞技术

一、概述

20 世纪 50 年代即有胸椎旁间隙阻滞的报道，传统胸椎旁阻滞是采用穿刺针探及胸椎横突来间接定位胸椎旁间隙，研究显示这种盲探技术失败率高达 10.1%，且易引起一系列的穿刺风险：血管损伤率约 3.8%，气胸率 0.5%[1,2]。2007 年，Hara 等首次报道了超声引导的胸椎旁阻滞技术，极大地提高了操作有效性和安全性[3]。循证医学研究显示胸椎旁间隙阻滞与胸段硬膜外麻醉于胸部手术中的镇痛有效性和并发症类似，但硬膜外阻滞易发生脊髓相关并发症，胸椎旁间隙阻滞更易发生肺部并发症[4]。与肋间神经阻滞相比，胸椎旁间隙阻滞可获得相似镇痛效果和并发症[5]。在胸腔镜手术术后 12 小时内，胸椎旁间隙阻滞比局部浸润镇痛效果更好[6]。

二、胸椎旁间隙的解剖学基础

胸部脊神经共有 12 对。脊神经出椎间孔后走行于椎旁间隙内，分为前后两支、脊膜返支以及交感神经。胸部脊神经的分支呈节段性，支配胸部、腹部和背部的感觉以及相应肌肉的运动。

胸椎及其横突等骨性结构是胸椎旁神经阻滞的主要定位标志。从上至下，胸椎椎体逐渐增大，横突逐渐变短。棘突向下呈叠瓦状，水平大约对应下位椎体的横突或椎间隙。胸椎通过关节突和横突肋凹等结构与上下椎体和肋骨相连，并通过肋横突韧带、肋横突上位韧带、副韧带、肋头辐状韧带、肋横突外侧韧带等加强[7]。2000 年，Pusch 等采用超声技术测量了皮肤至胸椎横突和胸膜的距离辅助胸椎旁穿刺，为超声在胸椎旁阻滞中的应用奠定了基础[8]。

椎旁间隙是邻近椎体的三角形解剖结构，该间隙的前壁是壁层胸膜，后壁是肋横突上位韧带，内侧壁是椎体、椎间盘和椎间孔，上下壁是肋骨头[8]。此处脊神经没有筋膜包被，所以只需少量的局麻药即可产生良好的麻醉和镇痛效果。如图 4-3~ 图 4-7 所示。

三、超声引导胸椎旁间隙阻滞技术

（一）超声引导胸椎旁间隙阻滞的体位

患者多取侧卧位，患侧躯体向上，也可选用坐位或俯卧位。可选用低频凸阵探头或高频线形探头，探头涂抹耦合剂后用无菌手套或塑料套包紧备用。

（二）胸椎旁间隙的超声定位。

横断面扫面：首先根据所需阻滞的脊髓节段定位相应棘突，从第 12 肋向头侧移动探头直至定位出相应肋骨，向内水平移动探头，依次定位出相应横突和棘突并做标记（见第六章第一节）。胸脊神经节段定位时应注意，脊柱的横断面横突对应的是上位椎体的棘突。把探头放置于标记的棘突位置，探头长轴与脊柱垂直。超声下可见矛状的棘突声像。把探头向患侧方平移，至横突位置，超声下由内至外依次可显示棘突、椎板、横突等声像，横突的外侧可探寻到随呼吸而滑动的胸膜，胸膜的浅层和横突的外侧可显示高回声的肋横突上位韧带，横突的外侧、肋横突上位韧带的深部、胸膜的浅层可显示三角形的低回声声像即为胸椎旁间隙（见图 4-8、图 4-9）。把探头向尾侧平移，直至横突声像消失即至横突间隙平面，该水平胸椎旁间隙较显著，位于关节突的下外侧、胸膜的上内侧、肋横突上位韧带的下部（见图 4-10）。

矢状面扫面：把探头放置于标记的棘突上，探头长轴与脊柱平行。超声下可见节状的上下位棘突，把探头沿肋骨的走行向患侧平移。可显示瓦状的关节突声像，继续向外平移可显示垛样的横突声像。继续向外移动探头可显示肋骨及肋横突上位韧带声像。也可由外向内定位，先定位相应肋骨和肋间隙的位置，从外向内定位横突位置。在横突旁、上下位肋间可显

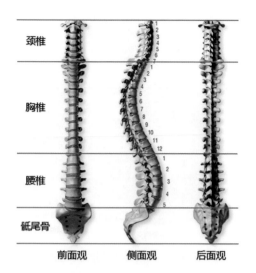

图 4-5　胸椎解剖特点

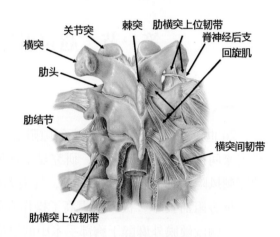

图 4-6　胸椎旁韧带解剖特点

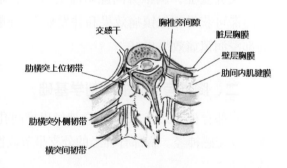

图 4-7　椎旁间隙解剖示意图

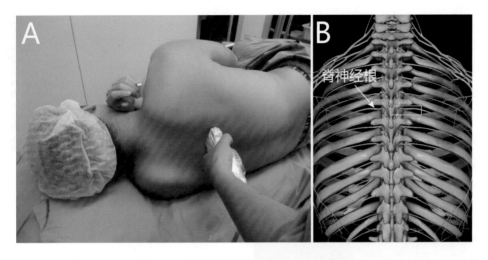

图 4-8　横突间水平胸椎旁间隙的超声定位

A. 横突间水平胸椎旁间隙阻滞超声探头放置位置示意图；B. 横突间水平胸椎旁间隙阻滞超声探头扫描示意图。绿色方框为探头放置位置

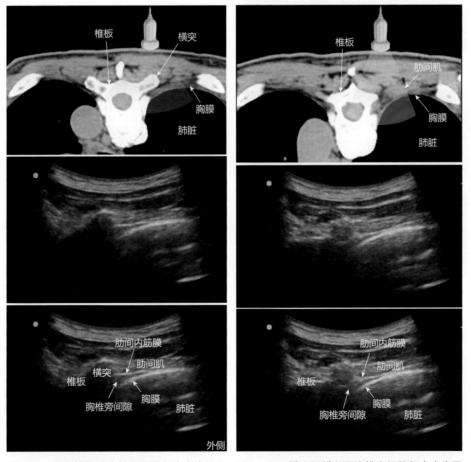

图 4-9　横突横断面胸椎旁间隙超声声像图和 CT 图

图 4-10　横突间横断面胸椎旁间隙超声声像图和 CT 图

示肋横突上位韧带和胸膜。肋横突上位韧带深层、胸膜浅层即胸椎旁间隙。如图 4-11~图 4-15 所示。

（三）超声引导胸椎旁间隙阻滞的进针入路

多采用平面内进针技术。横断面扫描时，多从探头外侧端进针，针尖穿过竖脊肌、肋横突上位韧带即至胸椎旁间隙，回抽无血、无气即可注射局麻药，也可把药

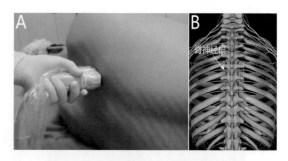

图 4-11 矢状面胸椎旁间隙的超声定位

A. 矢状面胸椎旁间隙阻滞超声探头放置位置示意图；B. 矢状面胸椎旁间隙阻滞超声探头扫描示意图。绿色方框为探头放置位置

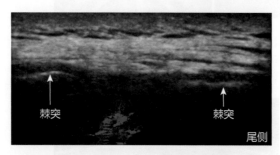

图 4-12 胸段棘突矢状面超声声像图

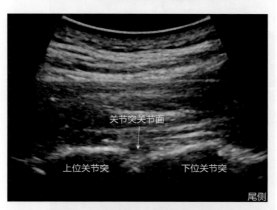

图 4-13 胸段关节突矢状面超声声像图

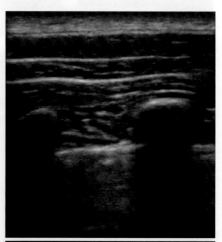

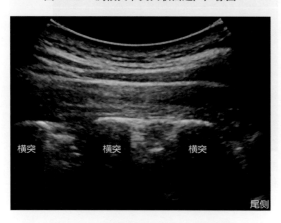

图 4-14 胸段横突矢状面超声声像图

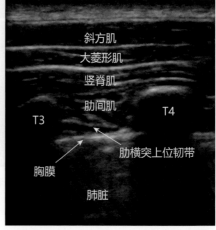

图 4-15 矢状面胸椎旁间隙超声声像图和 CT 图

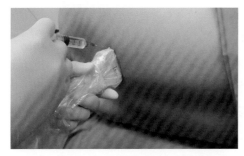

图 4-16　横断面胸椎旁间隙阻滞平面内进针示意图

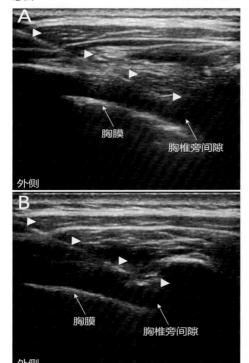

图 4-17　胸椎旁间隙阻滞平面内进针技术
A. 横断面胸椎旁间隙阻滞平面内进针技术（横突间平面）；B. 横断面胸椎旁间隙阻滞平面内进针技术（横突平面）。白色三角形为穿刺针轨迹

物注射到胸膜的内上侧、关节突的外下方（见图 4-16、图 4-17）。矢状面扫描时，多从探头尾侧端进针，针尖穿过竖脊肌和肋横突上位韧带即至胸椎旁间隙，注射时超声下可见药物在胸膜上扩散，胸膜受压下陷（见图 4-18、图 4-19）。也可采用平面外技术，从探头两侧进针，针尖穿过肋横突上位韧带即至胸椎旁间隙。平面外进针时应通过调整探头和进针角度以清晰显示针尖位置，以免引起气胸等并发症。研究显示胸椎旁阻滞时，多点、不同节段分别注射的镇痛效果优于单点注射[11]。

（四）超声引导胸椎旁阻滞的药物

布比卡因、利多卡因、罗哌卡因、左旋布比卡因等均有应用于胸椎旁间隙阻滞的报道。研究显示，胸椎旁间隙阻滞时，布比卡因和罗哌卡因术中镇痛效果类似，但术后 6h 和 24h 前者镇痛效果更好[12]。在一定范围内，局麻药的浓度可能不影响胸椎旁间隙阻滞的镇痛效果，研究显示，对于肺部切除的患者胸椎旁阻滞时，0.2%~0.5% 罗哌卡因获得的镇痛效果类似[13]。局麻药的容量可能会影响胸椎旁间隙的阻滞范围，文献显示，10ml 局麻药的阻滞范围可扩散至上下各两个脊髓节段[14]。因此在临床手术麻醉中我们常使用 0.25%~0.5% 的罗哌卡因，单点注射每次 10~20ml，多点注射每个脊髓阶段 5ml，可获得良好的镇痛效果且没有发生局麻药相关并发症。

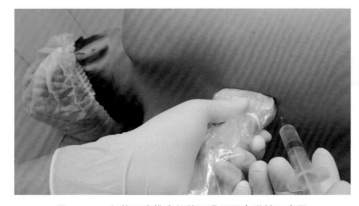

图 4-18　矢状面胸椎旁间隙阻滞平面内进针示意图

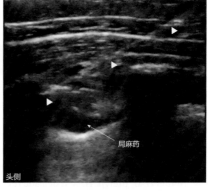

图 4-19　矢状面胸椎旁间隙阻滞平面内进针技术

白色三角形为穿刺针轨迹

四、超声引导胸椎旁间隙阻滞技术的适应证

单次胸椎旁间隙阻滞主要适用于胸部和背后部、肩胛部手术的急慢性疼痛，例如肋骨骨折内固定术、乳腺癌根治术、开胸手术、肩胛骨骨折内固定术等。胸椎旁阻滞还可用于胸壁、上腹壁和背部的疼痛治疗，如炎性、带状疱疹或肿瘤综合征等，联合腰椎旁阻滞技术还适用于腹部手术的麻醉和术后镇痛，如肝脏手术、胆囊手术、疝修补术等。

五、超声引导胸椎旁间隙阻滞技术的并发症与禁忌证

（一）并发症

（1）气胸：发生率约为0.5%。穿刺时应注意进针深度，不宜过深。超声操作时，确保针尖在图像内，针尖靠近胸膜时，可嘱患者低潮气量呼吸。穿刺或注药时如果患者出现剧烈咳嗽、胸闷等症状应停止操作，X线或超声下判断患者是否发生气胸。

（2）低血压：发生率约为4.6%。多是由于大量局麻药物扩散到硬膜外腔所致。每个脊髓节段严禁一次注射大量局麻药物。可采用多点注射，多次小剂量给药。注药前确保针尖的位置，以防进入硬膜外隙和蛛网膜下隙。交感神经阻滞也会导致低血压，但除非大量的交感神经被阻滞，一般不会引起低血压。

（3）胸膜损伤：发生率约为1.1%。多是由于进针过深，或者进针角度不当所致。

（4）高位硬膜外麻醉和全脊麻：发生率较低，有报道针尖误入硬膜外或蛛网膜下隙的发生率约为1%。进针角度尽量不要指向中线椎间孔，进针不要过深。注药前注意回抽，无脑积液后才可注药。理论上若注射大量的局麻药，药物可沿脊神经反流到硬膜外隙引起硬膜外麻醉。

（5）脊髓损伤和神经内注药：有颈椎旁阻滞导致截瘫的报道，但可能是由于操作不当在脊髓内注药导致。进针时和注药前应注意患者的异感和反应。

（6）血管损伤和局麻药中毒：胸椎旁血管比较丰富，很容易损伤血管，据统计发生概率可达3.8%。一般无须处理，密切观察。

（二）禁忌证

严重的凝血功能障碍、穿刺部位感染和患者拒绝时严禁行超声引导胸椎旁间隙阻滞。

参 考 文 献

1. Ginzberg E, Rebernisak V. Paravertebral block; review of two-year experience with the new technic［J］. Vojnosanit Pregl, 1954,11（11-12）:598-604.

2. Lonnqvist P A, MacKenzie J, Soni A K, et al. Paravertebral blockade. Failure rate and complications［J］. Anaesthesia, 1995,50（9）:813-815.

3. Hara K, Sakura S, Nomura T. Use of ultrasound for thoracic paravertebral block［J］. Masui, 2007,56（8）:925-931.

4. Norum H M, Breivik H. A systematic review of comparative studies indicates that paravertebral block is neither superior nor safer than epidural analgesia for pain after thoracotomy［J］. Scand J Pain, 2017,1（1）:12-23.

5. Kadomatsu Y, Mori S, Ueno H, et al. Comparison of the analgesic effects of modified continuous intercostal block and

paravertebral block under surgeon's direct vision after video-assisted thoracic surgery: a randomized clinical trial〔J〕. Gen Thorac Cardiovasc Surg, 2018,66（7）:425-431.

6. Abo-Zeid M A, Elgamal M M, Hewidy A A, et al. Ultrasound-guided multilevel paravertebral block versus local anesthesia for medical thoracoscopy〔J〕. Saudi J Anaesth, 2017,11（4）:442-448.

7. Pearce J M. Henry Gray's Anatomy〔J〕. Clin Anat, 2009,22（3）:291-295.

8. Pusch F, Wildling E, Klimscha W, et al. Sonographic measurement of needle insertion depth in paravertebral blocks in women〔J〕. Br J Anaesth, 2000,85（6）:841-843.

9. 张洋. 胸椎旁间隙超声解剖特征与超声引导胸椎旁神经阻滞技术的临床研究[J]. 中国实用医药, 2016,11（9）:69-70.

10. Saito T, Den S, Tanuma K, et al. Anatomical bases for paravertebral anesthetic block: fluid communication between the thoracic and lumbar paravertebral regions〔J〕. Surg Radiol Anat, 1999,21（6）:359-363.

11. Kasimahanti R, Arora S, Bhatia N, et al. Ultrasound-guided single- vs double-level thoracic paravertebral block for postoperative analgesia in total mastectomy with axillary clearance〔J〕. J Clin Anesth, 2016,33:414-421.

12. Sahu A, Kumar R, Hussain M, et al. Comparisons of single-injection thoracic paravertebral block with ropivacaine and bupivacaine in breast cancer surgery: A prospective, randomized, double-blinded study〔J〕. Anesth Essays Res, 2016,10（3）:655-660.

13. Yoshida T, Fujiwara T, Furutani K, et al. Effects of ropivacaine concentration on the spread of sensory block produced by continuous thoracic paravertebral block: a prospective, randomised, controlled, double-blind study〔J〕. Anaesthesia, 2014,69（3）:231-239.

14. Santonastaso D P, de Chiara A, Rispoli M, et al. Real-time view of anesthetic solution spread during an ultrasound-guided thoracic paravertebral block〔J〕. Tumori, 2018:905092660.

（范　坤　王爱忠）

第二节　超声引导竖脊肌平面阻滞技术

一、概述

竖脊肌平面阻滞是把局麻药注射到竖脊肌的深部或浅层以阻滞脊神经后支、前支甚至交感神经的神经阻滞技术，该技术最早由 Forero 等提出，最初仅仅被用于胸部手术的麻醉和镇痛，近期的研究发现它还适用于腹部、髋部甚至颈后部手术的麻醉或镇痛[1-4]。对于竖脊肌阻滞的机制尚不清楚，目前研究者多认为是局麻药通过横突旁间隙或脊神经后支穿行间隙扩散至椎旁间隙、硬膜外甚至肋间隙而发挥镇痛和麻醉作用[5,6]。竖脊肌平面阻滞与椎板阻滞类似，但尸体解剖研究显示竖脊肌平面阻滞药物的扩散范围更广，因此镇痛作用更强，但这尚需临床研究证实[6,7]。

二、竖脊肌平面的解剖学基础

了解背部肌肉的解剖结构特点有助于超声下竖脊肌平面的辅助定位。背部脊柱旁的肌肉可分为深、浅两层。浅层的肌肉主要是斜方肌、背阔肌、上/下锯肌和大/小菱形肌。斜方肌起源于上项线、隆突、项韧带和全部胸椎棘突，止于锁骨外 1/3、肩峰和肩胛冈；背阔肌起源于下 6 胸椎棘突、全部腰椎棘突和髂嵴，止于肱骨小结节；大菱形肌起自第 2~5 胸椎棘突，止于肩胛骨内侧缘；小菱形肌起自下项线、第 7 颈椎和第 1 胸椎棘突，止于肩胛冈内侧缘；上锯肌起自 $C_{6~7}$ 和胸 $T_{1~2}$ 椎体棘突，止于第 2~5 肋骨角的外方，下锯肌起自第 11~12 胸椎和第 1~2 腰椎棘突，止于第 9~12 肋骨角的外方。

深层的肌肉包括颈和上胸部的夹肌、竖脊肌、脊横肌群和更深层的棘间肌和横突间肌。头夹肌起自项韧带下半部、第 7 颈椎和 1~3 胸椎棘突，止于乳突和枕骨粗面；颈夹肌起自第 3~6 胸椎棘突，止于颈 2~3 横突；竖脊肌又包括髂肋肌群（颈、胸、髂腰肋肌）、最长肌（颈、胸、腰最长肌）和棘肌（颈、胸、腰棘肌），起自骶正中嵴、腰椎和下位胸椎棘突和横突、肋骨，止于上位胸椎和颈椎的棘突、横突、肋骨和枕骨。脊横肌包括半棘肌、多裂肌和回旋肌，起自横突内侧和关节突，止于棘突。如图 4-20~ 图 4-22 所示。

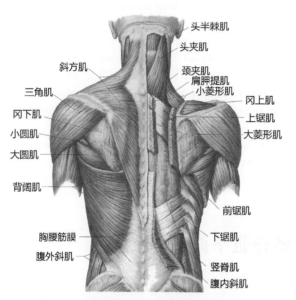

图 4-20　背部浅层肌肉解剖示意图

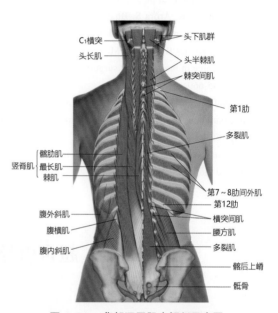

图 4-21　背部深层肌肉解剖示意图

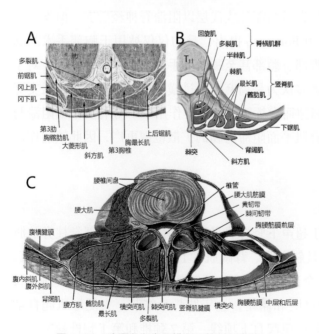

图 4-22　胸腰段竖脊肌横断面解剖示意图
A. 上胸段；B. 下胸段；C. 腰段

三、超声引导竖脊肌平面阻滞技术

（一）超声引导竖脊肌平面阻滞的体位

患者多取侧卧位，患侧躯体向上，也可选用坐位或俯卧位。可选用低频凸阵探头或高频线阵探头，探头涂抹耦合剂后用无菌手套或塑料套包紧备用。

（二）竖脊肌平面的超声定位

首先根据所需阻滞的脊神经节段定位相应棘突，胸段从第 12 肋向头侧移动探头定位出相应肋骨，再向内侧移动探头直至定位出横突和棘突（见第六章第一节）。腰段多从骶骨向头侧

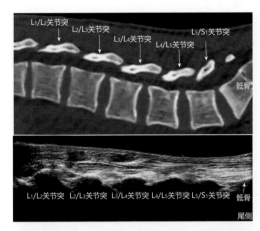

图 4-23　腰椎关节突水平矢状位超声声像全景图

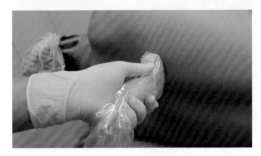

图 4-24　横断面竖脊肌平面阻滞超声探头放置位置示意图

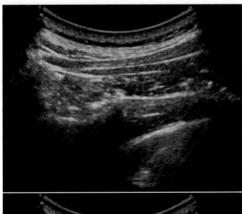

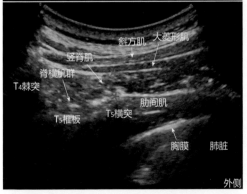

图 4-25　T₅ 水平竖脊肌平面横断面超声声像图
﹡：竖脊肌浅层平面；﹡﹡：竖脊肌深层平面

对腰椎节段定位，把探头放置于臀沟上方、脊柱后正中线上，探头与后正中线平行。超声可显示骶正中嵴声像，向患侧移动探头 0.5cm，可获得高回声的、连续的骶骨板声像。向头侧移动探头直至出现骨性声像的缺损即为 L₅~S₁ 间隙，继续向头侧移动探头可见垛状的第 5 腰椎的关节突或横突声像，探头继续向头侧移动直至目标横突，向内侧移动探头可获得所需阻滞脊神经节段的棘突声像并做标记（见图 4-23）。

横断面：把探头横置于脊柱后正中线上、标记处，可显示棘突声像，向患侧移动探头直至获得棘突、椎板和横突的横断面声像。与矢状面声像类似，在横突的浅层可获得竖脊肌、多裂肌等声像。竖脊肌的浅层或深层、后正中线旁 2~4cm（胸段 2~2.5cm，腰段 3~4cm）为目标平面（见图 4-24、图 4-25、图 4-28）。

矢状面：把探头放置于脊柱后正中线上、标记处，探头长轴与脊柱平行，超声下可见棘突声像。把探头向患侧方平移 2~4cm（胸段 2~2.5cm，腰段 3~4cm），超声下可显示横突矢状面声像，横突的浅层可显示竖脊肌、多裂肌声像，上胸段还可显示斜方肌、大菱形肌或小菱形肌、颈夹肌、上锯肌声像，下位胸段和上腰段可显示下锯肌、背阔肌或（和）斜方肌声像。竖脊肌的浅层以及竖脊肌的深层均可作为目标平面。如图 4-26、图 4-27、图 4-29 所示。

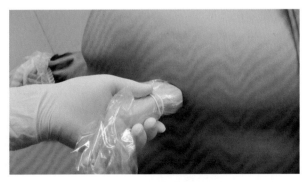

图 4-26　矢状面竖脊肌平面阻滞超声探头放置位置示意图

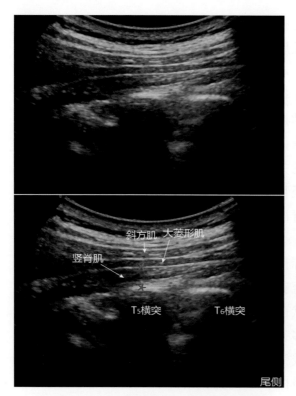

图 4-27　T₅水平竖脊肌平面矢状面超声声像图
：竖脊肌浅层平面；：竖脊肌深层平面

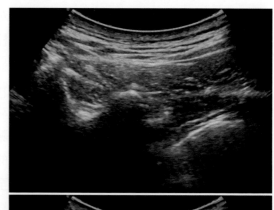

图 4-28　T₁₀水平竖脊肌平面横断面超声声像图
*：竖脊肌平面

（三）超声引导竖脊肌平面的进针入路

多采用平面内进针技术。横断面扫描时，多从探头外侧端进针，针尖穿过斜方肌和大菱形肌至竖脊肌的浅层，回抽无血即可注射局麻药，称为竖脊肌平面Ⅰ型阻滞，而针尖穿过竖脊肌至其深层注射局麻药称为竖脊肌平面Ⅱ型阻滞（见图4-30~图4-33）。超声下可见药物在竖脊肌平面内呈梭形扩散。

研究已经证实，竖脊肌平面Ⅱ型阻滞的镇痛效果优于Ⅰ型阻滞，表明竖脊肌深层注射，药物更容易向椎旁扩散[8,9]。尸体解剖研究显示，竖脊肌下单点注射，染液可上下各扩散至2~5个邻近的椎间隙、椎间孔和5~9个相邻肋间隙[6]。尚未有研究报道多点注射和单点注射对阻滞平面的影响。

（四）超声引导竖脊肌平面阻滞的药物

利多卡因、布比卡因、罗哌卡因、左

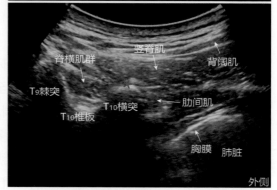

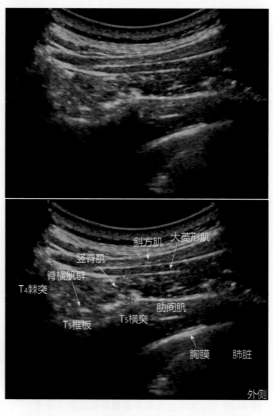

图 4-29　T₅水平竖脊肌平面横断面超声声像图

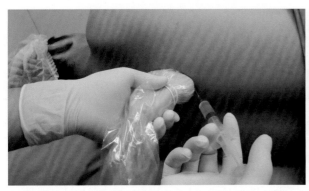

图 4-30　矢状面竖脊肌平面阻滞平面内进针示意图

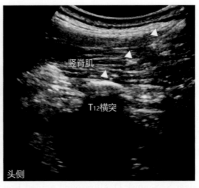

图 4-31　矢状面竖脊肌平面阻滞平面内
进针技术

白色三角形为穿刺针轨迹

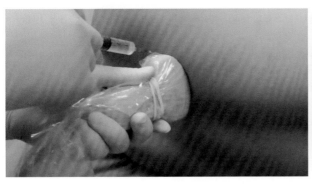

图 4-32　横断面竖脊肌平面阻滞平面内进针示意图

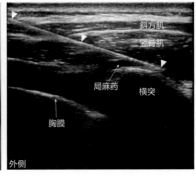

图 4-33　横断面竖脊肌平面阻滞平面
内进针技术

白色三角形为穿刺针轨迹

旋布比卡因等均有用于超声引导竖脊肌平面阻滞的报道，资料显示局麻药的使用剂量多为 20~30ml，阻滞平面可扩散至邻近 2~5 个脊神经[1, 10-12]。尚不知道局麻药物浓度对竖脊肌平面阻滞范围和效果的影响。临床麻醉中，对于超声引导竖脊肌平面阻滞，我们常使用 0.25%~0.5% 的罗哌卡因，剂量为 20~30ml，单点注射，而多点注射如何更有效地使用局麻药我们尚无经验。

四、超声引导竖脊肌平面阻滞技术的适应证

超声引导竖脊肌平面阻滞可适用于整个躯干和下肢手术的麻醉与镇痛，如乳腺手术、开胸手术、脊柱手术、剖宫产术、胆囊手术、疝气手术、髋关节手术等，也有用于肋间神经痛治疗的报道。

五、超声引导竖脊肌平面阻滞技术的并发症与禁忌证

（一）并发症

与胸椎旁间隙阻滞类似，竖脊肌平面阻滞易发生气胸、低血压、胸膜损伤、血管损伤等并发症。

（二）禁忌证

严重的凝血功能障碍、穿刺部位感染或患者拒绝时严禁行超声引导竖脊肌平面阻滞。

参 考 文 献

1. Forero M, Adhikary S D, Lopez H, et al. The Erector Spinae Plane Block: A Novel Analgesic Technique in Thoracic Neuropathic Pain［J］. Reg Anesth Pain Med, 2016,41（5）:621-627.

2. Hamilton D L, Manickam B. Erector spinae plane block for pain relief in rib fractures［J］. Br J Anaesth, 2017,118（3）:474-475.

3. Tulgar S, Senturk O. Ultrasound guided Erector Spinae Plane block at L-4 transverse process level provides effective postoperative analgesia for total hip arthroplasty［J］. J Clin Anesth, 2018,44:68.

4. Ueshima H, Otake H. Blocking of multiple posterior branches of cervical nerves using an erector spinae plane block［J］. J Clin Anesth, 2018,46:44.

5. Ueshima H, Hiroshi O. Spread of local anesthetic solution in the erector spinae plane block［J］. J Clin Anesth, 2018,45:23.

6. Adhikary S D, Bernard S, Lopez H, et al. Erector Spinae Plane Block Versus Retrolaminar Block: A Magnetic Resonance Imaging and Anatomical Study［J］. Reg Anesth Pain Med, 2018,43（7）:756-762.

7. Ueshima H, Otake H. Similarities Between the Retrolaminar and Erector Spinae Plane Blocks［J］. Reg Anesth Pain Med, 2017,42（1）:123-124.

8. Tulgar S, Balaban O. Local anaesthetic injection point of erector spinae plane block［J］. Indian J Anaesth, 2018,62（5）:403-404.

9. Chaudhary N K, Singh S. The right plane for drug injection in ultrasound-guided erector spinae plane block［J］. Indian J Anaesth, 2018,62（5）:405.

10. Chin K J, Adhikary S, Sarwani N, et al. The analgesic efficacy of pre-operative bilateral erector spinae plane（ESP）blocks in patients having ventral hernia repair［J］. Anaesthesia, 2017,72（4）:452-460.

11. Forero M, Rajarathinam M, Adhikary S, et al. Erector spinae plane（ESP）block in the management of post thoracotomy pain syndrome: A case series［J］. Scand J Pain, 2017,17:325-329.

12. Ahiskalioglu A, Alici H A, Ari M A. Ultrasound guided low thoracic erector spinae plane block for management of acute herpes zoster［J］. J Clin Anesth, 2018,45:60-61.

（范　坤　王爱忠）

第三节　超声引导椎板平面阻滞技术

一、概述

2013 年，Zeballos 等首次报道了超声引导椎板平面阻滞技术，他是把药物注射到椎板的浅层，以阻滞相邻若干节段脊神经的前支、后支和交感支的一种神经阻滞技术[1]。目前，椎板平面阻滞的机制尚不清楚，但尸体解剖研究显示，椎板浅层注射染剂，可扩散至邻近若干个椎间隙、硬膜外、椎间孔、肋间隙甚至对侧椎板浅层，这表明椎板平面阻滞是由于药物扩散至神经根所致[2]。研究显示，对于乳腺癌改良根治术的患者，在术后 24h 内椎板平面阻滞获得与椎旁间隙阻滞类似的镇痛效果，且局麻药的血药浓度更低，发生气胸等并发症的可能性更小，增加了安全性[3]。

二、椎板平面的解剖学基础

椎板是连接椎弓、上下关节突、横突及棘突之间的骨质板。椎板距离中线宽度0.5~1.5cm，其中T_5椎板最窄，L_5椎板最宽。椎板后表面距离硬膜外隙和椎旁间隙均较近，脊神经根由椎板的腹侧面走行[4]。椎板的浅层覆盖有回旋肌、多裂肌、半棘肌、竖脊肌等。椎板及附近的骨性和肌性结构是超声下椎板阻滞的重要定位标志（见4-22、图4-34）。

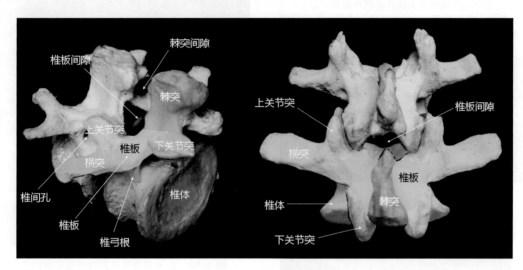

图4-34　椎板的解剖特点

三、超声引导椎板平面阻滞技术

（一）超声引导椎板平面阻滞的体位

嘱患者侧卧位，患侧躯体向上，也可选用坐位或俯卧位。可选用凸枕探头或线阵探头，探头涂抹耦合剂后用无菌手套或塑料套包紧备用。

（二）椎板平面的超声定位

横截面定位：把探头横置于标记处的脊柱后正中线上，显示棘突声像，向患侧移动探头直至获得棘突、关节突和横突的横断面声像。向尾侧移动探头直至关节突声像消失，在棘突外侧可探寻到高回声的、线性椎板声像。与矢状面声像类似，在椎板的浅层可获得竖脊肌、多裂肌等声像。椎板的浅层即为目标平面。如图4-35、图4-36、图4-39所示。

矢状面定位：首先根据所需阻滞的脊神经节段定位相应棘突、横突和肋骨并做标记（见本章第二节）。把探头放置于脊柱后正中线上标记处，探头长轴与脊柱平行，超声下可见棘突声像。向外侧平移探头约1cm，可显示瓦状、高回声的椎板声像，其浅层为脊横肌群，该肌群与椎板之间的平面即为目标位置。也可先定位出横突声像，向内移动探头直至垛状横突声像消失，出现高回声的瓦状声像即为椎板。如图4-37、图4-38、图4-40所示。

（三）超声引导椎板平面的进针入路

多采用平面内进针技术。22G穿刺针从探头任意端进针，针尖穿过脊横肌群即可触及骨性的椎板，回抽无血即可注射局麻药（见图4-41~图4-44）。超声下可见药物在椎板与

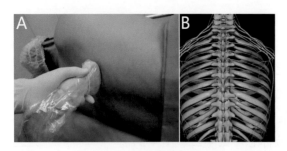

图 4-35 椎板平面横断面超声定位
A. 胸段横断面椎板阻滞探头放置位置示意图；B. 胸段横断面椎板阻滞探头扫描示意图。绿色方框为探头放置位置

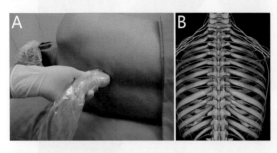

图 4-37 椎板平面矢状面超声定位
A. 胸段矢状面椎板阻滞探头放置位置示意图；B. 胸段矢状面椎板阻滞探头扫描示意图。绿色方框为探头放置位置

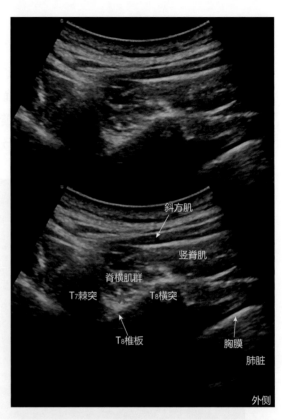

图 4-36 T₈ 水平椎板平面横断面超声声像图
*: 椎板平面

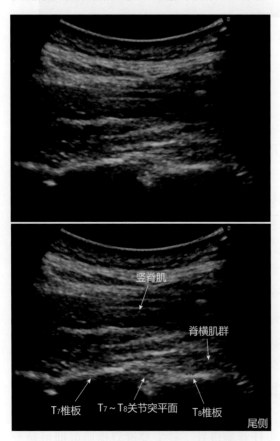

图 4-38 T₈ 水平椎板平面矢状面超声声像图
*: 椎板平面

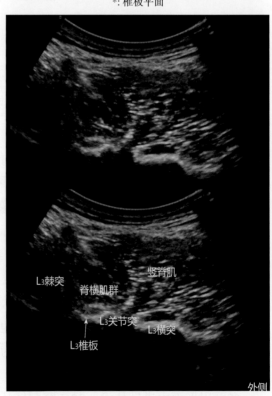

图 4-39 L₃ 水平椎板平面横断面超声声像图
*: 椎板平面

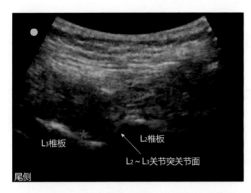

图 4-40 L₃ 水平椎板平面矢状面超声声像图
*：椎板平面

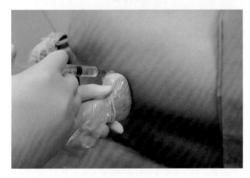

图 4-41 胸段横断面椎板平面阻滞平面内进针示意图

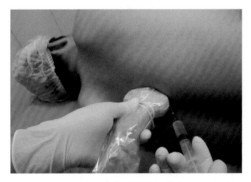

图 4-42 胸段矢状面椎板平面阻滞平面内进针示意图

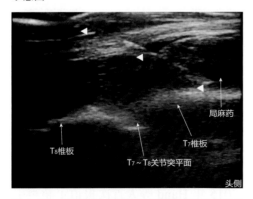

图 4-43 胸段矢状面椎板平面阻滞平面内进针技术
白色三角形为穿刺针轨迹

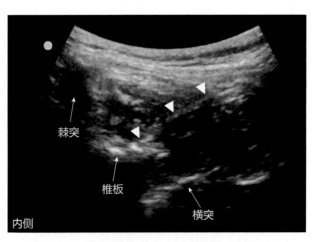

图 4-44 腰段横断面椎板平面阻滞平面内进针技术
白色三角形为穿刺针轨迹

脊横肌群之间扩散。也可采用平面外进针技术，从探头两侧进针，针尖触及椎板即可注射局麻药。

尸体解剖研究显示，在椎板平面单次注射染液，可向上下约 2 个邻近的椎旁间隙扩散，显著小于单次椎旁间隙注射的扩散范围，提示胸腰椎旁间隙阻滞的效果和范围可能要优于椎板平面阻滞[5]。尚未有研究比较椎板平面阻滞多点注射和单点注射的差异。

（四）超声引导椎板平面阻滞的药物

甲哌卡因、罗哌卡因、左旋布比卡因等均有用于超声引导椎板平面阻滞的报道，资料显示局麻药的使用剂量多为 15~30ml，阻滞平面可扩散至邻近 1~2 个脊神经[1,3-8]。尚不知道局麻药物浓度对椎板平面阻滞范围和效果的影响。动物尸体解剖研究提示，局麻药的容量可能会影响椎板平面阻滞的效果，但这还需要进一步的人体和临床学研究证实[9]。临床麻醉中，对于超声引导椎板平面阻滞，我们常使用 0.25%~0.5% 的罗哌卡因，剂量为 20~30ml，单点注射。

四、超声引导椎板平面阻滞技术的适应证

超声引导椎板平面阻滞主要用于胸部和脊柱手术的麻醉，如腰椎骨折手术、乳腺手术、肋骨手术等。尚未有椎板平面阻滞用于腹部和下肢手术的报道。

五、超声引导椎板平面阻滞技术的并发症与禁忌证

（一）并发症

与胸椎旁间隙和竖脊肌平面阻滞类似，椎板平面阻滞易发生气胸、低血压、胸膜损伤、血管损伤等并发症。

（二）禁忌证

严重的凝血功能障碍、穿刺部位感染和患者拒绝时禁忌行超声引导椎板平面阻滞。

参 考 文 献

1. Zeballos J L, Voscopoulos C, Kapottos M, et al. Ultrasound-guided retrolaminar paravertebral block［J］. Anaesthesia, 2013,68（6）:649-651.

2. Damjanovska M, Stopar P T, Cvetko E, et al. The ultrasound-guided retrolaminar block: volume-dependent injectate distribution［J］. J Pain Res, 2018,11:293-299.

3. Murouchi T, Yamakage M. Retrolaminar block: analgesic efficacy and safety evaluation［J］. J Anesth, 2016,30（6）:1003-1007.

4. 武垚森. 国人脊柱椎板及腰神经根和椎板关系的解剖影像学研究［D］. 温州医科大学；温州医学院外科学(骨科)，2009.

5. Sabouri A S, Crawford L, Bick S K, et al. Is a Retrolaminar Approach to the Thoracic Paravertebral Space Possible?: A Human Cadaveric Study［J］. Reg Anesth Pain Med, 2018,43（8）:864-868.

6. Ueshima H, Hiroshi O. Transapical transcatheter aortic valve implantation performed with a retrolaminar block［J］. J Clin Anesth, 2016,35:274.

7. Ueshima H, Hara E, Otake H. Lumbar vertebra surgery performed with a bilateral retrolaminar block［J］. J Clin Anesth, 2017,37:114.

8. Nagane D, Ueshima H, Otake H. Upper lobectomy of the left lung using a left retrolaminar block［J］. J Clin Anesth, 2018,49:74.

9. Damjanovska M, Stopar P T, Cvetko E, et al. The ultrasound-guided retrolaminar block: volume-dependent injectate distribution［J］. J Pain Res, 2018,11:293-299.

（焦志华　王爱忠）

第四节　超声引导脊神经后支阻滞技术

一、概述

腰背痛、脊椎手术后疼痛等多与脊神经后支有关，脊神经后支阻滞是诊断和治疗神经性腰背痛的重要手段之一[1]。传统脊神经后支阻滞多采用穿刺针在横突上触及异感的方式对其阻滞，这种盲探技术阻滞成功率低且易发生穿刺并发症，而X线等技术增加了穿刺的准确性，但是其操作复杂且具有放射性，限制了在临床中的使用[2,3]。文献资料显示超声可增加穿刺针和神经识别的准确性，多项研究已证实超声引导椎旁间隙阻滞、椎板平面阻滞、竖脊肌平面阻滞均可有效地阻滞脊神经后支[4,5]。2015年Hand等人首次报道了超声引导胸腰筋膜阻滞技术，多项研究已经证实该技术适用于脊柱等背后部手术的麻醉和镇痛[4-8]。

目前常见的脊神经后支阻滞主要有：竖脊肌平面阻滞（见本章第二节）、椎板平面阻滞（见本章第三节）、胸腰筋膜平面阻滞和横突根部阻滞。

二、胸、腰脊神经后支的解剖学基础

胸脊神经后支从胸椎旁间隙向后走行于肋横突韧带和横突间韧带的内侧、上位横突的下缘、椎板的外侧围成的狭小空间。胸脊神经后支最先分出的是降支，随后向外分出内侧支和外侧支。其中内侧支至多裂肌的外侧缘，向后向内穿行于多裂肌与胸半棘肌之间至棘突的外侧，期间发出肌支支配脊横肌群，后向皮肤浅出，期间发出两组分支，一支支配棘突和棘突间韧带，另一支称为内侧皮支，穿出背肌层和胸腰筋膜支配棘突附近的皮肤。下胸段（T_{10}~T_{12}）常缺乏内侧皮支。

后外侧支由肋横突上位韧带和横突间韧带之间穿行，向外进入胸最长肌和胸髂肋肌，发出肌支支配竖脊肌，还发出外侧皮支由最长肌和髂肋肌之间浅出，穿过斜方肌或背阔肌至皮下，上6胸段脊神经后外侧皮支支配下一个节段肋角附近皮肤，下6胸段脊神经后外侧皮支支配下3~4个节段髂肋肌表面的皮肤。上位胸段（T_1~T_3）常缺乏外侧皮支。T_{12}脊神经后外侧皮支多与L_1~L_3脊神经后外侧皮支汇合，形成臀上皮神经，支配髂嵴和臀上部皮肤。

腰脊神经后支从下位横突上缘根部、横突间韧带的内侧、下位椎体上关节突的外侧向后向外穿出，分成外侧支、内侧支和中间支。其中，外侧支在横突上缘发出分支支配横突间肌，之后向外向下越过横突并与血管伴行进入髂肋肌，发出肌支支配该肌，皮支浅出后支配该肌表面的皮肤，其中L_1~L_3脊神经后支的外侧支与T_{12}脊神经后外侧皮支共同组成臀上皮神经。内侧支贴近下位椎体上关节突和横突形成的夹角内走行，向下从乳突和副突之间穿过，向下向后走行，期间发出肌支和关节支支配关节突关节和多裂肌等，皮支浅出支配下3~4阶段棘突附近和骶骨表面的皮肤。中间支从外侧支与内侧支之间分出，继而从最长肌与髂肋肌之间穿出，发出肌支支配这两条肌肉，皮支浅出后支配外侧支与内侧支之间的皮肤。如图4-1、图4-3、图4-4、图4-45、图4-46、图4-47所示。

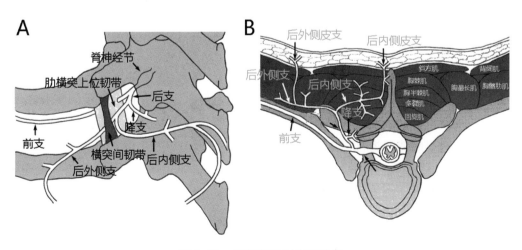

图4-45　胸脊神经后支解剖特点
A.胸脊神经后支的分支；B.胸脊神经后支与背后部肌肉的解剖关系

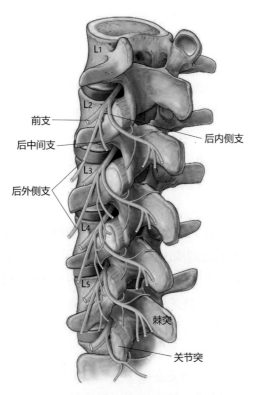

图 4-46　腰脊神经后支的解剖示意图

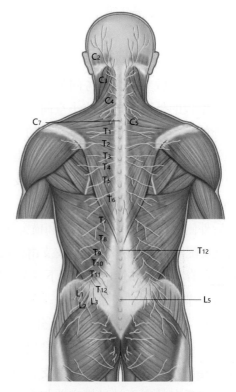

图 4-47　脊神经后支皮支的支配图

三、超声引导脊神经后支阻滞技术

（一）超声引导脊神经后支的体位

患者多取侧卧位。也可取俯卧位,面部朝下垫一"U"形枕。可选用凸阵探头或线阵探头,探头涂抹耦合剂后用无菌手套或塑料套包紧备用。操作前适当镇痛、镇静。

（二）超声引导胸腰筋膜阻滞技术

1.胸腰筋膜的超声定位

首先定位出所需阻滞的脊神经节段（见本章第二节）,标记出相应的棘突。把探头横置于脊柱后正中线上,超声下可显示棘突声像,向患侧移动探头直至显示横突声像,在横突的浅层由外至内可显示髂肋肌、最长肌和多裂肌等声像,髂肋肌与最长肌之间或最长肌与多裂肌之间的肌间隙即为目标平面（见图 4-48、图 4-49、图 4-50）。

2.超声引导胸腰筋膜阻滞的进针方法

多采用平面内进针技术。22G 穿刺针从探头外侧端进针,针尖穿过髂肋肌至髂肋肌与最长肌之间的肌间隙,回抽无血即可注射局麻药,超声下可见药物在该间隙内呈梭形扩散,称为外侧胸腰筋膜阻滞。穿刺针穿过最长肌至最长肌与多裂肌之间的肌间隙注射局麻药称为内侧胸腰筋膜阻滞（见图 4-51、图 4-52）。

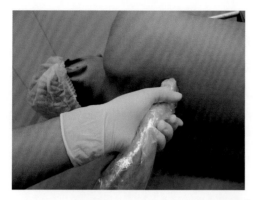

图 4-48 T₈ 胸腰筋膜阻滞超声探头放置位置示意图

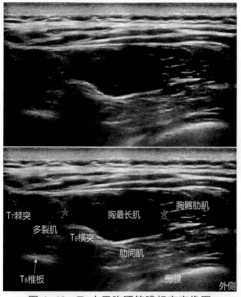

图 4-49 T₈ 水平胸腰筋膜超声声像图
：内侧胸腰筋膜平面；：外侧胸腰筋膜平面

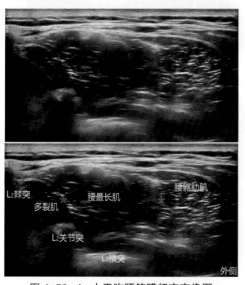

图 4-50 L₂ 水平胸腰筋膜超声声像图
：内侧胸腰筋膜平面；：外侧胸腰筋膜平面

（三）超声引导横突上脊神经后支阻滞技术

1. 横突上平面的超声定位

如上所述首先定位出所需阻滞的脊神经节段，并标记相应棘突。把探头横置于相应棘突上，超声下可显示棘突声像，向患侧移动探头，直至出现横突声像，横突内侧即为脊神经后支穿行部位，横突浅层还可显示竖脊肌、多裂肌等声像（见图 4-53~ 图 4-56）。

2. 超声引导横突上脊神经后支阻滞的进针方法

多采用平面内进针技术。22G 穿刺针从探头外侧端进针，调整进针角度，针尖穿过竖脊肌可触及骨性结构，即至横突与关节突交界区，回抽无血即可注射局麻药，超声下可见药物在横突表面扩散（见图 4-56、图 4-57）。

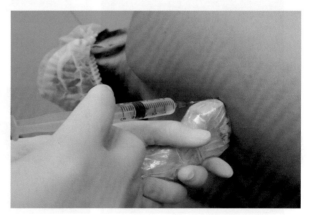

图 4-51 T₈ 水平胸腰筋膜阻滞平面内进针示意图

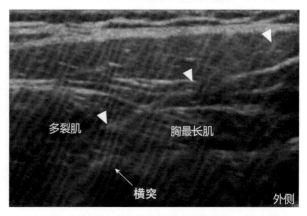

图 4-52 超声引导内侧胸腰筋膜阻滞平面内进针技术

（四）超声引导脊神经后支阻滞的药物

尸体解剖研究提示内侧和外侧胸腰筋膜平面阻滞药物可能是通过肌间隙进入横突上，阻滞了脊神经后支而产生麻醉和镇痛作用[9, 10]。罗哌卡因和左旋布比卡因等均有用于超声引导脊神经后支阻滞的报道，资料显示局麻药的使用剂量多为 20ml，阻滞平面可扩散至邻近 1~2 个脊神经[8, 11-13]。临床麻醉中，胸腰筋膜平面阻滞时我们常使用 0.25%~0.5% 的罗哌卡因，剂量 20ml；横突上平面阻滞时我们常使用 0.25%~0.5% 的罗哌卡因，剂量 5~10ml。尚不清楚横突上平面阻滞时药物是否能扩散到椎旁间隙。

四、超声引导脊神经后支阻滞技术的适应证

超声引导脊神经后支阻滞主要用于脊柱等后背部手术的麻醉和镇痛，如椎板成形术等。

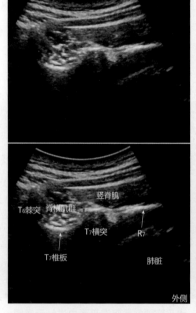

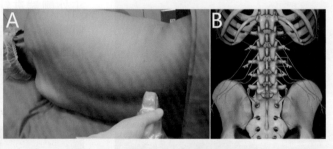

图 4-54　腰段横突上平面的超声定位
A. 腰段横突上平面阻滞超声探头放置位置示意图；B. 腰段横突上平面阻滞超声探头扫描示意图。绿色方框为探头放置位置

图 4-53　胸段横突上平面超声声像图
　　*：横突上平面

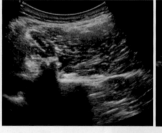

图 4-55　腰段横突上平面超声声像图
　　*：横突上平面

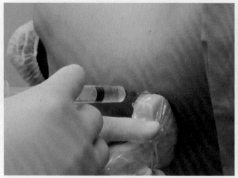

图 4-56　腰段横突上平面阻滞平面内进针示意图

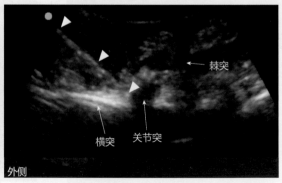

图 4-57　腰段横突上平面阻滞平面内进针技术
白色三角形为穿刺针轨迹

五、超声引导脊神经后支阻滞技术的并发症与禁忌证

（一）并发症

脊神经后支阻滞相对安全，少见的并发症有气胸、血管损伤、神经损伤等。

（二）禁忌证

穿刺部位感染或患者拒绝时禁忌行超声引导脊神经后支阻滞。

参 考 文 献

1. Kozera K, Ciszek B, Szaro P. Posterior Branches of Lumbar Spinal Nerves - Part III: Spinal Dorsal Ramus Mediated Back Pain - Pathomechanism, Symptomatology and Diagnostic Work-up［J］. Ortop Traumatol Rehabil, 2017,19（4）:315-321.

2. Bogduk N. International Spinal Injection Society guidelines for the performance of spinal injection procedures. Part 1: Zygapophysial joint blocks［J］. Clin J Pain, 1997,13（4）:285-302.

3. 云雄，黄智，邹重文，等 . 经皮脊神经后支阻滞治疗腰腿痛的临床应用［J］. 颈腰痛杂志，2007,28（3）:224-227.

4. Murouchi T, Yamakage M. Retrolaminar block: analgesic efficacy and safety evaluation［J］. J Anesth, 2016,30（6）:1003-1007.

5. El-Boghdadly K, Pawa A. The erector spinae plane block: plane and simple［J］. Anaesthesia, 2017,72（4）:434-438.

6. Hand W R, Taylor J M, Harvey N R, et al. Thoracolumbar interfascial plane（TLIP）block: a pilot study in volunteers［J］. Can J Anaesth, 2015,62（11）:1194-1200.

7. Li C, Jia J, Qin Z, et al. The use of ultrasound-guided modified thoracolumbar interfascial plane（TLIP）block for multi-level lumbar spinal surgery［J］. J Clin Anesth, 2018,46:49-51.

8. Ueshima H, Ozawa T, Toyone T, et al. Efficacy of the Thoracolumbar Interfascial Plane Block for Lumbar Laminoplasty: A Retrospective Study［J］. Asian Spine J, 2017,11（5）:722-725.

9. Ueshima H, Otake H. Ultrasound-guided "lateral" thoracolumbar interfascial plane（TLIP）block: A cadaveric study of the spread of injectate［J］. J Clin Anesth, 2017,40:54.

10. Ueshima H, Oku K, Otake H. Ultrasound-guided thoracolumbar interfascial plane block: a cadaveric study of the spread of injectate［J］. J Clin Anesth, 2016,34:259-260.

11. Ueshima H, Otake H. Clinical efficacy of modified thoracolumbar interfascial plane block［J］. J Clin Anesth, 2016,30:74-75.

12. Ohgoshi Y, Namiki R, Kori S, et al. The use of ultrasound-guided thoracolumbar interfascial plane block for multi-level lumbar spinal surgery［J］. J Clin Anesth, 2017,37:162.

13. Ueshima H, Otake H. Clinical experiences of ultrasound-guided lateral thoracolumbar Interfascial plane（TLIP）block［J］. J Clin Anesth, 2017,39:145.

（范　坤　王爱忠）

第五节　超声引导腰丛阻滞技术

一、概述

腰丛阻滞历史悠久，早在 20 世纪 70 年代，Chayen 等就介绍了腰丛阻滞在髋部和大腿部手术中的应用[1]。传统的腰丛阻滞多采用体表定位技术，但这种盲探操作不但易发生血管

和神经损伤等风险，而且对于肥胖、高龄的患者失败率较高[2,3]。2002年，Kirchmair等人首次介绍了超声引导腰丛阻滞技术，自此腰丛阻滞进入了可视化阶段[4]。随着研究的深入，相继出现了"三叉戟"平面、"三阶梯"平面、"三叶草"平面、横突间隙旁正中平面等超声引导腰丛阻滞技术[5-7]。本节我们主要介绍超声引导脊柱旁、侧方等平面超声引导腰丛阻滞技术。

二、腰丛的解剖学基础

腰脊神经有5对。脊神经出椎间孔后发出前支和后支，L_1~L_3还发出交感神经。L_1~L_4脊神经在椎旁腰大肌间隙内汇聚成腰丛，部分T_{12}和L_5脊神经也参与腰丛的组成。在腰大肌水平分为髂腹下神经（T_{12}~L_1）、髂腹股沟神经（T_{12}~L_1）、股外侧皮神经（L_1~L_3）、股神经（L_1~L_4）、生殖股神经（L_1~L_2）和闭孔神经（L_2~L_4）等。腰丛的分支节段性分布于下肢、臀部、腹股沟和会阴部等区域。

腰椎椎体比较粗大，上下关节突也比较粗大，关节面呈矢状位。所以超声下显影较清晰。棘突宽而短近水平位伸向后方。超声下同一椎体的棘突、横突和关节突可在同一平面内显影。

腰大肌间隙是腰丛阻滞的常见位置。腰丛的前侧是腰大肌及其筋膜，后侧是横突和横突间韧带，外侧是腰方肌和腰大肌，内侧是腰椎椎体，大部分的腰丛经由腰大肌间隙穿过。如图4-1、图4-4、图4-58所示。

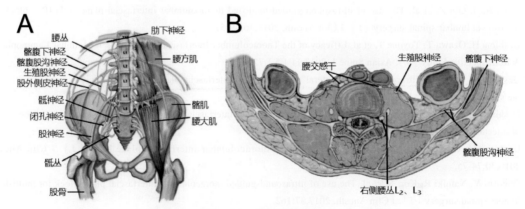

图4-58　腰丛解剖特点
A.腰丛冠状面解剖示意图；B.腰丛横断面解剖示意图

三、超声引导腰丛阻滞技术

（一）超声引导脊柱旁矢状面腰丛阻滞技术

1.超声引导脊柱旁矢状面腰丛阻滞的体位

嘱患者侧卧，患侧肢体向上，双腿略屈曲。也可采用俯卧位。多选用凸阵探头，探头涂抹耦合剂并做无菌处理。操作前适当镇痛、镇静。

2.脊柱旁矢状面腰丛的超声定位

把探头放置于骶骨上，探头长轴与后正中线平行，向上计数出L_4和L_3横突（见本章

第二节）。超声下可显示三叉戟状的横突声像，横突浅层为竖脊肌声像，上下横突之间为腰大肌声像，横突下 1~2cm、腰大肌内可显示高回声的腰丛声像（见图 4-59、图 4-60）。探头向内平移可显示关节突和棘突声像，向外平移横突声像消失仅表现为竖脊肌和腰大肌声像。

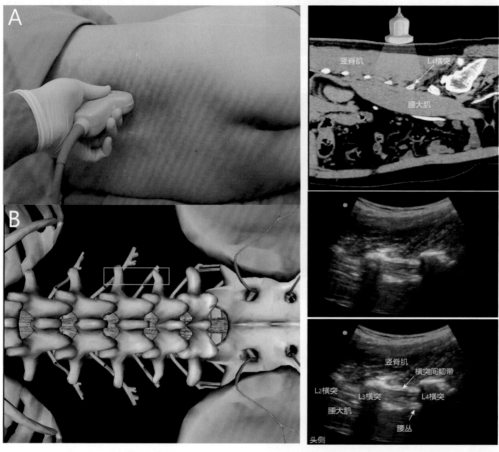

图 4-59　脊柱旁矢状面腰丛的超声定位
A.脊柱旁矢状面腰丛阻滞超声探头放置位置示意图；B.脊柱旁矢状面腰丛阻滞超声探头扫描示意图。绿色方框为探头放置位置

图 4-60　脊柱旁矢状面腰丛超声声像图和 CT 图

3. 超声引导脊柱旁矢状面腰丛阻滞的进针方法

多采用平面外进针技术。把目标神经调整至图像中间，22G 穿刺针从探头任意侧进针，通过调整探头和进针角度或注射少量局麻药判断进针深度，针尖穿过竖脊肌进入腰大肌间隙，至目标神经周围回抽无血即可注射局麻药。若神经显示不清，可直接把药物注射至横突下 1~2cm、腰大肌间隙内，超声下可见药物在该间隙内呈梭形扩散。

也可采用平面内进针技术。穿刺针从探头任意端进针，通过前倾和后倾探头以及调整进针角度使针尖至腰大肌间隙内，回抽无血即可注射局麻药（见图 4-61、图 4-62）。

（二）超声引导脊柱旁横断面腰丛阻滞技术

1. 超声引导脊柱旁横断面腰丛阻滞的体位

同超声引导脊柱旁矢状面阻滞技术。

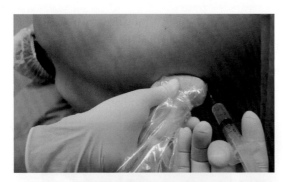

图 4-61　脊柱旁矢状面腰丛阻滞平面内进针示意图

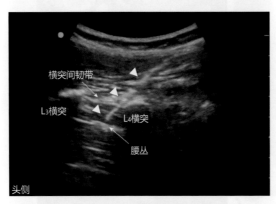

图 4-62　脊柱旁矢状面腰丛阻滞平面内进针技术
白色三角形为穿刺针轨迹

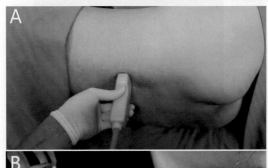

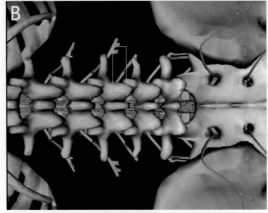

图 4-63　脊柱旁横断面腰丛的超声定位
A. 脊柱旁横断面腰丛阻滞超声探头放置位置示意图；B. 脊柱旁横断面腰丛阻滞超声探头扫描示意图。绿色方框为探头放置位置

2. 脊柱旁横断面腰丛的超声定位

如上所述，首先定位出 L_4 横突。旋转探头 90°，可获得棘突、关节突和横突声像，呈三阶梯状。标记横突的深度。向头侧移动探头直至 L_4 横突消失，可显示浅层的竖脊肌、腰方肌、横突间韧带声像以及深部的腰大肌声像，横突深度的深层 1~2cm 处、横突间韧带的深部、腰大肌间隙内可探寻到高回声的腰丛声像（见图 4-63、图 4-64、图 4-65）。

3. 超声引导脊柱旁横断面腰丛阻滞的进针方法

多采用平面内进针技术。22G 穿刺针从探头外侧端进针，调整进针角度，针尖穿过竖脊肌进入腰大肌间隙，至目标神经周围回抽无血即可注射局麻药（见图 4-66、图 4-67）。若神经显示不清，可直接把药物注射到横突下 1~2cm、腰大肌间隙内，超声下可见药物在腰大肌间隙内扩散。

（三）超声引导横突间隙旁正中平面腰丛阻滞技术

1. 超声引导横突间隙旁正中平面腰丛阻滞的体位

同超声引导脊柱旁矢状面阻滞技术。

2. 横突间隙旁正中平面的超声定位

如上所述，首先定位出 L_3~L_4 脊柱旁横断面腰丛声像。向患侧移动探头至后正中线旁约 4cm 处，超声下可获得关节突、椎间孔和椎体声像，在椎体和关节突的浅层还可显示腰方肌、腰大肌和竖脊肌声像，在关节突的前部、腰大肌间隙内可探寻到高回声的腰丛声像（见图 4-68、图 4-69）。

3. 超声引导横突间隙旁正中平面腰丛阻滞的进针方法

多采用平面内进针技术。22G 穿刺针从探头任意端进针，针尖穿过竖脊肌或腰方肌

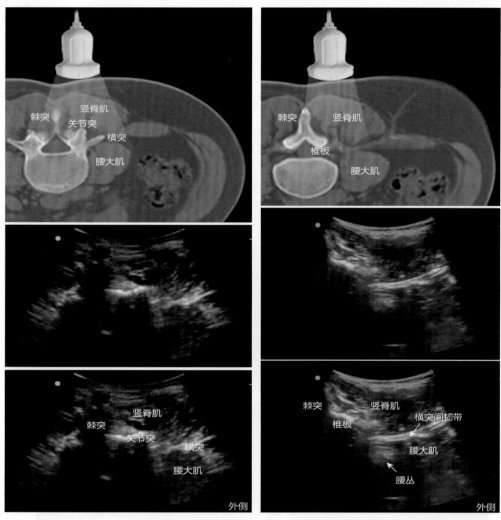

图 4-64　第 4 腰椎横突水平横断面超声声像图和 CT 图

图 4-65　L₃~L₄ 间隙脊柱旁横断面腰丛超声声像图和 CT 图

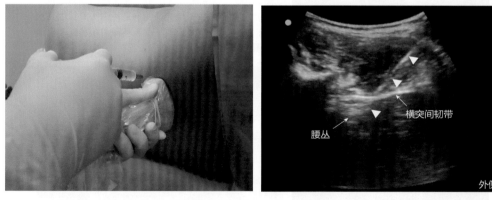

图 4-66　脊椎旁横断面腰丛阻滞平面内进针示意图

图 4-67　脊椎旁横断面腰丛阻滞平面内进针技术

白色三角形为穿刺针轨迹

即进入腰大肌间隙，至腰丛周围回抽无血即可注射局麻药（见图 4-70、图 4-71）。如神经显示不清，可把药物注射至关节突外侧 1~2cm、腰大肌间隙内亦可获得类似的镇痛和麻醉效果。

（四）超声引导侧方腰丛阻滞技术

1. 超声引导侧方腰丛阻滞的体位

嘱患者侧卧，患侧向上。也可取平卧位。选用凸阵探头，操作前适当镇静、镇痛。

2. 侧方腰丛的定位

横断面定位：把探头横置于腹外侧部，探头紧贴髂嵴，调整探头角度，超声下可显示：L$_4$ 横突、竖脊肌、腰方肌、腰大肌声像，呈三叶草形状，横突的深部还可显示椎体声像，有时还可显示随呼吸而运动的肾脏声像，在横突的前方、腰大肌间隙内可显示高回声的腰丛声像（见图 4-72、图 4-73）。

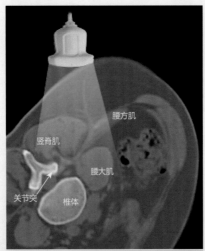

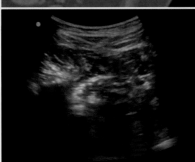

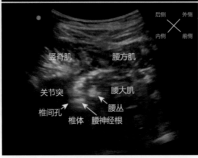

图 4-69　横突间隙旁正中平面腰丛超声声像图和 CT 图（L$_3$~L$_4$ 关节突平面）

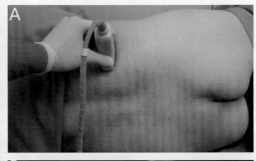

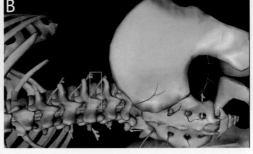

图 4-68　横突间隙旁正中平面腰丛的超声定位
A. 横突间隙旁正中平面腰丛阻滞超声探头放置位置示意图；B. 横突间隙旁正中平面腰丛阻滞超声探头扫描示意图。绿色方框为探头放置位置

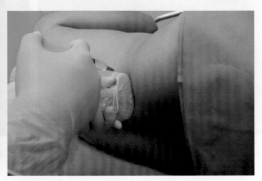

图 4-70　横突间隙旁正中平面腰丛阻滞平面内进针示意图

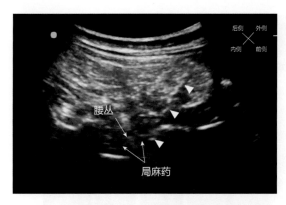

图 4-71　横突间隙旁正中平面腰丛阻滞平面内进针技术
白色三角形为穿刺针轨迹

冠状面定位：把探头放置于腹外侧部、髂嵴与肋缘之间，探头长轴与腋中线平行，调整探头直至显示节状的横突声像（见图 4-74、图 4-75）。探头向前向内扫射，直至横突声像消失，显示椎体和椎间盘声像，在椎体的浅层可显示腰大肌、腰方肌和腹壁肌肉声像，头侧可显示随呼吸运动的肾脏，尾侧可显示髂嵴声像，椎体的表面、腰大肌间隙内可显示高回声的、条索状的腰丛声像（见图 4-76）。

3. 超声引导侧方腰丛的进针方法

多采用平面内进针技术。患者侧卧、横断面扫描时，把探头向头侧平移，直至 L_4 横突消失，至 $L_3{\sim}L_4$ 横突间隙平面，腰大肌间隙内可显示高回声的腰丛声像（见图 4-77）。22G 穿刺针多从探头后侧端进针，针尖穿过竖脊肌进入腰大肌间隙，至腰丛附近回抽无血即可注射局麻药（见图 4-78、图 4-79）。

患者仰卧、横断面扫描时，穿刺针从探头前端进针，针尖穿过腹壁浅层肌肉、腰方肌即进入腰大肌，至目标神经周围回抽无血即可注射局麻药（见图 4-80）。由于腰大肌的前上方常有肾脏声像，穿刺前应严格评估进针路径是否有肾脏阻挡。

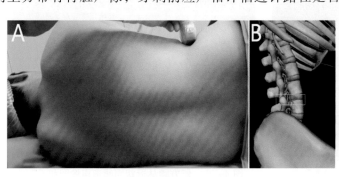

图 4-72　侧方横断面腰丛的超声定位
A. 侧方横断面腰丛阻滞探头放置位置示意图；B. 侧方横断面腰丛阻滞探头扫描示意图。绿色方框为探头放置位置

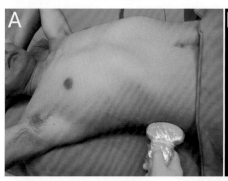

图 4-74　侧方冠状面腰丛的超声定位
A. 侧方冠状面腰丛阻滞超声探头放置位置示意图；B. 侧方冠状面腰丛阻滞超声探头扫描示意图。绿色方框为超声探头放置位置

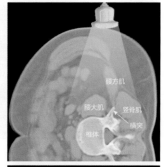
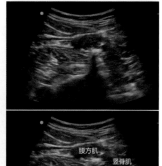
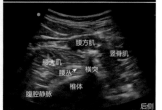

图 4-73　侧方腰丛横断面超声声像图和 CT 图（L_4 横突平面）

221

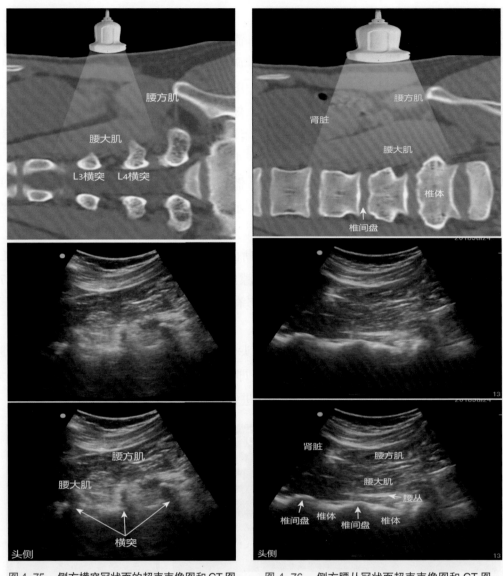

图 4-75　侧方横突冠状面的超声声像图和 CT 图　　图 4-76　侧方腰丛冠状面超声声像图和 CT 图

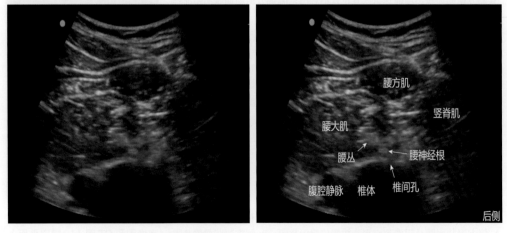

图 4-77　侧方腰丛横断面的超声声像图（L$_3$~L$_4$横突间隙平面）

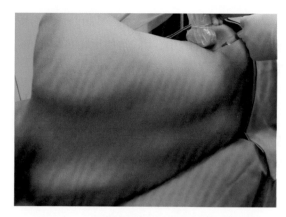

图 4-78　侧方横断面腰丛阻滞后路进针示意图

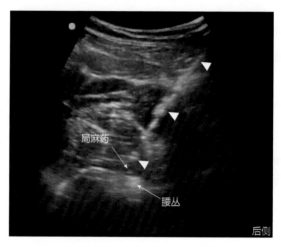

图 4-79　侧方横断面腰丛阻滞后路进针技术（L₃~L₄ 横突间隙平面）

白色三角形为穿刺针轨迹

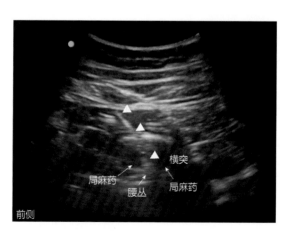

图 4-80　侧方横断面腰丛阻滞前路进针技术（L₄ 横突平面）

白色三角形为穿刺针轨迹

冠状面扫面时，患者可取仰卧位或侧卧位。穿刺针从探头头侧端进针，针尖穿过腰方肌即进入腰大肌，至神经周围回抽无血即可注射局麻药（见图 4-81、图 4-82）。超声下可见药物在神经周围扩散。

（五）超声引导腰丛阻滞的药物

布比卡因、罗哌卡因、左旋布比卡因均有用于腰丛阻滞的报道，研究显示 3 种药物的麻醉和镇痛效果类似[8]。文献显示腰丛阻滞时，0.375% 和 0.5% 的罗哌卡因可获得类似的镇痛效果，而低浓度高容量比高浓度低容量的局麻药镇痛效果更好，安

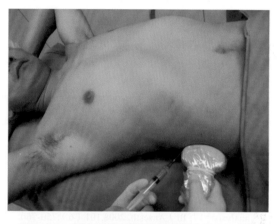

图 4-81　侧方冠状面腰丛阻滞平面内进针示意图

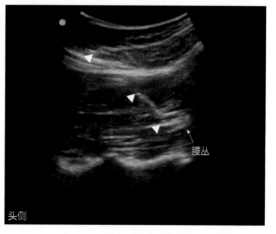

图 4-82　侧方冠状面腰丛阻滞平面内进针技术

白色三角形为穿刺针轨迹

全性更高[9, 10]。"三叶草"法腰丛阻滞时，0.375% 罗哌卡因的半数有效量为 23.12ml，0.5% 罗哌卡因的半数有效量为 20.4ml，95% 的有效量为 36ml[11, 12]。临床麻醉中，我们常使用 0.25%~0.5% 的罗哌卡因 30ml 行超声引导腰丛阻滞，可获得满意的镇痛效果且无药物相关并发症。

四、超声引导腰丛阻滞技术的适应证

腰丛阻滞适用于大腿内侧、前侧、外侧以及膝部手术的麻醉和术后镇痛，可联合骶丛阻滞适用于整个下肢和髋关节手术的麻醉和镇痛，也可联合低位胸椎旁阻滞用于腹股沟区的麻醉和术后镇痛。

五、超声引导腰丛阻滞技术的并发症与禁忌证

（一）并发症

腰丛较深，超声引导穿刺风险较大。操作时易发生误入蛛网膜下隙、硬膜外隙、硬膜下隙的可能。穿刺时还易发生腰丛、血管和肾脏等损伤风险。

（二）禁忌证

严重凝血障碍、穿刺部位感染和患者拒绝时禁忌行超声引导腰丛阻滞。

参 考 文 献

1. Chayen D, Nathan H, Chayen M. The psoas compartment block［J］. Anesthesiology, 1976,45（1）:95-99.
2. Capdevila X, Coimbra C, Choquet O. Approaches to the lumbar plexus: success, risks, and outcome［J］. Reg Anesth Pain Med, 2005,30（2）:150-162.
3. Touray S T, de Leeuw M A, Zuurmond W W, et al. Psoas compartment block for lower extremity surgery: a meta-analysis［J］. Br J Anaesth, 2008,101（6）:750-760.
4. Kirchmair L, Entner T, Kapral S, et al. Ultrasound guidance for the psoas compartment block: an imaging study［J］. Anesth Analg, 2002,94（3）:704-710.
5. Karmakar M K, Ho A M, Li X, et al. Ultrasound-guided lumbar plexus block through the acoustic window of the lumbar ultrasound trident［J］. Br J Anaesth, 2008,100（4）:533-537.
6. Nielsen M V, Bendtsen T F, Borglum J. Superiority of ultrasound-guided Shamrock lumbar plexus block［J］. Minerva Anestesiol, 2018,84（1）:115-121.
7. Karmakar M K, Li J W, Kwok W H, et al. Ultrasound-guided lumbar plexus block using a transverse scan through the lumbar intertransverse space: a prospective case series［J］. Reg Anesth Pain Med, 2015,40（1）:75-81.
8. de Leeuw M A, Dertinger J A, Hulshoff L, et al. The efficacy of levobupivacaine, ropivacaine, and bupivacaine for combined psoas compartment-sciatic nerve block in patients undergoing total hip arthroplasty［J］. Pain Pract, 2008,8（4）:241-247.
9. 黄海明，蔡宏伟，罗建伟，等. 不同浓度和容量的罗哌卡因在老年患者腰丛 - 坐骨神经联合阻滞中的应用［J］. 新医学，2015,46（1）:24-28.
10. 杨希营，张岩，钟伟，等. 0.375% 和 0.5% 罗哌卡因腰丛——坐骨神经阻滞 30min 后效果限定 ED_{50} 的序贯法测定［J］. 山东医药，2012,52（27）:52-54.
11. 蔡敬怡，白岚，周雁. 0.375% 罗哌卡因用于老年患者超声引导下"三叶草法"腰丛阻滞的半数有效剂量研究［J］. 中国医药导报，2016,13（34）:85-88.
12. Sauter A R, Ullensvang K, Niemi G, et al. The Shamrock lumbar plexus block: A dose-finding study［J］. Eur J Anaesthesiol, 2015,32（11）:764-770.

（范　坤　王爱忠）

第六节　超声引导骶管阻滞技术

一、概述

骶管阻滞是小儿下腹部和下肢手术最常见的麻醉方法之一，也是腰骶部疼痛最常用的治疗手段之一[1,2]。传统的骶管阻滞多采用体表定位技术，但这种盲探操作不但易引起蛛网膜下隙注射、血肿等风险，而且对于肥胖、畸形等患者穿刺成功率往往较低[2]。X线等影像学技术虽然能增加骶管的穿刺成功率，但操作复杂且具有放射性损害[3]。2004年，Chen等首次报道了超声引导骶管阻滞技术，穿刺成功率高达100%，随后超声在骶管阻滞中的应用报道层出不穷[4]。研究显示，小儿骶管阻滞时，虽然传统穿刺和超声引导穿刺成功率类似，但是后者一次穿刺成功率显著高于前者，且血管损伤发生率更低[5]。对于腰神经根痛的患者，与X线引导相比，超声引导骶管阻滞可获得类似的治疗效果，且无辐射等风险[6]。

目前临床中常见的超声引导骶管阻滞有两种，分别是骶正中嵴入路和骶角入路，研究显示两种入路方式阻滞成功率类似，但前者一次性穿刺成功率更高[7]。

二、骶管的解剖学基础

骶管是椎管最下端的延续，由5段骶椎骨融合而成。骶管上端与硬膜外隙相连，前壁有4对骶前孔，有骶神经前支通过，后壁有4对骶后孔，有骶神经后支通过。下端是骶管裂孔，骶管裂孔两侧有向后突出的骶角，是骶管麻醉的解剖标志。骶管内含有终丝、脊膜和马尾。蛛网膜下隙和硬膜下隙在骶管的中间水平终止，骶神经和终丝在此处穿出硬脊膜和蛛网膜。终丝从骶管裂孔穿出，下行经第5骶骨椎面和骶尾关节到达尾骨。第5骶神经由骶角穿出（见图4-83、图4-84）。

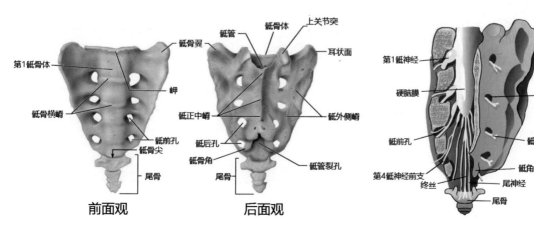

图 4-83　骶骨的解剖特点　　　　　　图 4-84　骶神经的解剖特点

三、超声引导骶管阻滞技术

（一）超声引导骶管阻滞技术的体位

嘱患者侧卧，髋部略屈曲。或取俯卧位，双下肢自然伸直，充分暴露患者腰骶部。多选用线阵探头，探头涂抹耦合剂并做无菌处理。操作前适当镇痛、镇静。

（二）骶正中嵴平面骶管的超声定位

把探头放置在后正中线、股沟上，探头长轴与后正中线平行（见图3-85）。超声下可显示垛状的骶正中嵴声像，向尾侧移动探头，至第4骶正中嵴，尾侧还可显示骶骨板声像，在骶骨板的浅层可显示中高回声的、弓形的骶尾后纵韧带，骶骨板与骶尾后纵韧带之间的三角形间隙即为骶管部分声像（见图3-86）。

（三）骶角平面骶管的超声定位

把探头横置于后正线、股沟上方，可显示骶正中嵴声像，向尾侧移动探头直至骶4正中嵴消失，直至出现两个凸起的骨性声像即为两侧骶角。两侧骶角之间的深层可见骶骨板声像、浅层可显示骶尾后纵韧带声像，两者之间的低回声区即为骶管声像（见图4-87、图4-88）。

（四）超声引导骶管阻滞的进针方法

骶正中嵴平面骶管阻滞多采用平面内进针技术。22G穿刺针从探头尾侧端进针，针尖穿过骶尾后纵韧带可感受到落空感即至骶管，回抽无血无脑脊液即可注射局麻药（见图4-89、图4-90）。骶角平面骶管阻滞多采用平面外进针技术，穿刺针从探头尾侧进针，

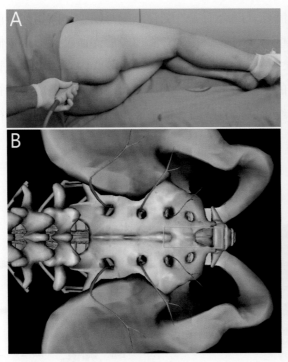

图4-85　骶正中嵴平面骶管的超声定位

A.骶管阻滞超声探头放置位置示意图；B.骶管阻滞超声探头扫描示意图。绿色方框为探头放置位置

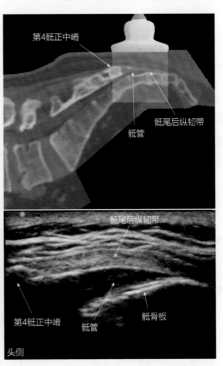

图4-86　骶正中嵴平面骶管超声声像图和CT图

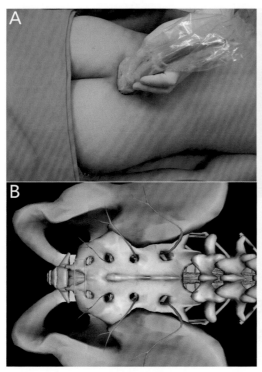

图 4-87　骶角平面骶管的超声定位
A.骶管阻滞超声探头放置位置示意图；B.骶管阻滞超声探头扫描示意图。绿色方框为探头放置位置

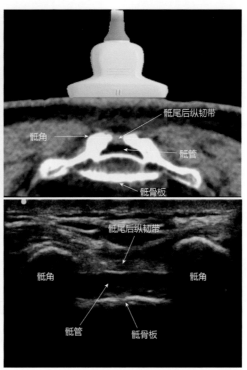

图 4-88　骶角平面骶管的超声声像图和 CT 图

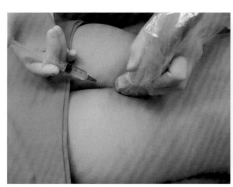

图 4-89　骶正中嵴平面骶管阻滞平面内进针示意图

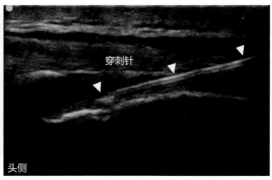

图 4-90　骶正中嵴平面骶管阻滞平面内进针技术
白色三角形为穿刺针轨迹

针尖穿过骶尾后纵韧带即可注射局麻药（见图 4-91、图 4-92）。平面外进针时无法确定针尖的位置，进针容易过深，误入蛛网膜下隙。进针时一定要注意进针的深度，也可通过调整探头位置和角度尽可能追寻针尖的位置，反复回抽确定针尖位于骶管内才可注药。

（五）超声引导骶管阻滞的药物

利多卡因、布比卡因、罗哌卡因、左旋布比卡因均有用于骶管阻滞的报道，局麻药的容量对阻滞平面有显著影响[8]，而局麻药的浓度可能影响阻滞的效果和时间[10]。对于成人患者临床麻醉中，我们常使用 0.25%～0.5% 的罗哌卡因 20～30ml 行超声引导骶管阻滞，

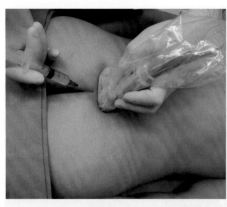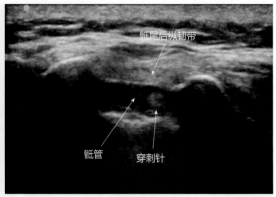

图4-91　骶角平面骶管阻滞平面外进针示意图　　　图4-92　骶角平面骶管阻滞平面外进针技术

可获得满意的镇痛效果且无药物相关并发症。

四、超声引导骶管阻滞技术的适应证

骶管阻滞适用于会阴部和肛门手术的麻醉和术后镇痛，如痔疮手术和直肠肿瘤电灼术。平面达到腰段还可以实施足部手术和腿部手术。小儿大剂量骶管阻滞可以达到胸段，适用于腹部手术的麻醉和镇痛。

五、超声引导骶管阻滞技术的并发症与禁忌证

（一）并发症

（1）血管内注射：是最常见的严重并发症，比硬膜外麻醉多见，骶管内血管丰富，但静脉丛压力较低，常难回抽出血液。

（2）骨膜破坏：较少见，但是可导致患者疼痛和运动障碍。进针时应缓慢，患者有异感应退针改变角度，严禁粗暴操作。

（3）刺破硬脊膜：导致全脊麻或术后头痛。注药前注意回抽，无脑脊液方可注药。

（4）骶管前注射：少见，多由于进针过深导致。

（二）禁忌证

骶管阻滞一般无特殊禁忌证。穿刺部位有感染或严重凝血功能障碍者禁忌骶管阻滞。

参 考 文 献

1. Chen C P, Tang S F, Hsu T C, et al. Ultrasound guidance in caudal epidural needle placement［J］. Anesthesiology, 2004,101（1）:181-184.

2. Sinskey J L, Vecchione T M, Ekstrom B G, et al. Benefits of Ultrasound Imaging for Placement of Caudal Epidural Blockade in 3 Pediatric Patients: A Case Report［J］. A A Pract, 2018,10（11）:307-309.

3. Botwin K, Brown L A, Fishman M, et al. Fluoroscopically guided caudal epidural steroid injections in degenerative lumbar spine stenosis［J］. Pain Physician, 2007,10（4）:547-558.

4. Chen C P, Tang S F, Hsu T C, et al. Ultrasound guidance in caudal epidural needle placement［J］. Anesthesiology,

2004,101（1）:181-184.

5. Ahiskalioglu A, Yayik A M, Ahiskalioglu E O, et al. Ultrasound-guided versus conventional injection for caudal block in children: A prospective randomized clinical study［J］. J Clin Anesth, 2018,44:91-96.

6. Park K D, Kim T K, Lee W Y, et al. Ultrasound-Guided Versus Fluoroscopy-Guided Caudal Epidural Steroid Injection for the Treatment of Unilateral Lower Lumbar Radicular Pain: Case-Controlled, Retrospective, Comparative Study［J］. Medicine（Baltimore）, 2015,94（50）:e2261.

7. Shin S K, Hong J Y, Kim W O, et al. Ultrasound evaluation of the sacral area and comparison of sacral interspinous and hiatal approach for caudal block in children［J］. Anesthesiology, 2009,111（5）:1135-1140.

8. Sinha C, Kumar A, Sharma S, et al. Ultrasound assessment of cranial spread during caudal blockade in children: Effect of different volumes of local anesthetic［J］. Saudi J Anaesth, 2017,11（4）:449-453.

9. Luz G, Innerhofer P, Haussler B, et al. Comparison of ropivacaine 0.1% and 0.2% with bupivacaine 0.2% for single-shot caudal anaesthesia in children［J］. Paediatr Anaesth, 2000,10（5）:499-504.

（焦　磊　王爱忠）

第七节　超声引导椎管内麻醉技术

一、概述

椎管内麻醉自从 1898 年由 Bier 描述以来，医务人员均采用这种经典的体表解剖标志定位技术，但对于水肿、肥胖、脊柱畸形和脊柱手术史等患者，这种盲探技术穿刺失败率较高[1]。2001 年，Grau 等首次采用超声对孕妇的硬膜外进行评估，随后 Watson 等首次在腰麻前对腰椎间隙进行超声评估[2,3]。超声扫描可显著减少椎管内麻醉穿刺失败率、穿刺次数，甚至可以预测脊柱解剖困难患者的操作难度。近几年来，实时超声引导椎管内阻滞的研究报道越来越多，该技术可显著缩短操作时间，提高穿刺成功率[4-6]。目前，临床中常见的超声引导椎管内麻醉有两种，分别是横断面技术和矢状面技术。

二、椎管内麻醉的解剖学基础

成人脊髓终止于 L_2 椎体水平，在下腰段下行的脊神经聚集为马尾神经，含有马尾神经的所在部位称为腰大池，后者为蛛网膜下隙的膨大部。腰大池为蛛网膜下隙麻醉的部位。腰大池由两层脊膜所包绕，由内到外依次为蛛网膜和硬脊膜。除了蛛网膜下隙外，脊柱部还存在两个重要间隙，蛛网膜与硬脊膜之间的间隙称为硬膜下隙，硬脊膜外的间隙称为硬膜外隙[7]。另外，脊柱后部还有一些韧带和组织结构，在 $L_3 \sim L_4$ 间隙旁正中位置行蛛网膜下隙穿刺时，针尖可依次穿过皮肤、皮下组织、棘间韧带（有或无）、黄韧带、硬膜外隙、硬脊膜、硬膜下隙和蛛网膜至腰大池（见图 4-93）。

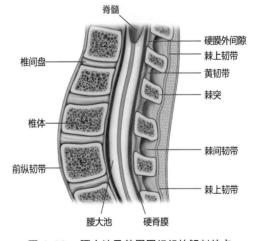

图 4-93　腰大池及其周围组织的解剖特点

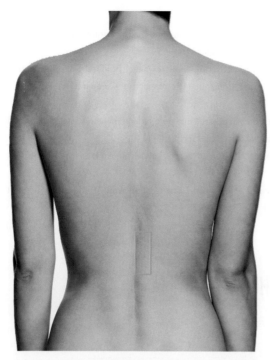

图 4-94　矢状面椎管超声定位探头放置位置示意图
绿色方框为探头放置位置

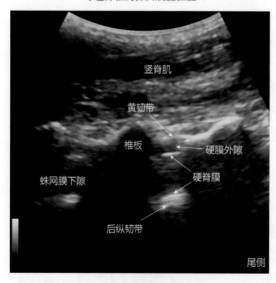

图 4-95　矢状面椎管超声声像图

三、超声引导椎管内麻醉技术

〔一〕超声引导椎管内麻醉的体位

患者多取侧卧位，膝盖屈曲朝向胸部，低头使脊柱向前屈曲，头下垫一薄枕，臀部、肩膀与床面垂直。也可选择坐位，嘱患者坐于手术床上并转向一侧，双腿垂于床旁，双脚置于凳子上，双臂交叉放置于托架上，头枕于双臂，低头向前屈曲脊柱。多选用凸阵探头，探头涂抹耦合剂并无菌处理。操作前适当镇静、镇痛。

〔二〕椎管的超声定位

矢状面定位：从骶骨向头侧定位出所需穿刺的腰椎节段关节突（见本章第二节）。向内侧移动探头可显示瓦状的、高回声的椎板声像（见本章第三节）。把纵向放置的探头向内侧倾斜，扫射线指向中线，直至出现不连续的椎板声像和椎板间隙声像。调整探头，由浅至深依次可显示竖脊肌、椎板、黄韧带、硬脊膜、后纵韧带等声像。硬脊膜与黄韧带之间的低回声区即为硬膜外隙，硬脊膜与后纵韧带之间的低回声区即为蛛网膜下隙（见图 4-94、图 4-95）。

横断面定位：把探头横置于后正中线、臀沟上方，超声下可显示连续的、高回声的骨性声像即为骶骨，沿后正中线向头侧移动探头直至中间部骨性声像变为低回声即为 $L_5 \sim S_1$ 椎间隙，继续向头侧移动探头，可获得高尖的棘突声像以及两侧的椎板和横突声像，均呈高回声。以此方法直至所需要阻滞的椎间隙，固定探头超声下可显示竖脊肌、棘突、关节突、黄韧带、硬脊膜、后纵韧带等声像，硬脊膜与黄韧带之间的低回声区即为硬膜外隙，硬脊膜与后纵韧带之间的低回声区即为蛛网膜下隙（见图 4-96、图 4-97）。

〔三〕超声引导椎管内麻醉的进针方法

超声引导椎管穿刺多采用平面内进针技术。22G 穿刺针从探头任意端进针，进针方向朝向脊柱正中部，针尖穿过黄韧带可感受到落空感即至硬膜外隙。继续进针穿过硬脊膜可感受到第二次落空感即进入蛛网膜下隙，回抽有脑脊液流出即可注射局麻药。如图 4-98、图 4-99、图 4-100 所示。

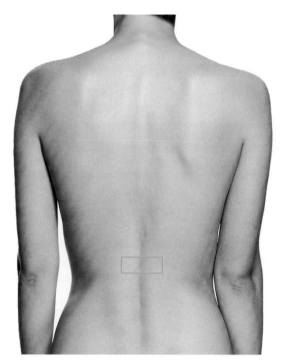

图4-96　横断面椎管超声定位探头放置位置示意图
绿色方框为探头放置位置

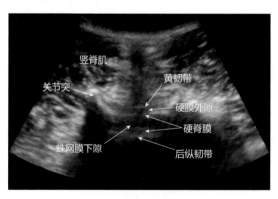

图4-97　横断面椎管超声声像图

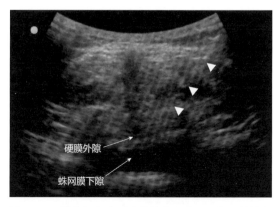

图4-98　横断面超声引导椎管内麻醉平面内进针技术
白色三角形为穿刺针轨迹

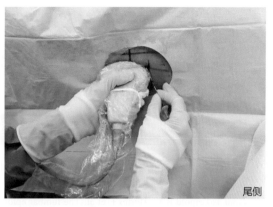

图4-99　矢状面超声引导椎管内麻醉平面内进针示意图

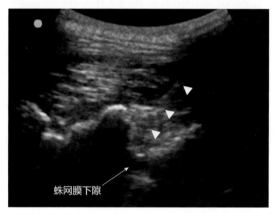

图4-100　矢状面超声引导椎管内麻醉平面内进针技术
白色三角形为穿刺针轨迹

四、超声引导椎管内麻醉技术的适应证

椎管内麻醉适用于各种腹部、骨盆和下肢手术的麻醉和镇痛。该技术还可用于下腹部、腹股沟部、背部、骨盆、会阴区、直肠、下肢和脊柱等部位急慢性疼痛或恶性疼痛的诊断和治疗。

五、超声引导椎管内麻醉技术的并发症与禁忌证

（一）并发症

与传统椎管内麻醉类似，超声引导下椎管内麻醉少见的并发症有马尾神经损伤、硬膜外血管损伤、硬膜外感染和蛛网膜下

隙感染等。

（二）禁忌证

穿刺部位感染、脓毒血症、正在使用抗凝药、有凝血功能障碍的患者为该技术的绝对禁忌证。

参 考 文 献

1. Stiffler K A, Jwayyed S, Wilber S T, et al. The use of ultrasound to identify pertinent landmarks for lumbar puncture［J］. Am J Emerg Med, 2007,25（3）:331-334.

2. Grau T, Leipold R W, Horter J, et al. The lumbar epidural space in pregnancy: visualization by ultrasonography［J］. Br J Anaesth, 2001,86（6）:798-804.

3. Watson M J, Evans S, Thorp J M. Could ultrasonography be used by an anaesthetist to identify a specified lumbar interspace before spinal anaesthesia?［J］. Br J Anaesth, 2003,90（4）:509-511.

4. Conroy P H, Luyet C, McCartney C J, et al. Real-time ultrasound-guided spinal anaesthesia: a prospective observational study of a new approach［J］. Anesthesiol Res Pract, 2013,2013:525818.

5. Liu Y, Qian W, Ke X J, et al. Real-time Ultrasound-guided Spinal Anesthesia Using a New Paramedian Transverse Approach［J］. Curr Med Sci, 2018,38（5）:910-913.

6. Chong S E, Mohd N A, Saedah A, et al. Real-time ultrasound-guided paramedian spinal anaesthesia: evaluation of the efficacy and the success rate of single needle pass［J］. Br J Anaesth, 2017,118（5）:799-801.

7. Pearce J M. Henry Gray's Anatomy［J］. Clin Anat, 2009,22（3）:291-295.

（牛　强　王爱忠）

第五章

超声引导下的颈部神经阻滞技术

颈部神经主要是指颈部脊神经和部分颅神经。颈部皮肤主要由颈部脊神经支配，颈部脊神经后支主要分布于颈后部和头后部皮肤，前支主要分布于颈前部和两侧的皮肤以及下颌角等面部皮肤。颈部的肌肉和关节主要由颈部脊神经、副神经等支配。喉部、气管、鼓室和颈部腺体主要由颈交感神经、迷走神经、舌咽神经等支配。本章我们主要介绍颈部脊神经、副神经、迷走神经及其分支的超声引导阻滞技术。如图 5-1~ 图 5-4 所示。

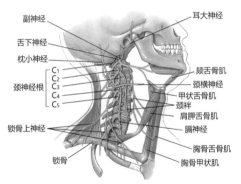

图 5-1　颈部躯体神经系统解剖示意图

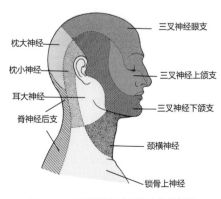

图 5-2　颈部神经支配区域示意图

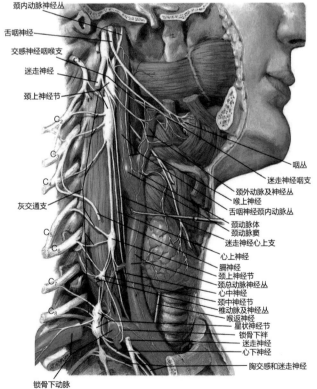

图 5-3　颈部自主神经解剖示意图

第一节　超声引导颈浅丛阻滞技术

一、概述

颈部、上肩部和枕后部手术时，颈浅丛阻滞是一种重要的麻醉和镇痛技术[1]。传统颈浅丛阻滞多在胸锁乳突肌后缘皮下注射局麻药，但在一些肥胖患者胸锁乳突肌等不易鉴别，为盲探操作带来了困难[2]。2010 年，Tran 等介绍了超声引导颈浅丛阻滞技术，采用超声对前斜角肌、胸锁乳突肌等颈浅丛周围组织定位获得了满意的阻滞效果，虽然研究结果显示，与传统阻滞相比，超声技术的应用并没有提高阻滞成功率、起效和作用时间，但是可视化操作可能会降低穿刺引起的组织损伤[3]。而最新的一项对照研究显示，甲状腺手术的患者，与传统体表定位相比，超声引导颈浅丛阻滞可显著降低术中和术后疼痛，说明超声引导提高了阻滞准确性[4]。综上所述，超声引导颈浅丛阻滞是值得学习和推广的一项区域麻醉技术。

二、颈浅丛阻滞的解剖学基础

颈丛主要由 C_1~C_4 脊神经前支构成，各支相互吻合成 3 个神经袢并发出分支，分布于颈部肌和膈肌以及头、颈、胸部的皮肤。颈丛分为深浅两组，其中颈浅丛由 C_2~C_4 前支发出，在胸锁乳突肌深部发出 4 条分支（枕小神经、耳大神经、颈横神经和锁骨上神经）。颈浅丛由胸锁乳突肌后缘中点处穿出，分别呈升、降、横、放射状走行，分布于枕部、颈部、肩部、上胸部等部位的皮肤[5]。如图 5-2、图 5-4、图 5-5 所示。

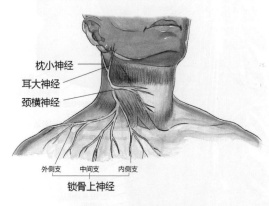

枕小神经
耳大神经
颈横神经

外侧支　中间支　内侧支
锁骨上神经

图 5-4　颈浅丛解剖示意图

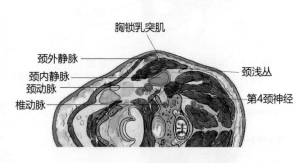

胸锁乳突肌
颈外静脉
颈内静脉
颈动脉
椎动脉

颈浅丛
第4颈神经

图 5-5　颈浅丛横断面解剖示意图

三、超声引导颈浅丛阻滞技术

（一）超声引导颈浅丛阻滞的体位

嘱患者侧卧，患侧向上。多采用线阵探头，耦合剂涂抹探头并做无菌处理。穿刺前适当镇静、镇痛。

（二）颈浅丛的超声定位

把探头横置于胸锁乳突肌后缘中点，超声下可显示胸锁乳突肌、前斜角肌和中斜角肌，C_4 椎前筋膜浅层、胸锁乳突肌深层的间隙即为所需阻滞平面，有时可显示多个呈点状的颈浅丛（见图 5-6、图 5-7）。

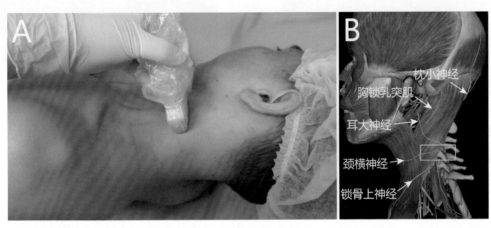

图 5-6　颈浅丛的超声定位

A. 颈浅丛阻滞探头放置位置示意图；B. 颈浅丛阻滞探头扫描示意图。绿色方框为探头放置位置

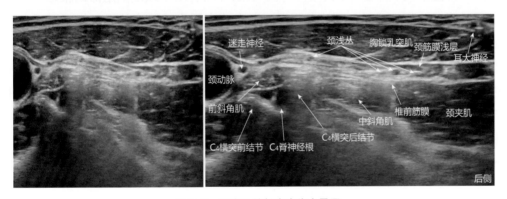

图 5-7　颈浅丛的超声声像全景图

如胸锁乳突肌不易定位，可把探头横置于乳突与胸锁关节连线上、平喉结位置，超声下可清晰显示胸锁乳突肌和前斜角肌声像，两者之间的肌间隙即为所需阻滞平面。也可采用颈深丛超声定位技术定位出 C_4 横突（见本章第四节），在横突的浅层、胸锁乳突肌和椎前筋膜之间的间隙即为阻滞位置。

（三）超声引导颈浅丛阻滞的进针入路

多采用平面内进针技术。22~25G 穿刺针从探头任意端进针，调整进针角度，针尖穿过胸锁乳突肌即至目标平面，回抽无血即可注射局麻药，超声下可见药物在胸锁乳突肌和椎前筋膜之间扩散（见图 5-8、图 5-9）。

超声引导颈浅丛阻滞时，无须刻意显示颈浅丛声像，仅需把局麻药注射到胸锁乳突肌和椎前筋膜之间的平面即可。

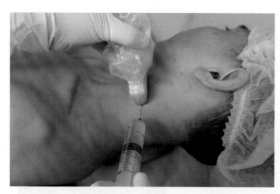

图 5-8 颈浅丛阻滞平面内进针示意图

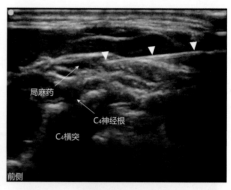

图 5-9 颈浅丛阻滞平面内进针技术

白色三角形为穿刺针轨迹

颈浅丛阻滞时药物可向前扩散至膈神经附近，可导致后者受到阻滞，因此我们常把药物注射到胸锁乳突肌的后缘，亦可获得同样的镇痛效果，但是对膈神经的阻滞情况尚需进一步研究和分析。

（四）超声引导颈浅丛阻滞的药物

局麻药的种类、浓度、容量和剂量均可能影响颈浅丛阻滞的效果、作用时间和并发症。罗哌卡因、布比卡因、左旋布比卡因、利多卡因等均有用于颈浅丛阻滞的报道[6,7]。Jain 等通过一项对照试验研究显示，颈浅丛阻滞时，布比卡因术后镇痛效果要优于罗哌卡因，而Messina 等的研究结果显示，0.5% 的左旋布比卡因和 0.75% 的罗哌卡因所获得颈浅丛阻滞效果类似，但这些结果均不能排除药物浓度和剂量的影响，尚需进一步研究证实[8,9]。尚未有报道超声技术可以降低颈浅丛阻滞局麻药的使用容量，文献中超声引导颈浅丛阻滞的使用容量多为 5~10ml[3,10-12]。国内有学者研究显示，肩关节镜手术的患者，0.35% 浓度比 0.25% 浓度的罗哌卡因镇痛效果更好、时间更持久[13]。我们通常使用 0.25%~0.5% 的罗哌卡因，每侧颈浅丛5~10ml，可获得良好的镇痛效果且未出现药物相关并发症。

四、超声引导颈浅丛阻滞技术的适应证

颈浅丛为感觉神经，主要支配颈部、上肩部、枕后部和下颌角等部位的皮肤，因此单独阻滞时仅适用于以上部位浅表手术的麻醉和镇痛。单独颈浅丛阻滞还可用于颈部带状疱疹的诊断和治疗[14]。另外，颈浅丛阻滞还有治疗颈部痛和痉挛性斜颈的报道[15,16]。

临床麻醉中，颈浅丛多需联合其他麻醉技术。颈浅丛联合臂丛阻滞可用于锁骨、甲状腺、肩关节、颈动脉等颈肩深部手术的麻醉和镇痛，联合三叉神经及其分支可用于腮腺等面部手术的麻醉和镇痛，联合胸段神经阻滞可适应于乳腺等上胸部手术的麻醉和镇痛。

虽然循证医学研究认为双侧颈浅丛阻滞对甲状腺手术后疼痛影响轻微，并不推荐用于术后镇痛，但是 Cai 等研究发现，术前颈浅丛阻滞可降低全麻甲状腺患者术中阿片类药物的使用量，同时可降低术后早期疼痛发生率，但对术后恶心呕吐的影响仍存在争议，因此，甲状腺手术患者双侧颈浅丛阻滞可能具有一定的适应性[16-18]。

五、超声引导颈浅丛阻滞技术的并发症与禁忌证

（一）并发症

超声引导颈浅丛阻滞最常见的并发症是穿刺损伤，包括颈动、静脉和颈丛的损伤，膈神经阻滞也较常见。另外少见的有局麻药中毒、颈交感神经节阻滞、迷走神经阻滞、全脊麻、高位硬膜外麻醉等并发症。

（二）禁忌证

穿刺部位有感染、患者拒绝时禁忌行超声引导颈浅丛阻滞。

参 考 文 献

1. Masters R D, Castresana E J, Castresana M R. Superficial and deep cervical plexus block: technical considerations［J］. AANA J, 1995,63（3）:235-243.

2. Tobias J D. Cervical plexus block in adolescents［J］. J Clin Anesth, 1999,11（7）:606-608.

3. Tran D Q, Dugani S, Finlayson R J. A randomized comparison between ultrasound-guided and landmark-based superficial cervical plexus block［J］. Reg Anesth Pain Med, 2010,35（6）:539-543.

4. Senapathi T, Widnyana I, Aribawa I, et al. Ultrasound-guided bilateral superficial cervical plexus block is more effective than landmark technique for reducing pain from thyroidectomy［J］. J Pain Res, 2017,10:1619-1622.

5. Pearce J M. Henry Gray's Anatomy［J］. Clin Anat, 2009,22（3）:291-295.

6. Pintaric T S, Kozelj G, Stanovnik L, et al. Pharmacokinetics of levobupivacaine 0.5% after superficial or combined（deep and superficial）cervical plexus block in patients undergoing minimally invasive parathyroidectomy［J］. J Clin Anesth, 2008,20（5）:333-337.

7. Junca A, Marret E, Goursot G, et al. A comparison of ropivacaine and bupivacaine for cervical plexus block［J］. Anesth Analg, 2001,92（3）:720-724.

8. Jain G, Bansal P, Garg G L, et al. Comparison of three different formulations of local anaesthetics for cervical epidural anaesthesia during thyroid surgery［J］. Indian J Anaesth, 2012,56（2）:129-134.

9. Messina M, Magrin S, Bignami E, et al. Prospective randomized, blind comparison of ropivacaine and levobupivacaine for superficial plexus anesthesia in carotid endoarterectomy［J］. Minerva Anestesiol, 2009,75（1-2）:7-12.

10. 周海东，陈益君，陈勇杰，等. 超声引导颈浅丛阻滞下颈内静脉置管的临床观察［J］. 中国超声医学杂志, 2017,33（1）:8-10.

11. Alilet A, Petit P, Devaux B, et al. Ultrasound-guided intermediate cervical block versus superficial cervical block for carotid artery endarterectomy: The randomized-controlled CERVECHO trial［J］. Anaesth Crit Care Pain Med, 2017,36（2）:91-95.

12. Li X, Li M N, Cui X L, et al. Ultrasound-guided Selective Cervical Nerve Root Block Plus Superficial Cervical Plexus Block for Minimally Invasive Parathyroidectomy［J］. Zhongguo Yi Xue Ke Xue Yuan Xue Bao, 2017,39（5）:688-692.

13. 孙世宇，郭建荣，赵宏程，等. 不同浓度罗哌卡因用于超声引导下臂丛上干和颈浅丛神经阻滞的麻醉效果比较［J］. 同济大学学报(医学版), 2017,38（5）:74-78.

14. Lee H, Jeon Y. Treatment of herpes zoster with ultrasound-guided superficial cervical plexus block［J］. J Dent Anesth Pain Med, 2015,15（4）:247-249.

15. Beals T, Haines L. Ultrasound-guided superficial cervical plexus blockade for acute spasmodic torticollis in the ED［J］. Am J Emerg Med, 2017,35（2）:371-376.

16. Cai H D, Lin C Z, Yu C X, et al. Bilateral superficial cervical plexus block reduces postoperative nausea and vomiting and early postoperative pain after thyroidectomy［J］. J Int Med Res, 2012,40（4）:1390-1398.

17. Warschkow R, Tarantino I, Jensen K, et al. Bilateral superficial cervical plexus block in combination with general

anesthesia has a low efficacy in thyroid surgery: a meta-analysis of randomized controlled trials［J］. Thyroid, 2012,22（1）:44-52.

18. Mayhew D, Sahgal N, Khirwadkar R, et al. Analgesic efficacy of bilateral superficial cervical plexus block for thyroid surgery: meta-analysis and systematic review［J］. Br J Anaesth, 2018,120（2）:241-251.

19. Baxter C S, Fitzgerald B M. Nerve Block, Intercostal［M］// Stat Pearls［Internet］.Treasure Island (FL): Stat Pearls Publishing. 2019.

（刘滨婴　王爱忠）

第二节　超声引导耳大神经阻滞技术

一、概述

关于耳大神经阻滞的报道较少，以往多采用颈浅丛阻滞技术间接阻滞耳大神经，但这种方法可以引起颈丛其他分支的阻滞，导致患者的不适。最早关于单独耳大神经阻滞的文献是 Wyburn-Mason 于 1953 年报道的，最初耳大神经阻滞是把局麻药注射到胸锁乳突肌表面、颈外静脉周围，但是在肥胖、颈外静脉不显著的患者，这种盲探技术就会受到很大限制[1]。因此耳大神经阻滞并未在临床中广泛应用，直到 2010 年 Thallaj 等首次采用超声鉴别出耳大神经并成功对其阻滞，自此耳大神经阻滞技术走上了新台阶[2]。本节我们将对耳大神经的超声定位和阻滞方法予以介绍。

二、耳大神经阻滞的解剖学基础

耳大神经是颈浅丛最大的分支，起自 C_2 和 C_3 脊神经的前支，于胸锁乳突肌后缘穿出，折返至该肌的表面，在颈阔肌或其筋膜的下方与颈外静脉伴行，至腮腺处分成前后两支，前支分布于腮腺表面的皮肤；后支分布于乳突表面及耳廓背面的皮肤，并发出一细小分支穿过耳廓至外侧面，支配耳甲和耳垂的皮肤。耳大神经与面神经、三叉神经、枕小神经、迷走神经耳支等相交通[3-5]（见图 4-1、图 5-1、图 5-2、图 5-10、图 5-11）。

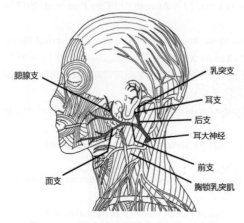

图 5-10　耳大神经及其分支解剖示意图

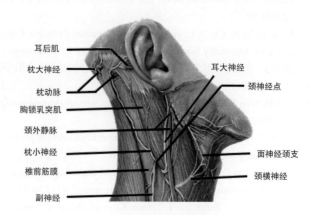

图 5-11　耳大神经与颈外静脉的解剖关系

三、超声引导耳大神经阻滞技术

（一）超声引导耳大神经阻滞的体位

嘱患者侧卧，患侧向上。也可取平卧位、头偏向健侧，充分暴露患侧颈部。多采用线阵探头，耦合剂涂抹探头并做无菌处理。穿刺前适当镇静、镇痛。

（二）耳大神经的超声定位

把探头横置于胸锁乳突肌上、C₄至下颌角间的任意位置，超声下显示胸锁乳突肌声像，在胸锁乳突肌的表面可显示颈外静脉的声像，耳大神经即位于胸锁乳突肌的浅层、颈外静脉的后侧，多呈圆形或卵圆形声像（见图5-12、图5-13）。

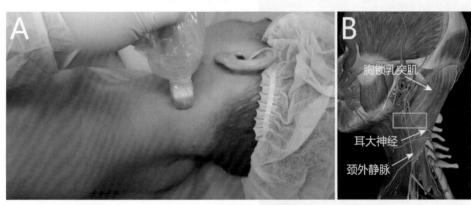

图5-12　耳大神经的超声定位
A.耳大神经阻滞探头放置位置示意图；B.耳大神经阻滞探头扫描示意图。绿色方框为探头放置位置

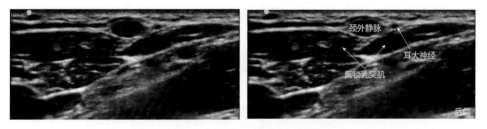

图5-13　耳大神经的超声声像图

（三）超声引导耳大神经阻滞的进针入路

多采用平面内进针技术。22~25G穿刺针从探头后端进针，调整进针角度，针尖至神经周围回抽无血即可注射局麻药，超声可见药物在胸锁乳突肌表面扩散，紧密包绕神经（见图5-14、图5-15、图5-16）。也可采用平面外技术，但应注意针尖的位置，以免损伤颈外静脉。有时神经声像显示不清，可把局麻药注射到胸锁乳突肌的表面、颈外静脉的后侧亦可获得同等的镇痛效果。

（四）超声引导耳大神经阻滞的药物

尚未发现超声引导耳大神经阻滞有关局麻药的系统性研究报道。文献资料显示利多卡因、布比卡因、甲哌卡因均有用于超声引导耳大神经阻滞的报道，使用剂量多为

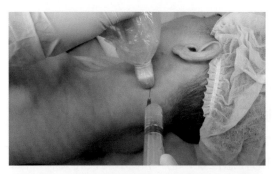

图 5-14　超声引导耳大神经阻滞平面内进针示意图

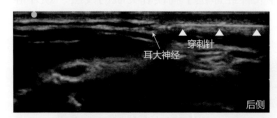

图 5-15　超声引导耳大神经阻滞平面内进针技术
白色三角形为穿刺针轨迹

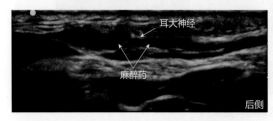

图 5-16　超声引导耳大神经阻滞药物扩散情况

0.1~3ml[6-8]。临床麻醉中我们常使用 2~3ml 浓度为 0.25%~0.5% 的罗哌卡因行超声引导耳大神经阻滞，可获得良好的麻醉和镇痛效果，且未出现药物相关并发症和颈浅丛其他分支阻滞。

四、超声引导耳大神经阻滞技术的适应证

超声引导耳大神经阻滞可适用于带状疱疹等引起的耳大神经痛的诊断和治疗，也可用于耳垂手术的麻醉和镇痛。联合枕小神经阻滞还可用于经乳突鼓室手术的麻醉和镇痛。联合耳颞神经、枕小神经阻滞可用于耳廓手术的麻醉和镇痛。联合三叉神经下颌支阻滞可用于腮腺手术的麻醉和镇痛。

五、超声引导耳大神经阻滞技术的并发症与禁忌证

（一）并发症

耳大神经阻滞常见的并发症是颈外静脉损伤和血管内注射，穿刺时应注意针尖的位置，回抽无血后方可注射局麻药。

（二）禁忌证

穿刺部位有感染、患者拒绝等，禁忌行超声引导耳大神经阻滞。

参 考 文 献

1 WYBURN-MASON R. The nature of tic douloureux; treatment by alcohol block or section of the great auricular nerve［J］. Br Med J, 1953,2（4828）:119-122.

2 Thallaj A, Marhofer P, Moriggl B, et al. Great auricular nerve blockade using high resolution ultrasound: a volunteer study［J］. Anaesthesia, 2010,65（8）:836-840.

3 Pearce J M. Henry Gray's Anatomy［J］. Clin Anat, 2009,22（3）:291-295.

4 汪立鑫，黄瀛，党瑞山，等. 耳大神经的应用解剖［J］. 解剖学杂志, 1995, 18（6）:499-501.

5 张引成，胡永升，党汝霖. 耳大神经的应用解剖［J］. 实用口腔医学杂志, 1987, 3（3）:145-146.

6 Jeon Y, Kim S. Treatment of great auricular neuralgia with real-time ultrasound-guided great auricular nerve block: A case report and review of the literature［J］. Medicine（Baltimore）, 2017,96（12）:e6325.

7 Eghtesadi M, Leroux E, Vargas-Schaffer G. A case report of complex auricular neuralgia treated with the great auricular nerve and facet blocks［J］. J Pain Res, 2017,10:435-438.

8 Thallaj A, Marhofer P, Moriggl B, et al. Great auricular nerve blockade using high resolution ultrasound: a volunteer study［J］. Anaesthesia, 2010,65（8）:836-840.

（陈　军　王爱忠）

第三节　超声引导枕小神经阻滞技术

一、概述

很多急慢性头痛与枕小神经有关，既往多在乳突后皮下注射局麻药可有效地阻滞枕小神经，但是这种盲探穿刺技术易引起枕动脉等损伤[1-3]。2015年，Platzgummer等首次采用超声准确鉴别出枕小神经，为枕小神经阻滞的可视化操作带来了可能[4]。本节我们主要介绍枕小神经的超声定位和阻滞技巧。

二、枕小神经阻滞的解剖学基础

枕小神经来源于 C_2 脊神经前支，部分 C_3 脊神经也有加入。它绕过副神经，沿胸锁乳突肌后缘上升，在耳垂下方 3~5 cm 处越过胸锁乳突肌转向外上方，到达颅骨附近穿出深筋膜，在耳廓后方上升至头皮。枕小神经在耳垂水平分成内侧支和外侧支，其中内侧支主要分布于耳后头皮并与枕大神经相交通，外侧支主要分布于颞部皮肤，外侧支还发出耳支分布于耳廓内面上 1/3 的皮肤[5,6]。外侧支与耳大神经相交通。如图4-1、图 5-1、图 5-2、图 5-11、图5-17 所示。

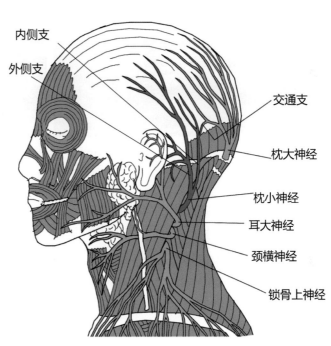

图 5-17　枕小神经及其分支解剖示意图

三、超声引导枕小神经阻滞技术

（一）超声引导枕小神经阻滞的体位

嘱患者侧卧，患侧向上。也可取平卧位，头偏向健侧，充分暴露患侧颈部。选用线阵探头，耦合剂涂抹探头并无菌处理。穿刺前适当镇静、镇痛。

（二）枕小神经的超声定位。

把探头横置于胸锁乳突肌上、乳突水平，超声下显示胸锁乳突肌声像，沿胸锁乳突肌后缘向足侧缓慢移动探头（但不超过胸锁乳突肌后缘中点），在胸锁乳突肌后侧或后下方、头夹肌的前上方可探寻到枕小神经声像，多呈圆形或卵圆形（见图 5-18、图 5-19）。

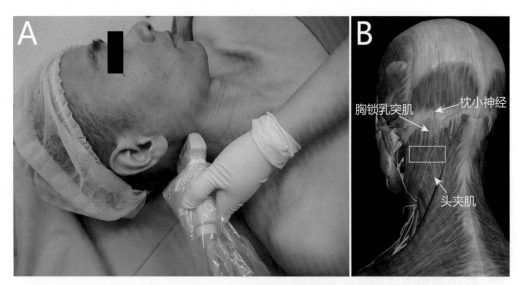

图 5-18　枕小神经的超声定位

A.枕小神经阻滞探头放置示意图；B.枕小神经阻滞探头扫描示意图。绿色方框为探头放置位置

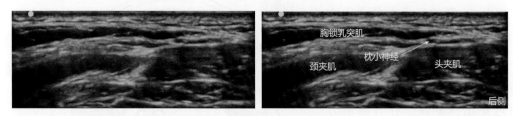

图 5-19　枕小神经超声声像图

（三）超声引导枕小神经阻滞的进针入路

多采用平面内进针技术。22~25G 穿刺针从探头任意端进针，调整进针角度，针尖至神经周围回抽无血即可注射局麻药，超声下可见药物在胸锁乳突肌后缘扩散，紧密包绕神经（见图 5-20、图 5-21）。也可采用平面外技术，但应注意针尖的位置，以免损伤神经。若神经显示不清，可把局麻药直接注射到 C_4 与乳突之间任意水平、胸锁乳突肌的后缘。

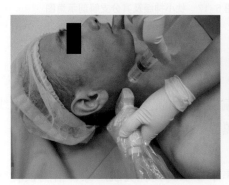

图 5-20　枕小神经阻滞平面内进针示意图

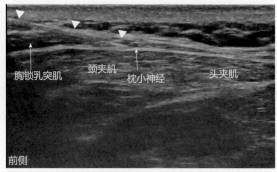

图 5-21　枕小神经阻滞平面内进针技术

白色三角形为穿刺针轨迹

（四）超声引导枕小神经阻滞的药物

尚未发现超声引导枕小神经阻滞局麻药相关研究报道。临床麻醉中我们常使用 2~3ml 浓度为 0.25%~0.5% 的罗哌卡因行超声引导枕小神经阻滞，可获得良好的麻醉和镇痛效果，且未出现药物相关并发症。

四、超声引导枕小神经阻滞技术的适应证

超声引导枕小神经阻滞可用于枕小神经痛和枕后痛的诊断和治疗。联合耳大神经阻滞，还可用于经乳突鼓室手术的麻醉和镇痛。联合耳颞神经、耳大神经阻滞可用于耳廓手术的麻醉和镇痛。

五、超声引导枕小神经阻滞技术的并发症与禁忌证

（一）并发症

超声引导枕小神经阻滞罕有并发症的报道。注药时应控制局麻药容量，以免药物过大引起颈浅丛其他分支或枕大神经阻滞。

（二）禁忌证

穿刺部位有感染、患者拒绝等，禁忌行超声引导枕小神经阻滞。

参 考 文 献

1. Shin K J, Kim H S, O J, et al. Anatomical consideration of the occipital cutaneous nerves and artery for the safe treatment of occipital neuralgia［J］. Clin Anat, 2018. 2018, 31（7）:1058-1064.
2. Choi I, Jeon S R. Neuralgias of the Head: Occipital Neuralgia［J］. J Korean Med Sci, 2016,31（4）:479-488.
3. Vorobeichik L, Fallucco M A, Hagan R R. Chronic daily headaches secondary to greater auricular and lesser occipital neuromas following endolymphatic shunt surgery［J］. BMJ Case Rep, 2012,2012: bcr-2012-007189.
4. Platzgummer H, Moritz T, Gruber G M, et al. The lesser occipital nerve visualized by high-resolution sonography--normal and initial suspect findings［J］. Cephalalgia, 2015,35（9）:816-824.
5. 李义凯，杨先文，查和萍. 枕部神经的解剖学观测及临床意义［J］. 中国中医骨伤科杂志，2005,13（6）:4-5.
6. Pearce J M. Henry Gray's Anatomy［J］. Clin Anat, 2009,22（3）:291-295.

（邹　锋　范　坤）

第四节　超声引导颈深丛阻滞技术

一、概述

颈深丛阻滞主要用于颈深部手术的麻醉和镇痛，传统颈深丛阻滞是把局麻药注射到 C_2~C_4 横突上，或仅 C_4 横突上，这种体表定位技术在肥胖、颈部畸形等患者中应用受限，

且盲探技术易引起穿刺相关并发症，如椎动/静脉损伤、高位硬膜外麻醉等[1,2]。21世纪初，有研究采用X线技术准确定位出颈深丛，这种技术增加了阻滞准确性，但操作复杂，不易广泛开展[3]。2006年，Sandeman等首次采用超声技术成功实施了颈深丛阻滞，为颈深丛阻滞可视化操作的广泛开展指引了新方向[4]。与传统颈深丛阻滞相比，超声技术的应用增加了阻滞效果，降低了并发症，穿刺定位更加准确[5]。与X线技术相比，超声引导颈深丛阻滞可获得等效的镇痛和麻醉效果，但是后者操作更简单和方便，且无辐射风险[6]。综上所述，超声引导颈深丛阻滞是一项值得学习和推广的技术。

二、颈深丛阻滞的解剖学基础

颈深丛主要由C_1~C_4脊神经前支构成，汇合形成3个神经袢并发出分支，分布于颈部肌肉和膈肌。颈深丛分为内侧组和外侧组，其中外侧组主要支配胸锁乳突肌、斜方肌、肩胛提肌和中斜角肌，并与副神经相交通；内侧组主要形成颈袢和膈神经，其中颈袢上根由C_1脊神经前支组成，颈袢下根由C_2~C_3脊神经前支组成，上下两根于环状软骨水平合成为颈袢，发出分支支配头侧直肌、头前直肌、头长肌、颈长肌、胸骨舌骨肌、胸骨甲状肌和肩胛舌骨肌等颈深部肌肉，膈神经由C_3~C_5脊神经前支组成，支配膈肌和部分心包及腹膜，颈深丛内侧组与舌下神经、颈交感干、迷走神经相交通[7]（见图5-1、图5-22）。

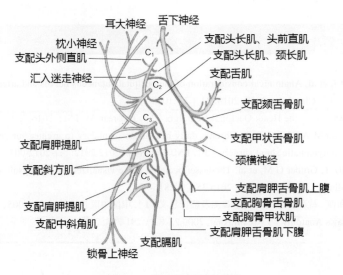

图5-22　颈深丛解剖示意图

三、超声引导颈深丛阻滞技术

（一）超声引导颈深丛阻滞的体位

嘱患者侧卧，患侧向上。也可采用平卧位，头偏向健侧。多采用线阵探头，耦合剂涂抹探头并做无菌处理。穿刺前适当镇静、镇痛。

（二）颈深丛的超声定位。

首先定位C_2~C_4椎体横突[8]。把探头横置于环状软骨上，超声下可显示气管声像，向患侧平移探头依次可显示甲状腺、颈动/静脉和椎体横突声像，调整探头以清晰显示横突声像，然后向足侧移动探头直至出现高尖的、仅有后结节的横突声像即为第7颈椎横突。继续向头侧移动探头直至定位出 C_4、C_3、C_2 椎体横突。调整探头超声下可显示胸锁乳突肌、头长肌、颈长肌、颈动/静脉和椎动/静脉等声像，C_2~C_4 椎体横突前后结节之间、椎前筋膜的深层可显示 C_2~C_4 脊神经根声像，多呈圆形或椭圆形，即为目标部位（见图5-23、图5-24）。

另外也可对横突冠状面扫描。首先按上述方法定位出 C_3 横突后，旋转探头 90° 可获得 C_2~C_4 椎体横突冠状位声像，横突与椎前筋膜之间的位置即为目标部位（见图5-25、图5-26）。

（三）超声引导颈深丛阻滞的进针入路

多采用平面内进针技术。22~25G 穿刺针从探头后端或尾侧端进针，调整进针角度，针尖穿过胸锁乳突肌至横突后结节回抽无血即可注射局麻药，超声下可见药物在横突与椎前筋膜之间扩散，紧密包绕颈脊神经根（见图5-27、图5-28）。与传统颈深丛阻滞类似，可以在 C_2~C_4 横突上分别注射小剂量局麻药，或者在 C_4 或 C_3 横突上一次性注射较大剂量的局麻药，均可有效阻滞颈深丛。

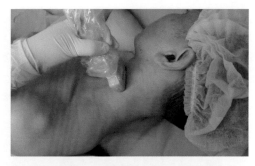

图5-23　颈深丛横断面阻滞探头放置位置示意图

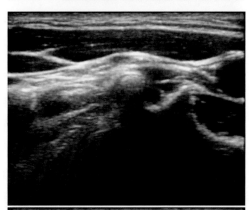

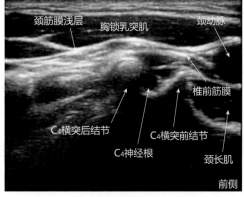

图5-24　C_4 神经根横断面超声声像图

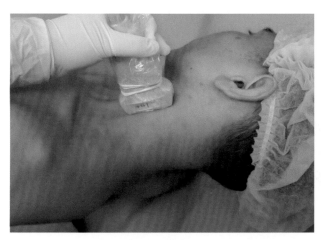

图5-25　颈深丛冠状面阻滞探头放置位置示意图

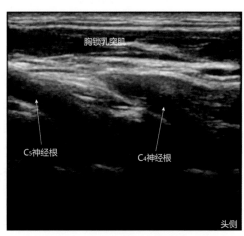

图5-26　C_4 神经根冠状面超声声像图

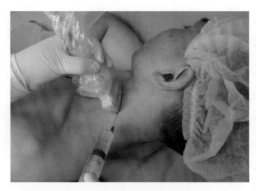 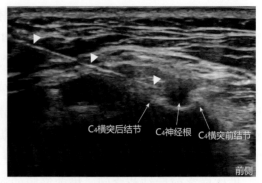

C₄横突后结节 C₄神经根 C₄横突前结节

前侧

图 5-27　颈深丛横断面阻滞平面内进针示意图　　图 5-28　颈深丛横断面阻滞平面内进针技术

白色三角形为穿刺针轨迹。

（四）超声引导颈深丛阻滞的药物

局麻药的种类、剂量、浓度均影响颈深丛的阻滞效果。利多卡因、左旋布比卡因、布比卡因、罗哌卡因等均有应用于颈深丛阻滞的报道。与布比卡因相比，更大剂量的罗哌卡因在颈动脉手术中并未表现有优势，反而术后镇痛效果更差、血药浓度更高，但该结果仅为孤立文献报道，尚需进一步证实[9]。通过医学影像技术研究显示，颈深丛一次性注射 40ml 局麻药，药物仅在椎前筋膜内扩散，阻滞范围从 C_1~C_7，但 C_3~C_4 处药物聚集最多[10]。局麻药浓度同样影响颈深丛阻滞效果，研究显示 0.55%~0.75% 浓度的罗哌卡因比 0.375% 浓度的镇痛效果更好[11]。研究显示，颈深丛阻滞时，多点注射和一点注射局麻药的吸收和镇痛效果并无显著差异，均可采纳[12]。因此，在手术麻醉时，我们常使用 0.5%~0.75% 的罗哌卡因一点注射 10~15ml，或三点分别注射 3~4ml，可获得较佳的镇痛效果且未发现有药物相关并发症。

四、超声引导颈深丛阻滞技术的适应证

颈深丛阻滞多联合颈浅丛阻滞适用于甲状腺手术或者颈动脉内膜剥脱术等深颈部组织的手术和检查。颈深丛阻滞还适应于颈源性头痛、肩部或上肢等疼痛的治疗。

五、超声引导颈深丛阻滞技术的并发症与禁忌证

（一）并发症

颈深丛阻滞最常见的并发症是膈神经阻滞，典型的临床特征为呼吸困难。研究显示，颈深丛阻滞时膈神经阻滞的发生概率高达 61%，部分患者并未表现出临床症状[13]。尽可能避免双侧颈深丛阻滞，如果出现呼吸困难，应给予吸氧等对症处理，必要时给予呼吸支持治疗。其他一些少见并发症有颈动/静脉损伤、椎动/静脉损伤、血肿、局麻药入血、高位硬膜外麻醉、全脊麻、脊髓损伤、颈交感神经阻滞等。

（二）禁忌证

穿刺部位有感染、患者拒绝等，禁忌实施颈深丛阻滞。肺切除术、气胸等肺容量减少以及膈神经损伤的患者禁忌行双侧颈深丛阻滞和健侧颈深丛阻滞。

参 考 文 献

1. Davies M J, Murrell G C, Cronin K D, et al. Carotid endarterectomy under cervical plexus block--a prospective clinical audit [J]. Anaesth Intensive Care, 1990,18（2）:219-223.

2. Pandit J J, Satya-Krishna R, Gration P. Superficial or deep cervical plexus block for carotid endarterectomy: a systematic review of complications [J]. Br J Anaesth, 2007,99（2）:159-169.

3. Nerurkar A A, Laheri V V, Karnik H S, et al. Fluoroscopy guided cervical plexus block for carotid endarterectomy-a case report [J]. Indian J Anaesth, 2009,53（3）:352-354.

4. Sandeman D J, Griffiths M J, Lennox A F. Ultrasound guided deep cervical plexus block [J]. Anaesth Intensive Care, 2006,34（2）:240-244.

5. Zheng H, Shi T, Shi K J, et al. Evaluation of safety and anesthetic effect for ultrasound-guided cervical plexus block [J]. Zhonghua Yi Xue Za Zhi, 2011,91（27）:1909-1913.

6. Wan Q, Yang H, Li X, et al. Ultrasound-Guided versus Fluoroscopy-Guided Deep Cervical Plexus Block for the Treatment of Cervicogenic Headache [J]. Biomed Res Int, 2017,2017:4654803.

7. Pearce J M. Henry Gray's Anatomy [J]. Clin Anat, 2009,22（3）:291-295.

8. Choi D H, Jung H G, Lee J H, et al. Effectiveness of Doppler Image of the Vertebral Artery as an Anatomical Landmark for Identification of Ultrasound-Guided Target Level in Cervical Spine [J]. Asian Spine J, 2015,9（5）:683-688.

9. Junca A, Marret E, Goursot G, et al. A comparison of ropivacaine and bupivacaine for cervical plexus block [J]. Anesth Analg, 2001,92（3）:720-724.

10. Dhonneur G, Saidi N E, Merle J C, et al. Demonstration of the spread of injectate with deep cervical plexus block: a case series [J]. Reg Anesth Pain Med, 2007,32（2）:116-119.

11. Umbrain V J, van Gorp V L, Schmedding E, et al. Ropivacaine 3.75 mg/ml, 5 mg/ml, or 7.5 mg/ml for cervical plexus block during carotid endarterectomy [J]. Reg Anesth Pain Med, 2004,29（4）:312-316.

12. Mucke J, Klapdor R, Schneider M, et al. Isthmocervical labelling and SPECT/CT for optimized sentinel detection in endometrial cancer: technique, experience and results [J]. Gynecol Oncol, 2014,134（2）:287-292.

13. Castresana M R, Masters R D, Castresana E J, et al. Incidence and clinical significance of hemidiaphragmatic paresis in patients undergoing carotid endarterectomy during cervical plexus block anesthesia [J]. J Neurosurg Anesthesiol, 1994,6（1）:21-23.

（祁爱花 范 坤）

第五节 超声引导颈神经根阻滞技术

一、概述

自 19 世纪末，就有颈神经根阻滞的报道，现已成为颈神经性头痛、颈椎间盘突出等患者重要的治疗手段[1,2]。既往多采用体表定位技术，但这种盲探技术不但易引起穿刺损伤，而且定位不明确[3]。进入 21 世纪后，随着影像学技术的快速发展，很多研究者采用 MRI、CT 等技术辅助或实时引导颈神经根的阻滞，虽然成功率得到提高，但操作复杂且存在辐射等风险，限制了其在临床中的广泛应用[4,5]。2004 年，Matsuoka 等采用超声准确定位出部分颈神经根，为颈神经根阻滞提供了新思路[6]。2009 年，Narouze 等成功实施了超声引导颈神经根阻滞，与使用 MRI、CT 等技术相比，前者定位同样准确，且可以鉴别神经周围的血管等组织，提高了穿刺安全性[7,8]。本节我们主要介绍 $C_1 \sim C_8$ 脊神经根的超声定位技术和阻滞技巧。

二、颈神经根阻滞的解剖学基础

了解颈椎的解剖特点有助于超声下颈神经根的定位。颈椎与其他椎体最典型的区别是，每个横突都有横突孔，内有椎动、静脉穿行。第 3~5 颈椎解剖结构几乎相同，其余椎体各有特点。C_3~C_5 颈椎棘突短而分叉，形成两个大小不等的小结节；第 6 颈椎棘突较大，通常不分叉；第 1 颈椎缺乏棘突，后侧是较粗糙的后结节；第 2 颈椎棘突较大，末端分叉，底部较宽并凹向后方；第 7 颈椎棘突较长，末端有一个突出的结节。C_3~C_6 横突围绕横突孔形成前后两个结节；除第 7 颈椎横突外，第 1 颈椎横突比其他颈椎都长，且宽而平；第 2 颈椎横突较尖，无典型的前后结节；第 7 颈椎横突短而突出，椎间孔仅有椎静脉走行而无椎动脉。

颈脊神经共 8 对，其中 C_1~C_7 脊神经根走行于相应椎体横突的上方，于前后结节之间穿出（C_3~C_6）。C_8 脊神经根走行于第 7 颈椎和第 1 胸椎之间，其中 T_1 脊神经的主支由第 1 胸椎横突下跨第 1 肋颈向外向上汇入 C_8 脊神经。如图 4-2、图 5-29、图 5-30 所示。

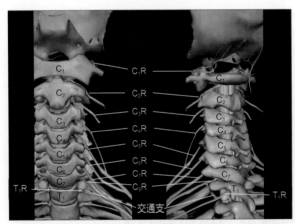

图 5-29　颈神经根解剖示意图

左图是前面观，右图是后面观

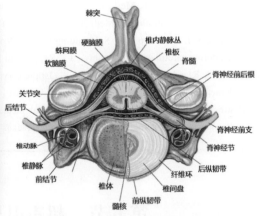

图 5-30　颈神经根横断面解剖示意图

三、超声引导颈神经根阻滞技术

（一）超声引导颈神经根阻滞的体位

嘱患者侧卧，患侧向上，也可取平卧位，头偏向健侧。选用线阵探头或凸阵探头，耦合剂涂抹探头并做无菌处理。穿刺前适当镇静、镇痛。

（二）颈神经根的超声定位

C_7 神经根超声定位：把探头横置于环状软骨上，超声下可显示气管声像，向患侧水平移动探头，超声下依次可显示甲状腺、颈动 / 静脉等声像，至颈外侧可显示椎体横突声像，后向足侧移动探头直至出现短、宽而无分叉的横突声像，即为第 7 颈椎横突。第 7 颈神经根即位于 C_7 横突前方，超声下呈圆形或卵圆形声像（见图 5-31）。

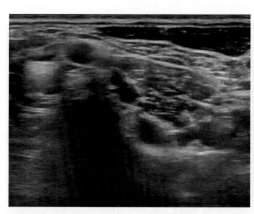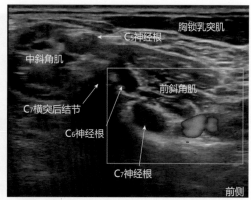

图 5-31　C₇ 神经根超声声像图

C₈ 神经根超声定位：探头在上述位置继续向足侧下移，探头向下向内扫射，超声下可显示第 1 肋、锁骨下动脉、锁骨上臂丛等声像。C₈ 神经根即位于第 1 肋前侧、锁骨下动脉后侧，呈圆形或椭圆形声像（见图 5-32、图 5-33）。

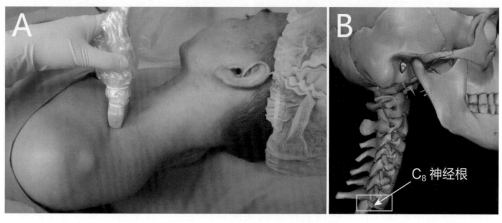

图 5-32　C₈ 神经根的超声定位

A. C₈ 神经根阻滞超声探头放置位置示意图；B. C₈ 神经根阻滞超声探头扫描示意图。绿色方框为探头放置位置。

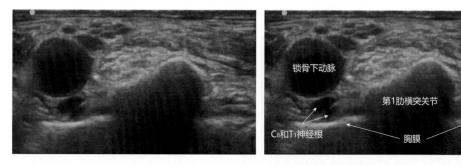

图 5-33　C₈ 神经根的超声声像图

C₆ 神经根超声定位：探头在 C₇ 横突位置向头侧移动，直至出现分叉的横突声像即为第 6 颈椎横突。超声下可显示横突的前后结节，在前后结节之间的浅层可探寻到圆形或卵圆形的 C₆ 神经根（见图 5-34、图 5-35）。

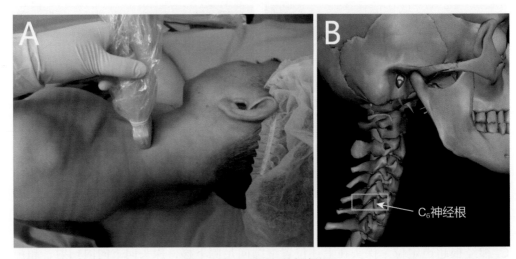

图 5-34 C₆ 神经根的超声定位

A. C₆ 神经根阻滞超声探头放置位置示意图；B. C₆ 神经根阻滞超声探头扫描示意图。绿色方框为探头放置位置

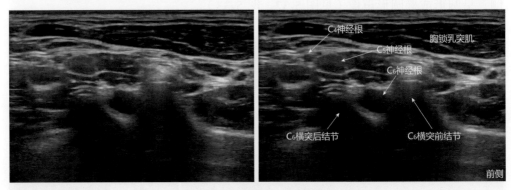

图 5-35 C₆ 神经根超声声像图

C₅ 神经根超声定位：在上述位置继续向头侧移动探头，直至再次显示分叉的横突声像即为第 5 颈椎横突，在该横突的前后结节之间的浅层可探寻 C₅ 神经根，多呈圆形或卵圆形（见图 5-36）。

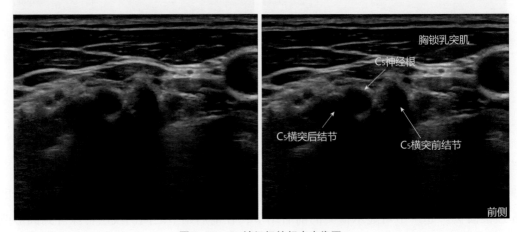

图 5-36 C₅ 神经根的超声声像图

C_4 神经根超声定位：继续向头侧移动探头，可显示 C_4 椎体横突，与上述椎体声像类似。C_4 神经根同样位于横突的前后结节之间（见图 5-37）。

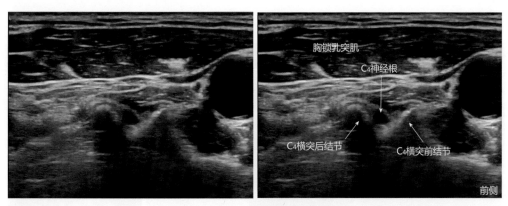

图 5-37　C_4 神经根超声声像图

C_3 神经根超声定位：继续向头侧移动探头，可探寻到具有前后结节的 C_3 横突以及横突上的 C_3 神经根声像（见图 5-38）。

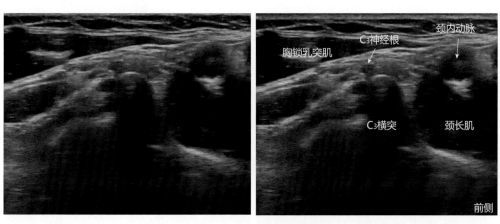

图 5-38　C_3 神经根超声声像图

C_2 神经根超声定位：继续向头侧移动探头，即可显示 C_2 横突声像，C_2 脊神经根一般不易探寻，多位于 C_2 横突的前方（见图 5-39）。

C_1 神经根超声定位：C_1 神经较细，横轴扫描不易探寻，多采用纵轴扫描技术。把探头放置于乳突下，探头长轴与脊柱平行，超声可显示乳突、C_1 颈椎横突、C_2 颈椎横突等声像，向后平移探头，可显示 C_1 椎弓板声像，调整探头在 C_1 颈椎椎弓板头侧，可探寻到搏动的

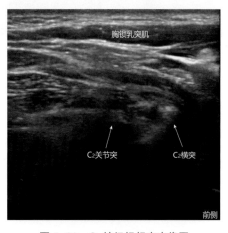

图 5-39　C_2 神经根超声声像图

椎动脉横切面声像，可采用彩色多普勒予以鉴别。C₁ 神经根即位于在椎动脉附近，呈圆形或梭形声像。探头继续向足侧追寻，可依次获得 C₁~C₇ 椎体横突冠状切面声像（见图 5-40、图 5-41）。

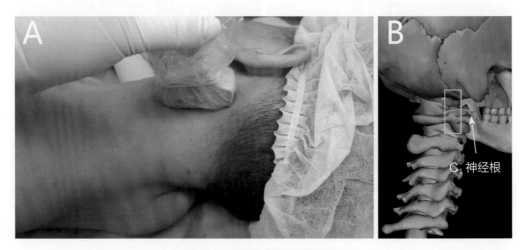

图 5-40　C₁ 神经根的超声定位

A. C₁ 神经根阻滞超声探头放置位置示意图；B. C₁ 神经根阻滞超声探头扫描示意图。绿色方框为探头放置位置

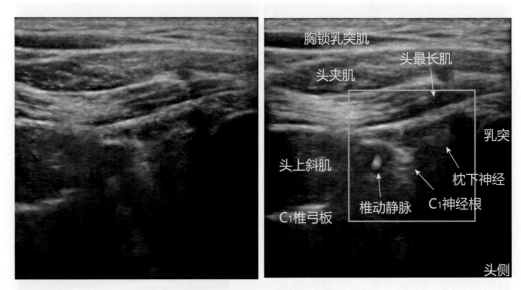

图 5-41　C₁ 神经根的超声声像图

（三）超声引导颈神经根阻滞的进针入路

多采用平面内进针技术。22~25G 穿刺针从探头后侧端或尾侧端进针，调整进针角度，针尖至目标神经周围回抽无血、无脑脊液即可注射局麻药（见图 5-42~ 图 5-45）。若神经根显示不清晰，可直接把药物注射到横突前后结节的浅层可获得等效的镇痛和麻醉效果。

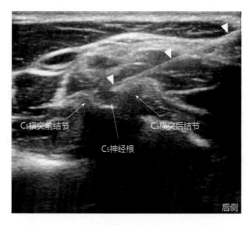

图 5-42　C₅ 神经根阻滞平面内进针技术
白色三角形为穿刺针轨迹

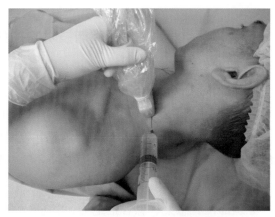

图 5-43　C₆ 神经根阻滞平面内进针示意图

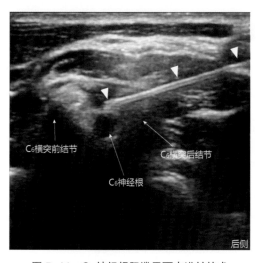

图 5-44　C₆ 神经根阻滞平面内进针技术
白色三角形为穿刺针轨迹

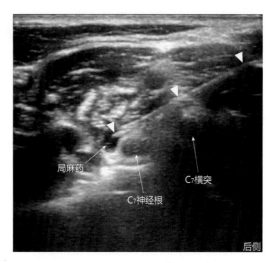

图 5-45　C₇ 神经根阻滞平面内进针技术
白色三角形为穿刺针轨迹

（四）超声引导颈神经根阻滞的药物

　　研究显示颈神经根阻滞时，局麻药 4ml 与 1ml 相比，镇痛效果类似，但高剂量更容易向椎间孔内扩散[9]。尸体解剖研究显示，超声引导在颈神经根附近分 4 次共 2ml 的染色剂，神经受染的概率高达 90.6%，而染色剂向硬膜外扩散的概率达 31.3%[10]。表明药物的容量对颈神经根阻滞的效果和并发症有重要影响，很难避免药物不向硬膜外扩散[11]。临床麻醉中，我们常使用 0.5%~0.75% 的罗哌卡因行超声引导颈神经根阻滞，每条神经根 0.5~2ml。

四、超声引导颈神经根阻滞技术的适应证

　　超声引导颈神经根阻滞主要适用于颈部、上肢、颅后部等区域手术的麻醉和镇痛。也可用于颈椎病、颈源性头痛、颈神经根病变等疾病的诊断和治疗。

五、超声引导颈神经根阻滞技术的并发症与禁忌证

（一）并发症

颈神经根阻滞少见的并发症有感染、过敏、出血等。另外罕见的是高位硬膜外麻醉、全脊麻、交感干阻滞等。还有报道在执行 C_6 神经根阻滞时发生脊髓栓塞的病例[1]。

C_1 脊神经特别其前支靠近颈静脉孔，阻滞时局麻药量不应过大，以免同时阻滞附近的舌咽神经、副神经、迷走神经、舌下神经等引起相关并发症。

（二）禁忌证

穿刺部位有感染、患者拒绝等，禁忌行颈神经根阻滞。

参 考 文 献

1. Wagner A L, Murtagh F R. Selective nerve root blocks [J]. Tech Vasc Interv Radiol, 2002,5（4）:194-200.

2. Oeppen R S. Discovery of the first local anaesthetic--Carl Koller（1857-1944）[J]. Br J Oral Maxillofac Surg, 2003,41（4）:243.

3. Santiago-Palma J, Vallejo R, Kornick C, et al. Are cervical nerve root blocks "safe and effective"? [J]. AJNR Am J Neuroradiol, 2005,26（9）:2434-2435, 2435.

4. Strobel K, Pfirrmann C W, Schmid M, et al. Cervical nerve root blocks: indications and role of MR imaging [J]. Radiology, 2004,233（1）:87-92.

5. Bartynski W S, Whitt D S, Sheetz M A, et al. Lower cervical nerve root block using CT fluoroscopy in patients with large body habitus: another benefit of the swimmer's position [J]. AJNR Am J Neuroradiol, 2007,28（4）:706-708.

6. Matsuoka N, Kohriyama T, Ochi K, et al. Detection of cervical nerve root hypertrophy by ultrasonography in chronic inflammatory demyelinating polyradiculoneuropathy [J]. J Neurol Sci, 2004,219（1-2）:15-21.

7. Narouze S N, Vydyanathan A, Kapural L, et al. Ultrasound-guided cervical selective nerve root block: a fluoroscopy-controlled feasibility studyJ. Reg Anesth Pain Med, 2009,34（4）:343-348.

8. Jee H, Lee J H, Kim [J], et al. Ultrasound-guided selective nerve root block versus fluoroscopy-guided transforaminal block for the treatment of radicular pain in the lower cervical spine: a randomized, blinded, controlled study [J]. Skeletal Radiol, 2013,42（1）:69-78.

9. Kang S, Yang S N, Kim S H, et al. Ultrasound-Guided Cervical Nerve Root Block: Does Volume Affect the Spreading Pattern? [J]. Pain Med, 2016,17（11）:1978-1984.

10. Won S J, Rhee W I, Yoon J S, et al. Ultrasound-Guided Lower Cervical Nerve Root Injectate Volumes Associated With Dorsal Root Ganglion and Epidural Spread [J]. J Ultrasound Med, 2016,35（2）:305-310.

11. Tofuku K, Koga H, Komiya S. Subdural spread of injected local anesthetic in a selective transforaminal cervical nerve root block: a case report [J]. J Med Case Rep, 2012,6:142.

（周　迎　范　坤）

第六节 超声引导颈神经后支及内侧支阻滞技术

一、概述

颈神经后支阻滞是颈椎病、颈后部手术等重要的诊断或治疗手段。局部浸润或颈关节突等注射局麻药可有效地阻滞颈神经后支，但这种传统神经阻滞技术存在着穿刺损伤等风险。2016年，Ohgoshi 等人首次介绍了超声引导多裂肌平面阻滞技术，可有效缓解颈后区手术的疼痛，研究者认为这可能是药物扩散至颈神经后支所致[1,2]。2017年，Park 等人采用超声准确定位出颈神经后内侧支，并成功对其阻滞[3]。这种可视化的操作极大地降低了盲探操作引起的损伤。

近几年，超声引导颈神经后支阻滞技术逐渐形成以下几种方法：关节突平面阻滞、竖脊肌平面阻滞（见第四章第二节）、多裂肌平面阻滞、半棘肌肌间阻滞、筋膜间阻滞。

二、颈神经后支阻滞的解剖学基础

除第 1 颈神经外，其余颈神经后支均分为内外两侧分支支配相应肌肉。只有第 2~4（或 C_5）颈神经后支的内侧支支配皮肤。

C_1 脊神经后支又称为枕下神经，它出现在 C_1 颈椎椎弓后上端，椎动脉的下部，进入枕下三角支配头后大直肌、头上斜肌、头下斜肌和头棘肌。C_2 脊神经后支最为粗大，在寰椎后弓与枢椎椎板之间分出，与 C_1 脊神经后支汇合并分成粗大的内侧支和细小的外侧支，内侧支又称为枕大神经，支配颅后头皮和头半棘肌，其外侧支支配头夹肌、头长肌、头半棘肌等，并与第 3 枕神经、枕下神经、枕小神经相交通。C_3 脊神经后支分出后向后绕过 C_3 颈椎关节弓，在横突间后肌的内侧分为内侧支和外侧支，内侧支走行于头棘肌和颈半棘肌之间，穿过夹肌和斜方肌之间，终止于皮肤，并在斜方肌深面发出第 3 枕神经支配枕下部的皮肤，外侧支常加入 C_2 脊神经后支。C_4~C_8 脊神经后支分出后均向后绕至颈椎关节弓，分成内侧支和外侧支。第 4、第 5 内侧支穿行于颈半棘肌和头半棘肌之间，到达颈椎棘突，穿过头夹肌和斜方肌止于皮肤。下 3 对颈神经内侧支非常细小，终止于颈半棘肌、头棘肌、多裂肌和棘间肌。下 5 对脊神经后支的外侧支主要支配颈髂肋肌以及颈长肌和头长肌。如图 4-1、图 4-2、图 5-2、图 5-46、图 5-47、图 5-48 所示。

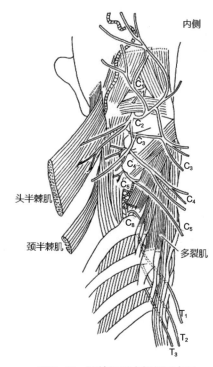

图 5-46 颈神经后支解剖示意图

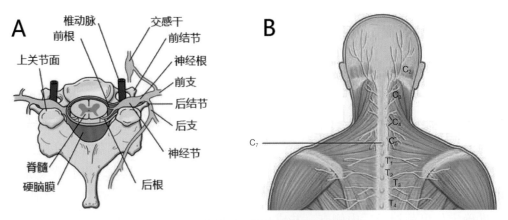

图5-47　颈神经后支解剖和皮肤支配区域

A.颈神经后支横断面解剖示意图；B.颈神经后支皮肤分布图

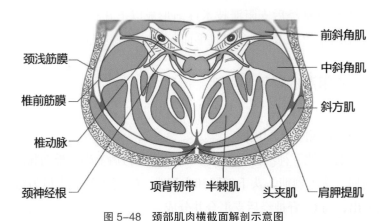

图5-48　颈部肌肉横截面解剖示意图

三、超声引导颈神经后支阻滞技术

（一）超声引导颈神经后支阻滞的体位

嘱患者侧卧，患侧向上，也可取平卧位。选用线阵探头，耦合剂涂抹探头并做无菌处理。穿刺前适当镇静、镇痛。

（二）颈神经后支的超声定位

1.关节突平面的超声定位

与其他平面阻滞相比，该水平主要阻滞颈神经后支的内侧支，且该部位靠近颈神经根，药物剂量过大易扩散至椎旁，药物剂量过少不易向头侧或尾侧扩散，因此常需对各颈神经后支分别阻滞[3,4]。

横断面扫描：把探头横置于环状软骨处，向患侧平移探头直至出现横突声像。向足侧移动探头出现高尖的、无前结节的横突声像即为第7颈椎横突。向头侧移动探头至所需阻滞的节段，向后侧平移探头，可显示相应椎体椎弓板声像，向头侧轻移探头可获得关节突、斜方肌、半棘肌等声像。关节突的表面即为所需阻滞平面（见图5-49、图5-50）。

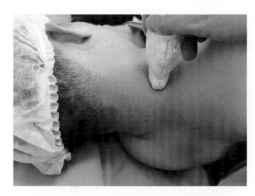

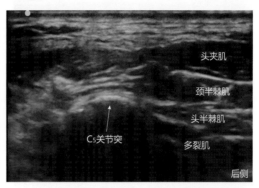

图 5-49　C$_5$关节突平面探头放置位置　　　　图 5-50　C$_5$关节突平面超声声像图

冠状面扫描：把探头放置于乳突下，探头一端指向乳突、一端指向足部，可获得乳突、第 1~2 椎体横突以及其内穿行的椎动脉纵轴声像，向后侧平移探头直至横突声像消失，超声下可显示波浪状的关节突声像以及寰椎椎板、椎动脉横切面声像，向足侧移动探头可依次获得 C$_2$~C$_6$ 椎体关节突声像，在两关节突之间可探寻到颈神经后支的内侧支，多呈圆形或卵圆形声像（见图 5-51~ 图 5-55）。

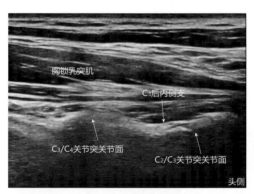

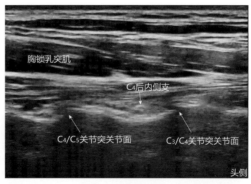

图 5-51　C$_3$ 脊神经后内侧支冠状面超声声像图　　　图 5-52　C$_4$ 脊神经后内侧支冠状面超声声像图

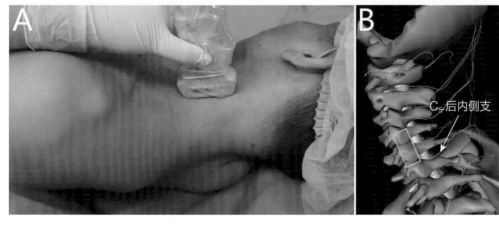

图 5-53　C$_5$ 脊神经后内侧支的超声定位

A. C$_5$ 脊神经后内侧支阻滞超声探头放置位置示意图；B. C$_5$ 脊神经后内侧支阻滞超声探头扫描示意图。绿色方框为探头放置位置

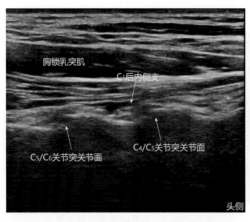

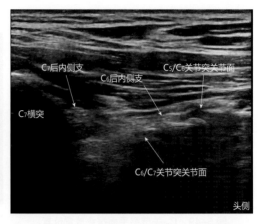

图 5-54　C₅ 脊神经后内侧支冠状面超声声像图

图 5-55　C₆ 和 C₇ 脊神经后内侧支冠状面超声声像图

2. 多裂肌平面的超声定位

多裂肌平面阻滞是指把局麻药注射到多裂肌与半棘肌之间的肌间隙，以阻滞颈神经后支的技术[1]。与关节突平面阻滞相比，该部位不易向椎旁扩散，且仅需在 C₅ 水平一次性注射，阻滞范围即可达 C₃~C₆。

按上述方法定位出 C₅ 椎体横突横断面声像，向后侧平移探头，直至出现棘突、椎弓板、斜方肌、头夹肌、头半棘肌、颈半棘肌、多裂肌等声像，多裂肌与颈半棘肌之间的间隙即为目标平面（见图 5-56、图 5-57）。

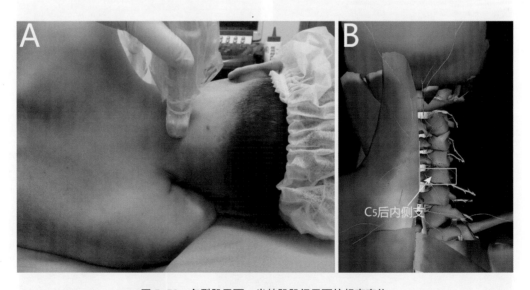

图 5-56　多裂肌平面、半棘肌肌间平面的超声定位

A. C₅ 水平多裂肌平面、半棘肌肌间平面阻滞超声探头放置位置示意图；B. C₅ 水平多裂肌平面、半棘肌肌间平面阻滞超声探头扫描示意图。绿色方框为探头放置位置

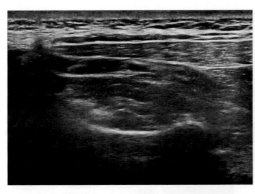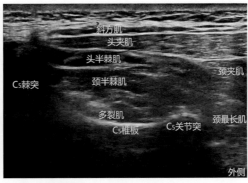

图 5-57　C₅ 水平多裂肌及半棘肌平面横断面超声声像图

.半棘肌肌间平面；.多裂肌平面

3. 半棘肌肌间平面的超声定位

半棘肌肌间阻滞是指把局麻药注射到头半棘肌与颈半棘肌之间，以阻滞走行于此的颈神经后支的技术[5]。与多裂肌平面阻滞相比，该部位更加表浅，超声下更易鉴别，且阻滞范围更广甚至向下可至 T₁~T₄ 平面。

按照上述方法在 C₅ 水平定位出斜方肌、头夹肌、颈夹肌、头半棘肌、颈半棘肌、棘突等声像，头半棘肌与颈半棘肌之间的间隙即为目标平面（见图 5-56、图 5-57）。

4. 颈筋膜间平面的超声定位

颈筋膜间平面阻滞是多裂肌平面阻滞的亚型，是把药物注射到半棘肌与颈最长肌之间，以阻滞颈神经后支的技术[6]。与多裂肌平面相比，该部位血管丰富，操作时应避免血管损伤和血管内注药[7]。

如关节突平面超声定位技术定位出 C₅ 颈椎关节突，超声下可显示关节突、斜方肌、头夹肌、半棘肌、颈最长肌等声像。半棘肌与颈最长肌之间的间隙即为所需阻滞平面。如图 5-58、图 5-59 所示。

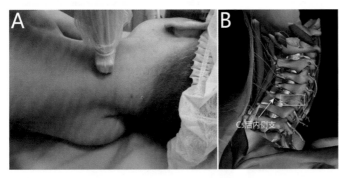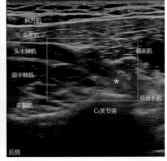

图 5-58　颈筋膜间平面的超声定位

A.颈筋膜间平面横断面阻滞超声探头放置位置示意图；B.颈筋膜间平面横断面阻滞超声探头扫描示意图。绿色方框为探头放置位置

图 5-59　颈筋膜间平面横断面超声声像图

*.颈筋膜间平面

（三）超声引导颈神经后支阻滞的进针入路

多采用平面内进针技术。22~25G 穿刺针从探头任意端进针，调整进针角度，针尖至目标平面周围回抽无血、无脑脊液即可注射局麻药（见图 5-60~图 5-65）。超声下可见药物在各平面内呈梭形扩散。

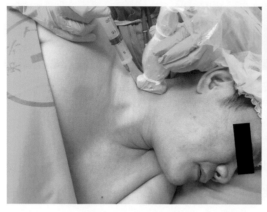

图 5-60 颈脊神经后内侧支阻滞平面内进针示意图

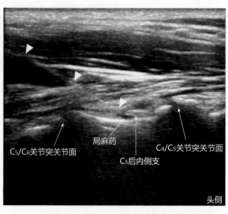

图 5-61 颈脊神经后内侧支阻滞平面内进针技术
白色三角形为穿刺针轨迹

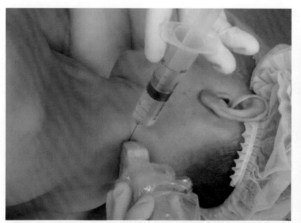

图 5-62 多裂肌平面、半棘肌肌间平面阻滞平面内进针示意图

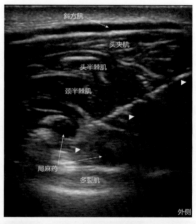

图 5-63 多裂肌平面阻滞平面内进针技术
白色三角形为穿刺针轨迹

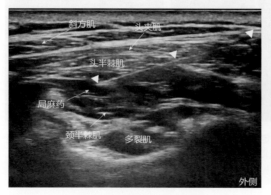

图 5-64 半棘肌肌间平面阻滞平面内进针技术
白色三角形为穿刺针轨迹

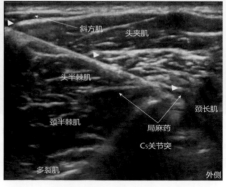

图 5-65 筋膜间平面阻滞平面内进针技术
白色三角形为穿刺针轨迹

（四）超声引导颈神经后支阻滞的药物

尚未发现系统性研究超声引导颈神经后支阻滞局麻药的相关报道。除关节突平面外，文献中颈神经后支阻滞局麻药的使用剂量多为双侧共 40ml[1,2,5,6]。临床麻醉中，我们常使用 0.5%~0.75% 的罗哌卡因行超声引导颈神经后支阻滞，关节突平面阻滞时每侧 1~2ml，其余平面阻滞时每侧 20ml。

四、超声引导颈神经后支阻滞技术的适应证

超声引导颈神经后支阻滞主要适用于颈椎板成形术、颈椎骨折内固定术等颈后路手术的麻醉和镇痛，也可用于颈神经后支病变导致的颈后部疼痛的诊断和治疗。

五、超声引导颈神经后支阻滞技术的并发症与禁忌证

（一）并发症

关节突平面颈神经后支阻滞可导致药物扩散至颈神经根引起相关并发症。筋膜间平面阻滞时易引起血管损伤导致血肿、血管内注药等并发症。高位硬膜外麻醉、全脊麻等并发症虽未有报道，但仍存在理论可能，穿刺时应注意针尖位置，回抽无血、无脑脊液后方可注药。

（二）禁忌证

穿刺部位有感染、患者拒绝等，禁忌施行颈神经后支阻滞。

参 考 文 献

1. Ohgoshi Y, Izawa H, Kori S, et al. Multifidus cervicis plane block is effective for cervical spine surgery [J]. Can J Anaesth, 2017,64（3）:329-330.

2. Ohgoshi Y, Nishizakura R, Takahashi Y, et al. Novel ultrasound-guided inter-semispinal plane block: a comparative pilot study in healthy volunteers [J]. J Anesth, 2018,32（1）:143-146.

3. Finlayson R J, Gupta G, Alhujairi M, et al. Cervical medial branch block: a novel technique using ultrasound guidance[J]. Reg Anesth Pain Med, 2012,37（2）:219-223.

4. Park K D, Lim D J, Lee W Y, et al. Ultrasound versus fluoroscopy-guided cervical medial branch block for the treatment of chronic cervical facet joint pain: a retrospective comparative study [J]. Skeletal Radiol, 2017,46（1）:81-91.

5. Ohgoshi Y, Kubo E N. Inter-semispinal plane block for cervical spine surgery [J]. J Clin Anesth, 2018,46:94-95.

6. Ueshima H, Otake H. Blocking of multiple posterior branches of cervical nerves using a cervical interfascial plane block [J]. J Clin Anesth, 2017,38:5.

7. Ohgoshi Y, Kurahashi K. Cervical interfascial plane（CIP）block and multifidus cervicis plane（MCP）block: Similarities and tips [J]. J Clin Anesth, 2017,41:55.

（范　坤　王爱忠）

第七节 超声引导枕大神经阻滞技术

一、概述

枕大神经阻滞主要用于枕后区疼痛的诊断和治疗，传统的枕大神经阻滞多在枕动脉内侧、枕骨粗隆与乳突连线的内 1/3 处注射局麻药，但这种盲探技术部分患者解剖标记不易触及，且容易损伤枕动脉引起血肿等并发症[1]。2010 年，Greher 等首次采用超声准确定位出枕大神经并成功对其阻滞，这种可视化的技术大大降低了传统阻滞的风险[2,3]。研究显示与颈神经根阻滞相比，枕大神经阻滞对颈源性头痛可获得相似的镇痛效果，但后者操作更简单、阻滞更精准[4]。

随着研究的进一步深入，超声引导枕大神经阻滞逐渐形成以下 3 种技术：超声引导 C_2 关节突平面阻滞（见本章第六节），超声引导头下斜肌平面阻滞，超声引导枕后部枕大神经阻滞。

二、枕大神经阻滞的解剖学基础

枕大神经是 C_2 脊神经后支的内侧支，其从 C_3 颈椎关节突基底部、横突间肌内侧分出后走行于头半棘肌深层，由头下斜肌下方折返向上进入头下斜肌与头半棘肌之间肌间隙，继续于头半棘肌深层上行，至枕部穿出头半棘肌和斜方肌腱膜至皮下，分布枕后部皮肤，沿途还发出分支支配头下斜肌、头夹肌、头最长肌等[5]。

在头下斜肌平面，枕大神经与颈外动脉分支伴行，位于动脉内侧 2~3cm 处[6]。在枕部枕大神经与枕动脉伴行。枕动脉从颈外动脉发出后，经乳突内侧面的枕动脉沟、头夹肌的深面向后内侧横行，其与枕大神经共同穿出斜方肌等腱膜至皮下，在穿出腱膜处，两者相交叉，神经位于动脉的浅层[7]。至枕后部枕大神经走行于枕动脉的内侧。如图 4-1、图 5-2、图 5-66、图 5-67 所示。

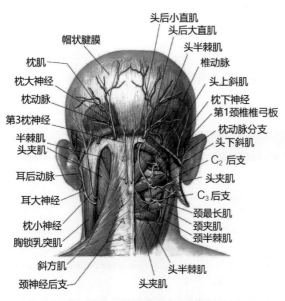

图 5-66 枕大神经解剖示意图

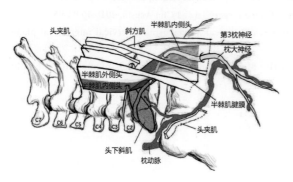

图 5-67 枕大神经与枕动脉的解剖关系示意图

三、超声引导枕大神经阻滞技术

（一）超声引导枕大神经阻滞的体位

嘱患者俯卧，面部向下并垫一薄"U"型枕，充分暴露患者颈后部和枕后部。多采用线阵探头，耦合剂涂抹探头并做无菌处理。穿刺前适当镇静、镇痛。

（二）超声引导头下斜肌平面枕大神经阻滞技术。

头下斜肌平面阻滞是把局麻药注射到头下斜肌与半棘肌之间，以阻滞走行于此间隙的枕大神经的技术[5,8]。与枕后部枕大神经阻滞相比，该部位可同时阻滞支配头下斜肌、颈最长肌、头夹肌的枕大神经肌支，阻滞范围更广泛。

1. 头下斜肌平面枕大神经的超声定位

把探头横置于脊椎后正中线上、发际线附近，向头或尾侧移动探头直至出现高尖、分叉不显著而基底宽大的骨性声像，即为第2颈椎棘突，向患侧平移探头直至出现斜方肌、头夹肌、半棘肌和头下斜肌声像，枕大神经即位于半棘肌与头下斜肌之间，多呈梭形或卵圆形声像（见图5-68、图5-69）。

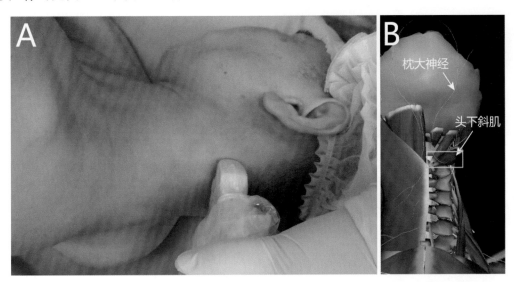

图5-68　头下斜肌水平枕大神经的超声定位

A. 头下斜肌水平枕大神经阻滞探头放置位置示意图；B. 头下斜肌水平枕大神经阻滞探头扫描示意图。绿色框为探头放置位置

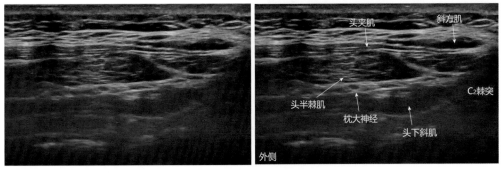

图5-69　头下斜肌水平枕大神经的超声声像图

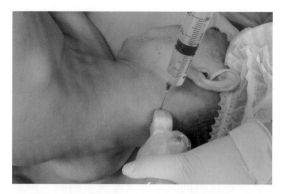

图 5-70 头下斜肌平面枕大神经阻滞平面内进针示意图

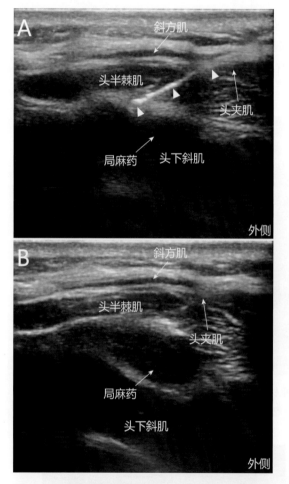

图 5-71 头下斜肌平面枕大神经阻滞平面内进针技术
A. 注药时；B. 注药后。白色三角形为穿刺针轨迹

（四）超声引导枕大神经阻滞的药物

利多卡因、布比卡因、左旋布比卡因等均有应用于超声引导枕大神经阻滞的报道，文献中枕大神经痛、颈源性头痛等治疗容量一般为 1~1.5ml，头颈后部手术的镇痛剂量一般为

2. 头下斜肌平面阻滞的进针方法

多采用平面内进针技术。22~25 G 穿刺针从探头外侧端进针，针尖穿过斜方肌、头夹肌和半棘肌即至神经周围，回抽无血即可注射局麻药，超声下可见药物在半棘肌与头下斜肌之间扩散，紧密包绕神经（见图 5-70、图 5-71）。如神经显示不清，可把药物直接注射到半棘肌下方亦可获得同样的镇痛效果。

（三）超声引导枕后部枕大神经阻滞技术

枕后部枕大神经阻滞技术是指把局麻药物注射到枕骨粗隆与乳突连线上、枕动脉内侧，以阻滞走行于此的枕大神经的阻滞技术 [9, 10]。该水平位于发际内，毛发会影响神经和血管的成像质量，因此限制了其使用。

1. 枕后部枕大神经的超声定位

把探头放置于枕骨粗隆与乳突间的连线中点上，探头长轴与该线平行（见图 5-72）。超声下可显示颅骨声像，向内或向外移动探头，直至在颅骨的浅层探寻到搏动的枕动脉，可采用彩色多普勒予以鉴别，枕大神经即位于枕动脉的内侧、颅骨的浅层，多呈圆形或卵圆形声像（见图 5-73）。

2. 枕后部枕大神经阻滞的进针方法

可采用平面内或平面外进针技术。针尖穿过皮下即至神经周围，回抽无血即可注射局麻药，超声下可见药物在神经周围扩散（见图 5-74）。穿刺时应注意针尖位置，以免损伤枕动、静脉。

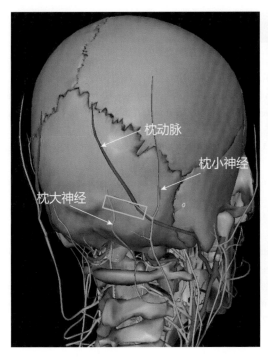

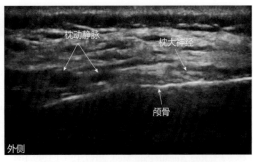

图 5-73 枕后部枕大神经的超声声像图

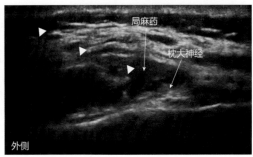

图 5-72 枕后部枕大神经阻滞探头放置位置
绿色方框为探头放置位置示意图

图 5-74 枕后部枕大神经阻滞平面内进针技术
白色三角形为穿刺针轨迹

3~5ml[9-14]。尚不清楚药物浓度、剂量、容量对枕大神经阻滞的效果、持续时间、起效时间等影响。我们常使用 0.25%~0.5% 浓度的罗哌卡因 1~2ml 用于枕后区头痛的诊断和治疗，4~5ml 用于枕后区手术的麻醉和镇痛。

四、超声引导枕大神经阻滞技术的适应证

超声引导枕大神经阻滞可适用于枕后部疼痛的诊断和治疗，包括枕大神经痛、椎管内麻醉术后头痛、自发性颅内低血压性头痛、偏头痛等。枕大神经阻滞还可用于枕后部表皮手术的麻醉和镇痛，联合眶上神经、耳颞神经等还可用于开颅手术的麻醉和镇痛。

五、超声引导枕大神经阻滞技术的并发症与禁忌证

（一）并发症

枕大神经阻滞相对安全，少见的并发症有穿刺部感染，枕动脉损伤、血管内注药等。另外，枕大神经阻滞还有引起昏迷、面神经麻痹、毛囊炎等的报道[15-17]。

（二）禁忌证

穿刺部位有感染、患者拒绝等，禁忌行超声引导枕大神经阻滞。

参考文献

1. Ward J B. Greater occipital nerve block [J]. Semin Neurol, 2003,23（1）:59-62.

2. Greher M, Moriggl B, Curatolo M, et al. Sonographic visualization and ultrasound-guided blockade of the greater occipital nerve: a comparison of two selective techniques confirmed by anatomical dissection [J]. Br J Anaesth, 2010,104（5）:637-642.

3. Pingree M J, Sole J S, O'B T, et al. Clinical Efficacy of an Ultrasound-Guided Greater Occipital Nerve Block at the Level of C_2 [J]. Reg Anesth Pain Med, 2017,42（1）:99-104.

4. Inan N, Ceyhan A, Inan L, et al. C_2/C_3 nerve blocks and greater occipital nerve block in cervicogenic headache treatment [J]. Funct Neurol, 2001,16（3）:239-243.

5. Pingree M J, Sole J S, O' B T, et al. Clinical Efficacy of an Ultrasound-Guided Greater Occipital Nerve Block at the Level of C_2 [J]. Reg Anesth Pain Med, 2017,42（1）:99-104.

6. Kariya K, Usui Y, Higashi N, et al. Anatomical basis for simultaneous block of greater and third occipital nerves, with an ultrasound-guided technique [J]. J Anesth, 2018, 32（4）:483-492.

7. 韩震，尹保国，刘畅，等. 枕大神经卡压综合征的应用解剖学和针刀治疗研究[J]. 中国骨伤，2005,18（1）:14-16.

8. Zipfel J, Kastler A, Tatu L, et al. Ultrasound-Guided Intermediate Site Greater Occipital Nerve Infiltration: A Technical Feasibility Study [J]. Pain Physician, 2016,19（7）:E1027-E1034.

9. Shim J H, Ko S Y, Bang M R, et al. Ultrasound-guided greater occipital nerve block for patients with occipital headache and short term follow up [J]. Korean J Anesthesiol, 2011,61（1）:50-54.

10. Vanderhoek M D, Hoang H T, Goff B. Ultrasound-guided greater occipital nerve blocks and pulsed radiofrequency ablation for diagnosis and treatment of occipital neuralgia [J]. Anesth Pain Med, 2013,3（2）:256-259.

11. Akyol F, Binici O, Kuyrukluyildiz U, et al. Ultrasound-guided bilateral greater occipital nerve block for the treatment of post-dural puncture headache [J]. Pak J Med Sci, 2015,31（1）:111-115.

12. Palamar D, Uluduz D, Saip S, et al. Ultrasound-guided greater occipital nerve block: an efficient technique in chronic refractory migraine without aura? [J]. Pain Physician, 2015,18（2）:153-162.

13. Na S H, Kim T W, Oh S Y, et al. Ultrasonic doppler flowmeter-guided occipital nerve block [J]. Korean J Anesthesiol, 2010,59（6）:394-397.

14. Binici O, Kuyrukluyildiz U, Sahin M, et al. Ultrasound-Guided Bilateral Greater Occipital Nerve Block for Mass Excision [J]. Turk J Anaesthesiol Reanim, 2015,43（6）:437-439.

15. Sprenger T, Seifert C L. Coma after greater occipital nerve blockade in a patient with previous posterior fossa surgery [J]. Headache, 2013,53（3）:548-550.

16. Degerli S, Gulec H, Koc F. Folliculitis following greater occipital nerve block [J]. Agri, 2015,27（2）:121-122.

17. Strauss L, Loder E, Rizzoli P. Transient facial nerve palsy after occipital nerve block: a case report [J]. Headache, 2014,54（10）:1651-1655.

（范　坤　王爱忠）

第八节　超声引导第 3 枕神经阻滞技术

一、概述

1986 年，Bogduk 等发现第 3 枕神经痛是头痛的一种重要形式，临床上难以区别，第 3 枕神经阻滞是一种重要的鉴别和治疗手段[1]。以往多采用 X 线或 CT 等引导穿刺对第 3 枕神经进行阻滞，但这存在辐射等风险，且操作复杂不易掌握，阻碍该技术的发展[2,3]。

2006 年，Eichenberger 等首次采用超声成功阻滞了第 3 枕神经，成功率高达 90%[4]。超声引导第 3 枕神经阻滞成功率与 X 线引导类似，但前者操作时间更短、穿刺次数更少[5]。目前超声引导第 3 枕神经阻滞主要在关节突平面。

二、第 3 枕神经阻滞的解剖学基础

第 3 枕神经是 C₃ 脊神经后内侧支的最大分支，其由 C₃ 颈椎关节突处分出后向后向内走行于半棘肌的深面，继而向上穿过半棘肌与头下斜肌之间的肌间隙，向内向

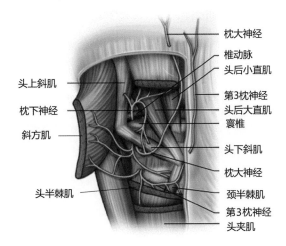

图 5-75　第 3 枕神经解剖示意图

上走行至枢椎棘突水平穿过半棘肌、头夹肌、斜方肌浅出至皮下，垂直向上走行，末端发出分支支配头夹肌以内、上项线以下、枢椎棘突水平以上、项韧带以外即枕下区的皮肤。第 3 枕神经在走行期间与枕大神经有若干交通支。如图 4-1、图 5-66、图 5-67、图 5-75 所示。

三、超声引导第 3 枕神经阻滞技术

（一）超声引导第 3 枕神经阻滞的体位

多取侧卧位，患侧向上。可采用线阵或凸阵探头，耦合剂涂抹探头并做无菌处理。穿刺前适当镇静、镇痛。

（二）关节突平面第 3 枕神经的超声定位

冠状面扫描：把探头放置于乳突下方，探头一端指向乳突，另一端指向足部，超声下可显示乳突、第 1~3 颈椎横突和椎动脉声像。向后平移探头直至纵行的椎动脉声像消失，即可获得关节突冠状面声像（见本章第五节）。超声下可显示椎动脉横切面、第一椎弓板，C₂~C₃ 椎体关节突声像，第 3 枕神经即位于 C₂~C₃ 关节突的浅层，呈圆形或卵圆形声像。如图 5-76、图 5-77 所示。

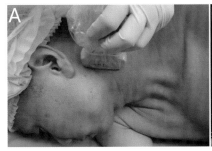
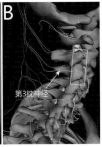
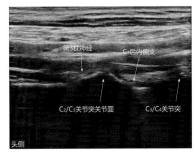

图 5-76　第 3 枕神经的超声定位

A. 第 3 枕神经冠状面阻滞探头放置位置示意图；B. 第 3 枕神经冠状面阻滞探头扫描示意图。绿色方框为探头放置位置

图 5-77　第 3 枕神经冠状面超声声像图

横断面扫描：把探头横置于发际线处定位出第 2 颈椎棘突（见本章第七节）。向患侧平移探头，可显示第 2 颈椎棘突、斜方肌、头夹肌、半棘肌、头下斜肌等声像，棘突内侧 1~2 cm、头下斜肌与头半棘肌之间的肌间隙即为目标平面（见图 5-78）。

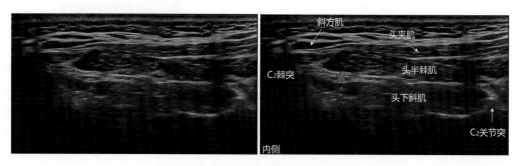

图 5-78　第 3 枕神经横断面超声声像图

*.头下斜肌与头半棘肌平面

（三）超声引导第 3 枕神经阻滞的进针方法

多采用平面内进针技术。22~25G 穿刺针由探头任意端进针，针尖穿过斜方肌、头半棘肌等即至 C_2~C_3 关节突浅层或头下斜肌浅层，回抽无血、无脑脊液即可注射局麻药，超声下可见药物在关节突上或头半棘肌下扩散（见图 5-79、图 5-80）。

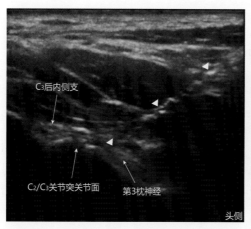
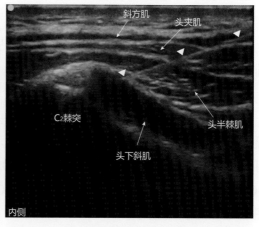

图 5-79　冠状面第 3 枕神经阻滞平面内进针技术

白色三角形为穿刺针轨迹

图 5-80　横断面第 3 枕神经阻滞平面内进针技术

白色三角形为穿刺针轨迹

（四）超声引导第 3 枕神经阻滞的药物

尚未发现系统性研究局麻药物对超声引导第 3 枕神经阻滞的影响报道。利多卡因、布比卡因等均有应用于超声引导第 3 枕神经阻滞的报道，枕下区疼痛治疗剂量一般为 0.9ml[4-6]。我们常使用 0.25%~0.5% 浓度的罗哌卡因 0.5~2ml 用于枕下区头痛的诊断和治疗，3~5ml 用于枕下区手术的麻醉和镇痛。

四、超声引导第 3 枕神经阻滞技术的适应证

超声引导第 3 枕神经阻滞可适用于枕下区疼痛的诊断和治疗。第 3 枕神经阻滞还可用

于枕下区表皮手术的麻醉和镇痛。

五、超声引导第 3 枕神经阻滞技术的并发症与禁忌证

（一）并发症

第 3 枕神经阻滞相对安全，罕见的并发症有穿刺部感染、血管损伤、血管内注药等。

（二）禁忌证

穿刺部位有感染、患者拒绝、局麻药过敏等，禁忌行超声引导第 3 枕神经阻滞。

参 考 文 献

1. Bogduk N, Marsland A. On the concept of third occipital headache［J］. J Neurol Neurosurg Psychiatry, 1986,49（7）:775-780.

2. Lord S M, Barnsley L, Wallis B J, et al. Third occipital nerve headache: a prevalence study［J］. J Neurol Neurosurg Psychiatry, 1994,57（10）:1187-1190.

3. Galiano K, Obwegeser A A, Bodner G, et al. Ultrasound is not the only technique to visualize third occipital nerve blockade［J］. Anesthesiology, 2006,105（4）:858, 858.

4. Eichenberger U, Greher M, Kapral S, et al. Sonographic visualization and ultrasound-guided block of the third occipital nerve: prospective for a new method to diagnose C2-C3 zygapophysial joint pain［J］. Anesthesiology, 2006,104（2）:303-308.

5. Finlayson R J, Etheridge J P, Vieira L, et al. A randomized comparison between ultrasound- and fluoroscopy-guided third occipital nerve block［J］. Reg Anesth Pain Med, 2013,38（3）:212-217.

6. Kim E D, Kim Y H, Park C M, et al. Ultrasound-guided Pulsed Radiofrequency of the Third Occipital Nerve［J］. Korean J Pain, 2013,26（2）:186-190.

（范　坤　王爱忠）

第九节　超声引导副神经阻滞技术

一、概述

副神经有两种来源，即脊髓根和颅根，其中脊髓根主要支配胸锁乳突肌和部分斜方肌，有很多颈后和肩部疼痛与其有关[1]。以往多在胸锁乳突肌后缘上中 1/3 处穿刺可有效阻滞副神经[2]。2002 年，Bodner 等人在尸体上使用超声准确定位出副神经，为超声引导副神经阻滞指明了方向[3]。2011 年，Townsley 等在一斜方肌疼痛的患者首次执行了超声引导副神经阻滞，获得了满意的镇痛效果[1]。本节主要介绍脊髓根副神经阻滞技术。

二、副神经阻滞的解剖学基础

副神经有两种起源，分别由颅根和脊髓根组成。其中颅根较小，起源于疑核，与脊髓根联合经颈静脉孔出颅后即与脊髓根分开并入迷走神经，随迷走神经咽支支配咽部和腭部肌肉，其他纤维并入喉返神经支配甲杓肌和环杓侧肌[4]。

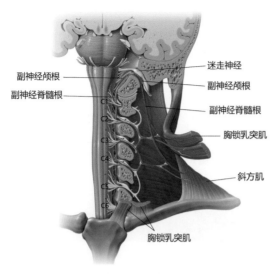

副神经颅根 —
副神经脊髓根 —

迷走神经
副神经颅根
副神经脊髓根
胸锁乳突肌
斜方肌
胸锁乳突肌

图 5-81　副神经解剖示意图

脊髓根起始于脊髓前角外侧区的运动细胞柱，从延髓脊髓交界处至 C_6 脊髓段平面。神经纤维发出后向上走行并汇成一干，经枕骨大孔进入颅腔，向外与颅根共同经颈静脉孔出颅，后即与颅根分开经茎突舌骨肌和二腹肌深面向下达到胸锁乳突肌深面，继而从该肌后缘中点稍上方穿出。副神经穿出胸锁乳突肌的点位于耳大神经浅出点的上方，距乳突尖 4~6cm。然后进入肩胛提肌表面越过颈后三角，于锁骨上方 3~5cm 处行至斜方肌前缘之后，在斜方肌深面分支形成神经丛，同时 C_3 或 C_4 的分支加入该神经丛[4,5]。副神经脊髓根主要支配胸锁乳突肌和斜方肌中上部。如图 5-1、图 5-81 所示。

三、超声引导副神经阻滞技术

（一）超声引导副神经阻滞的体位

多取侧卧位，患侧向上，充分暴露患侧颈部。多选用线阵探头，耦合剂涂抹探头并做无菌处理。穿刺前适当镇静、镇痛。

（二）副神经的超声定位

把探头横置于胸锁乳突肌上中 1/3 处（见图 5-82）。超声下可显示胸锁乳突肌声像，向下向后移动探头直至肩胛提肌声像出现，在肩胛提肌的浅层可探寻到副神经声像，呈圆形或椭圆形（见图 5-83）。可沿副神经走行对其追踪，向头侧移动探头可发现该神经进入胸锁乳突肌深层，向肩部移动探头神经从肩胛提肌浅层进入斜方肌深层（见图 5-84、图 5-85）。

（三）超声引导副神经阻滞的进针方法

平面内或平面外进针技术均可。22~25G 穿刺针穿过皮下即至神经附近，回抽无血即可注射局麻药，超声下可见药物在神经周围扩散（见图 5-86、图 5-87）。

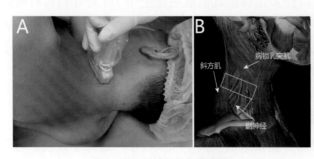

图 5-82　副神经的超声定位

A.副神经阻滞探头放置位置示意图；B.副神经阻滞探头扫描示意图。绿色方框为探头放置位置

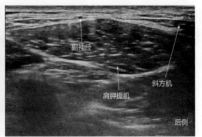

图 5-83　肩胛提肌上副神经的超声声像图

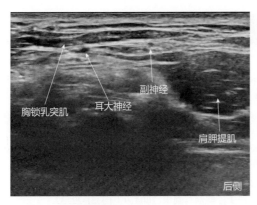

图 5-84　胸锁乳突肌下副神经的超声声像图

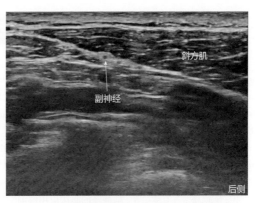

图 5-85　斜方肌下副神经的超声声像图

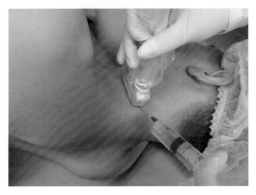

图 5-86　副神经阻滞平面内进针示意图

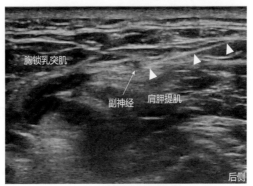

图 5-87　副神经阻滞平面内进针技术
白色三角形为穿刺针轨迹

（四）超声引导副神经阻滞的药物

利多卡因、布比卡因、罗哌卡因等均有用于副神经阻滞的报道[1]。文献中副神经阻滞局麻药的使用剂量多为 1~10ml[1, 6, 7]。超声的应用是否能降低副神经阻滞药物的使用剂量尚需进一步研究。临床中我们常使用 0.25%~0.5% 的罗哌卡因 1~2ml 行超声引导副神经阻滞。

四、超声引导副神经阻滞技术的适应证

超声引导副神经阻滞适用于胸锁乳突肌或（和）斜方肌急性疼痛及痉挛的诊断和治疗，以及副神经受损引起的颈肩部疼痛、僵硬、肩下垂、肩关节完全外展不能和翼状肩胛等。

五、超声引导副神经阻滞技术的并发症与禁忌证

（一）并发症

超声引导下副神经阻滞的主要并发症是颈外静脉和颈深部血管的损伤。另外，药物容量过大可扩散至颈浅丛甚至膈神经附近，引起相关并发症。

（二）禁忌证

穿刺部位有感染、患者拒绝、局麻药过敏等，禁忌行超声引导副神经阻滞。

参 考 文 献

1. Townsley P, Ravenscroft A, Bedforth N. Ultrasound-guided spinal accessory nerve blockade in the diagnosis and management of trapezius muscle-related myofascial pain [J]. Anaesthesia, 2011,66（5）:386-389.

2. Ramamurthy S, Akkineni S R, Winnie A P. A simple technic for block of the spinal accessory nerve [J]. Anesth Analg, 1978,57（5）:591-593.

3. Bodner G, Harpf C, Gardetto A, et al. Ultrasonography of the accessory nerve: normal and pathologic findings in cadavers and patients with iatrogenic accessory nerve palsy [J]. J Ultrasound Med, 2002,21（10）:1159-1163.

4. 王寅，陈尧，李龙江. 副神经的应用解剖与临床研究进展[J]. 中国临床解剖学杂志,2008,26（5）:577-579.

5. 官士兵，陈德松，方有生，等. 副神经的临床应用解剖学研究[J]. 解剖与临床,2004,9（1）:21-22,32.

6. 王志剑，张达颖，张学学. 颈脊神经联合副神经阻滞治疗痉挛性斜颈[J]. 中国疼痛医学杂志,2015,21（1）:67-68.

7. 严相默. 副神经阻滞在麻醉与疼痛临床上的应用[J]. 实用疼痛学杂志,2011,7（6）:445-448.

（范　坤　王爱忠）

第十节　超声引导膈神经阻滞技术

一、概述

对于顽固性呃逆、膈肌痉挛等采用膈神经阻滞是重要的治疗手段，既往是将药物注射到胸锁乳突肌下、前斜角肌的表面可有效地阻滞膈神经[1]。2002年，Michalek等采用超声准确定位出胸锁乳突肌和前斜角肌，把局麻药注射到两者之间，成功治疗了一例顽固性呃逆患者，自此膈神经阻滞走向了可视化[2]。超声的应用可降低盲探操作引起的血管、神经损伤及气胸等风险。

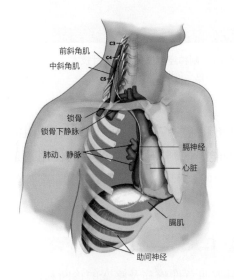

图 5-88　膈神经解剖走形示意图

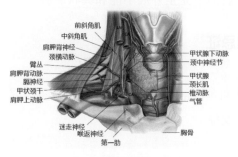

图 5-89　膈神经颈部解剖示意图
CA, 颈动脉；IJV, 颈内静脉；SA, 锁骨下动脉；SV, 锁骨下静脉

二、膈神经阻滞的解剖学基础

膈神经纤维主要来自C_4脊神经前支，同时也有C_3和C_5脊神经前支纤维加入。膈神经在前斜角肌外侧缘上部形成，在椎前筋膜深面跨过前斜角肌，并在该肌前面几乎呈垂直下行，在胸锁乳突肌、肩胛舌骨肌下腹、颈内静脉、颈横动脉、肩胛上动脉及胸导管的后方继续下行。在颈根部，膈神经向内侧跨过胸廓内动脉前方进入胸腔。在行程中，膈神经接受颈交感神经和胸交感神经纤维共同支配同侧膈肌[3-8]。如图5-1、图5-88、图5-89所示。

三、超声引导膈神经阻滞技术

（一）超声引导膈神经阻滞的体位

多取侧卧位，患侧向上，充分暴露患侧颈部。多选用线阵探头，耦合剂涂抹探头并做无菌处理。穿刺前适当镇静、镇痛。

（二）膈神经的超声定位

膈神经的超声定位类似肌间沟臂丛。把探头置于颈部中央环状软骨水平，由内向外水平移动探头，依次可见气管、甲状腺、颈总动脉、颈内静脉、胸锁乳突肌、前斜角肌等组织结构，向后还可以显示中斜角肌与臂丛声像。膈神经即位于胸锁乳突肌的深面、前斜角肌的浅层，多呈圆形或卵圆形声像。如膈神经距离臂丛太近，可向尾侧移动探头，直至神经声像移至前斜角肌浅层、内侧。如图 5-90、图 5-91 所示。

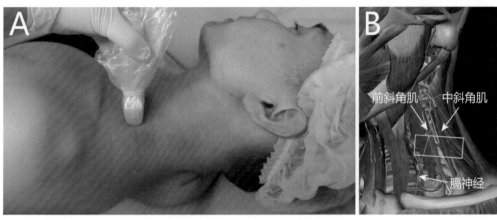

图 5-90 膈神经的超声定位
A.膈神经阻滞探头放置位置示意图；B.膈神经阻滞探头扫描示意图。绿色方框为探头放置位置

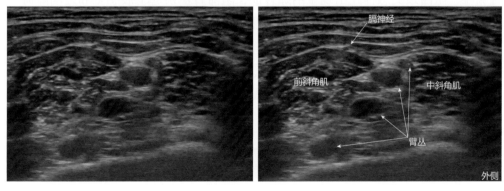

图 5-91 膈神经的超声声像图

（三）超声引导膈神经阻滞的进针方法

平面内或平面外进针技术均可。22~25G 穿刺针穿过胸锁乳突肌即至神经附近，回抽无血即可注射局麻药，超声下可见药物在神经周围扩散（见图 5-92、图 5-93）。如神经显示不清可直接把药物注射到前斜角肌的表面，亦可获得等效的镇痛效果。

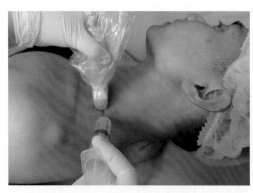
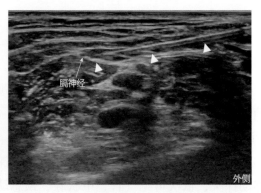

图 5-92　超声引导膈神经阻滞平面内进针示意图　　图 5-93　超声引导膈神经阻滞平面内进针技术

　　　　　　　　　　　　　　　　　　　　　　　　　　白色三角形为穿刺针轨迹

（四）超声引导膈神经阻滞的药物

　　利多卡因、布比卡因、甲哌卡因、罗哌卡因等均有应用于超声引导膈神经阻滞的报道，对顽固性呃逆等使用剂量多为 2~5ml[9-12]。局麻药的浓度、剂量、种类对膈神经阻滞的持续时间、作用效果和起效时间的影响尚未有相关研究报道。我们常使用 0.25%~0.5% 的罗哌卡因，剂量 2~3ml，可有效治疗顽固性呃逆、膈肌痉挛等。

四、超声引导膈神经阻滞技术的适应证

　　超声引导膈神经阻滞适用于膈肌痉挛、顽固性呃逆的诊断和治疗。

五、超声引导膈神经阻滞技术的并发症与禁忌证

（一）并发症

　　超声引导下膈神经阻滞最常见的并发症是呼吸困难。药物容量过大可阻滞喉返神经引起声音嘶哑，阻滞颈交感神经出现霍纳综合征，阻滞臂丛引起上肢感觉和运动障碍。穿刺过深误入胸腔可导致气胸等并发症，误入血管引起局麻药中毒、血肿等并发症。

（二）禁忌证

　　穿刺部位有感染、患者拒绝、局麻药过敏、肺功能不全等，禁忌行超声引导膈神经阻滞。严禁执行双侧膈神经阻滞，一侧膈神经损伤或肺切除等患者严禁行健侧膈神经阻滞。

参 考 文 献

1. Eisele J H, Noble M I, Katz J, et al. Bilateral phrenic-nerve block in man: technical problems and respiratory effects［J］. Anesthesiology, 1972,37（1）:64-69.

2. Michalek P, Kautznerova D. Combined use of ultrasonography and neurostimulation for therapeutic phrenic nerve block［J］. Reg Anesth Pain Med, 2002,27（3）:306-308.

3. 王爽. 多层螺旋 CT 心包膈束成像显示膈神经解剖的临床应用研究［D］. 吉林大学,影像医学与核医学（专业学位）, 2016.

4. 李辉,杨建华,杜昆峰,等. 膈神经的解剖及临床应用研究进展［J］. 解剖与临床, 2012, 17（2）:172-175.

5. 温竣翔,李昕,孙贵新,等. 大鼠迷走神经和膈神经的解剖相关性实验研究［J］. 中国临床解剖学杂志, 2010,28（3）:324-326, 329.

6. Matsumoto. Y, Krishnan. S, Fowler S. J., 等. 64 层多探头 CT 用于检测膈神经及其与心脏解剖的关系[J]. 世界核心医学期刊文摘(心脏病学分册), 2007, 3（10）:24-25.

7. 邓兆宏, 姚柏春, 唐杰, 等. 膈神经阻滞入路相关解剖结构[J]. 中国临床康复, 2005, 9（45）:102-104.

8. 孙继虎, 黄瀛, 毛增荣, 等. 部分膈神经与喉返神经前支吻接治疗双侧喉麻痹的显微外科解剖[J]. 解剖学杂志, 1991, 14（1）:10-12.

9. Kuusniemi K, Pyylampi V. Phrenic nerve block with ultrasound-guidance for treatment of hiccups: a case report[J]. J Med Case Rep, 2011, 5:493.

10. Yi M S, Kim W J, Kim M K, et al. Effect of ultrasound-guided phrenic nerve block on shoulder pain after laparoscopic cholecystectomy-a prospective, randomized controlled trial[J]. Surg Endosc, 2017, 31（9）:3637-3645.

11. Carrero E, Arguis P, Sanchez M, et al. Ultrasound-guided phrenic nerve block for CT-guided percutaneous pulmonary fine-needle aspiration biopsy[J]. J Vasc Interv Radiol, 2015, 26（4）:597-599.

12. Okuda Y, Kamishima K, Arai T, et al. Combined use of ultrasound and nerve stimulation for phrenic nerve block[J]. Can J Anaesth, 2008, 55（3）:195-196.

（范　坤　王爱忠）

第十一节　超声引导喉上神经内侧支阻滞技术

一、概述

　　喉上神经阻滞是一种古老的神经阻滞技术, 早在 20 世纪 60 年代即有喉上神经阻滞麻醉用于经口内镜检查的报道[1]。但是部分肥胖、颈部畸形等患者舌骨大角不易触及, 缺乏典型的解剖标记, 常导致阻滞失败或阻滞不全。2010 年, Manikandan 等首次采用超声准确定位出喉上神经, 并成功对其阻滞用于清醒气管插管患者的麻醉[2]。自此超声引导喉上神经阻滞用于治疗喉上神经痛、辅助气管插管的报道层出不穷。研究显示, 与传统喉上神经阻滞相比, 超声引导喉上神经阻滞效果更佳、起效更快、生命体征更平稳、患者满意度更高[3]。喉上神经分为内外两个分支, 本节我们主要介绍的是超声引导喉上神经内侧支的阻滞方法。

二、喉上神经阻滞的解剖学基础

　　喉上神经起自迷走神经下节中间部, 沿咽侧壁下行, 先走行于颈内动脉后方, 后在其内侧下行, 在舌骨大角处分为内外两支。内支位置较高, 在舌骨大角平面转向内前方, 与喉上动、静脉伴行经甲状舌骨膜进入喉内, 支配咽、会厌、会厌谷、喉前庭、杓会厌襞、杓状软骨背侧面的黏膜以及咽下缩肌和杓肌[4, 5]。内支入喉的位置位于甲状软骨上角尖的前下方 1~1.5cm[6]。外支与甲状腺上动脉伴行, 下行于胸骨甲状肌的后方进入环甲肌, 并发出分支支配咽下缩肌。喉上神经在行程中与心上神经和颈上交感神经相联系[4]。如图 5-3、图 5-94 所示。

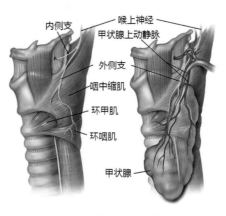

图 5-94　喉上神经解剖走形示意图

三、超声引导喉上神经阻滞技术

（一）超声引导喉上神经阻滞的体位

患者取仰卧位，头位于正中，稍向后仰，减少吞咽动作。多选用线阵探头，耦合剂涂抹探头并做无菌处理。穿刺前适当镇静、镇痛。

（二）喉上神经的超声定位

矢状面扫描：把探头置于下颌骨下方，探头一端指向并且贴颌骨，另一端指向胸骨，探头紧贴喉结，超声下可显示舌骨、甲状软骨、肩胛舌骨肌、胸骨舌骨肌、甲状舌骨肌、甲状舌骨膜等声像。向外侧平移探头直至在三层肌肉的深部、舌骨与甲状软骨之间探寻到搏动的喉上动脉，可采用彩色多普勒予以鉴别。喉上神经即位于喉上动脉附近，呈圆形或卵圆形声像。如图 5-95、图 5-96 所示。

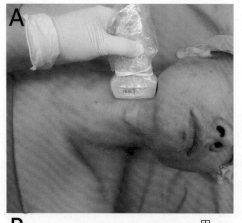

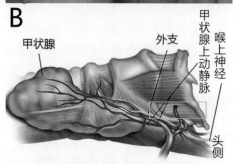

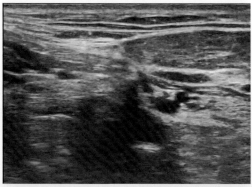

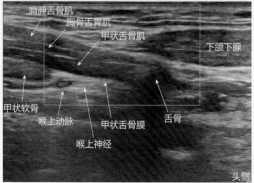

图 5-95　喉上神经矢状面的超声定位

A. 喉上神经矢状面阻滞探头放置位置示意图；B. 喉上神经矢状面阻滞探头扫描示意图。绿色方框为探头放置位置

图 5-96　喉上神经矢状面超声声像图

横断面扫描：把探头横置于下颌骨下方颈部第一横纹处，调整探头扫射角度可探寻到舌骨横断面声像，向患侧平移探头直至暴露舌骨大角，向足侧移动探头可显示肩胛舌骨肌、胸骨舌骨肌、甲状舌骨肌、甲状舌骨膜等声像。在三层肌肉的深部可探寻到搏动

的喉上动脉，喉上神经即位于喉上血管附近。也可把探头横置于喉结旁，可显示甲状软骨声像，向头侧移动探头，可显示以上三层肌肉及甲状舌骨膜，喉上神经即位于喉上动脉旁。如图 5-97、图 5-98 所示。

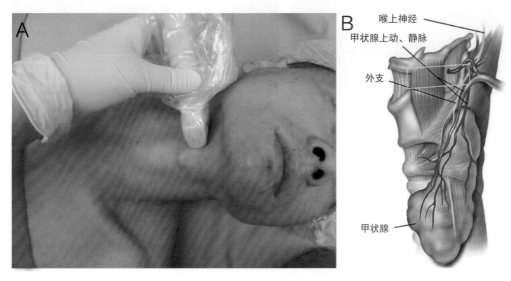

图 5-97　喉上神经横断面的超声定位
A. 喉上神经横断面阻滞探头放置位置示意图；B. 喉上神经横断面阻滞探头扫描示意图。绿色方框为探头放置位置

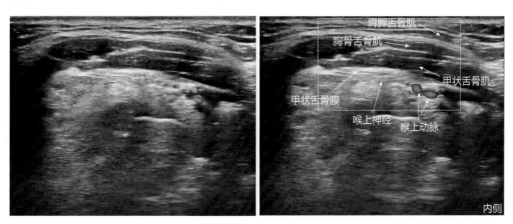

图 5-98　喉上神经横断面的超声声像图

（三）超声引导喉上神经阻滞的进针方法

平面内或平面外进针技术均可。22~25G 穿刺针穿过肩胛舌骨肌、胸骨舌骨肌、甲状舌骨肌即至目标神经附近，回抽无血即可注射局麻药，超声下可见药物在神经周围扩散（见图 5-99、图 5-100）。我们在临床工作中发现喉上神经在超声下并不易鉴别，也有类似的相关报道[7]。但喉上动、静脉超声下易探寻，把药物直接注射到血管附近、舌骨大角内侧 1~1.5 cm 以内可获得等效的阻滞效果。

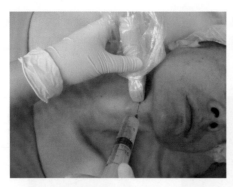

图 5-99　超声引导喉上神经阻滞平面内进针示意图

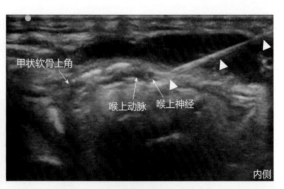

图 5-100　超声引导喉上神经阻滞平面内进针技术
白色三角形为穿刺针轨迹

（四）超声引导喉上神经阻滞的药物

喉上神经阻滞多用于辅助喉镜、气管镜等检查，因此局麻药多选用作用时间较短的利多卡因，使用剂量每侧 2~3ml[8-12]。其他药物以及局麻药浓度、剂量等对喉上神经阻滞的效果、时间等影响尚未发现有研究报道。对于治疗喉上神经痛、辅助清醒气管插管等，我们常使用 1% 的利多卡因，剂量 1~2ml，可获得满意的阻滞效果。

四、超声引导喉上神经阻滞技术的适应证

超声引导喉上神经阻滞适用于喉上神经痛的诊断和治疗。联合环甲膜穿刺可用于清醒气管插管。双侧喉上神经阻滞还可用于会厌以下声门以上手术的麻醉和镇痛。

五、超声引导喉上神经阻滞技术的并发症与禁忌证

（一）并发症

超声引导喉上神经阻滞最常见的并发症是药物容量过大引起的喉返神经阻滞，其他少见的并发症有血管和神经损伤等。

（二）禁忌证

穿刺部位有感染、患者拒绝、局麻药过敏等，禁忌行超声引导喉上神经阻滞。

参 考 文 献

1. Gaskill J R, Gillies D R. Local anesthesia for peroral endoscopy. Using superior laryngeal nerve block with topical application [J]. Arch Otolaryngol, 1966,84（6）:654-657.

2. Manikandan S, Neema P K, Rathod R C. Ultrasound-guided bilateral superior laryngeal nerve block to aid awake endotracheal intubation in a patient with cervical spine disease for emergency surgery [J]. Anaesth Intensive Care, 2010,38（5）:946-948.

3. Ambi U S, Arjun B K, Masur S, et al. Comparison of ultrasound and anatomical landmark-guided technique for superior laryngeal nerve block to aid awake fibre-optic intubation: A prospective randomised clinical study [J]. Indian J Anaesth, 2017,61（6）:463-468.

4. 曾志成,杨科球,王森,等.喉上神经的应用解剖[J].中国临床解剖学杂志,1996,14(1):38-40.

5. 孙俊,何晓光,张德芳,等.喉上神经喉内支的分支分布及其临床意义[J].中国临床解剖学杂志 2000,18(4):294-295.

6. 佘永华,张志栋,吴俊学,等.喉上神经和喉返神经的应用解剖[J].川北医学院学报,2005,20(1):1-3.

7. Vaghadia H, Lawson R, Tang R, et al. Failure to visualise the superior laryngeal nerve using ultrasound imagingJ. Anaesth Intensive Care, 2011,39(3):503, 503.

8. Sawka A, Tang R, Vaghadia H. Sonographically guided superior laryngeal nerve block during awake fiberoptic intubation [J]. A A Case Rep, 2015,4(8):107-110.

9. Stopar-Pintaric T, Vlassakov K, Azman J, et al. The thyrohyoid membrane as a target for ultrasonography-guided block of the internal branch of the superior laryngeal nerve [J]. J Clin Anesth, 2015,27(7):548-552.

10. Wu J P, Liu H, An J X, et al. Three Cases of Idiopathic Superior Laryngeal Neuralgia Treated by Superior Laryngeal Nerve Block under Ultrasound Guidance [J]. Chin Med J (Engl), 2016,129(16):2007-2008.

11. Iida T, Suzuki A, Kunisawa T, et al. Ultrasound-guided superior laryngeal nerve block and translaryngeal block for awake tracheal intubation in a patient with laryngeal abscess [J]. J Anesth, 2013,27(2):309-310.

12. 赵倩,王晓亮,方兆晶,等.超声引导下喉上神经阻滞在清醒经口气管插管中的应用[J].临床麻醉学杂志,2017,33(10):949-952.

（范　坤　王爱忠）

第十二节　超声引导舌咽神经阻滞技术

一、概述

早在 20 世纪 40 年代即有舌咽神经阻滞的报道，传统舌咽神经阻滞是通过穿刺针触及茎突间接定位舌咽神经，或者在口腔内对其阻滞，但这些盲探技术阻滞成功率不高，且容易损伤邻近的颈内动、静脉和迷走神经等[1,2]。X 线辅助技术虽可以显著增加舌咽神经阻滞的穿刺成功率，但是操作复杂且有放射污染，限制了其在临床中的使用[3]。1989 年，Bedder 等首次介绍了一例超声引导舌咽神经阻滞的病例，但由于当时超声仪器成像较差，该项技术并未得以开展[4]。2017 年，Ažman 等通过尸体解剖研究，介绍了超声引导舌咽神经定位的新方法，为舌咽神经阻滞的可视化提供了新依据[5]。目前，超声引导舌咽神经阻滞的报道虽然较少见，但是其在疼痛治疗和临床麻醉中的应用却十分常见。

二、舌咽神经阻滞的解剖学基础

舌咽神经起自延髓，与副神经、迷走神经共同出颈静脉孔。舌咽神经出颅时位于迷走神经和副神经前方，出颅后向前行走于颈内静脉和颈内动脉之间，然后在颈内动脉前方下行，从茎突下方穿过，到达茎突咽肌的后缘，在该肌上前行或穿过咽上缩肌下部纤维，或在咽上缩肌与咽中缩肌之间通过[6,7]。后穿过咽壁分布于鼓室、咽鼓管、咽峡、腭扁桃体、鼻咽部、腭垂和舌后 1/3 感觉和舌后 1/3 的味觉以及腮腺，其间还发出分支支配茎突咽肌。

舌咽神经、迷走神经、副神经在颈静脉孔处关系密切，出颈静脉孔后，颈内动脉在最前方，颈内静脉位于最外侧，舌咽神经走行动脉的前内侧，迷走神经位于动、静脉之间，副神经位于动、静脉的后外侧[7,8]。如图 5-3、图 5-101、图 5-102、图 5-103 所示。

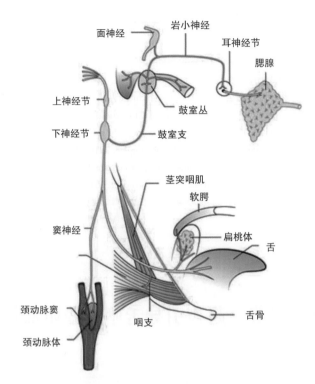

图 5-101　舌咽神经解剖走形图

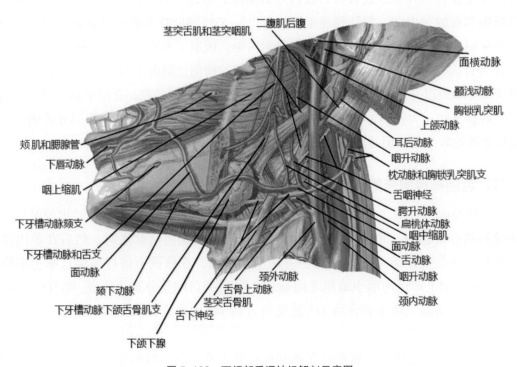

图 5-102　下颌部舌咽神经解剖示意图

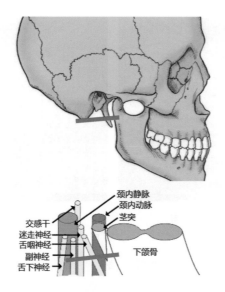

图 5-103　舌咽神经、迷走神经、副神经和舌下神经在茎突部解剖示意图

三、超声引导舌咽神经阻滞技术

（一）超声引导舌咽神经阻滞的体位

患者取仰卧位，头偏向健侧。可选用线阵或凸阵探头，耦合剂涂抹探头并做无菌处理。穿刺前适当镇静、镇痛。

（二）茎突部超声引导舌咽神经阻滞技术

1.茎突部舌咽神经的超声定位

把探头横置于患侧耳垂下方，探头一端指向乳突尖，另一端指向鼻尖，稍向头侧扫射，超声下可显示乳突、下颌骨和茎突声像。调整探头角度，轻轻向足侧扫射，直至茎突消失或仅显示茎突尖，超声下清晰暴露颈内动、静脉，可采用多普勒予以鉴别。在动脉的前上方可探寻到圆形或卵圆形的舌咽神经声像。在颈内动、静脉的上方和静脉的后上方还可探寻到迷走神经和副神经。如图 5-104~ 图 5-106 所示。

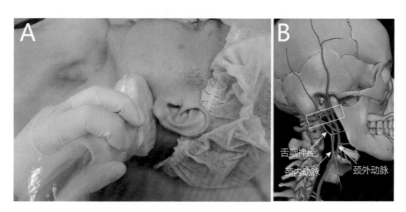

图 5-104　茎突部舌咽神经的超声定位

A.茎突部舌咽神经阻滞探头放置位置示意图；B.茎突部舌咽神经阻滞探头扫描示意图。绿色方框为探头放置位置

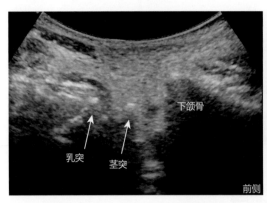
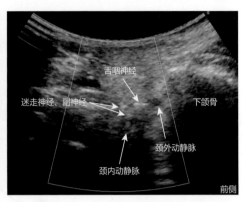

图 5-105　茎突水平超声声像图　　　　　图 5-106　茎突下水平超声声像图

2. 茎突部超声引导舌咽神经阻滞的进针方法

多采用平面外进针技术。把目标神经调至图像的中间，22~25G 穿刺针从探头足侧正中间垂直皮肤进针，针尖进入皮下调整进针和扫射角度，超声下清晰显示针尖位置，当针尖至神经周围时如回抽无血即可注射局麻药。若神经显示不清可把药物注射到颈内动脉的前上方。超声下可见药物在动脉的浅层扩散。

（三）咽旁间隙舌咽神经的超声定位

把探头横置于下颌骨下、颈横纹处，可探寻到舌骨声像，向患侧移动探头直至暴露舌骨大角，旋转探头使探头一端指向下颌角方向，另一端固定于舌骨，超声下可显示茎突舌骨肌和二腹肌的长轴声像。探头稍向头侧扫射，超声下可显示下颌下腺、茎突舌骨肌、二腹肌后腹、舌骨和深部肌肉（茎突舌肌和茎突咽肌）声像，深部肌肉的深层可探寻到呈高强回声的咽壁，可随吞咽动作上下浮动。咽壁的浅层即为舌咽神经穿行部位，神经多显示不清。在浅层肌肉和深层肌肉之间还可探寻到搏动的面动脉或其分支，可采用彩色多普勒予以鉴别。如图 5-107、图 5-108 所示。

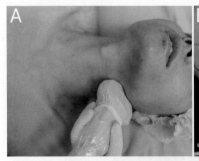
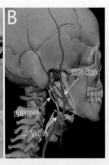
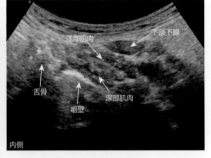

图 5-107　咽旁间隙舌咽神经的超声定位　　　　图 5-108　咽旁间隙超声声像图
A. 咽旁间隙舌咽神经阻滞探头放置位置示意图；B. 咽旁间隙舌　　　　　*，咽旁间隙
咽神经阻滞探头扫描示意图。绿色方框为探头放置位置

（四）超声引导舌咽神经阻滞的药物

尚未发现超声引导舌咽神经阻滞局麻药物相关研究的报道。文献资料显示，超声引导

舌咽神经阻滞局麻药的使用剂量多为 2~3ml[9]。疼痛治疗时局麻药我们常选用 0.25~0.5% 罗哌卡因，辅助气管插管或喉镜检查时我们常选用 1% 利多卡因。茎突部舌咽神经阻滞时我们常使用 1~2ml 局麻药。

四、超声引导舌咽神经阻滞技术的适应证

超声引导舌咽神经阻滞适用于继发性舌咽神经痛的治疗以及减轻舌后 1/3、下咽部、扁桃体恶性肿瘤引起的疼痛。联合喉上神经、环甲膜穿刺可用于清醒气管插管。

五、超声引导舌咽神经阻滞技术的并发症与禁忌证

（一）并发症

超声引导下舌咽神经阻滞最常见的并发症是迷走神经、副神经、舌下神经、颈交感神经阻滞引起的相关并发症，包括心动过速、高血压、舌麻痹、霍纳综合征等。舌咽神经阻滞时特别是茎突部阻滞时应严格控制药物剂量。其他少见并发症有颈内动 / 静脉、面动 / 静脉的损伤，以及咽壁损伤、血管内注药等。

（二）禁忌证

穿刺部位有感染、患者拒绝、局麻药过敏等，禁忌超声引导舌咽神经阻滞。由于舌咽神经在茎突部距迷走神经、副神经较近，可引起同时阻滞，因此严禁行双侧茎突部舌咽神经阻滞。高血压、室性心动过速、室上性心动过速等患者行茎突部舌咽神经阻滞前应严格权衡利弊。

参 考 文 献

1. ROVENSTINE E A, PAPPER E M. Glossopharyngeal nerve block［J］. Am J Surg, 1948,75（5）:713-715.

2. Funasaka S, Kodera K. Intraoral nerve block for glossopharyngeal neuralgia［J］. Arch Otorhinolaryngol, 1977,215（3-4）:311-315.

3. Schuster N M, Hsia-Kiung M E. Glossopharyngeal Postherpetic Neuralgia Palliated With Fluoroscopic-Guided Nerve Block: A Case Report［J］. Headache, 2018,58（1）:154-156.

4. Bedder M D, Lindsay D. Glossopharyngeal nerve block using ultrasound guidance: a case report of a new technique［J］. Reg Anesth, 1989,14（6）:304-307.

5. Ažman J, Stopar P T, Cvetko E, et al. Ultrasound-Guided Glossopharyngeal Nerve Block: A Cadaver and a Volunteer Sonoanatomy Study［J］. Reg Anesth Pain Med, 2017,42（2）:252-258.

6. 黄新辉，娄卫华. 侧颅底区舌咽神经的临床应用解剖［J］. 郑州大学学报(医学版), 2006,41（2）:298-300.

7. 毛青，廖承德. 舌咽、迷走、副神经和舌下神经的解剖及影像学表现［J］. 昆明医学院学报, 2003,24（4）:68-71.

8. 汤煜春，孙博，林祥涛，等. 舌咽神经、迷走神经和副神经断层解剖与 MRI［J］. 解剖与临床, 2013（2）:101-104.

9. Baranidharan G. Comprehensive Atlas of Ultrasound-Guided Pain Management Injection Techniques［M］. Wolters Kluwer Health/Lippincott Williams & Wilkins, 2014.

（范 坤 王爱忠）

第十三节　超声引导环甲膜及气管穿刺技术

一、概述

环甲膜是气管内麻醉穿刺和切开最安全和方便的部位。传统环甲膜是通过触及环状软骨和喉结来对其定位，但这种盲探技术存在局限性，对于肥胖、畸形等解剖不显著的患者常常会发生穿刺失败[1]。2004 年，Sustić 等首次介绍了超声技术在环甲膜造口中的应用，为喉和气管的可视化操作奠定了基础[2]。Siddiqui 等通过尸体解剖研究显示，超声技术的应用可以显著降低环甲膜切开术的并发症、提高置管成功率[3]。临床试验研究也显示超声的应用可显著提高环甲膜定位的准确性[4]。

气管穿刺和气管内插管是临床急救和辅助清醒气管插管麻醉最常见的操作之一，而传统的气管穿刺易发生血管损伤等并发症[5]。超声的应用同样对气管的定位以及邻近组织的鉴别有重要意义，可显著降低气管穿刺或切开的并发症[6]。本节我们主要介绍超声引导下的环甲膜和气管穿刺技术。

二、环甲膜及气管穿刺的解剖学基础

环甲膜是甲状软骨与环状软骨之间的带状膜，向上连接甲状软骨，向下与环状软骨相连。环甲膜前为皮肤和皮下组织和横行的若干血管，后方为声门下喉腔。环甲膜是气管内麻醉和气管切开术的最常见部位[7]。

气管是由软骨和纤维肌膜构成的管道，内衬黏膜。气管前部为环状软骨，后部为肌性膜。上端起自喉，由第 6 颈椎水平向下延伸至第 5 胸椎上缘分为左右肺主支气管。气管环之间的肌膜也可作为气管内表面麻醉的穿刺部位。

气管插管和气管镜检查时主要涉及的组织结构有咽、喉和气管。咽部的感觉神经主要来自咽丛，咽丛是由舌咽神经和颈部上交感神经和迷走神经组成。喉的神经主要来自喉上神经的内支和外支、喉返神经和交感神经，其中声襞以上的喉腔黏膜感觉是由喉上神经内支支配，声襞以下的喉黏膜是由喉返神经支配。气管和支气管的黏膜受肺前丛和肺后丛支配，其神经纤维主要来源于迷走神经的气管支、喉返神经和颈交感神经[8]。辅助气管插管麻醉主要是对以上神经进行阻滞。如图 5-3、图 5-109 所示。

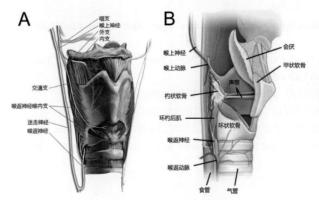

图 5-109　喉、气管的神经支配

A. 正面观；B. 侧面观

三、超声引导环甲膜及气管穿刺技术

（一）超声引导环甲膜及气管穿刺的体位

患者取仰卧位，头稍向后仰，充分暴露患者颈前部。可选用线阵探头，耦合剂涂抹探头并做无菌处理。穿刺前适当镇静、镇痛。

（二）超声引导环甲膜和气管穿刺技术

1. 环甲膜及气管的超声定位

横断面定位：把探头横置于颈部正中、下颌骨下方横纹处，沿正中线向尾侧移动探头，直至出现三角形的低回声声像即为甲状软骨。向足侧继续移动探头直至出现高回声的线形声像即为环甲膜深部的气-黏膜平面。继续向足侧移动探头还可显示低回声的环状软骨声像，呈倒"U"形或马蹄形。继续向足侧移动探头可显示气管环声像，同样呈倒"U"形，但厚度较环状软骨薄。两气管环间即为纤维肌膜平面，可探寻到高回声、弧形的气-黏膜平面。也可把探头横置于颈前正中线、胸骨上，首先定位出气管环，向头侧移动探头依次可探寻到气管环、环状软骨、环甲膜和甲状软骨声像。如图 5-110~ 图 5-115 所示。

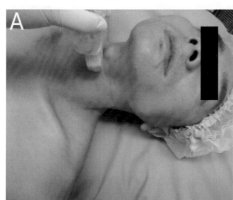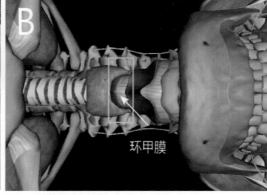

图 5-110　环甲膜横断面的超声定位

A.环甲膜横断面穿刺探头放置位置示意图；B.环甲膜横断面穿刺探头扫描示意图。绿色方框为探头放置位置

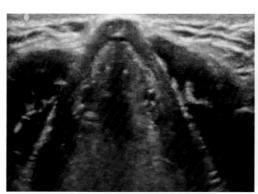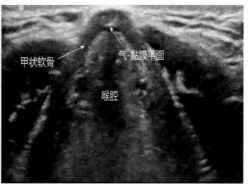

图 5-111　甲状软骨平面超声声像图

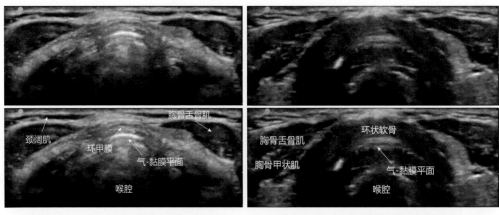

图 5-112　环甲膜平面超声声像图　　　　　　　图 5-113　环状软骨平面超声声像图

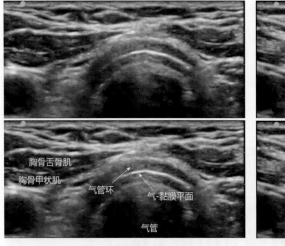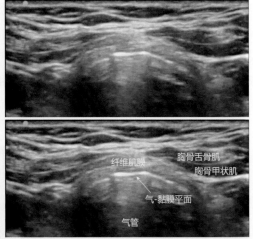

图 5-114　气管环平面超声声像图　　　　　　　图 5-115　气管环间平面超声声像图

矢状面定位：把探头放置于胸骨上方、颈前正中线上，探头一端指向头部，另一端指向胸骨，超声下可显示低回声、串珠样的气管软骨声像，气管软骨的深层为高回声的、波浪状的气-黏膜平面。向头侧移动探头，直至高回声的波浪状气-黏膜平面变成线形，其浅层即为环甲膜。环甲膜的头侧即为低回声的甲状软骨，足侧为环状软骨。如图 5-116、图 5-117 所示。

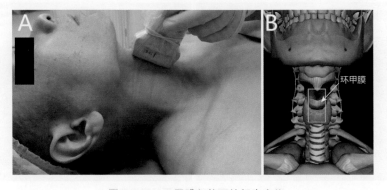

图 5-116　环甲膜矢状面的超声定位
A. 环甲膜矢状面穿刺探头放置位置示意图；B. 环甲膜矢状面穿刺探头扫描示意图。绿色方框为探头放置位置

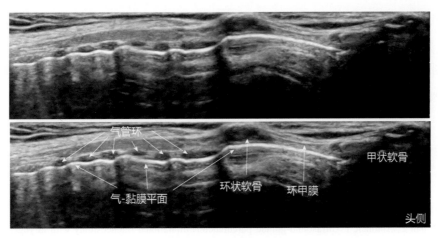

图 5-117　喉 – 气管矢状面超声声像全景图

2. 超声引导环甲膜及气管穿刺的进针方法

矢状面扫描多采用平面外进针技术，横断面扫描多采用平面内进针技术。气管穿刺位置为两气管环之间的纤维肌膜平面。针尖穿过环甲膜或纤维肌膜可有显著落空感，回抽有气体即进入喉或气管。由于气管两侧血管丰富，操作前可使用彩色多普勒对穿刺路径进行评估，以防损伤血管。进针时应注意针尖位置以免损伤气管环、环状软骨、甲状软骨、甲状腺等邻近组织。如图 5-118、图 5-119 所示。

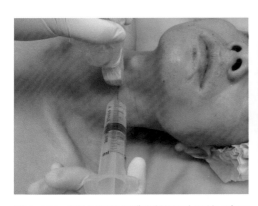

图 5-118　超声引导环甲膜穿刺平面内进针示意图

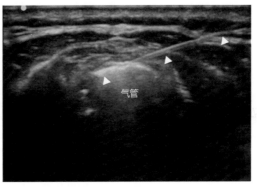

图 5-119　超声引导环甲膜穿刺平面内进针技术
白色三角形为穿刺针轨迹

四、超声引导环甲膜及气管穿刺技术的适应证

超声引导环甲膜及气管穿刺可用于紧急气道的建立、气管内药物的注射以及气管造口、气管切开的入路评估，联合喉上神经、舌咽神经阻滞还可用于辅助清醒气管插管、气管镜检查的麻醉。

五、超声引导环甲膜及气管穿刺技术的并发症与禁忌证

（一）并发症

可视化的操作降低了环甲膜和气管穿刺并发症的发生率，但其仍存在着血管、环状软

骨、甲状软骨、气管环损伤的风险。另外罕见的并发症还有气胸、食管气管瘘等。

（二）禁忌证

穿刺部位有感染、患者拒绝等，禁忌行超声引导环甲膜及气管穿刺。严重凝血功能障碍的患者应慎重考虑。

参 考 文 献

1 王辉. 环甲膜穿刺术的临床应用［J］. 中国实用医药, 2008, 3（22）:32-34.

2 Sustić A, Zupan Z, Antoncić I. Ultrasound-guided percutaneous dilatational tracheostomy with laryngeal mask airway control in a morbidly obese patient［J］. J Clin Anesth, 2004, 16（2）:121-123.

3 Siddiqui N, Arzola C, Friedman Z, et al. Ultrasound Improves Cricothyrotomy Success in Cadavers with Poorly Defined Neck Anatomy: A Randomized Control Trial［J］. Anesthesiology, 2015, 123（5）:1033-1041.

4 You-Ten K E, Wong D T, Ye X Y, et al. Practice of Ultrasound-Guided Palpation of Neck Landmarks Improves Accuracy of External Palpation of the Cricothyroid Membrane［J］. Anesth Analg, 2018, 127（6）:1377—1382.

5 卢新玲, 褚秀玲. 气管切开术并发症及其防治［J］. 浙江临床医学, 2004, 6（4）:313-314.

6 Orr J A, Stephens R S, Mitchell V M. Ultrasound-guided localisation of the trachea［J］. Anaesthesia, 2007, 62（9）: 972-973.

7 张国良, 郭军, 周树夏. 环甲膜的解剖学测量及其临床意义［J］. 第四军医大学学报, 2002, 23（15）:1419-1421.

8 Pearce J M. Henry Gray's AnatomyJ. Clin Anat, 2009, 22（3）:291-295.

（范　坤　王爱忠）

第六章

超声引导下的胸、腹壁神经阻滞技术

胸、腹壁神经主要来自胸部和部分腰部的脊神经前支以及部分臂丛，主要包括肋间神经及其分支、生殖股神经、髂腹下神经、髂腹股沟神经、胸长神经、胸外侧神经和胸内侧神经等。胸、腹壁神经主要支配胸壁、腹壁的肌肉运动和胸腹壁以及腹股沟区的皮肤感觉（见图 6-1）。本章我们主要介绍常见的起声引导胸、腹壁神经阻滞技术的方法和技巧。

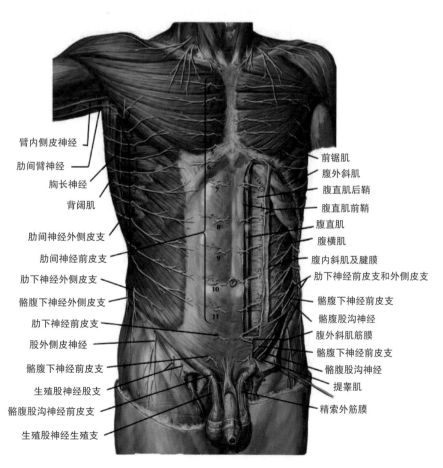

左侧标注（自上而下）：
臂内侧皮神经
肋间臂神经
胸长神经
背阔肌
肋间神经外侧皮支
肋间神经前皮支
肋下神经外侧皮支
髂腹下神经外侧皮支
肋下神经前皮支
股外侧皮神经
髂腹下神经前皮支
生殖股神经股支
髂腹股沟神经前皮支
生殖股神经生殖支

右侧标注（自上而下）：
前锯肌
腹外斜肌
腹直肌后鞘
腹直肌前鞘
腹直肌
腹横肌
腹内斜肌及腱膜
肋下神经前皮支和外侧皮支
髂腹下神经前皮支
髂腹股沟神经
腹外斜肌筋膜
髂腹下神经前皮支
髂腹股沟神经
提睾肌
精索外筋膜

图 6-1　胸、腹壁神经分布示意图

第一节 超声引导肋间神经阻滞技术

一、概述

早在 20 世纪 40 年代就有肋间神经阻滞用于胸科手术麻醉和镇痛的报道[1]。以往肋间神经阻滞主要是通过肋骨间接定位肋间神经,这种盲探技术阻滞成功率较低且易发生气胸、肋间血管损伤等风险。21 世纪初,随着超声技术在临床麻醉中的应用,肋间神经阻滞的可视化同样得以广泛开展。超声引导肋间神经阻滞用于胸部和腹部手术的文献报道也屡见不鲜[2-4]。本节我们主要介绍超声引导肋间神经阻滞的方法和技巧。

二、肋间神经阻滞的解剖学基础

肋间神经是 12 对胸脊神经的前支,主要分布于胸壁和腹壁的肌肉和皮肤。上 2 对胸脊神经除分布胸壁外还分布到上肢皮肤,3~6 对肋间神经仅分布于胸壁肌肉和皮肤,7~11 对肋间神经分布于胸壁和腹壁肌肉和皮肤,肋下神经分布于腹壁和臀部皮肤[5]。

肋间神经由椎旁发出后走行于相应的肋沟内,并与肋间血管相伴行。在整个行程中,肋间神经大部分位于肋间内肌和肋间最内肌之间[5]。

肋间神经在邻近肋角之前发出一条侧支和一条外侧皮支,近胸骨或腹直肌部移行为前皮支,有时相邻 2~3 个肋间神经还会发出交通支相关联[5,6]。肋间神经主要支配胸腹壁的肌肉和皮肤。如图 2-1、图 6-1、图 6-2 所示。

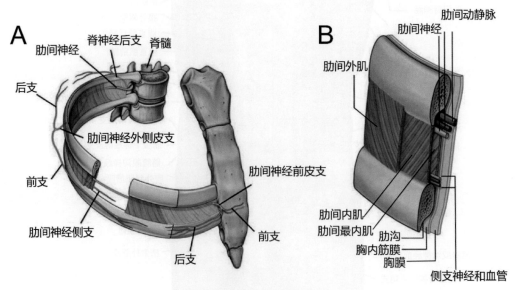

图 6-2 肋间神经的解剖特点

A,肋间神经的走行示意图;B,肋间神经的横断面解剖示意图

三、超声引导肋间神经阻滞技术

很多文献对超声引导肋间神经阻滞的技术做过详细描述[7]。由于肋间神经有若干分支，因此不同部位阻滞时镇痛范围不同。我们最常阻滞的部位是肋角附近，该部位肋间神经尚未发出分支或为分支起始部，阻滞范围较广[8]。

（一）超声引导肋间神经阻滞的体位

患者可取侧卧、俯卧或坐位均可。可采用线阵探头或凸阵探头，耦合剂涂抹探头并做无菌处理。穿刺前适当镇静、镇痛。

（二）肋间神经的超声定位

首先定位出所需阻滞的肋间神经。可采用体表定位也可采用超声定位，先定位出12肋，从下往上计数到所需阻滞的节段，或在肩胛角定位出第7肋，向下或向上定位出所需要阻滞的节段（见图6-3）。

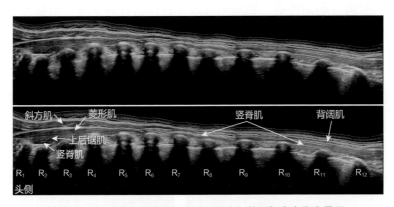

图6-3　肋角水平肋骨及周围组织结构矢状面超声声像全景图

把探头放置于所需阻滞的肋骨水平上，探头与肋骨垂直，距离脊柱中线约4~6 cm（见图6-4）。调整探头超声下可清晰显示肋骨、胸膜、肋间肌竖脊肌等声像。目标肋骨的下缘即为肋间神经走行部位，神经多显示不清，有时可探寻到肋间血管（见图6-5）。

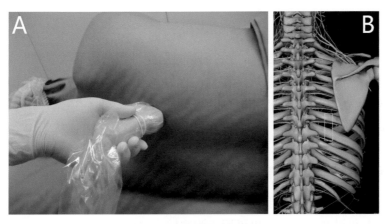

图6-4　肋间神经的超声定位

A.肋间神经阻滞超声探头放置位置示意图；B.肋间神经阻滞超声探头扫描示意图。绿色方框为探头放置位置

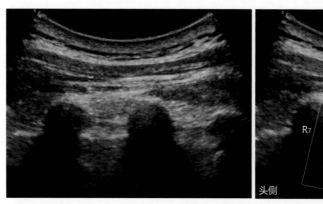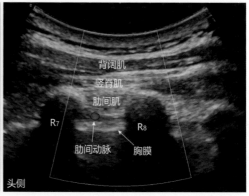

图 6-5　肌角水平肋间血管矢状面超声声像图

（三）超声引导肋间神经阻滞的进针入路

多采用平面内进针技术。22 G 穿刺针从探头尾侧端垂直皮肤进针，调整进针角度，针尖穿过背部浅层肌肉、肋间外肌、肋间内肌等至目标肋骨的下缘，回抽无血即可注射局麻药，超声下可见药物在肋骨下缘扩散、胸膜呈不同程度的下陷。也可采用平面外进针技术，从探头两侧进针，但应注意针尖的位置，以免针尖过深引起气胸（见图 6-6、图 6-7）。

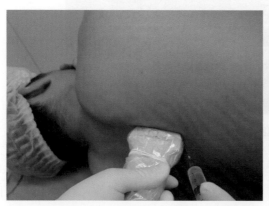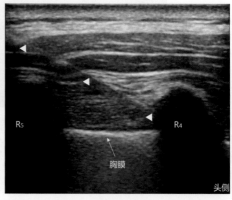

图 6-6　肋角水平肋间神经阻滞平面内进针示意图　　图 6-7　肋角水平肋间神经阻滞平面内进针技术
　　　　　　　　　　　　　　　　　　　　　　　　白色三角形为穿刺针轨迹

（四）超声引导肋间神经阻滞的药物

文献研究显示，局麻药的种类、浓度和剂量对肋间神经的阻滞效果和时间有显著影响。高浓度的局麻药可显著延长肋间神经的阻滞时间并增强镇痛效果[9]。布比卡因和罗哌卡因可提供更持久的镇痛，利多卡因作用时间较短但起效快[10]。我们通常使用 0.25%~0.5% 的罗哌卡因，每个肋间神经 3~5ml，可获得良好的镇痛效果且未出现药物相关并发症。

四、超声引导肋间神经阻滞技术的适应证

超声引导肋间神经阻滞可用于胸腹部手术的麻醉或镇痛，如肋骨骨折内固定术、胸腔引流管放置、胆囊和胃部手术等。也可用于胸腹壁疼痛的诊断和治疗，如带状疱疹引起的肋间神经痛。

五、超声引导肋间神经阻滞技术的并发症与禁忌证

（一）并发症

肋间神经阻滞的可视化虽然降低了气胸、血管损伤等风险，但仍有发生可能性。有时需要多个肋间神经阻滞，应把控好局麻药剂量，以免引起局麻药中毒。另外还有肋间神经阻滞引起全脊麻的报道，虽然罕见也应引起注意。

（二）禁忌证

穿刺部位有感染、患者拒绝等是超声引导肋间神经阻滞的绝对禁忌证。肋间神经损伤、严重凝血障碍、局麻药过敏等是相对禁忌证。

参 考 文 献

1. Samson P C, Fitzpatrick L J. Intercostal Nerve Block: Its Role in the Management of Thoracic Casualties［J］. Cal West Med, 1945,62（5）:254-256.

2. Stone M B, Carnell J, Fischer J W, et al. Ultrasound-guided intercostal nerve block for traumatic pneumothorax requiring tube thoracostomy［J］. Am J Emerg Med, 2011,29（6）:691-697.

3. Zhu M, Gu Y, Sun X, et al. Ultrasound-Guided Intercostal Nerve Block Following Esophagectomy for Acute Postoperative Pain Relief in the Postanesthesia Care Unit［J］. Pain Pract, 2018, 18（7）: 879-883.

4. Ozkan D, Akkaya T, Karakoyunlu N, et al. Effect of ultrasound-guided intercostal nerve block on postoperative pain after percutaneous nephrolithotomy : prospective randomized controlled study［J］. Anaesthesist, 2013,62（12）:988-994.

5. Pearce J M. Henry Gray's Anatomy［J］. Clin Anat, 2009,22（3）:291-295.

6. 朱少金，熊克仁. 肋间神经走行与胸膜腔穿刺点位置选择［J］. 解剖学杂志, 2009, 32（3）:400-402.

7. Chakraborty A, Khemka R, Datta T. Ultrasound-guided truncal blocks: A new frontier in regional anaesthesia［J］. Indian J Anaesth, 2016,60（10）:703-711.

8. Peng P W, Narouze S. Ultrasound-guided interventional procedures in pain medicine: a review of anatomy, sonoanatomy, and procedures: part I: nonaxial structures［J］. Reg Anesth Pain Med, 2009,34（5）:458-474.

9. 王娟，曹小飞. 不同浓度罗哌卡因肋间神经阻滞对胸科手术患者术后镇痛效果的影响［J］. 齐齐哈尔医学院学报, 2015, 36（34）:5201-5203.

（范 坤 王爱忠）

第二节 超声引导前锯肌平面阻滞技术

一、概述

前锯肌平面阻滞最早由 Blanco 于 2013 年提出，主要用于胸壁手术的麻醉或术后镇痛，包括乳腺手术、开胸手术等[1]。研究显示，对于乳腺手术，前锯肌平面阻滞可以提供与椎旁阻滞相同的术后镇痛效果[2]。但也有研究显示乳腺癌根治联合腋窝淋巴结清扫术，前锯肌平面阻滞可显著降低患者术后疼痛，但是效果不及椎旁阻滞[3]。前锯肌平面阻滞安全易操作，可以提供与椎旁阻滞类似的镇痛效果，但镇痛时效较短[4]。与硬膜外

麻醉相比，前锯肌平面阻滞可以提供类似的镇痛效果而不影响血压等生命体征[5]。

前锯肌平面阻滞主要阻断走行于前锯肌平面内的胸长神经、胸内侧神经、胸背神经和肋间神经外侧皮支等。本节我们主要介绍超声引导前锯肌平面阻滞的方法和技巧。

二、前锯肌平面阻滞的解剖学基础

前锯肌是一块四边形宽大扁平肌肉，位于胸壁的外侧面。前锯肌起自 1~9 肋，止于同侧肩胛骨内侧缘，各肌束呈锯齿状排列，由上至下逐渐变大变长[6]。前锯肌与肋间神经外侧皮支关系密切，此外，前锯肌表面还有胸背神经、胸长神经和胸内侧神经等走行。

第 2 肋间神经外侧皮支主要支配腋窝和臂内侧区的皮肤（详见第二章第十节）。第 3~9 肋间神经外侧皮支在肋角处由肋间神经发出，并与肋间神经伴行至腋中线穿过肋间肌和前锯肌，至后者表面发出前后两支，前支支配胸大肌和腹外斜肌表面的皮肤，后支支配肩胛区和背阔肌表面的皮肤[7]。各神经皮支还均有来自肋间动、静脉的血管相伴行[8]。如图 2-1、图 6-1、图 6-8、图 6-9 所示。

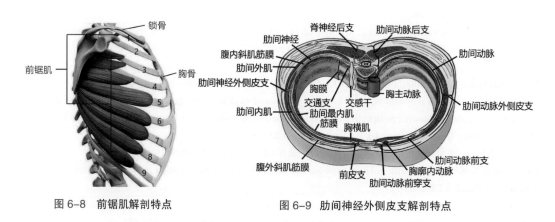

图 6-8　前锯肌解剖特点　　　　图 6-9　肋间神经外侧皮支解剖特点

三、超声引导前锯肌平面阻滞技术

（一）超声引导前锯肌平面阻滞的体位

患者可取侧卧位，患侧向上，也可取平卧位，充分暴露患侧胸壁。多选用线阵探头，耦合剂涂抹探头并做无菌处理。操作前适当镇静、镇痛。

（二）前锯肌平面的超声定位。

首先定位所需阻滞的神经，探头与胸骨平行置于胸骨角外侧，定位出第 2 肋骨，沿第 2 肋向外平移至腋前线，可显示第 2 和第 3 肋骨表面的前锯肌、胸小肌和胸大肌，胸小肌与前锯肌之间的间隙即为所需阻滞平面，该水平可阻滞第 2 肋间神经外侧皮支。继续沿腋前线向足侧移动探头，可显示第 3 和第 4 肋及表面附着的前锯肌、胸小肌和胸大肌，前锯肌的浅层即为所需阻滞平面，该水平可阻滞第 3 肋间神经外侧皮支。

沿腋前线向足侧继续平移探头可依次定位出 4~9 肋骨及浅表的前锯肌，至所需阻滞节段，向后侧移动探头至腋中线。超声下可见背阔肌、前锯肌、肋间肌和肋骨等声像。前锯肌上或前锯肌与肋间肌之间的间隙即为所需阻滞平面。研究显示前锯肌表面阻滞局麻药的扩散较广但阻滞效果较差，而前锯肌深面阻滞局麻药扩散较窄但阻滞效果较好[9, 10]。如图6-10~图 6-17 所示。

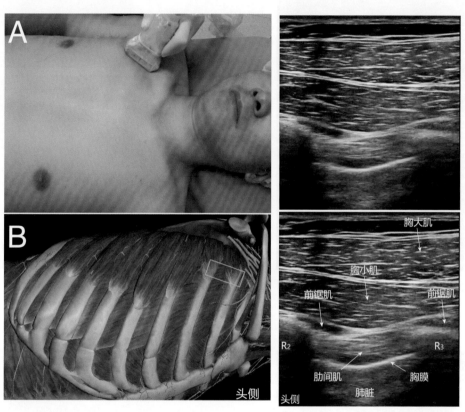

图 6-10　第 2~3 肋前锯肌平面的超声定位
A. 第 2~3 肋前锯肌平面阻滞超声探头放置位置示意图；
B. 第 2~3 肋前锯肌平面阻滞超声探头扫描示意图。绿色方框为超声探头放置位置

图 6-11　第 2~3 肋前锯肌平面超声声像图

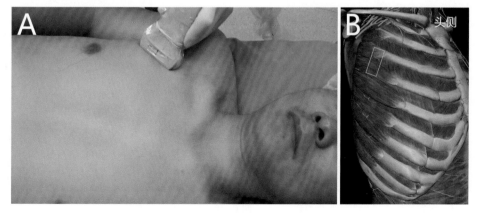

图 6-12　第 3~4 肋前锯肌平面的超声定位
A. 第 3~4 肋前锯肌平面阻滞超声探头放置位置示意图；B. 第 3~4 肋前锯肌平面阻滞超声探头扫描示意图。绿色方框为超声探头放置位置

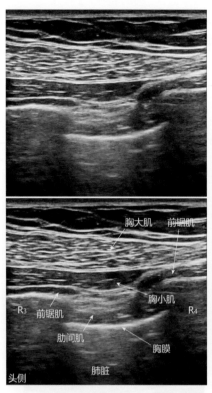

图 6-13　第 3~4 肋前锯肌平面超声声像图

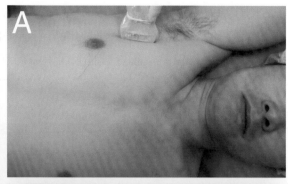

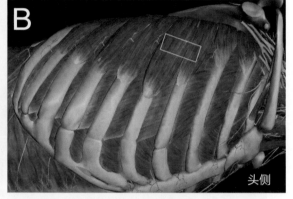

图 6-14　腋前线第 4~5 肋前锯肌平面的超声定位

A. 腋前线第 4~5 肋前锯肌平面阻滞超声探头放置位置示意图；
B. 腋前线第 4~5 肋前锯肌平面阻滞超声探头扫描示意图。绿色方框为超声探头放置位置

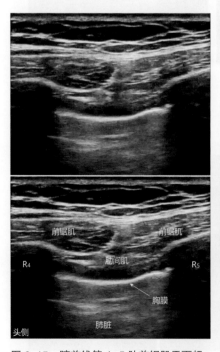

图 6-15　腋前线第 4~5 肋前锯肌平面超声声像图

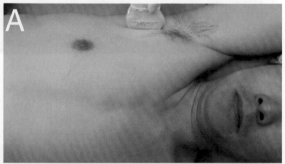

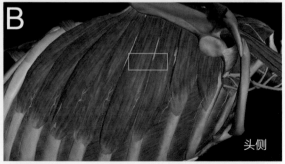

图 6-16　腋中线第 4~5 肋前锯肌平面的超声定位

A. 腋中线第 4~5 肋前锯肌平面阻滞超声探头放置位置示意图；
B. 腋中线第 4~5 肋前锯肌平面阻滞超声探头扫描示意图。绿色方框为超声探头放置位置

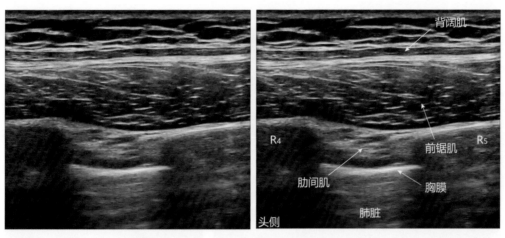

图 6-17　腋中线第 4~5 肋前锯肌平面超声声像图

（三）超声引导前锯肌平面阻滞的进针入路

多采用平面内进针技术。22 G 穿刺针从探头的尾侧端进针，针尖至前锯肌上表面或前锯肌下表面回抽无血即可注射局麻药（见图 6-18~ 图 6-21）。如需同时阻断多条肋间神经外侧皮支，可对其分别阻滞，也可一次性注射大剂量的局麻药，可同时阻断上下 3~4 节段的肋间神经外侧皮支[10]。

另外也可采用平面外进针技术。穿刺针从探头任意侧进针，但应注意针尖位置，以免损伤胸膜引起气胸等严重并发症。

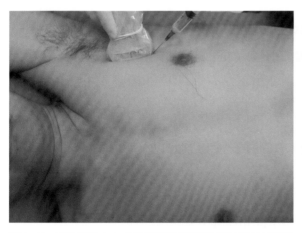

图 6-18　腋前线第 4~5 肋前锯肌平面阻滞平面内进针示意图

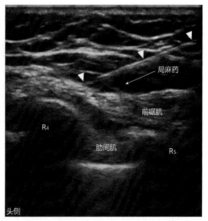

图 6-19　腋前线第 4~5 肋前锯肌平面阻滞平面内进针技术
白色三角形为穿刺针轨迹

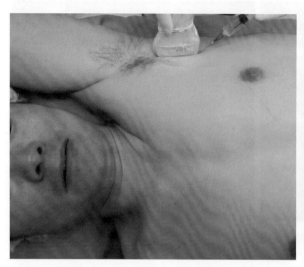
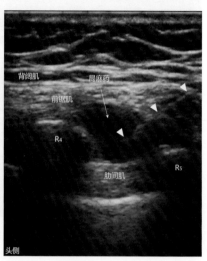

图 6-20　腋中线第 4~5 肋前锯肌平面阻滞平面内进针示意图

图 6-21　腋中线第 4~5 肋前锯肌平面阻滞平面内进针技术

白色三角形为穿刺针轨迹

（四）超声引导前锯肌平面阻滞的药物

甲哌卡因、罗哌卡因、布比卡因和左旋布比卡因均有应用报道，文献中局麻药的使用剂量为 15~40ml，大剂量局麻药阻滞范围明显广于小剂量[10-15]。临床麻醉中，前锯肌平面阻滞我们常使用 0.25%~0.5% 的罗哌卡因 20~30ml 单次注射，若对肋间神经外侧皮支分别阻滞，每个节段分别给予 5~10ml。

四、超声引导前锯肌平面阻滞技术的适应证

超声引导前锯肌平面阻滞适用于胸部手术，如开胸手术、乳腺手术、胸腔镜手术、肋骨手术、肩胛骨手术等，以及上腹部手术如胆囊手术等，也可用于腋窝淋巴结清扫等手术的麻醉和镇痛，还可用于肋间神经痛的诊断和治疗。

五、超声引导前锯肌平面阻滞技术的并发症与禁忌证

（一）并发症

超声引导前锯肌平面阻滞较安全。少见的并发症有胸外侧动脉等血管损伤、大剂量的局麻药还可同时阻滞胸背神经和胸长神经引起相应并发症。

（二）禁忌证

局麻药过敏，穿刺部位感染以及拒绝阻滞的患者禁忌行前锯肌平面阻滞。凝血功能障碍患者相对禁忌，应仔细评估谨慎实施。

参 考 文 献

1. Blanco R, Parras T, McDonnell J G, et al. Serratus plane block: a novel ultrasound-guided thoracic wall nerve block [J]. Anaesthesia, 2013,68（11）:1107-1113.
2. Perez H M, Lopez A S, Fadrique F A, et al. Quality of postoperative recovery after breast surgery. General anaesthesia combined with paravertebral versus serratus-intercostal block [J]. Rev Esp Anestesiol Reanim, 2016,63（10）:564-571.
3. Hetta D F, Rezk K M. Pectoralis-serratus interfascial plane block vs thoracic paravertebral block for unilateral radical mastectomy with axillary evacuation [J]. J Clin Anesth, 2016,34:91-97.
4. Gupta K, Srikanth K, Girdhar K K, et al. Analgesic efficacy of ultrasound-guided paravertebral block versus serratus plane block for modified radical mastectomy: A randomised, controlled trial [J]. Indian J Anaesth, 2017,61（5）:381-386.
5. Khalil A E, Abdallah N M, Bashandy G M, et al. Ultrasound-Guided Serratus Anterior Plane Block Versus Thoracic Epidural Analgesia for Thoracotomy Pain [J]. J Cardiothorac Vasc Anesth, 2017, 31（1）:152-158.
6. 罗益竹，张奇龄，朱光琼，等. 前锯肌的应用解剖学研究[J]. 四川解剖学杂志，2016, 24（1）:12-14.
7. Pearce J M. Henry Gray's Anatomy [J]. Clin Anat, 2009,22（3）:291-295.
8. 王虎，刘东昕，杜世新. 肋间神经外侧皮支营养皮瓣的相关研究[J]. 临床和实验医学杂志，2008, 7（5）:38-39.
9. Piracha M M, Thorp S L, Puttanniah V, et al. "A Tale of Two Planes": Deep Versus Superficial Serratus Plane Block for Postmastectomy Pain Syndrome [J]. Reg Anesth Pain Med, 2017,42（2）:259-262.
10. Blanco R, Parras T, McDonnell J G, et al. Serratus plane block: a novel ultrasound-guided thoracic wall nerve block [J]. Anaesthesia, 2013,68（11）:1107-1113.
11. Ohgoshi Y, Yokozuka M, Terajima K. Serratus-Intercostal Plane Block for Brest Surgery [J]. Masui, 2015,64（6）:610-614.
12. Kunigo T, Murouchi T, Yamamoto S, et al. Injection Volume and Anesthetic Effect in Serratus Plane Block [J]. Reg Anesth Pain Med, 2017,42（6）:737-740.
13. Fujiwara S, Komasawa N, Minami T. Pectral nerve blocks and serratus-intercostal plane block for intractable postthoracotomy syndrome [J]. J Clin Anesth, 2015,27（3）:275-276.
14. 王棕皆，曾繁培，钱彬，等. 超声引导前锯肌阻滞对乳腺癌患者术后疼痛的影响[J]. 创伤与急诊电子杂志，2017, 5（2）:55-58.
15. Gupta K, Srikanth K, Girdhar K K, et al. Analgesic efficacy of ultrasound-guided paravertebral block versus serratus plane block for modified radical mastectomy: A randomised, controlled trial [J]. Indian J Anaesth, 2017,61（5）:381-386.

（徐晓涛　王爱忠）

第三节　超声引导肋间神经前皮支阻滞技术

一、概述

胸骨骨折疼痛、乳腺手术和心脏起搏器植入等导致的术后疼痛是临床麻醉医生值得关注的问题。2015 年，Ueshima 等采用超声技术成功执行了第 2~6 肋间神经前皮支阻滞，显著缓解了乳腺手术患者的术后疼痛，为胸前壁手术的麻醉和镇痛指引了新方向[1]。2016 年，Ohgoshi 等首次提出了胸骨旁肋间神经前皮支阻滞技术，即在胸骨旁执行肋间神经阻滞，为胸壁手术的麻醉和镇痛提供了新思路[2]。目前我们常见的肋间神经前皮支阻滞部位主要有胸横肌平面和胸骨旁。

二、肋间神经前皮支阻滞的解剖学基础

第 2~6 肋间神经在相应的肋间隙内，与肋间血管相伴行，在近胸骨处移行为肋间神经前皮支，后者越过胸廓内动、静脉和胸横肌的前面，向前穿过肋间内肌、肋间外膜和胸大肌，分为较细的内侧支和较粗的外侧支，分布于胸前区皮肤[3]。如图 6-1、图 6-22 等。

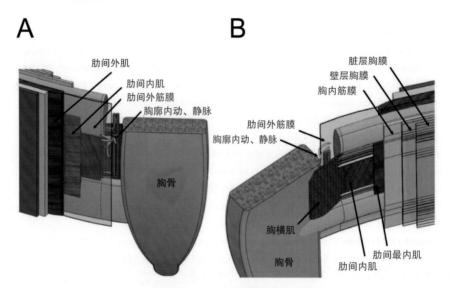

图 6-22　肋间神经前皮支解剖特点
A. 前面观；B. 后面观

三、超声引导肋间神经前皮支阻滞技术

（一）超声引导肋间神经前皮支阻滞的体位

嘱患者平卧，双上肢自然伸展放置于胸壁两侧。选用线阵探头，耦合剂涂抹探头并做无菌处理。穿刺前适当镇静、镇痛。

（二）超声引导胸横肌平面阻滞技术

很多文献报道了超声引导胸横肌平面阻滞技术的方法和技巧[1, 4, 5]。该技术是把局麻药注射到肋间肌与胸横肌之间，与肋间神经阻滞相比，该技术局麻药可向上下肋间隙扩散，阻滞范围较广，但有时胸横肌不易鉴别且易损伤胸廓内动、静脉和胸膜。

1. 胸横肌平面阻滞的超声定位

首先可采用体表定位技术鉴别出胸骨角，把超声探头放置于胸骨角旁定位出第 2 肋软骨，向足侧移动探头直至所需阻滞的肋间隙。

横断面定位：把探头横置于胸骨外侧，探头与胸骨垂直（见图 6-23）。超声下可显示胸骨、胸大肌、肋间肌、胸横肌、胸廓内动 / 静脉、胸膜等声像，肋间肌与胸横肌之间的间隙即为胸横肌平面（见图 6-24）。

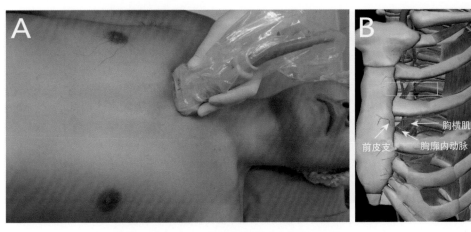

图 6-23 横断面胸横肌平面的超声定位

A. 横断面胸横肌平面阻滞超声探头放置位置示意图；B. 横断面胸横肌平面阻滞超声探头扫描图。绿色方框为探头放置位置

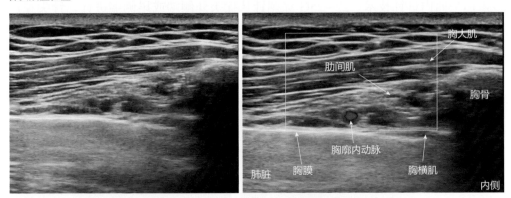

图 6-24 第 2~3 肋间胸横肌平面的横断面超声声像图

矢状面定位：把探头放置于胸骨上，探头纵轴与胸骨长轴平行（见图 6-25）。超声下可显示胸骨声像，向外移动探头直至胸骨声像消失，超声下可显示肋软骨、胸大肌、肋间内肌、胸横肌和胸膜等声像，肋间内肌与胸横肌之间的间隙即为胸横肌平面（见图 6-26）。

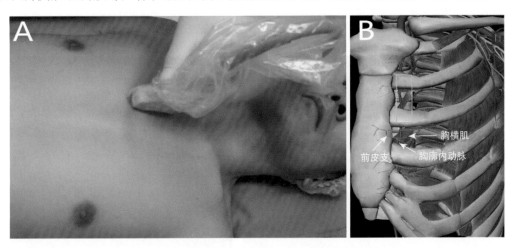

图 6-25 矢状面胸横肌平面的超声定位

A. 矢状面胸横肌平面阻滞超声探头放置位置示意图；B. 矢状面胸横肌平面阻滞超声探头扫描图。绿色方框为探头放置位置

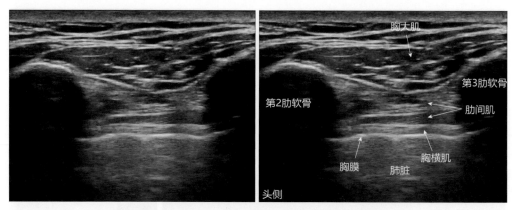

图 6-26　第 2~3 肋间胸横肌平面矢状面超声声像图

2. 超声引导胸横肌平面阻滞的进针方法

多采用平面内进针技术。22~25G 穿刺针从探头外侧端或尾侧端进针，针尖穿过胸大肌和肋间内肌即至胸横肌平面，回抽无血、无气即可注射局麻药，超声下可见药物在胸横肌平面内呈梭形扩散（见图 6-27~ 图 6-30）。

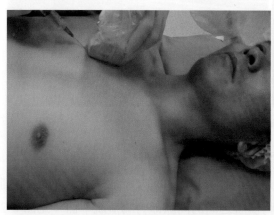

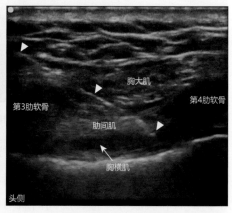

图 6-27　矢状面超声引导胸横肌平面阻滞进针示意图　　图 6-28　矢状面超声引导胸横肌平面阻滞技术
白色三角形为穿刺针轨迹

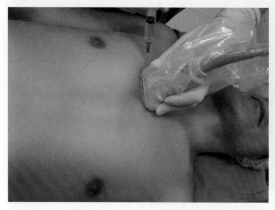

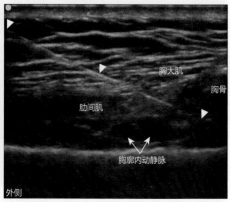

图 6-29　横断面超声引导胸横肌平面阻滞进针示意图　　图 6-30　横断面超声引导胸横肌平面阻滞技术
白色三角形为穿刺针轨迹

胸横肌阻滞在第 5 肋间水平一次注射大剂量局麻药，可阻滞第 2~6 肋间神经前皮支[1]。也可根据需要对各肋间神经前皮支分别阻滞。

（三）超声引导胸骨旁阻滞技术

胸骨旁阻滞是把局麻药注射到胸大肌和肋间肌之间的间隙。与胸横肌平面阻滞相比，该技术距离胸廓内动、静脉和胸膜较远，不易发生气胸和血肿等并发症，且以胸大肌为标志在超声下易探寻[2]。

1. 胸骨旁阻滞的超声定位

探头放置位置与胸横肌阻滞类似，调整探头超声下显示胸大肌、肋间内肌、胸横肌、胸廓内动 / 静脉、胸膜等声像，矢状面声像还可显示肋软骨声像。胸大肌和肋间肌之间的间隙即为所需阻滞部位（见图 6-31、图 6-32）。

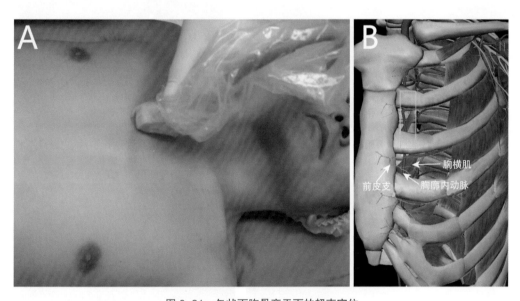

图 6-31　矢状面胸骨旁平面的超声定位

A. 矢状面胸骨旁平面阻滞超声探头放置位置示意图；B. 矢状面胸骨旁平面阻滞超声探头扫描图。绿色方框为探头放置位置

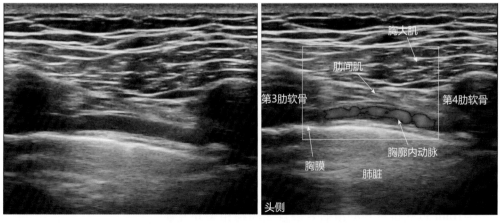

图 6-32　胸骨旁平面矢状面超声声像图

2. 超声引导胸骨旁阻滞的进针方法

多采用平面内进针技术。22~25G 穿刺针从探头外侧端或尾侧端进针，针尖至胸大肌和肋间肌之间，回抽无血、无气即可注射局麻药，超声下可见药物在胸大肌深层扩散（见图 6-33~ 图 6-36）。

同样，该技术可在 4~5 肋间一次性注射大剂量局麻药，也可对各肋间神经前皮支分别阻滞可获得类似的镇痛效果。

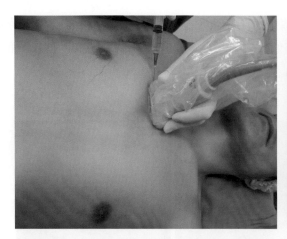

图 6-33　横断面胸骨旁阻滞平面内进针示意图

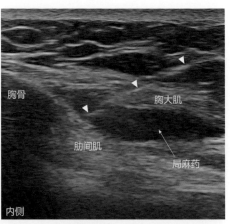

图 6-34　横断面胸骨旁阻滞平面内进针技术
白色三角形为穿刺针轨迹

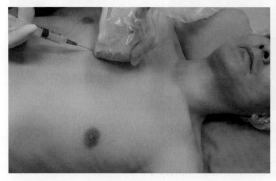

图 6-35　矢状面胸骨旁阻滞平面内进针示意图

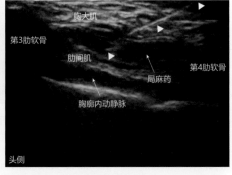

图 6-36　矢状面胸骨旁阻滞平面内进针技术
白色三角形为穿刺针轨迹

（四）超声引导肋间神经前皮支阻滞的药物

尸体解剖研究显示，在第 3~4 肋间隙注射 15ml 染料，可扩散至第 2 至第 6 肋间神经前皮支[6]。文献中肋间神经前皮支阻滞局麻药的使用剂量多为 15~20ml[5,7-9]。左旋布比卡因、布比卡因、罗哌卡因等局麻药均有应用于肋间神经前皮支阻滞的报道，可根据所需阻滞时间进行选择。临床中，我们常使用 0.2%~0.5% 罗哌卡因 20~25ml 单次注射，或每个肋间隙给予 5~10ml 可获得良好的镇痛效果且无药物相关并发症。

四、超声引导肋间神经前皮支阻滞技术的适应证

超声引导肋间神经前皮支阻滞技术主要应用于胸前壁手术的麻醉和镇痛，包括胸骨手术、心包穿刺术、心脏起搏器植入术等。联合肋间神经外侧皮支阻滞和胸肌阻滞还可用于乳腺手术的麻醉和镇痛。

五、超声引导肋间神经前皮支阻滞技术的并发症与禁忌证

（一）并发症

超声引导肋间神经前皮支阻滞较安全，少见的并发症有胸廓内动、静脉损伤、气胸等，穿刺时应注意针尖位置。

（二）禁忌证

穿刺部有严重的感染、患者拒绝和局麻药过敏等情况严禁行超声引导肋间神经前皮支阻滞。

参 考 文 献

1. Ueshima H, Kitamura A. Blocking of Multiple Anterior Branches of Intercostal Nerves（Th2-6）Using a Transversus Thoracic Muscle Plane Block［J］. Reg Anesth Pain Med, 2015,40（4）:388.

2. Ohgoshi Y, Ino K, Matsukawa M. Ultrasound-guided parasternal intercostal nerve block［J］. J Anesth, 2016,30（5）:916.

3. 梁大宁, 罗少军, 汤少明, 等. 第2~6肋间神经前皮支及其营养血管的解剖学研究［J］. 广东医学院学报, 2003, 21（1）:5-6.

4. Ueshima H, Otake H. The lateral transversus thoracic muscle plane block is effective for the pericardial drainage［J］. J Clin Anesth, 2017,42:12.

5. Ueshima H, Kimura S, Otake H. Bilateral breast cancer resection performed under the bilateral transversus thoracic muscle plane block［J］. J Clin Anesth, 2016,33:413.

6. Ueshima H, Takeda Y, Ishikawa S, et al. Ultrasound-guided transversus thoracic muscle plane block: a cadaveric study of the spread of injectate［J］. J Clin Anesth, 2015,27（8）:696.

7. Ueshima H, Otake H. Limitations of the Transversus Thoracic Muscle Plane Block［J］. Reg Anesth Pain Med, 2016,41（5）:659-660.

8. Ueshima H, Otake H. Addition of transversus thoracic muscle plane block to pectoral nerves block provides more effective perioperative pain relief than pectoral nerves block alone for breast cancer surgery［J］. Br J Anaesth, 2017,118（3）:439-443.

9. Piraccini E, Biondi G, Byrne H, et al. Ultrasound Guided Transversus Thoracic Plane block, Parasternal block and fascial planes hydrodissection for internal mammary Post Thoracotomy Pain Syndrome［J］. Eur J Pain, 2018.

（邹　锋　王爱忠）

第四节　超声引导胸肌阻滞技术

一、概述

乳腺等胸壁手术涉及多条神经，包括肋间神经、胸内侧神经和胸外侧神经等，以往多采用硬膜外麻醉、胸椎旁间隙阻滞、肋间神经阻滞等予以镇痛，但常出现阻滞不全、穿刺损伤

等风险。2011 年，Blanco 等首次提出一种新的胸肌间隙阻滞，即把局麻药注射到胸大肌和胸小肌之间，显著降低了乳腺手术术后镇痛药的使用量，该技术称为胸肌 I 型阻滞 [1]。2012 年，该作者在胸肌 I 型阻滞的基础上又提出了胸肌 II 型阻滞，即把局麻药注射到胸小肌下，可显著缓解乳腺、腋窝等手术的疼痛 [2]。虽然有研究显示，胸椎旁间隙阻滞的镇痛时间和效果要优于胸肌阻滞，但后者操作简单、并发症少，是胸壁手术重要的镇痛和麻醉技术之一 [3]。

胸肌阻滞主要阻断走行于胸肌平面内的胸内外侧神经、肋间神经外侧皮支、胸长神经、肋间臂神经和胸背神经。

二、胸肌阻滞的解剖学基础

胸大肌呈扇形，起自锁骨内侧半，胸骨和第 1~6 肋软骨，肌束向外侧集中，止于肱骨大结节嵴；胸小肌位于胸大肌深面，呈三角形，其起自第 3~5 肋骨，止于肩胛骨的喙突 [4]。胸大肌深层有胸内、外侧神经穿行，胸小肌深层有胸内侧神经、肋间神经外侧皮支、肋间臂神经、胸长神经和胸背神经穿行。

胸外侧神经纤维来自 C_5~C_7 脊神经，起自臂丛上干和中干的前支，于腋动脉和静脉前方越过，穿过胸锁筋膜走行于胸大肌深面，主支长度约 5~6 cm 并与胸肩峰动、静脉的胸肌支相伴行，继而分成 5~7 条终末支支配胸大肌 [4,5]。胸外侧神经在腋动脉处发出分支汇入胸内侧神经。胸内侧神经纤维来自 C_8~T_1 脊神经，起自臂丛内侧束，在腋动脉和静脉之间弯曲向前，在腋动脉的前方加入胸外侧神经的一支，在第 3 肋间隙进入胸小肌深层，分出 2~4 个分支支配胸小肌，有时支配胸大肌 [4]（见图 6-37）。

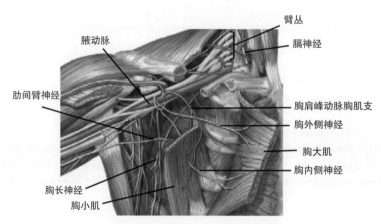

图 6-37　胸内、外侧神经解剖特点

三、超声引导胸肌阻滞技术

（一）超声引导胸肌阻滞的体位

嘱患者平卧，双上肢自然伸展放置于胸壁两侧。选用线阵探头，耦合剂涂抹探头并做无菌处理。穿刺前适当镇静、镇痛。

（二）超声引导胸肌 I 型阻滞技术

胸肌 I 型阻滞主要阻断走行于胸大肌和胸小肌之间的胸外侧神经和部分胸内侧神经。

与胸肌Ⅱ型阻滞相比该技术对肋间神经影响较小，适用于胸部假体植入等胸肌下手术的麻醉和镇痛。

1. 胸肌Ⅰ型阻滞的超声定位

把探头横置于锁骨外 1/3 处，探头与锁骨平行，向足侧平移探头直至出现胸大肌、胸小肌、胸膜等声像，在胸大肌和胸小肌之间可显示搏动的胸肩峰动脉的胸肌支，可采用彩色多普勒予以鉴别。胸外侧神经即位于胸肌支血管附近，神经一般不易鉴别（见图 6-38、图 6-39）。

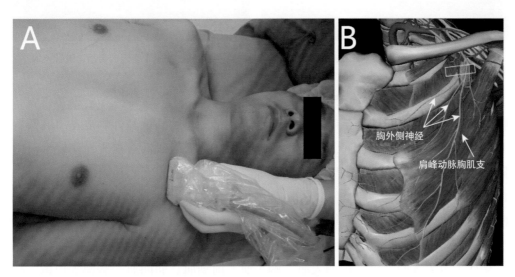

图 6-38　胸肌Ⅰ型阻滞的超声定位
A. 胸肌Ⅰ型阻滞探头放置位置示意图；B. 胸肌Ⅰ型阻滞探头扫描示意图。绿色方框为探头放置位置

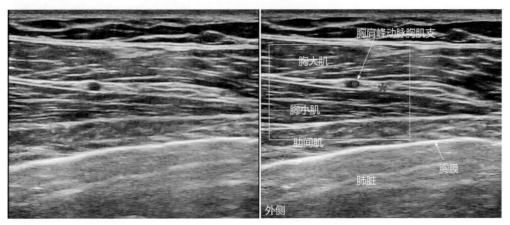

图 6-39　第 1~2 肋间胸肌超声声像图
*: 胸肌Ⅰ型阻滞平面

2. 超声引导胸肌Ⅰ型阻滞的进针方法

多采用平面内进针技术。22 G 穿刺针从探头内侧端或外侧端进针，针尖穿过胸大肌至胸肌支血管附近，回抽无血即可注射局麻药，超声下可见药物在胸大肌和胸小肌之间呈梭形扩散（见图 6-40、图 6-41）。

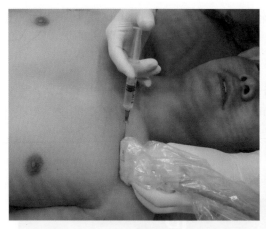
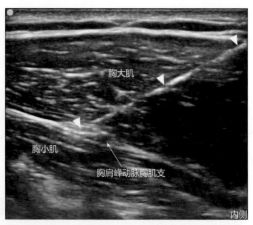

图 6-40　胸肌 I 型阻滞平面内进针示意图　　　　图 6-41　胸肌 I 型阻滞平面内进针技术

（三）超声引导胸肌 II 型阻滞技术

胸肌 II 型阻滞可阻断走行于胸小肌下的胸内侧神经、肋间神经外侧皮支、肋间臂神经和胸长神经等，还有报道甚至能阻滞胸背神经[6]。与胸肌 I 型阻滞相比，该技术对感觉神经的阻滞要优于前者，适用于胸壁非肌层手术以及腋区手术的麻醉和镇痛。

1. 胸肌 II 型阻滞的超声定位

此技术类似于第 3~4 肋间前锯肌平面阻滞（见本章第二节）。把探头放置于锁骨外 1/3 处，探头长轴与锁骨垂直，超声下可显示第 1 肋骨、胸大肌、腋动 / 静脉等声像，向足侧移动探头至第 3 肋，可显示胸大肌、胸小肌、前锯肌、肋间肌、胸膜等声像，胸小肌与前锯肌之间即为所需阻滞平面（见图 6-42、图 6-43）。

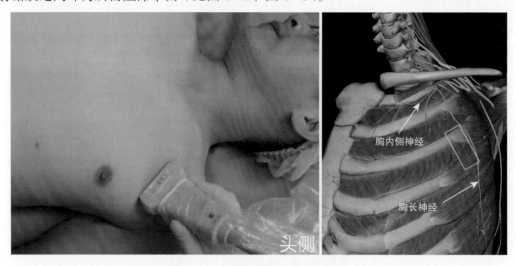

图 6-42　胸肌 II 型阻滞的超声定位
A. 胸肌 II 型阻滞探头放置位置示意图；B. 胸肌 II 型阻滞探头扫描示意图。绿色方框为探头放置位置

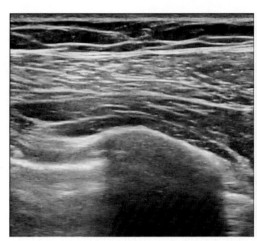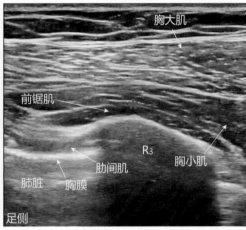

图 6-43　第 3 肋骨水平胸肌超声声像图
*: 胸肌 II 型阻滞平面

2. 超声引导胸肌 II 型阻滞的进针方法

多采用平面内进针技术。22 G 穿刺针从探头足侧端进针，针尖穿过胸大肌和胸小肌即至目标部位，回抽无血、无气即可注射局麻药，超声下可见药物在胸小肌下呈梭形扩散（见图 6-44、图 6-45）。

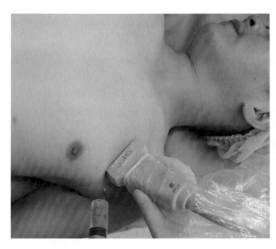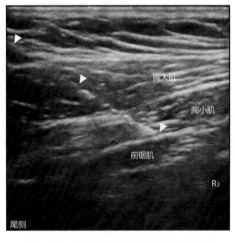

图 6-44　胸肌 II 型阻滞平面内进针示意图

图 6-45　胸肌 II 型阻滞平面内进针技术
白色三角形为穿刺针轨迹

（四）超声引导胸肌阻滞的药物

胸肌间隙走行的神经超声下多显示不清，因此常需要大容量的局麻药才可获得良好的镇痛效果。文献中胸肌 I 型阻滞多使用 10~20ml 局麻药，胸肌 II 型阻滞局麻药的使用剂量多为 20~30ml[1, 2, 7-11]。罗哌卡因、左旋布比卡因、利多卡因等局麻药均有使用报道。在临床麻醉中我们常使用 0.25%~0.5% 的罗哌卡因，胸肌 I 型阻滞剂量为 10~15ml，胸肌 II 型阻滞剂量为 20~30ml，可获得满意的镇痛效果且未出现药物相关并发症。

四、超声引导胸肌阻滞技术的适应证

超声引导胸肌阻滞技术适用于胸壁手术或操作的麻醉和镇痛，如乳腺手术、心脏起搏器植入术、胸管放置术等，还可用于腋区手术的麻醉，如腋窝淋巴清扫术等。

五、超声引导胸肌阻滞技术的并发症与禁忌证

（一）并发症

胸肌阻滞最常见的并发症是胸肩峰动脉的胸肌支损伤，有文献报道认为与探头垂直肋骨放置相比，探头平行肋骨放置穿刺时血管损伤的发生率可能更低[12, 13]。其他罕见并发症有气胸、神经损伤、局麻药过敏等。另外，胸肌Ⅱ型阻滞还可阻断胸长神经、胸背神经等引起相关并发症[6]。

（二）禁忌证

穿刺部有严重的感染、患者拒绝和局麻药过敏等情况严禁行超声引导胸肌阻滞。

参 考 文 献

1. Blanco R. The 'pecs block': a novel technique for providing analgesia after breast surgery［J］. Anaesthesia, 2011,66（9）:847-848.

2. Blanco R, Fajardo M, Parras M T. Ultrasound description of Pecs II（modified Pecs I）: a novel approach to breast surgery［J］. Rev Esp Anestesiol Reanim, 2012,59（9）:470-475.

3. Syal K, Chandel A. Comparison of the post-operative analgesic effect of paravertebral block, pectoral nerve block and local infiltration in patients undergoing modified radical mastectomy: A randomised double-blind trial［J］. Indian J Anaesth, 2017,61（8）:643-648.

4. Pearce J M. Henry Gray's Anatomy［J］. Clin Anat, 2009,22（3）:291-295.

5. Macchi V, Tiengo C, Porzionato A, et al. Medial and lateral pectoral nerves: course and branches［J］. Clin Anat, 2007,20（2）:157-162.

6. Ueshima H, Otake H. Pectoral nerves block for a contraction of the latissimus dorsi muscle［J］. J Clin Anesth, 2016,31:200.

7. Blanco R, Parras T, McDonnell J G, et al. Serratus plane block: a novel ultrasound-guided thoracic wall nerve blockJ. Anaesthesia, 2013,68（11）:1107-1113.

8. Kim Y D, Park S J, Shim J, et al. Clinical usefulness of pectoral nerve block for the management of zoster-associated pain: case reports and technical description［J］. J Anesth, 2016,30（6）:1074-1077.

9. Perez M F, Duany O, de la Torre P A. Redefining PECS Blocks for Postmastectomy Analgesia［J］. Reg Anesth Pain Med, 2015,40（6）:729-730.

10. Wijayasinghe N, Andersen K G, Kehlet H. Analgesic and Sensory Effects of the Pecs Local Anesthetic Block in Patients with Persistent Pain after Breast Cancer Surgery: A Pilot Study［J］. Pain Pract, 2017,17（2）:185-191.

11. Murata H, Ichinomiya T, Hara T. Pecs block for anesthesia in breast surgery of the elderly［J］. J Anesth, 2015,29(4):644.

12. Ueshima H, Otake H. Ultrasound-guided pectoral nerves（PECS）block: Complications observed in 498 consecutive cases［J］. J Clin Anesth, 2017,42:46.

13. Perez M F, Miguel J G, de la Torre P A. A new approach to pectoralis block［J］. Anaesthesia, 2013,68（4）:430.

（陈　军　王爱忠）

第五节　超声引导腹横肌平面阻滞技术

一、概述

腹横肌平面阻滞是把局麻药物注射到腹横肌与腹内斜肌之间的筋膜间隙内，阻滞走行于此平面的腹壁神经，以达到腹壁区镇痛和麻醉的效果。以往腹横肌平面阻滞多在 Petit 三角部盲探操作，最初由 Rafi 等于 2001 年描述，但经常会发生血管、腹腔脏器等器官的损伤[1,2]。2007 年，Hebbard 等首次把超声技术应用于腹横肌平面阻滞，不但提高了阻滞成功率，增加了安全性，并且减少了各种穿刺并发症[3]。众多文献报道显示，超声引导腹横肌平面阻滞可缓解腹部手术引起的疼痛，是临床麻醉中应用最广泛的神经阻滞之一[4-6]。

腹横肌平面阻滞主要阻断穿行于腹横肌平面内的 $T_6 \sim L_1$ 的肋间神经外侧皮支和前皮支。Hebbard 根据穿刺路径的不同把腹横肌平面阻滞分为 5 种：① 上肋缘下腹横肌平面阻滞，主要阻滞 $T_7 \sim T_8$ 肋间神经前皮支；② 下肋缘下腹横肌平面阻滞，主要阻滞 $T_9 \sim T_{11}$ 肋间神经；③ 外侧腹横肌平面阻滞，主要阻滞 $T_{11} \sim T_{12}$ 肋间神经；④ 髂腹下、髂腹股沟神经阻滞，主要阻滞 $T_{12} \sim L_1$ 神经；⑤ 后侧腹横肌平面阻滞，类似于 Petit 三角阻滞[7]（见图 6-46）。

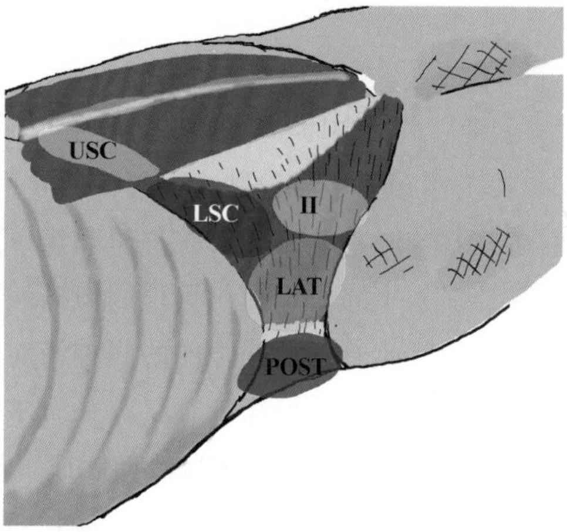

图 6-46　腹横肌平面阻滞区域示意图
USC, 上肋缘下腹横肌平面阻滞；LSC, 下肋缘下腹横肌平面阻滞；LAT, 外侧腹横肌平面阻滞；POST, 后侧腹横肌平面阻滞；II, 髂腹下、髂腹股沟神经阻滞[7]

二、腹横肌平面阻滞的解剖学基础

腹部外侧壁的肌肉由浅到深依次是腹外斜肌、腹内斜肌和腹横肌，腹横肌与腹内斜肌之间的平面称为腹横肌平面。腹横肌平面内主要有 $T_6 \sim T_{12}$ 以及 L_1 脊神经的前支穿过（见图 6-47）。

T_6 肋间神经主要支配剑突区皮肤感觉。在肋弓处，T_7、T_8 肋间神经向内上方弯曲，在腹横肌的锯齿间穿过肋软骨的深面，走行于腹横肌和腹直肌鞘之间，分布于上腹部的皮肤。$T_9 \sim T_{11}$ 肋间神经走在膈肌和腹横肌锯齿间，继而走行于腹横肌平面内，支配脐平面和脐周以及脐下平面皮肤的感觉。T_{12}（肋下神经）和 L_1 神经腹侧支合称为腰背神经进入腹壁走行于腹横肌平面内，支配臀前部的皮肤，有时甚至达到股骨大转子附近。$T_6 \sim L_1$ 下位肋间神经在肋角处分为外侧皮支和前支，外侧皮支在腋中线处穿出至皮下，前支继续行至腹直肌下穿出皮下。另外髂腹下神经和髂腹股沟神经也与腹横肌关系密切（详见本章第七节）。如图 4-1、图 6-1 所示。

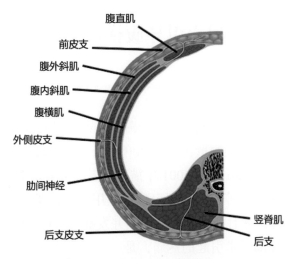

图 6-47　腹横肌平面阻滞的解剖特点

三、超声引导腹横肌平面阻滞技术

（一）超声引导上肋缘下腹横肌平面阻滞技术

2010 年，Hebbard 首次提出肋缘下腹横肌平面阻滞技术，与外侧腹横肌平面阻滞技术相比，其对上腹部可提供更佳的镇痛效果[8,9]。该技术是把局麻药注射到腹横肌与腹直肌之间，以阻滞走行于此间隙的肋间神经前皮支。

1. 超声引导上肋缘下腹横肌平面阻滞的体位

嘱患者平卧，双上肢自然伸展放置于胸壁两侧，充分暴露患者腹壁部。选用线阵探头，耦合剂涂抹探头并做无菌处理。穿刺前适当镇静、镇痛。

2. 上肋缘下腹横肌平面阻滞的超声定位

把探头放置于肋缘下、剑突外侧，探头长轴与肋缘平行（见图 6-48）。超声下可显示腹直肌声像，沿肋缘向外侧移动探头直至出现腹横肌声像，超声下可显示浅层的腹直肌和深层的腹横肌声像，两肌肉之间的间隙即为上肋缘下腹横肌平面（见图 6-49）。

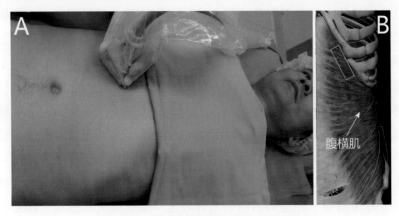

图 6-48　上肋缘下腹横肌平面的超声定位

A. 上肋缘下腹横肌平面阻滞超声探头放置位置示意图；B. 上肋缘下腹横肌平面阻滞探头扫描示意图。绿色方框为超声探头放置位置

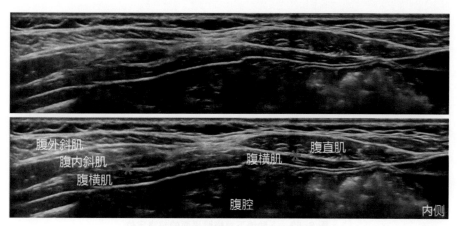

图 6-49　肋缘下腹横肌平面超声声像全景图
. 上肋缘下腹横肌平面；. 下肋缘下腹横肌平面

3. 超声引导上肋缘下腹横肌平面的进针方法

多采用平面内进针技术。22G 穿刺针从探头内侧端或外侧端进针，针尖穿过腹直肌，至腹横肌与腹直肌之间的肌间隙，回抽无血即可注射局麻药。超声下可见药物在腹横肌和腹直肌之间呈梭形扩散（见图 6-50、图 6-51）。

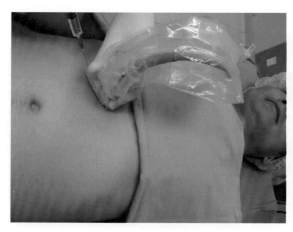

图 6-50　上肋缘下腹横肌平面阻滞平面内进针示意图

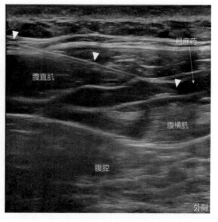

图 6-51　上肋缘下腹横肌平面阻滞平面内进针技术
白色三角形为穿刺针轨迹

（二）超声引导下肋缘下腹横肌平面阻滞技术

超声引导下肋缘下腹横肌平面阻滞多篇文献均有报道，即在肋缘下把局麻药注射到腹横肌平面，以阻滞走行于此的肋间神经[7,8]。该技术同样适用于上腹部手术的麻醉和镇痛。

1. 超声引导下肋缘下腹横肌平面阻滞的体位

同超声引导上肋缘下腹横肌平面阻滞。

2. 下肋缘下腹横肌平面阻滞的超声定位

在上肋缘下腹横肌平面的位置沿肋缘向外继续移动探头，直至腹直肌声像消失，腹外斜肌、腹内斜肌声像出现，腹横肌与腹内斜肌之间的间隙即为下肋缘下腹横肌平面（见图 6-49、图 6-52）。

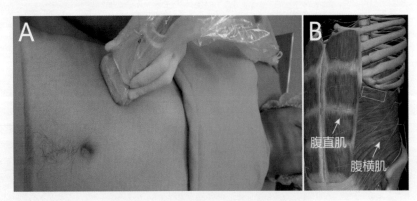

图 6-52　下肋缘下腹横肌平面的超声定位

A.下肋缘下腹横肌平面阻滞超声探头放置位置示意图；B.下肋缘下腹横肌平面阻滞探头扫描示意图。绿色方框为超声探头放置位置

3. 超声引导下肋缘下腹横肌平面阻滞的进针方法

多采用平面内进针技术。22G 穿刺针从探头内侧端或外侧端进针，针尖穿过腹外斜肌和腹内斜肌即至腹横肌平面，回抽无血、无气即可注射局麻药，超声下可见药物在腹横肌平面呈梭形扩散（见图 6-53、图 6-54）。

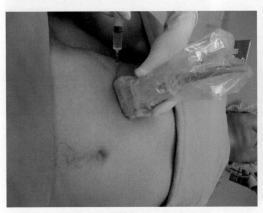

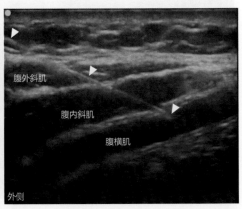

图 6-53　下肋缘下腹横肌平面阻滞平面内进针示意图　　**图 6-54　下肋缘下腹横肌平面阻滞平面内进针技术**

白色三角形为穿刺针轨迹

（三）超声引导外侧腹横肌平面阻滞技术

外侧腹横肌平面阻滞是最常见的腹横肌平面阻滞技术，它是在肋缘与髂嵴之间将局麻药注射到腹内斜肌与腹横肌之间，以获得腹部的镇痛效果。超声引导外侧腹横肌平面阻滞的研究报道较多[10,11]。与肋缘下腹横肌平面阻滞相比，该技术对上腹部的镇痛效果较差。

1. 超声引导外侧腹横肌平面阻滞的体位

嘱患者平卧位，也可选用侧卧位。标记出髂骨上缘、肋缘、腋中线、髂前上棘。选用线阵探头或凸阵探头均可，涂抹耦合剂后用塑料套包紧备用。穿刺前适当镇静、镇痛。

2. 外侧腹横肌平面阻滞的超声定位

冠状面定位：把探头放置于髂嵴上缘与第 12 肋之间腋前线处，探头与腋前线平行。调整探头由浅至深依次可清晰显示腹外斜肌、腹内斜肌和腹横肌声像，腹内斜肌与腹横肌之间的间隙即为目标部位（见图 6-55、图 6-56）。

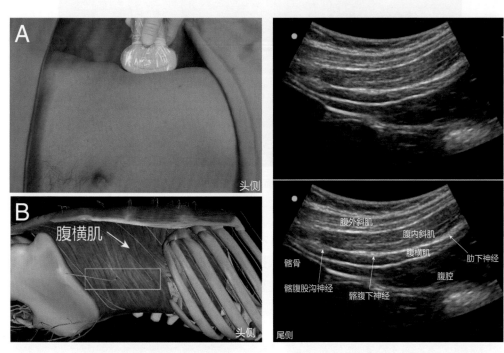

图 6-55 冠状面外侧腹横肌平面的超声定位
A. 外侧腹横肌平面阻滞冠状面超声探头放置位置示意图；B. 外侧腹横肌平面阻滞冠状面探头扫描示意图。绿色方框为超声探头放置位置

图 6-56 外侧腹横肌平面冠状面声像图

横断面定位：把探头放置于髂嵴上缘与第 12 肋之间腋中线上，探头与腋中线垂直。调整探头由浅至深依次可清晰显示腹外斜肌、腹内斜肌和腹横肌声像，腹内斜肌与腹横肌之间的间隙即为腹横肌平面（见图 6-57、图 6-58）。

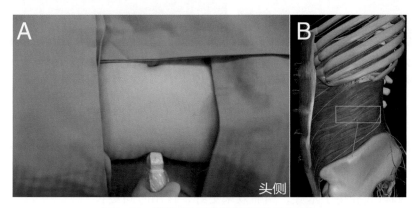

图 6-57 横断面外侧腹横肌平面的超声定位
A. 外侧腹横肌平面阻滞横断面超声探头放置位置示意图；B. 外侧腹横肌平面阻滞横断面探头扫描示意图。绿色方框为超声探头放置位置

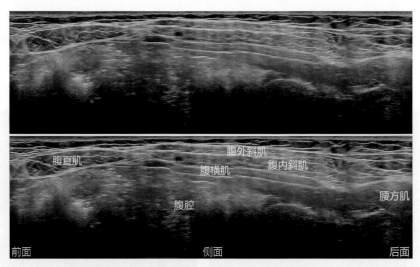

图 6-58　腹横肌平面横断面超声声像全景图

3.超声引导外侧腹横肌平面阻滞的进针方法

多采用平面内进针技术。22G 穿刺针从探头任意端进针，针尖穿过腹外斜肌和腹内斜肌即至腹横肌平面，回抽无血、无气即可注射局麻药，超声下可见药物在腹横肌平面呈梭形扩散（见图 6-59、图 6-60）。

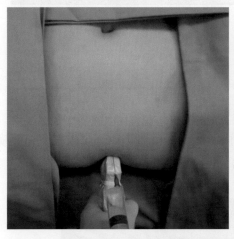

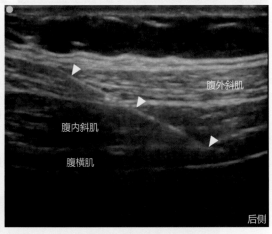

图 6-59　外侧腹横肌平面横断面阻滞平面内　　图 6-60　外侧腹横肌平面横断面阻滞平面内进针技术
进针示意图　　　　　　　　　　　　　　　　　白色三角形为穿刺针轨迹

（四）超声引导后侧腹横肌平面阻滞技术

超声引导后侧腹横肌阻滞注射部位位于 Petit 三角处，类似于腰方肌外侧阻滞，主要适用于下腹部手术的麻醉和镇痛[12,13]。与外侧腹横肌平面阻滞相比，该技术对下腹部手术，如剖宫产术、妇科腹腔镜手术等，镇痛效果更好，作用时间更长[14-16]。

1.超声引导后侧腹横肌平面阻滞的体位

嘱患者侧卧，患侧向上。选用线阵探头或凸阵探头均可，涂抹耦合剂后用塑料套包紧备用。穿刺前适当镇静、镇痛。

2. 后侧腹横肌平面的超声定位

把探头放置于肋缘与髂嵴之间的腋后线上，探头与腋后线垂直（见图 6-61）。调整探头清晰显示腹外斜肌、腹内斜肌、腹横肌以及腰方肌声像，在腰方肌的前侧、腹横筋膜的浅层即为目标部位（见图 6-62）。

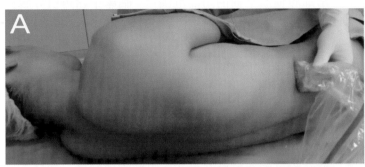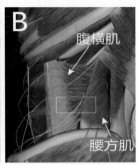

图 6-61　后侧腹横肌平面的超声定位

A. 后侧腹横肌平面阻滞超声探头放置位置示意图；B. 后侧腹横肌平面阻滞探头扫描示意图。绿色方框为超声探头放置位置

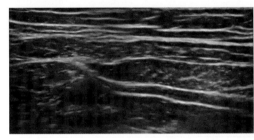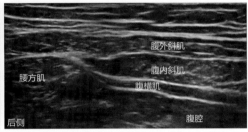

图 6-62　后侧腹横肌平面的超声声像图

3. 超声引导后侧腹横肌平面阻滞的进针方法

多采用平面内进针技术。22 G 穿刺针从探头前侧端进针，针尖穿过腹外斜肌和腹内斜肌即至腹横肌平面，回抽无血、无气即可注射局麻药，超声下可见药物在腹横肌平面呈梭形扩散。也可从探头后侧端进针，针尖至目标部位回抽无血即可注药（见图 6-63、图 6-64）。

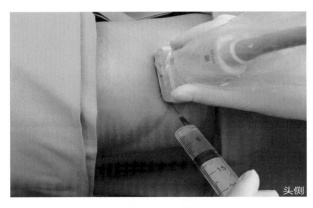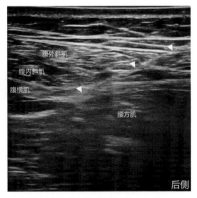

图 6-63　后侧腹横肌平面阻滞平面内进针示意图　　图 6-64　后侧腹横肌平面阻滞平面内进针技术

（五）超声引导腹横肌平面阻滞的药物

利多卡因、罗哌卡因、布比卡因等均有用于腹横肌平面阻滞的报道。超声引导腹横肌平面阻滞由于神经显示不清，仅靠药物扩散获得镇痛效果，因此多需较高容量的局麻药，而药物浓度对阻滞效果并无显著影响[17, 18]。一项腹腔镜胆囊术腹横肌平面阻滞研究显示，高容量、低浓度的局麻药镇痛效果更好，术中所需镇痛药也更少[19]。而一项对照试验研究显示，增加局麻药的容量并不能增加腹横肌平面的阻滞范围[20]。临床中超声引导腹横肌阻滞我们常使用 0.25%~0.5% 的罗哌卡因每侧 20~30ml。

四、超声引导腹横肌平面阻滞技术的适应证

超声引导腹横肌平面阻滞主要用于腹壁手术的麻醉和镇痛，如腹股沟疝气修补术、妇科手术、肾移植术、腹腔镜肠道手术、腹腔镜胆囊手术等。研究显示仅外侧和后侧腹横肌平面阻滞药物可扩散至椎旁，因此不同部位注射不仅阻滞范围不同，阻滞效果也有差异（见表 6-1）。部分腹横肌平面阻滞局麻药物可能会扩散至椎旁，阻断交感神经，缓解手术等刺激引起的内脏痛[12]。

表 6-1　腹部手术涉及神经和建议腹横肌平面阻滞方式[21]

手术类型	神经阻滞阶段	腹横肌平面阻滞途径
上腹部手术	$T_8 \sim T_{10}$	超声引导肋缘下 + 外侧或后侧腹横肌平面阻滞
下腹部手术	$T_{10} \sim L_1$	超声引导外侧或后侧腹横肌平面阻滞
全腹部手术	$T_7 \sim L_1$	超声引导肋缘下 + 外侧或后侧腹横肌平面阻滞

五、超声引导腹横肌平面阻滞技术的并发症与禁忌证

（一）并发症

腹横肌阻滞相对安全，关于其并发症的报道较少见。较常见的报道有腹腔注射、血管内注射、感染、局麻药中毒、穿刺损伤以及阻滞失败等。

（二）禁忌证

穿刺部有严重的感染、患者拒绝和局麻药过敏等情况严禁行超声引导腹横肌平面阻滞。

参 考 文 献

1. Finnerty O, McDonnell J G. Transversus abdominis plane block［J］. Curr Opin Anaesthesiol, 2012,25（5）:610-614.
2. Rafi A N. Abdominal field block: a new approach via the lumbar triangle［J］. Anaesthesia, 2001,56（10）:1024-1026.
3. Hebbard P, Fujiwara Y, Shibata Y, et al. Ultrasound-guided transversus abdominis plane（TAP）block［J］. Anaesth Intensive Care, 2007,35（4）:616-617.
4. Matulewicz R S, Patel M, Jordan B J, et al. Transversus Abdominis Plane Blockade as Part of a Multimodal Postoperative Analgesia Plan in Patients Undergoing Radical Cystectomy［J］. Bladder Cancer, 2018,4（2）:161-167.

5. Peng K, Ji F H, Liu H Y, et al. Ultrasound-Guided Transversus Abdominis Plane Block for Analgesia in Laparoscopic Cholecystectomy: A Systematic Review and Meta-Analysis [J]. Med Princ Pract, 2016,25（3）:237-246.

6. Ripolles J, Mezquita S M, Abad A, et al. Analgesic efficacy of the ultrasound-guided blockade of the transversus abdominis plane - a systematic review [J]. Braz J Anesthesiol, 2015,65（4）:255-280.

7. Hebbard P. TAP block nomenclature [J]. Anaesthesia, 2015,70（1）:112-113.

8. Hebbard P D, Barrington M J, Vasey C. Ultrasound-guided continuous oblique subcostal transversus abdominis plane blockade: description of anatomy and clinical technique [J]. Reg Anesth Pain Med, 2010,35（5）:436-441.

9. Oksar M, Koyuncu O, Turhanoglu S, et al. Transversus abdominis plane block as a component of multimodal analgesia for laparoscopic cholecystectomy [J]. J Clin Anesth, 2016,34:72-78.

10. Mirra A, von Rotz A, Schmidhalter M, et al. Ultrasound-guided lateral and subcostal transversus abdominis plane block in calves: a cadaveric study [J]. Vet Anaesth Analg, 2018,45（3）:384-391.

11. Yoshiyama S, Ueshima H, Sakai R, et al. A Posterior TAP Block Provides More Effective Analgesia Than a Lateral TAP Block in Patients Undergoing Laparoscopic Gynecologic Surgery: A Retrospective Study [J]. Anesthesiol Res Pract, 2016,2016:4598583.

12. Carney J, Finnerty O, Rauf J, et al. Studies on the spread of local anaesthetic solution in transversus abdominis plane blocks [J]. Anaesthesia, 2011,66（11）:1023-1030.

13. Ari D E, Ar A Y, Karip C S, et al. Ultrasound-guided subcostal-posterior transversus abdominis plane block for pain control following laparoscopic sleeve gastrectomy [J]. Saudi Med J, 2017,38（12）:1224-1229.

14. Faiz S, Alebouyeh M R, Derakhshan P, et al. Comparison of ultrasound-guided posterior transversus abdominis plane block and lateral transversus abdominis plane block for postoperative pain management in patients undergoing cesarean section: a randomized double-blind clinical trial study [J]J Pain Res, 2018,11:5-9.

15. Yoshiyama S, Ueshima H, Sakai R, et al. A Posterior TAP Block Provides More Effective Analgesia Than a Lateral TAP Block in Patients Undergoing Laparoscopic Gynecologic Surgery: A Retrospective Study [J]. Anesthesiol Res Pract, 2016,2016:4598583.

16. Abdallah F W, Laffey J G, Halpern S H, et al. Duration of analgesic effectiveness after the posterior and lateral transversus abdominis plane block techniques for transverse lower abdominal incisions: a meta-analysis [J]. Br J Anaesth, 2013,111（5）:721-735.

17. Pinto F W, Fernandes C R, Vale M L, et al. Evaluation of transversus abdominis plane block in open appendectomy in paediatrics: Comparison of ropivacaine in two different concentrations [J]. Eur J Anaesthesiol, 2018,35（7）:547-548.

18. Ng S C, Habib A S, Sodha S, et al. High-dose versus low-dose local anaesthetic for transversus abdominis plane block post-Caesarean delivery analgesia: a meta-analysis [J]. Br J Anaesth, 2018,120（2）:252-263.

19. Sahin A S, Ay N, Sahbaz N A, et al. Analgesic effects of ultrasound-guided transverse abdominis plane block using different volumes and concentrations of local analgesics after laparoscopic cholecystectomy [J]. J Int Med Res, 2017,45（1）:211-219.

20. Forero M, Heikkila A, Paul J E, et al. Lumbar transversus abdominis plane block: the role of local anesthetic volume and concentration-a pilot, prospective, randomized, controlled trial [J]. Pilot Feasibility Stud, 2015,1:10.

21. Finnerty O, Sharkey A, Mc D J. Transversus abdominis plane block for abdominal surgery [J]. Minerva Anestesiol, 2013,79（12）:1415-1422.

（范　坤　王爱忠）

第六节　超声引导腹直肌鞘阻滞技术

一、概述

腹直肌鞘阻滞是一项古老的技术，最早的报道见于 1899 年，主要阻滞走行于腹直肌鞘内的 T_7-T_{11} 肋间神经前皮支[1]。以往腹直肌鞘阻滞多采用落空法判断针尖是否进入腹直肌后鞘，但是这种盲探技术对腹直肌和腹直肌后鞘的定位都很困难，因此成功率较低，限制了该技术的使用[1,2]。2006年，Willschke等报道了超声用于引导腹直肌鞘阻滞的技术，自此，腹直肌鞘阻滞被广泛应用于临床[3]。腹直肌鞘阻滞主要适用于脐部以及腹部纵轴正中切口的麻醉和镇痛。研究显示，在脐部腹腔镜手术中，超声引导腹直肌鞘阻滞的镇痛效果要优于腹横肌平面阻滞[4]。一项对小儿单孔腹腔镜阑尾手术的研究显示，腹直肌鞘阻滞的术后镇痛效果要优于局部浸润[5]。而一项小儿脐疝修补术的研究显示，局部浸润、腹直肌鞘阻滞和骶管阻滞可获得等同的镇痛效果[6]。因此腹直肌鞘阻滞是一种安全有效的腹壁神经阻滞麻醉。

腹直肌鞘阻滞技术包括腹直肌后鞘阻滞、腹直肌前鞘阻滞和腹直肌内阻滞，其中腹直肌后鞘阻滞最常见，本节我们将予以介绍。

二、腹直肌鞘阻滞的解剖学基础

腹直肌是一长条状肌肉，内侧缘靠近白线，外侧缘在腹前壁表面呈一弓状沟，称为半月线。腹直肌从第9肋软骨尖延伸至耻骨结节。

两侧腹直肌由纤维鞘包绕，称为腹直肌鞘。腹直肌鞘后层的上2/3是完整的，下1/3接近脐与耻骨的中间处，腹直肌鞘后层缺如。腹直肌鞘后层的下缘称为弓状线。弓状线以上腹直肌鞘前层是由腹外斜肌腱膜和腹内斜肌腱膜前层构成，后层是由腹内斜肌腱膜后层和腹横肌腱膜以及腹横筋膜构成[7]。弓状线以下腹直肌鞘前层是由腹外斜肌、腹内斜肌和腹横肌腱膜构成，后层是由腹横筋膜和腹膜外结缔组织构成[7]。

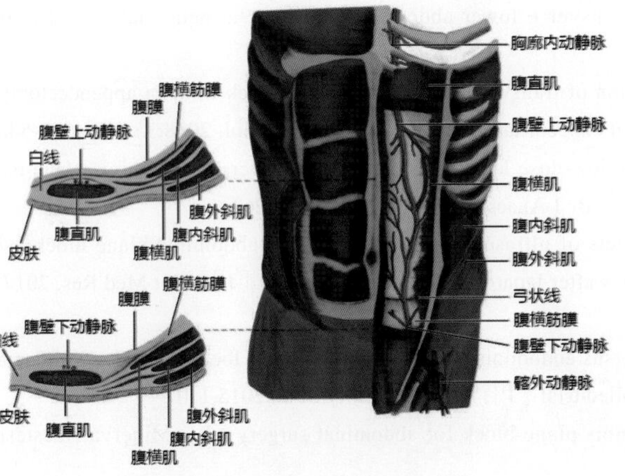

腹直肌鞘内有腹壁上动、静脉和腹壁下动、静脉走行，其中腹壁上动、静脉是胸廓内动、静脉在腹部的延伸，腹壁下动、静脉是髂外动脉和髂外静脉的分支[7]。两者在腹直肌和腹直肌鞘之间上下走行，在脐水平处发生吻合。在行腹直肌鞘阻滞时应避免损伤此血管。

T_7~T_{11}肋间神经、肋下神经前皮支从腹横肌平面穿出后，向内走行于腹直肌鞘，在腹直肌后侧，后鞘浅面向前下走行，在距腹直肌外缘1~4 cm向上进入腹直肌，继而穿出前鞘进入皮下组织。期间分出外侧皮支和内侧皮支，支配腹直肌表面皮肤的感觉。如图4-1、图6-1、图6-65、图6-66所示。

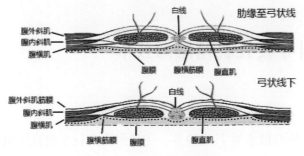

图 6-65　腹直肌解剖特点

图 6-66　腹直肌鞘内神经解剖特点

三、超声引导腹直肌平面阻滞技术

（一）超声引导腹直肌鞘阻滞技术

1. 超声引导腹直肌鞘阻滞的体位

嘱患者平卧，双上肢自然伸展放置于胸壁两侧，充分暴露腹前壁。选用线阵探头，耦合剂涂抹探头并做无菌处理。穿刺前适当镇静、镇痛。

2. 腹直肌鞘的超声定位

根据需要，可在脐上、脐和脐下 3 个水平进行阻滞。把探头横置于白线旁，并与白线垂直。超声下可显示腹直肌前鞘、腹直肌、腹直肌后鞘、腹横筋膜和腹膜等声像。把探头水平向外平移，可显示腹直肌外侧缘、腹内斜肌、腹横肌、腹外斜肌或其筋膜等声像。在脐上水平，可见腹横肌延伸至腹直肌的深部。腹直肌外缘内侧 1~4cm 处、腹直肌后鞘与腹直肌之间的间隙即为目标部位（见图 6-67、图 4-69、图 4-70、图 4-71）。

把上述目标部位放置于超声图像中间，旋转探头 90°，即探头长轴与白线平行，可获得腹直肌矢状面声像，该技术亦是超声引导腹直肌鞘阻滞的重要手法之一（见图 4-68）。

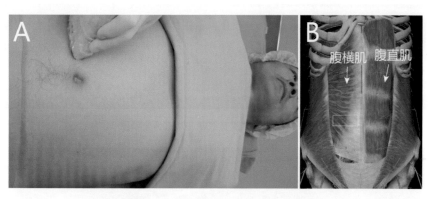

图 6-67　横断面腹直肌平面的超声定位

A. 横断面腹直肌平面阻滞超声探头放置位置示意图；B. 横断面腹直肌平面阻滞超声探头扫描示意图。绿色方框为超声探头放置位置

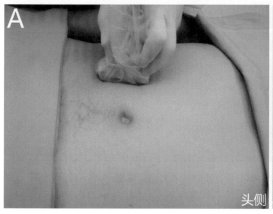
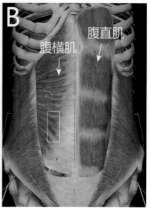

图 6-68　矢状面腹直肌平面的超声定位

A. 矢状面腹直肌平面阻滞超声探头放置位置示意图；B. 矢状面腹直肌平面阻滞超声探头扫描示意图。绿色方框为超声探头放置位置

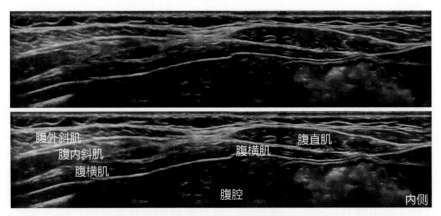

图 6-69　肋缘下腹直肌鞘超声声像全景图

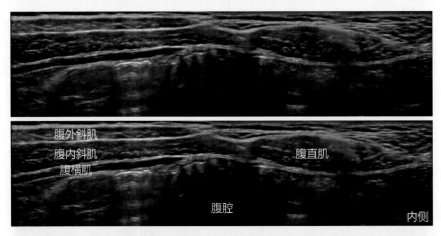

图 6-70　平脐腹直肌鞘超声声像全景图

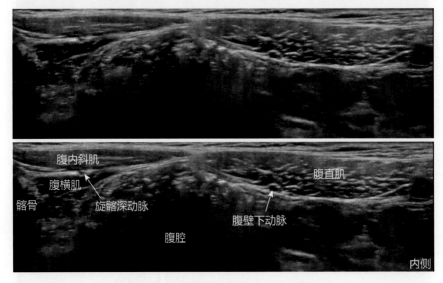

图 6-71　脐下腹直肌鞘超声声像全景图

3. 超声引导腹直肌鞘阻滞的进针方法

多采用平面内进针技术。22G 穿刺针从探头任意端进针，针尖穿过腹直肌即进入腹直肌后鞘，回抽无血即可注射局麻药（见图 7-72~ 图 7-75）。超声下可见药物在腹直肌后鞘浅层呈梭形扩散。

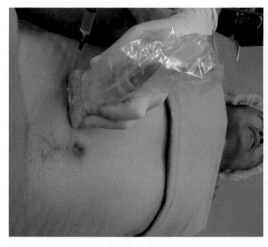

图 6-72 横断面腹直肌鞘阻滞平面内进针示意图

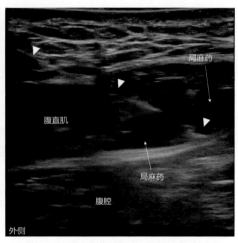

图 6-73 横断面腹直肌鞘阻滞平面内进针技术
白色三角形为穿刺针轨迹

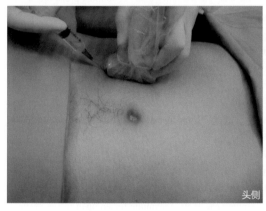

图 6-74 矢状面腹直肌鞘阻滞平面内进针示意图

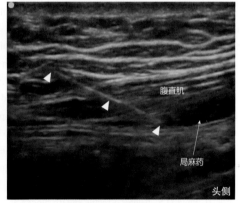

图 6-75 矢状面腹直肌鞘阻滞平面内进针技术
白色三角形为穿刺针轨迹

（二）超声引导腹直肌鞘阻滞的药物

尚未发现关于超声引导腹直肌鞘阻滞局麻药种类、浓度、剂量和容量的系统性研究报道。由于腹直肌鞘内神经超声下不易分辨，常需较大容量的局麻药方可获得满意的镇痛效果。文献中报道腹直肌鞘阻滞局麻药的使用剂量每侧为 15~20ml[8,9]。我们常使用 0.25%~0.5% 的罗哌卡因每侧 15~20ml，可获得良好的镇痛效果且无显著药物相关并发症。

四、超声引导腹直肌鞘阻滞技术的适应证

腹直肌鞘阻滞适用于前腹壁正中切口的腹膜、肌肉、皮肤的镇痛，如胃肠切除术、膀胱癌根治术、全子宫切除术、腹腔镜腹股沟斜疝、腹腔镜卵巢切除术等。研究显示，与术后腹直肌鞘阻滞相比，术前腹直肌鞘阻滞可显著抑制白介素-1 等炎性介质的释放，更加有利于患者恢复[10]。

五、超声引导腹直肌鞘阻滞技术的并发症与禁忌证

（一）并发症

腹直肌鞘阻滞最常见的并发症是穿刺损伤，包括血管损伤、腹膜及腹腔脏器损伤等。

（二）禁忌证

穿刺部有严重的感染、患者拒绝和局麻药过敏等情况严禁行超声引导腹直肌鞘阻滞。

参 考 文 献

1. Smith B E, Suchak M, Siggins D, et al. Rectus sheath block for diagnostic laparoscopy［J］. Anaesthesia, 1988,43（11）:947-948.

2. Muir J, Ferguson S. The rectus sheath block--well worth remembering［J］. Anaesthesia, 1996,51（9）:893-894.

3. Willschke H, Bosenberg A, Marhofer P, et al. Ultrasonography-guided rectus sheath block in paediatric anaesthesia--a new approach to an old technique［J］. Br J Anaesth, 2006,97（2）:244-249.

4. Mugita M, Kawahara R, Tamai Y, et al. Effectiveness of ultrasound-guided transversus abdominis plane block and rectus sheath block in pain control and recovery after gynecological transumbilical single-incision laparoscopic surgery［J］. Clin Exp Obstet Gynecol, 2014,41（6）:627-632.

5. Maloney C, Kallis M, El-Shafy I A, et al. Ultrasound-guided bilateral rectus sheath block vs. conventional local analgesia in single port laparoscopic appendectomy for children with nonperforated appendicitis［J］. J Pediatr Surg, 2018,53（3）:431-436.

6. Relland L M, Tobias J D, Martin D, et al. Ultrasound-guided rectus sheath block, caudal analgesia, or surgical site infiltration for pediatric umbilical herniorrhaphy: a prospective, double-blinded, randomized comparison of three regional anesthetic techniques［J］. J Pain Res, 2017,10:2629-2634.

7. Pearce J M. Henry Gray's Anatomy［J］. Clin Anat, 2009,22（3）:291-295.

8. Cho S, Kim Y J, Jeong K, et al. Ultrasound-guided bilateral rectus sheath block reduces early postoperative pain after laparoscopic gynecologic surgery: a randomized study［J］. J Anesth, 2018,32（2）:189-197.

9. Quek K H, Phua D S. Bilateral rectus sheath blocks as the single anaesthetic technique for an open infraumbilical hernia repair［J］. Singapore Med J, 2014,55（3）:e39-e41.

10. Jin F, Li Z, Tan W F, et al. Preoperative versus postoperative ultrasound-guided rectus sheath block for improving pain, sleep quality and cytokine levels in patients with open midline incisions undergoing transabdominal gynecological surgery: a randomized-controlled trial［J］. BMC Anesthesiol, 2018,18（1）:19.

（范　坤　王爱忠）

第七节　超声引导髂腹下、髂腹股沟神经阻滞技术

一、概述

髂腹下神经、髂腹股沟神经阻滞是腹股沟区手术最常见的区域麻醉技术。既往多采用盲探法，在髂前上棘与脐连线的外 1/4 处穿刺，这种体表定位技术失败率较高[1]。与腹横肌平面阻滞相比，髂腹下、髂腹股沟神经阻滞可显著缓解腹股沟疝气修补术患者的术后疼痛[2]。2005 年，Willschke 等首次报道了超声引导髂腹下、髂腹股沟神经阻滞技术在小儿腹股沟疝修补术中的应用，与传统阻滞相比，超声技术的应用增加了阻滞效果并减少了局麻药的剂量[3,4]。一项小儿腹股沟部手术研究显示，髂腹下、髂腹股沟神经阻滞可获得类似于骶管阻滞的镇痛效果，但需要的局麻药更少[5]。同样，对于单侧腹股沟疝气修补术，髂腹下、髂腹股沟神经阻滞的镇痛时间要长于蛛网膜下隙麻醉[6]。

髂腹下、髂腹股沟神经阻滞常见的位置有腰方肌水平（见本章第九节）、腹横肌水平（见本章第五节）和髂前上棘水平，其中，髂前上棘水平最常见。

二、髂腹下、髂腹股沟神经阻滞的解剖学基础

髂腹下神经主要由 T_{12} 和 L_1 脊神经前支组成，从椎间孔穿出后进入腰大肌间隙，在腰大肌上部从其外侧缘穿出，在肾脏的后方腰方肌的表面向下向外走行。至髂嵴上方进入腹横肌平面，并分为外侧皮支和前皮支。外侧皮支在髂嵴上方穿过腹内斜肌和腹外斜肌，前皮支从髂前上棘内侧约 2cm 穿过腹内斜肌，走行于腹内斜肌和腹外斜肌（或腱膜）之间，从腹股沟浅环上方 3cm 处穿出腹外斜肌（或腱膜）。髂腹下神经支配臀部后外侧区和耻骨上部皮肤的感觉。

髂腹股沟神经比较细小，起源于 L_1 神经腹侧支，从腰大肌外缘穿出斜向前下，在髂嵴前端进入腹横肌平面。常与髂腹下神经联合，在此处穿过腹内斜肌，大部分神经与髂腹下神经并行向内下行于腹横肌平面内，与精索一起穿过腹股沟管浅环，支配大腿内侧近端、阴茎根部、阴囊上部分或阴阜的皮肤。髂腹股沟神经在腹横肌平面内常与旋髂深动脉伴行。旋髂深动脉是髂外动脉的分支，在腹横肌平面内向上向外穿行，可作为定位髂腹股沟神经的标志。如图 4-1、图 6-1、图 6-76 所示。

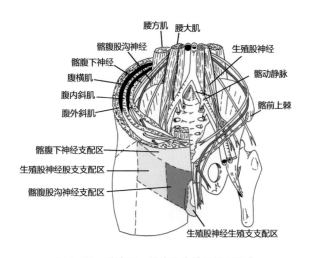

图 6-76　髂腹下、髂腹股沟神经解剖特点

三、超声引导髂腹下、髂腹股沟神经阻滞技术

（一）超声引导髂腹下、髂腹股沟神经阻滞技术

1.超声引导髂腹下、髂腹股沟神经阻滞的体位

嘱患者平卧，双上肢自然伸展放置于胸壁两侧。选用线阵探头，耦合剂涂抹探头并做无菌处理。穿刺前适当镇静、镇痛。

2.髂腹下、髂腹股沟神经的超声定位

把探头平行放置于髂前上棘与脐之间的连线上、髂前上棘内上侧2cm处，探头与皮肤垂直（见图6-77）。超声下可显示腹外斜肌（或腹外斜肌腱膜）、腹内斜肌和腹横肌，在腹内斜肌与腹横肌之间的间隙可探寻到搏动的旋髂深动脉，可采用彩色多普勒予以鉴别，在旋髂深动、静脉的附近，可显示髂腹下和髂腹股沟神经声像，多呈圆形或卵圆形（见图6-78）。在髂前上棘水平，髂腹下神经可能已穿行在腹内斜肌内或已到达腹内斜肌和腹外斜肌腱膜之间。

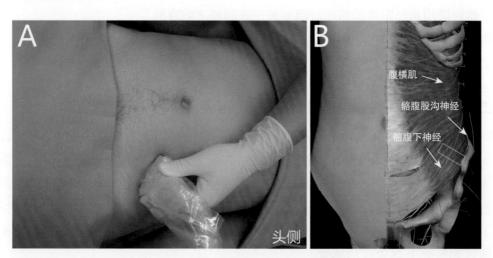

图6-77　髂腹下、髂腹股沟神经的超声定位

A.髂腹下、髂腹股沟神经阻滞超声探头放置位置示意图；B.髂腹下、髂腹股沟神经阻滞超声探头扫描示意图。绿色方框为探头放置位置

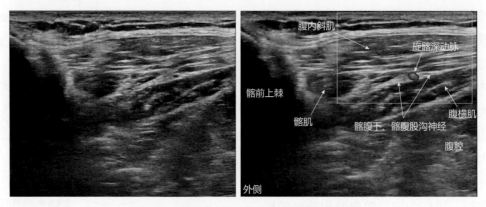

图6-78　髂腹下、髂腹股沟神经的超声声像图

3. 超声引导髂腹下、髂腹股沟神经阻滞的进针方法

多采用平面内进针技术。22G 穿刺针从探头内侧端进针，针尖穿过腹内斜肌即进入腹横肌平面，回抽无血即可注射局麻药（见图 6-79、图 6-80）。超声下可见药物在腹横肌与腹内斜肌之间呈梭形扩散。为保证阻滞完善，可在腹内斜肌表层注射 5~10ml 局麻药。

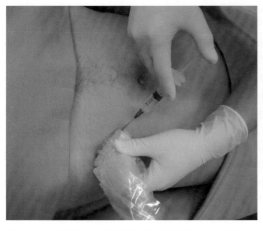 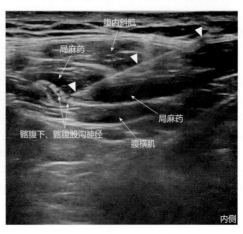

图 6-79　髂腹下、髂腹股沟神经阻滞平面内进针示意图

图 6-80　髂腹下、髂腹股沟神经阻滞平面内进针技术

白色三角形为穿刺针轨迹

（二）超声引导髂腹下、髂腹股沟神经阻滞的药物

在成人中，髂腹下、髂腹股沟神经阻滞的局麻药物相关研究较少见，文献中局麻药的剂量多为 10~15ml[2, 7-9]。一项小儿超声引导髂腹下、髂腹股沟神经阻滞研究显示，0.21% 浓度的罗哌卡因的局麻药阻滞成功率为 50%，而 0.5% 浓度的局麻药阻滞成功率可达 100%[10]。与其他腹横肌平面阻滞相反，髂腹下、髂腹股沟神经阻滞时高浓度、低容量的局麻药的镇痛效果可能比低浓度、高容量更有效[12]。因此，在临床中，我们常使用 0.5%~0.75% 的罗哌卡因 10~15ml，可获得良好的镇痛效果且无药物相关并发症。

四、超声引导髂腹下、髂腹股沟神经阻滞技术的适应证

髂腹下、髂腹股沟神经阻滞适用于腹股沟区手术的麻醉和镇痛，如腹股沟疝修补术等。联合肋下神经等阻滞也可用于下腹部手术的麻醉和镇痛。髂腹下、髂腹股沟神经阻滞还可用于腹股沟部神经痛的诊断和治疗。

五、超声引导髂腹下、髂腹股沟神经阻滞技术的并发症与禁忌证

（一）并发症

超声引导髂腹下、髂腹股沟神经阻滞并发症较少见，包括血管损伤、腹膜及腹腔脏器损伤等。

（二）禁忌证

穿刺部有严重的感染、患者拒绝和局麻药过敏等禁忌行超声引导髂腹下、髂腹股沟神经阻滞。

参 考 文 献

1. Bainton A. Ilioinguinal/iliohypogastric nerve block［J］. Anaesthesia, 1982,37（6）:696-697.

2. Kamal K, Jain P, Bansal T, et al. A comparative study to evaluate ultrasound-guided transversus abdominis plane block versus ilioinguinal iliohypogastric nerve block for post-operative analgesia in adult patients undergoing inguinal hernia repair［J］. Indian J Anaesth, 2018,62（4）:292-297.

3. Willschke H, Marhofer P, Bosenberg A, et al. Ultrasonography for ilioinguinal/iliohypogastric nerve blocks in children［J］. Br J Anaesth, 2005,95（2）:226-230.

4. Weintraud M, Lundblad M, Kettner S C, et al. Ultrasound versus landmark-based technique for ilioinguinal-iliohypogastric nerve blockade in children: the implications on plasma levels of ropivacaine［J］. Anesth Analg, 2009,108（5）:1488-1492.

5. Abdellatif A A. Ultrasound-guided ilioinguinal/iliohypogastric nerve blocks versus caudal block for postoperative analgesia in children undergoing unilateral groin surgery［J］. Saudi J Anaesth, 2012,6（4）:367-372.

6. Gurkan I, Utebey G, Ozlu O. Comparison of ilioinguinal-iliohypogastric nerve block versus spinal anesthesia techniques for single sided inguinal herniorrhaphy［J］. Agri, 2013,25（3）:108-114.

7. Kiran L V, Sivashanmugam T, Kumar V, et al. Relative Efficacy of Ultrasound-guided Ilioinguinal-iliohypogastric Nerve Block versus Transverse Abdominis Plane Block for Postoperative Analgesia following Lower Segment Cesarean Section: A Prospective, Randomized Observer-blinded Trial［J］. Anesth Essays Res, 2017,11（3）:713-717.

8. Stav A, Reytman L, Stav M Y, et al. Transversus Abdominis Plane Versus Ilioinguinal and Iliohypogastric Nerve Blocks for Analgesia Following Open Inguinal Herniorrhaphy［J］. Rambam Maimonides Med J, 2016,7（3）:e0021

9. Khedkar S M, Bhalerao P M, Yemul-Golhar S R, et al. Ultrasound-guided ilioinguinal and iliohypogastric nerve block, a comparison with the conventional technique: An observational study［J］. Saudi J Anaesth, 2015,9（3）:293-297.

10. Yamada K, Inomata S, Tanaka M. The Ropivacaine Concentration Required for Ultrasound-Guided Ilioinguinal/ Iliohypogastric Nerve Block in Pediatric Patients［J］. Anesth Analg, 2016,123（1）:175-178.

11. Trifa M, Chaabane Z, Dridi S, et al. The analgesic effects of ropivacaine in ilioinguinal-iliohypogastric nerve block in children--concentration or volume?［J］. Middle East J Anaesthesiol, 2009,20（1）:83-87.

（徐晓涛　王爱忠）

第八节　超声引导生殖股神经阻滞技术

一、概述

腹股沟疝气手术可导致生殖股神经损伤，引起术后腹股沟区和大腿内侧等慢性疼痛，发生率高达 12%~20%[1]。既往多根据解剖标志定位进行穿刺阻滞生殖股神经，穿刺点多位于耻骨结节附近，但穿刺成功率较低，且易发生穿刺损伤[2]。CT 等技术增加了生殖股神经阻滞的成功率，但操作复杂且所需时间较长[3]。2014 年，Terkawi 等首次介绍了超声引导生殖股神经的脉冲治疗技术[4]。同年，Shanthanna 等首次执行了超声引导生殖股神经阻滞技术，自此，生殖股神经的可视化技术在临床中得以开展[5,6]。

目前，超声引导生殖股神经阻滞主要针对其分支阻滞，包括股支和生殖支阻滞。

二、生殖股神经阻滞的解剖学基础

生殖股神经起源于第 1 和第 2 腰脊神经的腹侧支，在腰大肌表面形成，斜向前向下进入该肌，在第 3 或第 4 腰椎水平从腰大肌内侧缘的腹侧面穿出，在腰大肌表面的腹膜外下行，在腹股沟韧带上方分为生殖支和股支。其中股支沿髂外动脉外侧下行，并发出几条细支包绕血管，后越过旋髂深动脉，经腹股沟韧带的深面、股动脉的外侧进入股鞘，穿出股鞘前壁和阔筋膜，分布于股三角上部表面的皮肤；生殖支越过髂外动脉下段，经腹股沟管深环进入腹股沟管，与睾丸动、静脉伴行支配提睾肌和阴囊的皮肤[2]，女性与子宫圆韧带伴行主要支配阴阜和大阴唇的皮肤。生殖股神经与髂腹下神经和髂腹股沟神经有交叉支配。如图 4-1、图 6-1、图 6-76、图 6-81 所示。

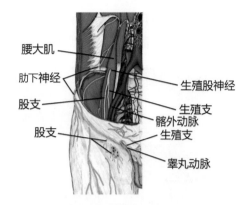

图 6-81　生殖股神经的解剖特点

三、超声引导生殖股神经阻滞技术

（一）超声引导生殖股神经股支阻滞技术

Ohgoshi 等于 2017 年报道了超声引导生殖股神经联合股神经阻滞用于动脉瘤微创术的镇痛[7]。该技术是把局麻药注射到股动脉的外上方、髂筋膜和阔筋膜之间的间隙，阻滞走行于此间隙的生殖股神经股支。

1. 超声引导生殖股神经股支阻滞的体位

嘱患者平卧，双上肢自然伸展放置于胸壁两侧，充分暴露患者腹股沟区。选用线阵探头，耦合剂涂抹探头并做无菌处理。穿刺前适当镇静、镇痛。

2. 生殖股神经股支的超声定位

生殖股神经股支定位技术类似于股神经超声定位。把探头平行放置于腹股沟韧带上，探头与皮肤垂直，轻移探头至髂前上棘和耻骨结节连线的内 1/3 处，超声下可显示股动脉和股静脉声像，在股动脉的外侧可探寻到阔筋膜和髂筋膜声像，生殖股神经股支位于股动脉的外上方。大部分患者该神经超声下不易鉴别（见图 6-82、图 6-83）。

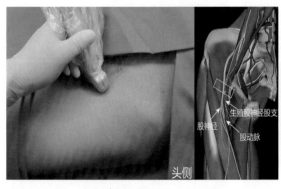

图 6-82　生殖股神经股支的超声定位

A. 生殖股神经股支阻滞超声探头放置位置示意图；B. 生殖股神经股支探头扫描示意图。绿色方框为超声探头放置位置

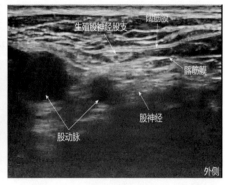

图 6-83　生殖股神经股支超声声像图

3. 超声引导生殖股神经股支的进针方法

多采用平面内进针技术。22~25G 穿刺针从探头外侧端进针，针尖穿过阔筋膜，靠近

神经回抽无血即可注射局麻药（见图6-84、图6-85）。超声下可见药物在髂筋膜和阔筋膜之间呈梭形扩散，将生殖股神经股支充分包绕。

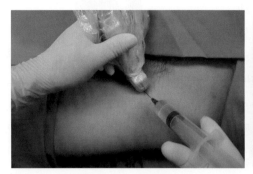

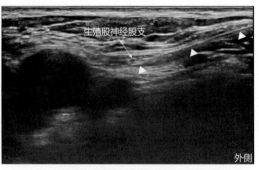

图6-84　生殖股神经股支阻滞平面内进针示意图　　　图6-85　生殖股神经股支阻滞平面内进针技术

白色三角形为穿刺针轨迹

（二）超声引导生殖股神经生殖支阻滞技术

超声引导下生殖股神经生殖支阻滞是把药物注射到睾丸动脉或子宫圆韧带周围，阻滞精索或子宫圆韧带旁的目标神经[6]。该技术主要用于阴囊或阴阜等部手术的麻醉和镇痛。

1. 超声引导下生殖股神经生殖支阻滞的体位

同超声引导生殖股神经股支阻滞。

2. 生殖股神经生殖支阻滞的超声定位

在生殖股神经阻滞位置旋转探头90°可获得股动脉长轴声像，向头侧移动探头至腹股沟韧带上部可获得髂外动脉长轴声像，把探头向内侧稍平移可获得精索或子宫圆韧带声像，其中精索内可探寻到搏动的睾丸动脉，可采用多普勒予以鉴别，生殖股神经生殖支即位于睾丸动脉或子宫圆韧带附近，呈圆形或卵圆形声像（见图6-86、图6-87）。

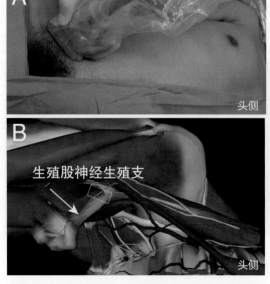

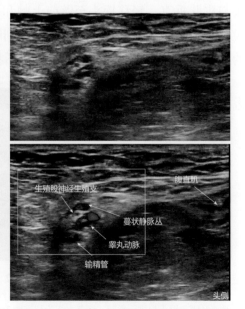

图6-86　髂外动脉旁生殖股神经生殖支的超声定位

A.髂外动脉旁生殖股神经生殖支阻滞超声探头放置位置示意图；B.髂外动脉旁生殖股神经生殖支阻滞超声探头扫描示意图。绿色方框为超声探头放置位置

图6-87　髂外动脉旁生殖股神经生殖支超声声像图

还可以把探头横置于患侧脐下，超声下可显示腹直肌声像。向足侧移动探头直至腹直肌声像消失、耻骨声像出现，向外侧移动探头，在耻骨结节的外侧可探寻到搏动的睾丸动脉声像，生殖股神经生殖支即位于睾丸动脉或子宫圆韧带的附近（见图 6-88、图 6-89）。此部位相当于腹股沟皮下环的位置。

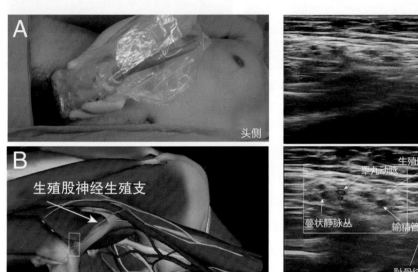

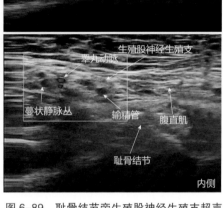

图 6-88　耻骨结节旁生殖股神经生殖支的超声定位
A. 耻骨结节旁生殖股神经生殖支阻滞超声探头放置位置示意图；B. 耻骨结节旁生殖股神经生殖支阻滞超声探头扫描示意图。绿色方框为超声探头放置位置

图 6-89　耻骨结节旁生殖股神经生殖支超声声像图

3. 超声引导下生殖股神经生殖支阻滞的进针方法

多采用平面内进针技术。22~25G 穿刺针从探头任意端进针，针尖至神经附近回抽无血即可注射局麻药，超声下可见药物在神经周围扩散（见图 6-90~ 图 6-93）。若神经显示不清可把药物注射到睾丸动脉或子宫圆韧带周围亦可获得等同的镇痛效果。该技术可同时阻断走行于精索内的髂腹股沟神经。

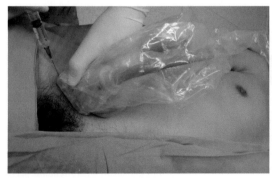

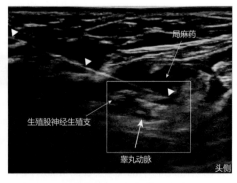

图 6-90　髂外动脉旁生殖股神经生殖支阻滞平面内进针示意图

图 6-91　髂外动脉旁生殖股神经生殖支阻滞平面内进针技术
白色三角形为穿刺针轨迹。

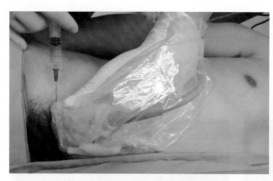

图6-92　耻骨结节旁生殖股神经生殖支阻滞平面内进针示意图

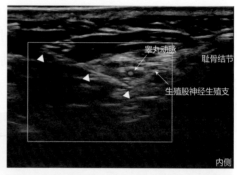

图6-93　耻骨结节旁生殖股神经生殖支阻滞平面内进针技术

白色三角形为穿刺针轨迹

（三）超声引导生殖股神经阻滞的药物

尚未有超声引导生殖股神经阻滞的药物研究相关报道。利多卡因、罗哌卡因、布比卡因和左旋布比卡因均有用于超声引导生殖股神经阻滞的报道，资料显示该神经阻滞局麻药的使用剂量多为4~10ml[5-7]。临床操作中我们常使用0.25%~0.5%的罗哌卡因每侧5~10ml行超声引导生殖股神经阻滞，可获得良好的镇痛效果且未发现相关药物并发症。

四、超声引导生殖股神经阻滞技术的适应证

超声引导生殖股神经阻滞常联合髂腹下、髂腹股沟神经或股神经阻滞用于腹股沟区、阴囊、大腿内侧区手术的麻醉和镇痛，如精索静脉曲张、疝气修补、鞘膜积液等手术。该技术还可用于剖宫产、腹股沟疝气修补术等引起的生殖股神经损伤导致的疼痛。

五、超声引导生殖股神经阻滞技术的并发症与禁忌证

（一）并发症

超声引导生殖股神经阻滞并发症较少见，常见是穿刺损伤，包括针尖误损伤腹腔脏器、股动/静脉或髂外动/静脉等。其他并发症包括感染、局麻药入血等。

（二）禁忌证

穿刺部有严重的感染、患者拒绝和局麻药过敏等情况严禁行超声引导生殖股神经阻滞。

参 考 文 献

1. Aasvang E, Kehlet H. Surgical management of chronic pain after inguinal hernia repair［J］. Br J Surg, 2005,92（7）:795-801.

2. Starling J R, Harms B A. Diagnosis and treatment of genitofemoral and ilioinguinal neuralgia［J］. World J Surg, 1989,13（5）:586-591.

3. Parris D, Fischbein N, Mackey S, et al. A novel CT-guided transpsoas approach to diagnostic genitofemoral nerve block and ablation［J］. Pain Med, 2010,11（5）:785-789.

4. Terkawi A S, Romdhane K. Ultrasound-guided pulsed radiofrequency ablation of the genital branch of the genitofemoral nerve for treatment of intractable orchalgia［J］. Saudi J Anaesth, 2014,8（2）:294-298.

5. Brisard L, Belaidi M, Bizouarn P, et al. Ultrasound-guided transversus abdominis plane/genitofemoral blocks for a patient receiving extracorporeal life support [J]. A A Case Rep, 2014,2（12）:155-156.

6. Shanthanna H. Successful treatment of genitofemoral neuralgia using ultrasound guided injection: a case report and short review of literature [J]. Case Rep Anesthesiol, 2014,2014:371703.

7. Ohgoshi Y, Takeda M, Miura M, et al. Combination of femoral and genitofemoral nerve blocks is effective for endovascular aneurysm repair [J]. J Clin Anesth, 2017,37:97-98.

（范　坤　王爱忠）

第九节　超声引导腰方肌阻滞技术

一、概述

腰方肌阻滞是把局麻药物注射到腰方肌内或腰方肌周围肌肉间隙内，阻滞走行于此间隙的胸腰段脊神经的分支，以获得所需的腹部或下肢的麻醉和镇痛效果。腰方肌阻滞最早由 Blanco 于 2007 年提出，最初被认为是腹横肌平面阻滞的一种，直到 2013 年才被命名为腰方肌阻滞，随后，超声引导腰方肌阻滞的报道和研究文献陆续涌现[1]。腰方肌阻滞适用于小儿、孕妇和成人等几乎所有人的围术期麻醉和镇痛。研究显示，与腹横肌阻滞相比，腰方肌阻滞的剖宫产患者术后 48h 所需吗啡更少、镇痛效果更佳[2]。一项针对膀胱癌根治术的研究显示，双侧腰方肌连续阻滞与双侧椎旁阻滞的患者术后所需镇痛药量类似，提示腰方肌阻滞可获得与椎旁阻滞等同的镇痛效果[3]。

根据腰方肌解剖结构和注射位点，可把腰方肌阻滞分为 4 种：腰方肌前侧阻滞、腰方肌后侧阻滞、腰方肌外侧阻滞、腰方肌内阻滞。腰方肌阻滞的方法不同，所获的镇痛平面也不同[1]（见表 6-2）。其中腰方肌外侧阻滞类似于后侧腹横肌平面阻滞（见本章第五节）。

表 6-2　腰方肌阻滞不同方法的阻滞平面、技术难度和风险[4]

方法	阻滞平面	技术难度	风险
前侧	$T_{10}\sim L_4$	困难	安全
外侧	$T_7\sim L_1$	一般	安全
后侧	$T_7\sim L_1$	一般	安全
肌内	$T_7\sim T_{12}$	简单	安全

二、腰方肌阻滞的解剖学基础

腰方肌是一个四方形的肌肉，上方附着于第 12 肋下缘的内侧半，并通过 4 个小肌腱附着于上 4 位腰椎的横突，下方以腱性纤维的形式连于髂腰韧带。腰方肌的前面是结肠、肾脏、腰大肌、腰小肌、膈角和胸腰筋膜前层。腰方肌前面的筋膜上有肋下神经、髂腹下神经和髂腹股沟神经走行，神经呈束状向下延伸，进入腹横筋膜。腰方肌的后面是竖脊肌、背阔肌和胸腰筋膜的后层。腰方肌的外侧是腹外斜肌、腹内斜肌和腹横肌。腰方肌的内侧是腰大肌和腰椎横突。

腰方肌和腰丛关系密切，腰方肌的上端有肋下神经通过，1~3 腰神经前支的分支分别由腰方肌的内侧入腰大肌。第 1 腰神经前支由腰方肌的内侧缘约平第 1 腰椎间盘入腰大肌，第 2 腰神经前支由该肌内侧缘约平第 2 椎间盘入腰大肌，第 3 腰神经前支由该肌内侧约平第 4 腰椎椎体上缘入腰大肌。1~3 腰神经前支的分支入腰大肌后向外下走行。第 1 腰神经前支分支在腰方肌中上部发出 1~2 条分支，第 2~3 腰神经前支在该肌的中下部发出 3~4 条分支。其中髂腹下神经、髂腹股沟神经和肋下神经由腰大肌的外侧穿出进入腰方肌的前面，斜向外下，从腰方肌的外侧缘穿出进入腹横肌平面。生殖股神经由 1~2 腰神经前支构成，在腰大肌表面形成，穿腰大肌斜向下走行，在 L_3 或 L_4 水平穿出腰大肌，在腰大肌前方、腰方肌的内前方、腹膜下下行。股神经和股外侧皮神经在腰大肌形成后，由腰大肌的外侧缘和腰方肌之间的间隙内穿出，向下走行于腰大肌和髂肌之间。闭孔神经在腰大肌内形成后，在腰大肌内下行，在盆缘处穿出腰大肌。腰神经的后支从椎旁分出后，由腰方肌的内侧向后进入竖脊肌。如图 6-94、图 6-95 所示。

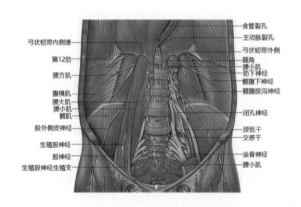

图 6-94　腰方肌及周围组织的解剖特点

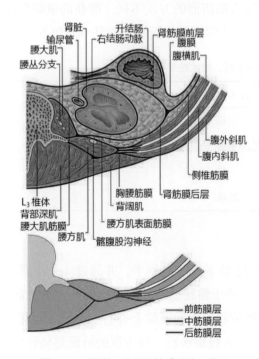

图 6-95　腰方肌及周围筋膜结构示意图

三、超声引导腰方肌阻滞技术

（一）超声引导腰方肌阻滞的体位

嘱患者侧卧，患侧肢体朝上。多选用凸阵探头。耦合剂均匀涂抹于探头，无菌塑料套或手套包紧探头备用。穿刺前适当镇静、镇痛。

（二）超声引导腰方肌阻滞技术

1. 腰方肌侧方定位技术

把探头横置于腋前线髂嵴水平，超声下可见腹壁 3 层肌肉声像：腹外斜肌、腹内斜肌和腹横肌。把探头水平向后平移至腋后线处，可见腹外斜肌、腹内斜肌和腹横肌的边缘，在腹横筋膜的下方可见前部的腹膜后脂肪和后部的腰方肌。腰方肌深部为腰大肌和椎体横突，如果探头位置在 L_2 以上，还可显示肾脏影像。腰大肌与腰方肌之间的间隙即为腰方肌前侧平面；腰方肌的外侧、腹横筋膜的浅层即为腰方肌外侧平面；腰方肌内部即为腰方肌内平面；腰方肌与竖脊肌之间的间隙即为腰方肌后侧平面。如图 6-96、图 6-97 所示。

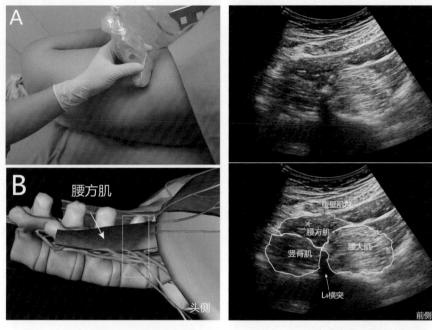

图 6-96　侧方腰方肌平面的超声定位
A. 侧方腰方肌阻滞超声探头放置位置示意图；
B. 侧方腰方肌阻滞超声探头扫描示意图。绿色方框为超声探头放置位置

图 6-97　L₄ 水平侧方腰方肌平面超声声像图
＊：腰方肌外侧平面；＊：腰方肌内平面；＊：腰方肌后侧平面；＊：腰方肌前侧平面

2. 腰方肌脊椎旁定位技术

首先根据患者疼痛或手术部位的神经支配，定位需要阻滞的平面，然后把探头横置于脊柱旁 2~3cm 处，与脊柱垂直。超声下可清晰显示腰方肌、腰大肌和肾脏等声像。腰大肌与腰方肌之间的间隙即为腰方肌前侧平面；腰方肌内部即为腰方肌内平面；腰方肌与竖脊肌之间的间隙即为腰方肌后侧平面；腰方肌的外侧、腹横筋膜的浅层即为腰方肌外侧平面。如图 6-98、图 6-99、图 6-100 所示。

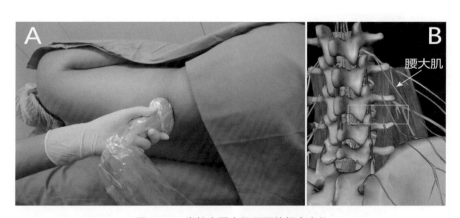

图 6-98　脊柱旁腰方肌平面的超声定位
A. 脊柱旁腰方肌阻滞超声探头放置位置示意图；B. 脊柱旁腰方肌阻滞超声探头扫描示意图。绿色方框为超声探头放置位置

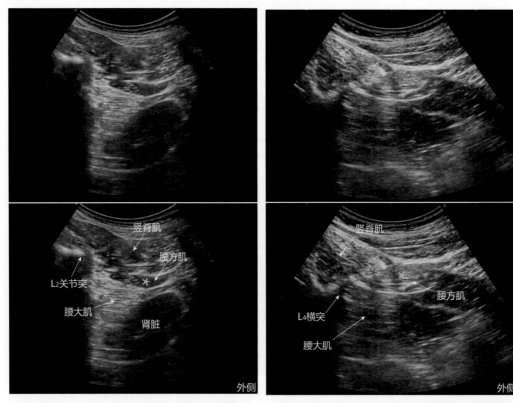

图 6-99 L₂ 水平脊柱旁腰方肌平面超声声像图
:腰方肌后侧平面；:腰方肌前侧平面；*:腰方肌
内平面

图 6-100 L₄ 水平脊柱旁腰方肌平面超声声像图
:腰方肌后侧平面；:腰方肌前侧平面；*:腰方肌
外侧平面；*:腰方肌内平面

（三）超声引导腰方肌阻滞的进针方法

多采用平面内进针技术。固定探头，穿刺点局部浸润麻醉后，22 G 穿刺针可由探头后端刺入皮肤，缓慢推进，针尖至目标平面，回抽无血后即可注射局麻药，超声下可见药物在目标平面扩散。如图 6-101、图 6-102、图 6-103 所示。

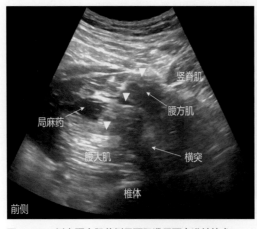

图 6-101 侧方腰方肌前侧平面阻滞平面内进针技术
白色三角形为穿刺针轨迹

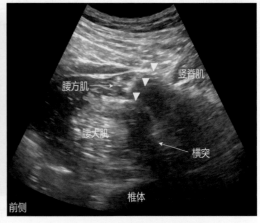

图 6-102 侧方腰方肌内阻滞技术
白色三角形为穿刺针轨迹

（四）超声引导腰方肌阻滞的药物

尸体解剖研究显示，腰方肌前侧阻滞药物可向椎旁扩散阻滞脊神经根，有时也会向腹横肌平面扩散，而腰方肌后侧和外侧阻滞药物主要向腹横肌平面以及深层肌肉扩散[9]。核磁研究显示腰方肌后侧阻滞局麻药向椎旁扩散的剂量要多于腰方肌外侧阻滞，但总体来说，腰方肌外侧和后侧阻滞局麻药向椎旁间隙扩散的剂量微乎其微[2, 10]。腰方肌内阻滞药物的扩散研究尚未发现。

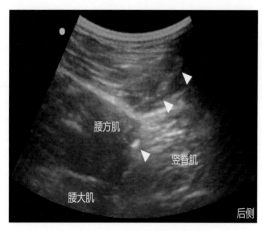

图 6-103 侧方腰方肌后侧平面阻滞技术
白色三角形为穿刺针轨迹

布比卡因、左旋布比卡因和罗哌卡因均有应用于腰方肌阻滞的报道，文献报道的局麻药使用剂量多为 15~30ml[1, 7]。临床操作中我们常使用 0.25%~0.5% 的罗哌卡因每侧 15~20ml 行超声引导腰方肌阻滞，可获得良好的镇痛效果且未发现相关药物并发症。

四、超声引导腰方肌阻滞技术的适应证

腰方肌外侧和后侧阻滞主要适用于腹部手术的麻醉和镇痛，如腹腔镜手术、胃肠造口术、剖宫产术、肾盂成形术等。腰方肌前路阻滞范围较广，不但适用于腹部手术还适用于下肢手术的麻醉和镇痛。腰方肌内阻滞局麻药扩散受限，仅适用于下腹部手术的麻醉和镇痛，如腹腔镜手术等。

五、超声引导腰方肌阻滞技术的并发症与禁忌证

（一）并发症

腰方肌间隙内有腰动、静脉等血管穿过，因此穿刺时可能会损伤这些血管，引起血肿、局麻药入血、局麻药中毒等并发症，注药前应注意回抽，无血后方可注药。腰方肌阻滞时特别是腰方肌前侧阻滞时，目标部位距离肾脏较近，穿刺时有可能损伤肾脏，穿刺时应缓慢进针，实时调整探头使针尖位于超声影像内。

（二）禁忌证

穿刺部位有严重的感染、患者拒绝和局麻药过敏等情况严禁行超声引导腰方肌阻滞。

参 考 文 献

1. Ueshima H, Otake H, Lin J A. Ultrasound-Guided Quadratus Lumborum Block: An Updated Review of Anatomy and Techniques［J］. Biomed Res Int, 2017,2017:2752876.

2. Blanco R, Ansari T, Riad W, et al. Quadratus Lumborum Block Versus Transversus Abdominis Plane Block for

Postoperative Pain After Cesarean Delivery: A Randomized Controlled Trial ［J］. Reg Anesth Pain Med, 2016,41（6）:757-762.

3. Lee A J, Yabes J G, Hale N, et al. The comparative effectiveness of quadratus lumborum blocks and paravertebral blocks in radical cystectomy patients ［J］. Can J Urol, 2018,25（2）:9255-9261.

4. Ueshima H, Otake H, Lin J A. Ultrasound-Guided Quadratus Lumborum Block: An Updated Review of Anatomy and Techniques ［J］. Biomed Res Int, 2017,2017:2752876.

5. Carline L, McLeod G A, Lamb C. A cadaver study comparing spread of dye and nerve involvement after three different quadratus lumborum blocks ［J］. Br J Anaesth, 2016,117（3）:387-394.

6. Blanco R, Ansari T, Girgis E. Quadratus lumborum block for postoperative pain after caesarean section: A randomised controlled trial ［J］. Eur J Anaesthesiol, 2015,32（11）:812-818.

（范　坤　王爱忠）

第七章

超声引导下的头面部神经阻滞技术

面部表情肌由面神经支配，但两块面部咀嚼肌由三叉神经下颌支支配。面部感觉主要由下颌神经三条分支支配，另外，耳大神经参与部分面部感觉支配。

三叉神经为混合神经，发出上颌神经、下颌神经和眼神经。其中上颌神经又发出颧颞神经、颧面神经、眶下神经、上牙槽神经和翼腭神经等分支；下颌神经又分为耳颞神经、颊神经、下牙槽神经和舌神经等分支；眼神经分为滑车上神经、眶上神经、泪腺神经、鼻睫神经等分别支配相应区域的皮肤。面神经共 5 条分支，分别称为颞支、颧支、颊支、下颌缘支和颈支，分别支配相应区域的肌肉。面神经的分支之间存在着吻合支，常见的有 6 种吻合模型[1]。如图 5-1、图 7-1、图 7-2 所示。

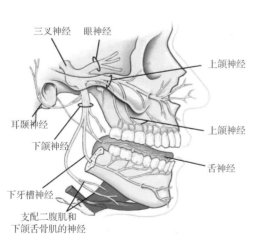

图 7-1　三叉神经解剖示意图

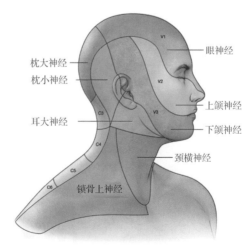

图 7-2　面部感觉支配区域图

第一节　超声引导经翼腭窝上颌神经阻滞技术

一、概述

慢性面部疼痛的常见原因是三叉神经痛，可通过神经阻滞减轻此类神经痛，如上颌神经翼腭窝注射等[2]。盲探进行三叉神经阻滞富有挑战性，而超声有助于实时可视化周围神经和邻近的软组织结构，如肌肉、血管和皮下脂肪等[3]。2013 年，Antoun Nader 等首次报道了运用超声技术对 15 例三叉神经痛和不典型面痛患者进行了 43 次经翼腭窝三叉神经阻滞，取得了良好效果[3]。超声引导介入可精确定位受影响的神经，对附近血管没有损害，防止意外的神经损伤、血管血栓形成和注射后血肿[5]。

二、三叉神经阻滞的解剖学基础

三叉神经是第五（Ⅴ）对脑神经，含有一般躯体感觉和特殊内脏运动神经纤维，支配脸部、鼻腔、口腔的感觉和咀嚼肌的运动，为面部最粗大的混合神经[6]。三叉神经有 3 个分支，即眼神经（V1）、上颌神经（V2）、下颌神经（V3），均发自颅内的半月神经节。眼神经只含有一般躯体感觉纤维，为 3 个分支中最小，经眶上裂出颅，发出泪腺神经、额神经和鼻睫神经等分支，支配眼裂以上皮肤黏膜感觉。上颌神经为一般躯体感觉神经，经卵圆孔出颅后进入翼腭窝，发出眶下神经、颧神经、上牙槽神经和翼腭神经等分支，支配上颌各牙、牙龈以及眼裂和口裂间的皮肤黏膜感觉。下颌神经为混合神经，是三支中最粗大的分支，自半月神经节发出后经卵圆孔出颅到达颞下窝，并发出耳颞神经、颊神经、舌神经、下牙槽神经、咀嚼肌神经等分支，支配下颌各牙、牙龈、口腔底和舌前 2/3 黏膜、耳颞区及口裂以下皮肤黏膜感觉，同时支配咀嚼肌、下颌舌骨肌和二腹肌前腹[7]（见图 5-2、图 7-1、图 7-2、图 7-3）。

三、超声引导经翼腭窝上颌神经阻滞技术

患者取患侧朝上侧卧位，选择高频线阵探头（6~13MHz）。由于解剖特点与进针角度的限制，需操作者位于患侧。耦合剂

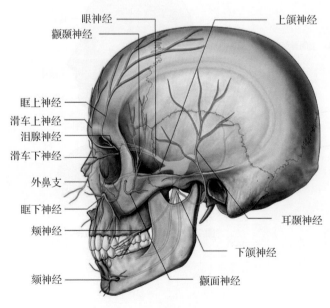

图 7-3　上颌神经解剖示意图

均匀涂抹于探头上，无菌塑料套包紧探头以备用。

（一）翼腭窝的超声定位

探头置于颧弓下，扫查确认下颌骨髁突及冠突后，向内侧缓慢移动探头，以清晰显示上颌骨声像，在上颌骨和下颌骨冠突之间浅层可显示咬肌声像，深层为翼外肌声像。在翼外肌的深层可显示高回声的外侧翼板声像。蝶骨外侧翼板的浅层、翼外肌的深部即为阻滞位点[2,4,8,9]。如图 7-4、图 7-5 所示。

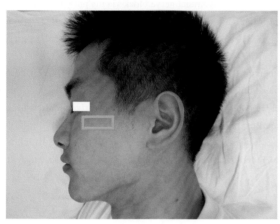

图 7-4　超声引导上颌神经阻滞探头放置位置示意图
绿色方框为探头放置位置

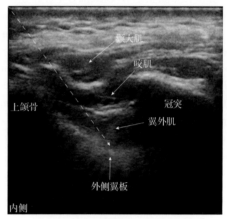

图 7-5　上颌神经超声声像图
白色虚线箭头为平面内进针示意路径

（二）超声引导经翼腭窝上颌神经阻滞的进针入路

可采用平面内进针技术，从探头内侧端或外侧端进针均可[4]。也可采用平面外入路技术，于冠突与上颌骨之间进针，针尖进入外侧翼板的浅层，回抽无血、无气方可注药（见图 7-5）。

（三）超声引导经翼腭窝上颌神经阻滞的药物

该方法常用于三叉神经痛的治疗，推荐用药为 0.1%~0.2% 罗哌卡因加糖皮质激素混合液。

四、超声引导经翼腭窝上颌神经阻滞技术的适应证

原发性三叉神经痛（上颌神经）、非典型面痛、带状疱疹神经痛、蝶腭神经痛、鼻炎的辅助治疗及上颌神经支配区域创伤手术麻醉与术后镇痛等。

五、超声引导经翼腭窝上颌神经阻滞的并发症与禁忌证

超声引导经翼腭窝上颌神经阻滞的并发症有局麻药毒性反应、损伤血管、面部淤血和血肿。药物注射前，应实验性推注微量药液，排除穿刺针进入口腔或鼻腔。患者拒绝、凝血功能异常、操作区域明显感染者禁忌。

参 考 文 献

1. DAVIS R A, ANSON B J, BUDINGER J M, et al. Surgical anatomy of the facial nerve and parotid gland based upon a study of 350 cervicofacial halves [J]. Surg Gynecol Obstet, 1956,102（4）:385-412.

2. Bouzinac A, Tournier J J, Dao M, et al. Ultrasound-guided maxillary nerve block in adults: feasibility and efficiency for postoperative analgesia after maxillary osteotomy [J]. Minerva Anestesiol, 2014,80（7）:860-861.

3. Hung C Y, Hsiao M Y, Ozcakar L, et al. Sonographic Tracking of the Lower Limb Peripheral Nerves: A Pictorial Essay and Video Demonstration [J]. Am J Phys Med Rehabil, 2016,95（9）:698-708.

4. Nader A, Kendall M C, De Oliveria G S, et al. Ultrasound-guided trigeminal nerve block via the pterygopalatine fossa: an effective treatment for trigeminal neuralgia and atypical facial pain [J]. Pain Physician, 2013,16（5）:E537-E545.

5. Tijssen C, Schoemaker K, Visser L. Supraorbital neuralgia caused by nerve entrapment visualized on ultrasonography[J]. Headache, 2013,53（2）:376-377.

6. Joo W, Yoshioka F, Funaki T, et al. Microsurgical anatomy of the trigeminal nerve [J]. Clin Anat, 2014,27（1）:61-88.

7. Ghatak R N, Ginglen J G. Anatomy, Head and Neck, Mandibular Nerve [M]. Treasure Island:Statpearls, publishing.

8. Allam A E, Khalil A, Eltawab B A, et al. Ultrasound-Guided Intervention for Treatment of Trigeminal Neuralgia: An Updated Review of Anatomy and Techniques [J]. Pain Res Manag, 2018,2018:5480728.

9. Kampitak W, Tansatit T, Shibata Y. A Cadaveric Study of Ultrasound-Guided Maxillary Nerve Block Via the Pterygopalatine Fossa: A Novel Technique Using the Lateral Pterygoid Plate Approach [J]. Reg Anesth Pain Med, 2018,43（6）:625-630.

（吕莹莹　浦少锋）

第二节　超声引导下颌神经阻滞技术

一、概述

三叉神经下颌支痛通常是单侧锐利、刺痛或烧灼痛，主要辐射到下颌神经支配的区域。疼痛可以通过刺激神经支配的皮肤或通过诸如吃饭、说话、洗脸或清洁牙齿等活动来触发。在阵发性发作间歇期时，患者大多是无症状的。使用磁共振成像和计算机断层扫描的影像学研究有助于确定原因，如邻近神经的血管压迫、肿块病变或颅骨骨折[1]。超声引导有助于提高下颌神经阻滞的准确性，从而为累及下颌神经的神经痛患者提供良好的治疗手段[2]。

二、下颌神经阻滞的解剖学基础

三叉神经的最粗大分支 – 下颌神经为混合神经，自半月神经节发出后经卵圆孔出颅到达颞下窝，并发出主要分支耳颞神经、颊神经、舌神经、下牙槽神经、咀嚼肌神经等，支配下颌各牙、牙龈、口腔底和舌前 2/3 黏膜、耳颞区及口裂以下皮肤黏膜感觉，同时支配咀嚼肌运动[3-6]。颞下窝是上颌骨体和颧骨后方的不规则间隙，位于颧弓下方，下颌支的内侧，前方为上颌骨体，下壁与后壁空缺，向内与翼腭窝借上颌骨与蝶骨翼突之间的翼上颌裂相通[7]。如图 7-1、图 7-2、图 7-6 所示。

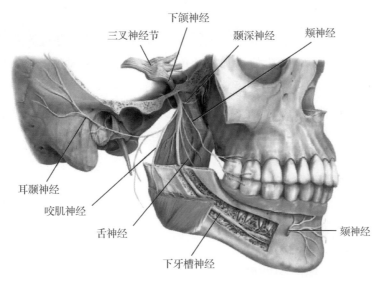

三叉神经节　下颌神经　颞深神经　颊神经

耳颞神经

咬肌神经

舌神经

下牙槽神经

颏神经

图 7-6　下颌神经解剖示意图

三、超声引导下颌神经阻滞技术

患者取侧卧位，患侧朝上，选择高频线阵探头（6~13MHz）。由于解剖特点与进针角度的限制，需操作者位于患侧。耦合剂均匀涂抹于探头上，无菌塑料套包紧探头以备用。

（一）颞下窝的超声定位

探头置于颧弓下，扫查确认下颌骨髁突及冠突后缓慢移动探头，显示两者之间的间隙至最清晰程度。在髁突和冠突之间由浅至深可依次显示浅层咬肌、深层咬肌和翼外肌等声像，在翼外肌的浅层可探寻到搏动的上颌动脉，可使用彩色多普勒予以鉴别，翼外肌的深部还可显示高回声的蝶骨外侧翼板等声像，翼外肌的深部、外侧翼板的浅层即为目标位点[2,8]（见图 7-7、图 7-8）。

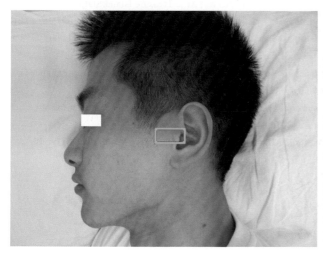

图 7-7　超声引导下颌神经阻滞超声探头放置位置示意图
绿色方框为探头放置位置

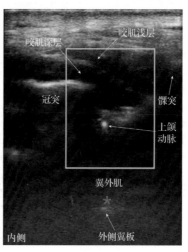

咬肌深层　咬肌浅层

冠突　髁突

上颌动脉

翼外肌

内侧　外侧翼板

图 7-8　下颌神经超声声像图
*，下颌神经阻滞位点

（二）超声引导下颌神经阻滞的进针入路

多采用平面外入路技术，于下颌骨髁突及冠突之间进针，针尖穿过翼外肌，回抽无血、无气即可注药。穿刺时应注意针尖位置和进针角度以免损伤下颌动脉。

（三）超声引导下颌神经阻滞的药物

该方法常用于下颌神经痛的治疗，推荐用药为 0.1%～0.2% 罗哌卡因加糖皮质激素混合液。用于手术麻醉或术后镇痛时，推荐单纯给予 0.2%～0.5% 罗哌卡因。

四、超声引导下颌神经阻滞技术的适应证

原发性三叉神经痛（下颌神经）、非典型面痛、带状疱疹下神经痛治疗及下颌神经支配区域创伤手术麻醉与术后镇痛等。

五、超声引导下颌神经阻滞的并发症与禁忌证

少见的超声引导下颌神经阻滞的并发症有局麻药毒性反应、损伤血管、面部淤血和血肿。药物注射前应实验性推注微量药液，排除穿刺针进入口腔或鼻腔。患者拒绝、凝血功能异常、操作区域明显感染者禁忌。

参 考 文 献

1. Zakrzewska J M. Facial pain: neurological and non-neurological［J］. J Neurol Neurosurg Psychiatry, 2002,72 Suppl 2: i27-i32.

2. Allam A E, Khalil A, Eltawab B A, et al. Ultrasound-Guided Intervention for Treatment of Trigeminal Neuralgia: An Updated Review of Anatomy and Techniques［J］. Pain Res Manag, 2018,2018:5480728.

3. Ghatak R N, Ginglen J G. Anatomy, Head and Neck, Mandibular Nerve［M］. Treasure Island:Statpearls publishing.

4. Soeira G, Abd E T, Dujovny M, et al. Microsurgical anatomy of the trigeminal nerve［J］. Neurol Res, 1994,16(4):273-283.

5. Mohan R, Brown E N, Borsuk D E, et al. Revisiting the anatomic relationship of the marginal mandibular nerve and the posterior facial vein: a cadaveric study［J］. Ann Plast Surg, 2014,72（4）:467-468.

6. Piagkou M, Demesticha T, Skandalakis P, et al. Functional anatomy of the mandibular nerve: consequences of nerve injury and entrapment［J］. Clin Anat, 2011,24（2）:143-150.

7. Zhang L, Fang D, Jiang D, et al. [Feasibility and safety assessment of fossa infratemporalis approach for blind-needle at sphenopalatine ganglion]［J］. Zhongguo Zhen Jiu, 2016,36（11）:1171-1176.

8. Kampitak W, Tansatit T, Shibata Y. A Novel Technique of Ultrasound-Guided Selective Mandibular Nerve Block With a Lateral Pterygoid Plate Approach: A Cadaveric Study［J］. Reg Anesth Pain Med, 2018,43（7）:763-767.

（吕莹莹　浦少锋）

第三节 超声引导颏神经阻滞技术

一、概述

颏神经痛患者通常在的颏部、下唇的皮肤和黏膜有疼痛和感觉异常。下颌骨骨折、面部钝挫伤、口腔病症或口腔恶性肿瘤可引起颏神经的损伤[1]，计算机断层扫描和磁共振成像可确定潜在的诱因。盲探阻滞颏神经并不少见，但超声引导有助于提高颏神经阻滞的准确性，从而更有效地治疗此类神经痛[2]。

二、颏神经阻滞的解剖学基础

颏神经为下颌神经分支下牙槽神经的末梢支，在第2前下臼齿水平经颏孔穿出下颌骨，并向上折返。颏孔通常位于下颌第二前磨牙根部下方，下颌体上下缘连线中点，距正中线约2.5cm处。颏神经与下牙槽动脉分支颏动脉伴行经由此孔通过，支配下颌和颏部皮肤黏膜[1,3]。如图7-6、图7-9、图7-10、图7-14所示。

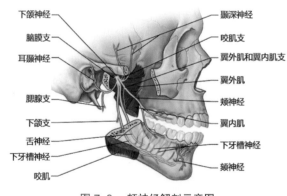

图7-9 颏神经解剖示意图

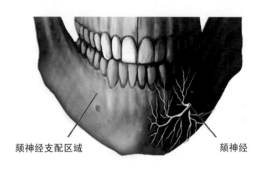

图7-10 颏神经支配区域图

三、超声引导颏神经阻滞技术

患者取仰卧位，选择高频线阵探头（6~13MHz）。由于解剖特点与进针角度的限制，需操作者位于患侧，采用平面内或平面外穿刺技术均可，但以平面内穿刺技术为佳。耦合剂均匀涂抹于探头上，无菌塑料套包紧探头以备用。

（一）颏神经的超声定位

探头置于下颌体表面、第2前臼齿下方中线旁开2.5cm左右处，扫查确认表现为高回声的下颌骨超声图像，缓慢从尾端向头端移动探头，直至找到超声影像中断处，此处即为颏孔，颏孔处可探寻到搏动的颏动脉，可采用彩色多普勒予以鉴别，颏神经多与颏动脉伴行，但超声下不易显影[4]（见图7-11、图7-12）。

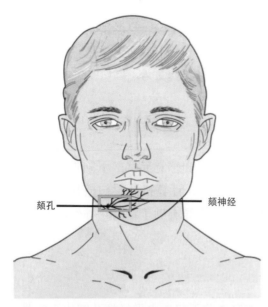

颏孔　　　　　　颏神经

图 7-11　超声引导颏神经阻滞探头放置位置示意图
绿色方框为探头放置位置

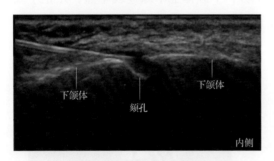

下颌体　　　　颏孔　　　　下颌体

内侧

图 7-12　颏孔超声声像图

（二）超声引导经颏神经阻滞的进针入路

平面内或平面外入路技术均可，扫查到颏孔并确认颏动脉搏动，针尖到达颏孔但需避免穿刺针进入颏孔，回抽无血方可注药（图7-12）。

（三）超声引导经颏神经阻滞的药物

该方法常用于颏神经痛的治疗，推荐用药为0.1%~0.2%罗哌卡因加糖皮质激素混合液。用于手术麻醉或术后镇痛时，推荐单纯给予0.2%~0.5%罗哌卡因。

四、超声引导颏神经阻滞技术的适应证

三叉神经痛（颏神经痛）、带状疱疹和带状疱疹后遗神经痛及颏神经支配区域创伤手术麻醉与术后镇痛等。

五、超声引导颏神经阻滞的并发症与禁忌证

超声引导颏神经阻滞少见的并发症有局麻药毒性反应、损伤血管神经、面部淤血和血肿。患者拒绝、凝血功能异常、操作区域明显感染者禁忌。

参 考 文 献

1. Elahi F, Manolitsis N, Ranganath Y S, et al. Mental nerve neuropathy following dental extraction［J］. Pain Physician, 2014,17（3）:E375-E380.

2. Allam A E, Khalil A, Eltawab B A, et al. Ultrasound-Guided Intervention for Treatment of Trigeminal Neuralgia: An Updated Review of Anatomy and Techniques［J］. Pain Res Manag, 2018,2018:5480728.

3. Greenstein G, Tarnow D. The mental foramen and nerve: clinical and anatomical factors related to dental implant placement: a literature review［J］. J Periodontol, 2006,77（12）:1933-1943.

4. Allam A E, Khalil A, Eltawab B A, et al. Ultrasound-Guided Intervention for Treatment of Trigeminal Neuralgia: An Updated Review of Anatomy and Techniques［J］. Pain Res Manag, 2018,2018:5480728.

（吕莹莹　浦少锋）

第四节　超声引导耳颞神经阻滞技术

一、概述

耳颞神经痛主要涉及患者耳屏、耳前部以及颞骨等部位。症状可以通过施加压力耳屏前面的区域触发。由于颞下颌关节功能障碍继发的翼外肌紧张可引起该神经卡压[1]。耳颞神经是从下颌神经干后部延伸的感觉分支。它的神经根形成一个短的主干，然后发出许多分支，支配颞下颌关节、颞区、耳廓、外耳道和腮腺表面的皮肤感觉。耳颞神经卡压在颞下颌关节疼痛综合征、头痛、外耳道和耳廓疼痛或麻痹的发病机制中起着重要作用[2]。

二、耳颞神经阻滞的解剖学基础

耳颞神经是三叉神经第三支下颌神经的分支，为感觉神经。以两根起源自下颌神经后干，于下颌颈内侧转向上行，自腮腺上缘穿出，在颞下颌关节和外耳道之间穿行并发出耳支和颞支，向上攀升穿过颧弓根部，与颞浅动、静脉伴行，分布于颞下颌关节、鼓膜、颞部、外耳道及耳前面的皮肤[2]（见图7-13、图7-14）。

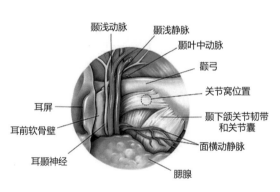

图7-13　耳颞神经解剖示意图

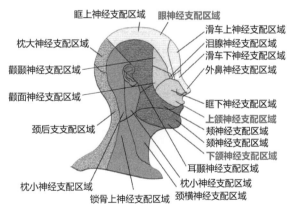

图7-14　耳颞神经支配区域图

三、超声引导耳颞神经阻滞技术

患者取侧卧位，头偏向对侧，患侧朝上。选择高频线阵探头（6~13MHz）。耦合剂均匀涂抹于探头上，无菌塑料套包紧探头以备用。

（一）耳颞神经的超声定位

按照体表定位于耳屏前触及颞下颌关节处的颞浅动脉搏动后，将高频超声探头（6~13MHz）横向置于颧弓和耳屏表面，由背侧向腹侧缓慢移动超声探头，仔细寻找颞浅动脉搏动，可用多普勒模式确认，耳颞神经与该动脉伴行，常走行于动脉的外侧[4]（见图7-15、图7-16）。

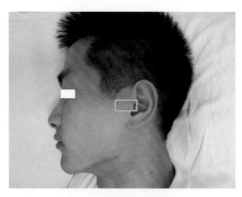

图7-15 超声引导耳颞神经阻滞探头放置位置示意图。

绿色方框为探头放置位置

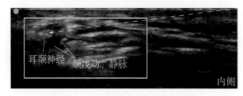

图7-16 耳颞神经超声声像图
白色虚线箭头为平面内进针示意路径

手术麻醉与术后镇痛等[6,7]。

（二）超声引导耳颞神经阻滞的进针入路

平面内或平面外入路技术均可，确认耳颞动脉搏动后，由探头内侧端进针，针尖至神经周围，回抽无血方可注药。由于耳颞神经常走行于颞浅动脉外侧，穿刺针需越过颞浅动脉到达其外侧，必须严格避免穿刺针穿入颞浅动脉，因此更为推荐平面内进针技术[5]（见图7-16）。

（三）超声引导耳颞神经阻滞的药物

该方法常用于耳颞神经痛的治疗，推荐用药为0.1%~0.2%罗哌卡因加糖皮质激素混合液。用于手术麻醉或术后镇痛时，推荐单纯给予0.2%~0.5%罗哌卡因。

四、超声引导耳颞神经阻滞技术的适应证

带状疱疹神经痛、耳颞神经痛、咀嚼肌综合征、颞下颌关节紊乱等及耳颞神经支配区域创伤

五、超声引导耳颞神经阻滞的并发症与禁忌证

超声引导耳颞神经阻滞的并发症有局麻药毒性反应、损伤血管神经、面部淤血和血肿等。患者拒绝、凝血功能异常、操作区域明显感染者禁忌。

参 考 文 献

1. Stuginski-Barbosa J, Murayama R A, Conti P C, et al. Refractory facial pain attributed to auriculotemporal neuralgia [J]. J Headache Pain, 2012,13（5）:415-417.

2. Komarnitki I, Andrzejczak-Sobocinska A, Tomczyk J, et al. Clinical anatomy of the auriculotemporal nerve in the area of the infratemporal fossa [J]. Folia Morphol （Warsz）, 2012,71（3）:187-193.

3. Janis J E, Hatef D A, Ducic I, et al. Anatomy of the auriculotemporal nerve: variations in its relationship to the superficial temporal artery and implications for the treatment of migraine headaches [J]. Plast Reconstr Surg, 2010,125（5）:1422-1428.

4. Allam A E, Khalil A, Eltawab B A, et al. Ultrasound-Guided Intervention for Treatment of Trigeminal Neuralgia: An Updated Review of Anatomy and Techniques [J]. Pain Res Manag, 2018,2018:5480728.

5. Dias G J, Koh J M, Cornwall J. The origin of the auriculotemporal nerve and its relationship to the middle meningeal artery [J]. Anat Sci Int, 2015,90（4）:216-221.

6. Yoshida H, Yamashita E. Auriculotemporal Nerve Syndrome [J]. Intern Med, 2018,57（2）:287.

7. Caulley L, Hong P. Pediatric auriculotemporal nerve （Frey） syndrome [J]. CMAJ, 2013,185（6）:504.

（吕莹莹　浦少锋）

第五节　超声引导眶上神经阻滞技术

一、概述

眶上神经痛患者在该神经支配区域常表现为疼痛、压痛、感觉减退和痛觉异常等症状。眶顶骨折、面部钝伤、眼眶肿瘤、严密的游泳护目镜和摩托车头盔可引起眶上神经卡压[1,2]。盲探进行眶上神经阻滞非常常见，但超声有助于实时可视化神经和邻近的结构，如肌肉、血管和眼球等。超声引导介入可精确定位受影响的神经，对邻近器官没有附带损害，防止意外的神经损伤、注射后血肿及眼球损伤等[3]。

二、眶上神经阻滞的解剖学基础

眶上神经是三叉神经第一支眼神经分支额神经的末梢支之一，经眶上孔或眶上切迹分布于上眼睑、前额部、前头皮至头骨顶部区域。眶上孔体表位于眼眶上缘中、内1/3交界或中点附近[4,5]（见图7-14、图7-17、图7-18）。

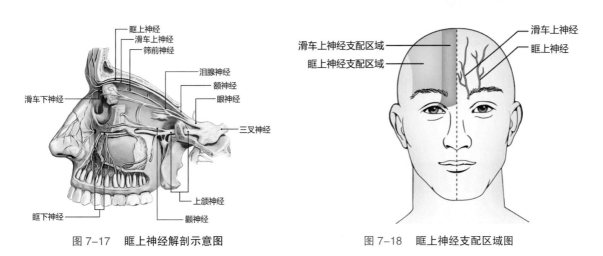

图7-17　眶上神经解剖示意图

图7-18　眶上神经支配区域图

三、超声引导眶上神经阻滞技术

患者取仰卧位，采用高频（6~13MHz）线阵探头。耦合剂均匀涂抹于探头上，无菌塑料套包紧探头以备用。

（一）眶上神经的超声定位

将超声探头平行置于眶上缘，扫查确认呈连续高回声骨皮质显像的眉弓，缓慢向外或内侧移动探头直至图像中连续的高回声出现中断缺口，即为眶上孔或眶上切迹。以多普勒模式扫描有时可见搏动的眶上动脉，眶上神经多伴随眶上动脉从眶上切迹穿出[3]（见图7-19、图7-20）。

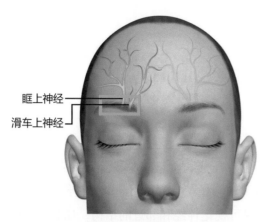

图7-19 超声引导眶上神经阻滞探头放置位置示意图
绿色方框为探头放置位置

眶上神经
滑车上神经

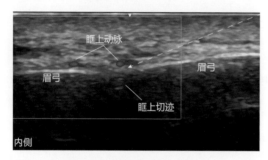

图7-20 眶上切迹超声声像图
白色虚线箭头为平面内进针示意路径

眶上动脉
眉弓
眉弓
眶上切迹
内侧

（二）超声引导眶上神经阻滞的进针入路

平面内或平面外入路技术均可。超声下显示针尖至眶上切迹或眶上孔入口处，回抽无血即可注药。避免穿刺针尖进入眶上孔过深造成神经损伤（见图7-21）。

（三）超声引导眶上神经阻滞的药物

该方法常用于眶上神经痛的治疗，推荐用药为0.1%~0.2%罗哌卡因加糖皮质激素混合液。用于手术麻醉或术后镇痛时，推荐单纯给予0.2%~0.5%罗哌卡因。

四、超声引导眶上神经阻滞技术的适应证

眶上神经痛、眶上神经卡压、三叉神经眼神经痛、带状疱疹眼神经痛等及眶上神经支配区域创伤手术麻醉及术后镇痛等[6]。

五、超声引导眶上神经阻滞的并发症与禁忌证

超声引导眶上神经阻滞的并发症有局麻药毒性反应、损伤血管、面部淤血和血肿。患者拒绝、凝血功能异常、操作区域明显感染者禁忌。

参 考 文 献

1. Tijssen C, Schoemaker K, Visser L. Supraorbital neuralgia caused by nerve entrapment visualized on ultrasonography[J]. Headache, 2013,53（2）:376-377.

2. Pareja J A, Caminero A B. Supraorbital neuralgia［J］. Curr Pain Headache Rep, 2006,10（4）:302-305.

3. Allam A E, Khalil A, Eltawab B A, et al. Ultrasound-Guided Intervention for Treatment of Trigeminal Neuralgia: An Updated Review of Anatomy and Techniques［J］. Pain Res Manag, 2018,2018:5480728.

4. Christensen K N, Lachman N, Pawlina W, et al. Cutaneous depth of the supraorbital nerve: a cadaveric anatomic study with clinical applications to dermatology［J］. Dermatol Surg, 2014,40（12）:1342-1348.

5. Webster R C, Gaunt J M, Hamdan U S, et al. Supraorbital and supratrochlear notches and foramina: anatomical variations and surgical relevance［J］. Laryngoscope, 1986,96（3）:311-315.

6. Sachdeva H, Hoffman L, Abd-Elsyed A. Pulsed radiofrequency of the supraorbital nerve for the treatment of supraorbital neuralgia［J］. Saudi J Anaesth, 2017,11（4）:505-506.

（吕莹莹　浦少锋）

第六节　超声引导眶下神经阻滞技术

一、概述

眼睑、鼻侧部和上唇灼热痛、刺痛、触痛和痛觉异常可能是由于眶底骨折、眼眶或上颌骨的恶性肿瘤，或是钝伤导致眶下神经受损引起。当怀疑骨折或隐匿性恶性肿瘤时，应使用CT或磁共振成像进行影像学检查[1]。眶下神经支配下眼睑、鼻侧、上唇、上切牙、犬齿、前臼齿和第一磨牙根部的皮肤或黏膜等[2]。超声引导介入可精确定位受影响的神经，降低附近血管损伤风险，防止意外的神经损伤、血管血栓形成和注射后血肿[3,4]。

二、眶下神经阻滞的解剖学基础

眶下神经是三叉神经第二支上颌神经的终支，通过眶下裂进入眼眶，走行于眶下沟内，与眶下动脉伴行穿出眶下孔，该孔多位于眶下缘中点下方1cm处。眶下神经主要支配下眼睑、鼻背外侧和上唇的皮肤[5]（见图7-14、图7-21、图7-22）。

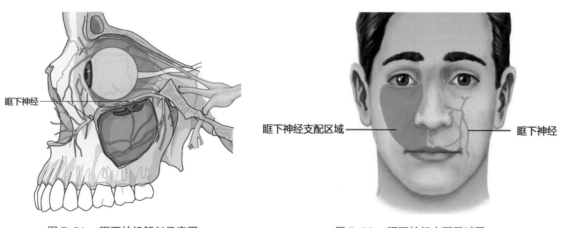

图7-21　眶下神经解剖示意图　　　　图7-22　眶下神经支配区域图

三、超声引导眶下神经阻滞技术

患者取仰卧位，采用高频（6~13MHz）线阵探头。耦合剂均匀涂抹于探头上，无菌塑料套包紧探头以备用。

（一）眶下神经的超声定位

将超声探头平行置于眼眶下方1~2cm处，向头侧小幅移动探头直至找到上颌骨表面高回声不连续的缺口，即为眶下孔。以多普勒模式扫描大多可见搏动的眶下动脉，眶下神经多伴随眶下动脉从眶下孔穿出，但超声下不易显示[3,4,6]（见图7-23、图7-24）。

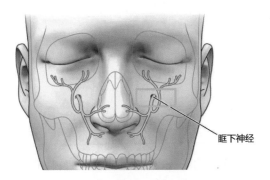

图 7-23　超声引导眶下神经阻滞探头放置位置示意图
绿色方框为探头放置位置

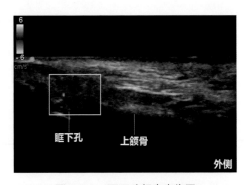

图 7-24　眶下孔超声声像图

（二）超声引导眶下神经阻滞的进针入路

平面内或平面外入路技术均可。超声下显示针尖至眶下孔处，回抽无血即可注药。穿刺时应避免针尖过深进入眶下孔造成神经和血管损伤。

（三）超声引导眶下神经阻滞的药物

该方法常用于眶下神经痛治疗，推荐用药为 0.1%~0.2% 罗哌卡因加糖皮质激素混合液。手术麻醉或术后镇痛时，推荐单纯给予 0.2%~0.5% 罗哌卡因。

四、超声引导眶下神经阻滞技术的适应证

超声引导眶下神经阻滞适用于眶下神经痛、眶下神经分布区带状疱疹神经痛、带状疱疹后遗神经痛等及眶下神经支配区域创伤手术麻醉与术后镇痛[1,3]。

五、超声引导眶下神经阻滞的并发症与禁忌证

超声引导眶下神经阻滞并发症较少见，主要有局麻药毒性反应、损伤血管、面部淤血和血肿。患者拒绝、凝血功能异常、操作区域明显感染者禁忌。

参 考 文 献

1. Lone P A, Singh R K, Pal U S. Treatment of traumatic infra orbital nerve paresthesia［J］. Natl J Maxillofac Surg, 2012,3（2）:218-219.

2. Nardi N M, Schaefer T J. Nerve Block, Infraorbital［M］. Treasure Island: Statpearls publishing; 2019.

3. Cok O Y, Deniz S, Eker H E, et al. Management of isolated infraorbital neuralgia by ultrasound-guided infraorbital nerve block with combination of steroid and local anesthetic［J］. J Clin Anesth, 2017, 37:146-148.

4. Takechi K, Konishi A, Kikuchi K, et al. Real-time ultrasound-guided infraorbital nerve block to treat trigeminal neuralgia using a high concentration of tetracaine dissolved in bupivacaine［J］. Scand J Pain, 2015,6（1）:51-54.

5. Liu D N, Guo J L, Luo Q, et al. Location of supraorbital foramen/notch and infraorbital foramen with reference to soft- and hard-tissue landmarks［J］. J Craniofac Surg, 2011,22（1）:293-296.

6. Allam A E, Khalil A, Eltawab B A, et al. Ultrasound-Guided Intervention for Treatment of Trigeminal Neuralgia: An Updated Review of Anatomy and Techniques［J］. Pain Res Manag, 2018,2018:5480728.

（吕莹莹　浦少锋）

第七节　超声引导面神经阻滞技术

一、概述

面神经易受多种疾病的影响，包括先天性、外伤性、炎性和肿瘤性疾病[1]。超声可显示面神经的颅外部分[2]。超声引导介入可精确定位受影响的神经，减少对附近血管的损害，防止意外的神经损伤、血管血栓形成和注射后血肿[3]。

二、面神经阻滞的解剖学基础

面神经是第 7 对脑神经，为混合性神经，由感觉、运动和节前副交感神经纤维组成。面神经经茎乳孔出颅后向前于乳突与下颌支之间穿过腮腺与颞浅动、静脉到达面部，并发出 5 支颅外分支，自上而下分别为颞支、颧支、颊支、下颌缘支和颈支，支配味觉、面部表情肌的运动及舌下腺、下颌下腺和泪腺的分泌和耳道等部位的皮肤[4,5]。如图 7-25 所示。

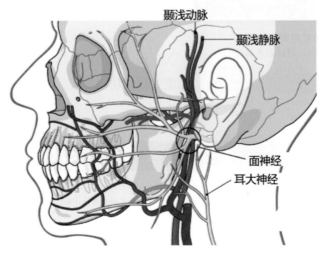

图 7-25　面神经解剖示意图

三、超声引导面神经阻滞技术

患者取侧卧位，患侧向上。采用高频（6~13MHz）线阵探头。耦合剂均匀涂抹于探头上，无菌塑料套包紧探头以备用。

（一）面神经的超声定位

触及乳突与下颌支。将探头横向置于乳突前缘和下颌支后缘间的中点，超声下可显示乳突、下颌支等声像。在乳突和下颌支之间可探寻到搏动的颞浅动、静脉，可使用彩色多普勒予以鉴别，面神经即位于颞浅动、静脉附近，超声下多不易鉴别[2,6]（见图 7-26、图 7-27）。

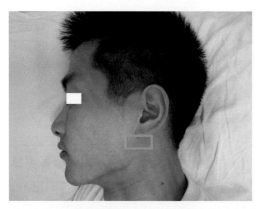

图 7-26　超声引导面神经阻滞探头放置位置示意图
绿色方框为探头放置位置

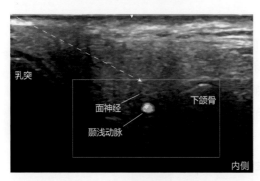

乳突

面神经

下颌骨

颞浅动脉

内侧

图 7-27　面神经超声声像图
白色虚线箭头为平面内进针示意路径

（二）超声引导面神经阻滞的进针入路

平面外入路技术，穿刺针针尖到颞浅动脉表面，回抽无血即可注射局麻药。穿刺时应注意针尖位置避免误伤颞浅动、静脉[5]（见图7-27）。

（三）超声引导面神经阻滞的药物

该方法可用于面神经麻痹治疗，推荐用药为0.1%~0.2%罗哌卡因加糖皮质激素混合液。用于手术麻醉或术后镇痛时，推荐单纯给予0.2%~0.5%罗哌卡因。

四、超声引导面神经阻滞技术的适应证

超声引导面神经阻滞主要用于面神经麻痹的辅助治疗及面神经支配区域创伤手术麻醉与术后镇痛等。

五、超声引导面神经阻滞的并发症与禁忌证

超声引导面神经阻滞的并发症主要是穿刺相关损伤，有损伤血管、面部淤血和血肿等。患者拒绝、凝血功能异常、操作区域明显感染者禁忌。

参 考 文 献

1. Singh A K, Bathla G, Altmeyer W, et al. Imaging spectrum of facial nerve lesions［J］. Curr Probl Diagn Radiol, 2015,44（1）:60-75.

2. Wegscheider H, Volk G F, Guntinas-Lichius O, et al. High-resolution ultrasonography of the normal extratemporal facial nerve［J］. Eur Arch Otorhinolaryngol, 2018,275（1）:293-299.

3. Tijssen C, Schoemaker K, Visser L. Supraorbital neuralgia caused by nerve entrapment visualized on ultrasonography［J］. Headache, 2013,53（2）:376-377.

4. Comert E, Comert A, Tuncel U, et al. Surgical anatomy of facial nerve for revision transmastoid surgery［J］. J Craniofac Surg, 2014,25（2）:619-622.

5. Choi Y, Kang H G, Nam Y S, et al. Facial Nerve Supply to the Orbicularis Oculi around the Lower Eyelid: Anatomy and Its Clinical Implications［J］. Plast Reconstr Surg, 2017,140（2）:261-271.

6. Allam A E, Khalil A, Eltawab B A, et al. Ultrasound-Guided Intervention for Treatment of Trigeminal Neuralgia: An Updated Review of Anatomy and Techniques［J］. Pain Res Manag, 2018,2018:5480728.

（吕莹莹　浦少锋）

第八节　视神经超声声像特点

一、概述

球后视神经因其特殊的解剖位置，其无法借助常规的眼科仪器直接观察，若通过其他相关设备如计算机断层扫描、磁共振成像等了解其形态变化，费用又较高。而视神经是超声显像的理想结构，后者在准确性、安全性、可重复性、方便快捷等方面均具有明显优势，对患者的配合程度要求较前两者低[1]。视神经胶质瘤、脑膜瘤、炎症、创伤等可引起视神经增粗；青光眼及其他部分眼底病变可引起视神经萎缩。伴有球后视神经改变的疾病如球后视神经炎、缺血性视神经病变等的眼底表现不明显，临床诊断困难，对此可通过对球后视神经直径的测量加以鉴别。不仅如此，有学者发现球后视神经鞘直径（optic nerve sheath diameter，ONSD）的测量对于快速判定颅内高压的发生从而断定患者的预后具有重要价值。目前大多数文献认为，颅内压增高患者视神经鞘直径随之增宽[2]。超声检测ONSD与磁共振成像的测量值有较高的一致性，可以作为评估颅内压（ICP）增高首选的无创性筛查技术。

二、视神经解剖特点

视神经是胚胎发生时间脑向外突出形成视器过程中的一部分，故视神经外面包绕着由3层脑膜延续而来的3层被膜，脑蛛网膜下隙也随之延续到视神经周围。视神经鞘是硬脑膜的延续，内有横梁式的蛛网膜下隙，包含了脑脊液以及由小梁、间隔和支柱组成的复杂结构，并且脑脊液与颅内的蛛网膜下隙也是相通的[3]。早在1968年，Hayreh提出视神经鞘内的蛛网膜下隙与颅内蛛网膜下隙的脑脊液压力一致[4]。

视神经鞘复合体是一个复杂的局部系统。在人类，其总长约为40mm，宽约4mm。它包括处于中央宽约3mm的视神经；厚度约0.4mm的鞘膜本身；以及位于视神经和鞘膜之间宽约0.1mm的蛛网膜下隙。这个宽约0.1mm的蛛网膜下隙的空间内包含了脑脊液以及由小梁、间隔和支柱组成的复杂结构。这些结构在靠近眼球的前部比较疏松，在后部则比较致密，使得蛛网膜下隙成为一个多室的管道系统，并在眼球后方形成盲端[3]（见图7-28）。

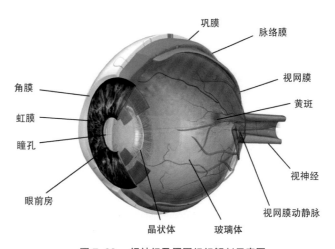

图 7-28　视神经及周围组织解剖示意图

三、视神经声像特点

超声测量球后视神经的技术方法主要有 A 型超声检查技术、B 型超声检查技术、AB 超同步检查技术 3 种。A 型超声扫描时将所探测组织的界面回声以波峰形式显示，按回声返回探头的时间顺序依次排列在基线上，构成与探测方向一致的一维图像。此种测量方法对技术要求甚高，测量较困难。B 型超声检查技术是通过扇形或线阵扫描，将组织的界面回声转为不同亮度的回声光点，由无数回声光点组成的二维声学切面图像。AB 超同步检查时，超声声束垂直对准眶尖缓慢横向扫描，直至在屏幕上显示眼球后壁回声后 3mm 处的椭圆形或圆形暗区即为视神经横断位图像，将图像调节至声像图中心区，通过同步 A 超观察到其两侧的高波峰，进一步确定并冻结图像，测量视神经水平及垂直直径。

测量 ONSD 时，患者取仰卧位，头居中，双眼闭合，用敷贴覆盖眼睑上，一般使用 3~9MHz 线阵超声探头，探头涂抹耦合剂后轻放在患者闭合眼睑上。把探头横置于或竖置于眼睑中部，超声下可显示低回声的玻璃体声像，在玻璃体的后方可探寻到一低回声、条索状的声像即为视神经声像。视神经起自视盘走向颅内，一般对双侧眼球后方 3mm 的视神经鞘进行测量[5]（见图 7-29）。

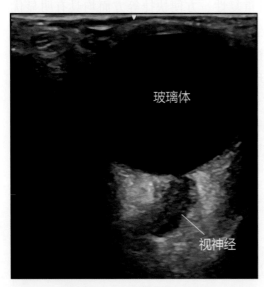

图 7-29　视神经超声声像图

四、视神经超声检查的并发症

虽然超声测量 ONSD 目前并没有相关并发症的报道，但是有研究认为，软组织长期接触超声后可能会出现热损伤或空蚀损伤，所以，建议进行超声检查时调低超声的输出电流，并且尽量缩短检查时间。

参考文献

1. Goeres P, Zeiler F A, Unger B, et al. Ultrasound assessment of optic nerve sheath diameter in healthy volunteers [J]. J Crit Care, 2016,31（1）:168-171.

2. Irazuzta J E, Brown M E, Akhtar J. Bedside Optic Nerve Sheath Diameter Assessment in the Identification of Increased Intracranial Pressure in Suspected Idiopathic Intracranial Hypertension [J]. Pediatr Neurol, 2016,54:35-38.

3. Killer H E, Laeng H R, Flammer J, et al. Architecture of arachnoid trabeculae, pillars, and septa in the subarachnoid space of the human optic nerve: anatomy and clinical considerations [J]. Br J Ophthalmol, 2003,87（6）:777-781.

4. Hayreh S S. Pathogenesis of oedema of the optic disc [J]. Doc Ophthalmol, 1968,24（2）:289-411.

（吕莹莹　浦少锋）

第八章

超声引导下的自主神经阻滞技术

自主神经主要是调控内脏环境的神经系统，通过对腺体、心肌和平滑肌的支配，与躯体神经系统紧密结合，完成对机体的调控。自主神经系统可分为3个主要组成部分：交感神经、副交感神经和肠神经。其中肠神经是位于胃肠壁内的固有神经元网络，而交感神经和副交感神经相互拮抗共同构成了一个完整系统，维持内脏和内环境的稳态。内脏神经系统组成如下。

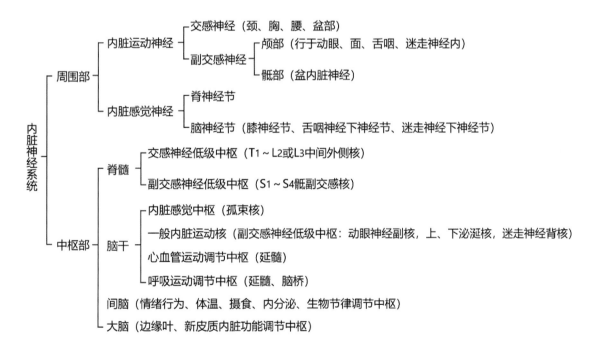

内脏运动系统通路主要包括中枢、节前纤维、节后纤维和效应器。交感运动神经节前纤维和节后纤维换元的部位称为交感神经节，后者分为椎旁交感神经节和椎前交感神经节，其中椎旁神经节位于椎体两侧，每侧共19~24个，颈部有3~4个交感神经节，胸部有10~12个，腰部4个，骶部2~3个，尾部1个又称为奇神经节。椎前神经节主要包括腹腔神经节、肠系膜上神经节、肠系膜下神经节等。交感神经节前纤维由中枢发出后，经

脊神经前根、脊神经、白交通支进入椎旁交感神经节，一部分在相应交感神经节换元，另一部分可上行或下行至上方或下方的交感神经节进行换元，还有一部分穿过椎旁交感神经节至椎前神经节换元。换元后的节后纤维可直接分布到所支配的脏器或者随动脉分布到所支配的器官，还有一部分随灰交通支返回脊神经，分布到头颈部、四肢的血管、汗腺和竖毛肌。如图 8-1 所示。

副交感运动神经节前纤维主要来自颅部和骶部，颅部主要汇于动眼神经、面神经、舌咽神经和迷走神经，骶部主要汇入骶神经。节前纤维和节后纤维多在所支配的器官附近换元，换元部称为副交感神经节。

内脏感觉系统的部分感觉纤维伴随交感神经进入脊神经，在脊神经后根进入中枢，部分伴随迷走神经、舌咽神经等进入中枢。内脏的感觉神经和运动神经常相互交织形成内脏神经丛，如心丛、腹腔神经丛、腹下丛等。这些神经丛发出分支，支配腹腔、胸腔及盆腔内脏器官的感觉和运动。本章我们主要介绍部分交感神经节、神经丛以及迷走神经的超声引导阻滞技术。

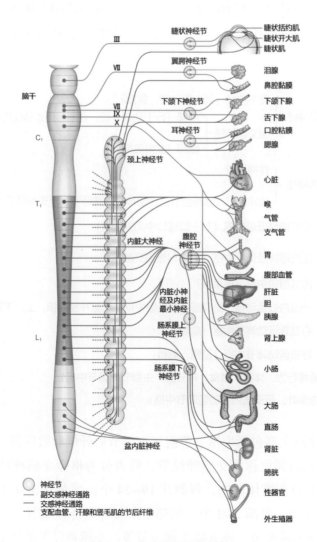

图 8-1　自主神经运动系统

第一节　超声引导腹腔神经丛阻滞技术

一、概述

腹腔神经丛阻滞已有百年历史，最初由 Kappis 于 1914 年报道[1]。随着影像学的发展，腹腔神经丛阻滞由最初的盲探逐步发展为 X 线、CT、MRI 以及内镜等引导技术[2,3]。这些影像学辅助技术虽然精确，但是操作复杂且有辐射等风险，超声技术的应用降低了辐射风险，简化了操作流程，而且还可以实时地观察腹膜后间隙的组织结构和引导穿刺针，避免损伤重要脏器以及刺破腹主动脉等血管。目前，超声引导腹腔神经丛阻滞主要分为前路和后路两种技术。

二、腹腔神经丛阻滞的解剖学基础

腹腔神经丛内主要含有腹腔神经节、肠系膜上神经节、主动脉肾神经节等，由 $T_5 \sim T_{12}$ 节段的脊髓前外侧角发出的节前纤维穿经椎旁的交感神经节，以内脏大小神经以及内脏最小神经穿过膈脚，与迷走神经的腹腔支和内脏感觉传入纤维汇合而成。腹腔神经丛位于腹主动脉上段，第 12 胸椎、第 1 腰椎体的前方及两侧，围绕腹腔干和肠系膜上动脉的根部，绝大部分位于第 12 胸椎到第 1 腰椎体之间。超声定位腹腔神经丛的重要标志是腹主动脉及腹腔干。腹腔神经丛前方有胰及位于胰后方的下腔静脉、门静脉、肠系膜上静脉，外侧有肾上腺，后方有膈脚[4,5]（见图 8-1、图 8-2）。腹腔神经丛的分支随动脉分布于肝、脾、大网膜、肾、肾上腺及结肠左曲以上的消化道。这些部位的慢性炎症以及肿瘤均可引起疼痛，腹腔神经丛阻滞或者化学损毁可以缓解部分患者的疼痛，是有效治疗疼痛的手段。

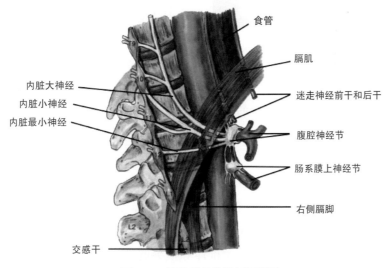

图 8-2　腹腔神经丛解剖示意图

三、超声引导腹腔神经丛阻滞技术

（一）前路超声引导腹腔神经丛阻滞

1. 前路超声引导腹腔神经丛阻滞的体位

患者取仰卧位。选用低频凸阵超声探头，涂抹耦合剂，无菌处理。操作前适当镇静、镇痛。

2. 前路超声引导腹腔神经丛的超声定位

超声探头和身体纵轴垂直放置于剑突下略偏左侧（见图8-3），超声图像上首先看到三角形中等回声影，即为肝脏，肝脏深面可见一圆弧形低回声影，为椎体，椎体浅面可见圆形搏动低回声，为腹主动脉。通过移动探头追踪，可以在腹主动脉前方显示腹腔干及肠系膜上动脉根部；显影腹腔干时，可以扫查到腹腔干的分支肝动脉、脾动脉起始部。在腹腔干的根部可见类三角形团块影或增厚的片状强回声区，边界不鲜明，无包膜，即为腹腔神经丛典型超声表现（见图8-4）。以清晰显示腹腔干及其分支的切面作为穿刺治疗的最佳切面。

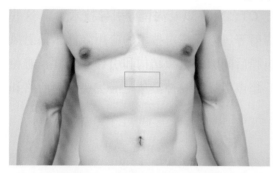

图8-3　前路超声引导腹腔神经丛阻滞超声探头放置位置示意图

绿色方框为探头放置位置

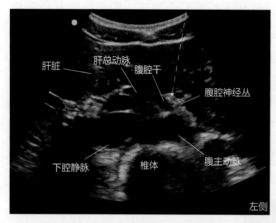

图8-4　前路腹腔神经丛超声声像图

白色虚线箭头为平面内进针示意路径

3. 前路超声引导腹腔神经丛阻滞进针方法

多采用平面内进针技术。局部浸润麻醉，穿刺角度一般与皮肤呈20°~30°夹角，设置好穿刺角度和线路后，将穿刺针穿过肝脏左叶，穿入腹主动脉和腹腔干交接部位旁，注射1%利多卡因1~2ml，确认疼痛缓解，无其他不适，针尖位置无误后，再注射其余药物。

（二）后路超声引导腹腔神经丛阻滞

1. 后路超声引导腹腔神经丛阻滞的体位

患者俯卧位，适当垫高腹部。多选用低频凸阵超声探头，涂抹耦合剂，无菌处理。操作前适当镇静、镇痛。

2. 后路超声引导腹腔神经丛的超声定位

将低频超声探头置于棘突连线向右旁开约6cm处，使其长轴与棘突连线垂直；并将探头放置于右侧第12肋骨下缘（见图8-5），调整探头，尽量使超声束的方向偏转指向腰椎椎体。此时在超声图像最底部可以显示椎体和横突的声影，此为L_1或L_2的椎体和横突，在横突的浅面前方见一低回声周围包绕高回声影的类圆形结构，即为腰大肌，在腰大肌后外侧的低回声类似椭圆形的结构为腰方肌，横突后方类圆形低回声影为竖脊肌。在腰大肌前方即为腹腔和后腹膜内的组织，其中椭圆形的低回声结构，随呼吸而运动，此即为肾脏。在椎体前方可见一搏动的无回声类圆形结构，即为腹主动脉。调整探头，并采用多普勒技术找到从腹主动脉发出走行进入肾脏的血管，即为肾动脉（见图 8-6）。找到肾动脉后，将超声束向头端倾斜，此时可以扫查到肾动脉近端由腹主动脉发出的腹腔干，通过多普勒技术，可以扫查到由腹腔干发出的肝总动脉走行进入肝门，由此可确认腹腔干从腹主动脉发出的部位（见图 8-7）。穿刺的目标即为腹腔干从腹主动脉发出部位旁。

3. 后路超声引导腹腔神经丛阻滞进针方法

常规消毒铺巾后，超声引导下将穿刺针从后方向前内侧穿刺，穿过腰方肌、腰大肌，避开肾脏，穿刺至后腹膜内腹主动脉旁，回抽无血，注射造影剂，X线下显示造影剂在椎体前外侧呈絮状扩散（见图 8-8），证明穿刺针尖已经到达目标部位，注射 1% 利多卡因 2ml，确认疼痛缓解，并无其他不适，再注射其余药物。

四、超声引导腹腔神经丛阻滞技术的适应证

超声引导腹腔神经丛阻滞可用于治疗急性胰腺炎引起的疼痛，降低病死率，用于治疗腹部绞痛，提高缺血性肠病的保肠率，还可用于缓解肝肿瘤动脉栓塞术导致的疼痛。腹腔神经丛阻滞还可判断腹腔神经丛松解术的预后。腹腔神经丛损毁技术还可用于胰腺癌等恶性肿瘤引起的疼痛。

五、超声引导腹腔神经丛阻滞的并发症与禁忌证

（一）并发症

腹腔神经丛阻滞或毁损后，腹腔交感神经被阻断，会引起腹腔副交感神经过度兴奋，从而导致腹部痉挛和腹泻。而交感神经阻断，也会引起血管扩张，引起直立性低血压，以及反射性的心动过速。通常这些并发症是一过性的。腹腔神经丛在腹腔干、腹主动脉周

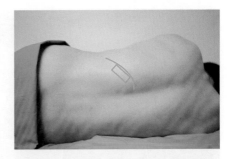

图 8-5　后路超声引导腹腔神经丛阻滞超声探头放置位置示意图
绿色方框为探头放置位置，绿色弧线为下肋缘

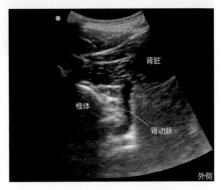

图 8-6　肾动脉超声图像

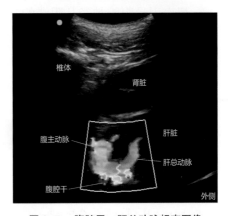

图 8-7　腹腔干、肝总动脉超声图像

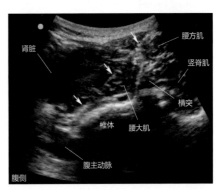

图 8-8　后路腹腔神经丛超声声像图
白色箭头为穿刺针轨迹

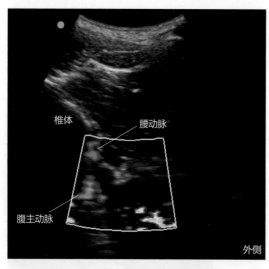

椎体　　　　腰动脉

腹主动脉

外侧

图8-9　腰动脉超声图像

围，穿破血管可能造成血肿，也可能造成药物误入动脉内，如果无水酒精进入腰动脉及其分支 Adamkiewicz 动脉（脊髓前动脉的供血动脉），可能造成脊髓缺血甚至截瘫（见图8-9）。穿刺过程中针尖触碰腰动脉，以及在其周围注射无水酒精等药物，也可能造成血管痉挛，从而引起脊髓前动脉缺血。由于腹腔神经丛周围毗邻胃、肾脏、胰腺、肾上腺、下腔静脉、肠系膜上静脉、门静脉等，穿刺过程中有损伤这些器官的风险。刺破肾脏可能造成肾脏血肿，甚至血尿。若刺破胰腺、胃、肝脏，则可能引起胰瘘、胃瘘、胆汁瘘。刺破下腔静脉及其属支，注射无水酒精可能造成肺栓塞。穿刺针过于偏向头侧进针，可能刺破胸膜，导致气胸。由于右侧膈神经通过主动脉裂孔前外侧走行至膈肌，左膈神经通过食道裂孔前外侧走行至膈肌，仰卧位时，注射无水酒精等毁损药物时，可能扩散至膈神经，而导致永久性膈肌麻痹。

（二）禁忌证

超声引导腹腔神经丛阻滞的禁忌证与其他所有阻滞相似，包括患者拒绝、凝血障碍或抗凝药物使用、持续感染和解剖异常以及腹腔神经丛不能清晰显影时。另外，肠梗阻患者也禁忌行腹腔神经丛阻滞。

参 考 文 献

1. Erdine S. Celiac ganglion block [J]. Agri, 2005,17（1）:14-22.

2. 王昆，邵月娟. 腹腔神经丛阻滞术的应用进展[J]. 中国肿瘤临床，2013（24）:1492-1494.

3. Sachdev A H, Gress F G. Celiac Plexus Block and Neurolysis: A Review [J]. Gastrointest Endosc Clin N Am, 2018,28（4）:579-586.

4. Pearce J M. Henry Gray's Anatomy [J]. Clin Anat, 2009,22（3）:291-295.

5. 蔡昌平，谢兴国，赵琼惠，等. 腹腔神经丛的应用解剖[J]. 川北医学院学报，2003,18（1）:5-7.

（赵达强　王爱忠）

第二节 超声引导上腹下丛阻滞技术

一、概述

上腹下丛阻滞最早由 Plancarte 等于 1990 年报道用于治疗盆腔痛[1]。起初上腹下神经丛阻滞以 CT 和透视等辅助技术为主[2]。关于超声引导上腹下丛阻滞的报道较少，最初由 Mishra 等于 2008 年报道[3]。超声辅助技术的应用大大缩短了操作时间，避免了辐射风险且效果已得到临床证实[4,5]。

二、上腹下丛阻滞的解剖学基础

上腹下丛是腰交感神经向尾侧的延伸。这些来自第 1~2 腰交感神经节的纤维在腹主动脉表面形成腹主动脉丛，腹主动脉丛的一部分纤维沿腹主动脉下行进入盆腔，在 L_5~S_1 前方、腹主动脉末端、两侧髂总动脉之间形成上腹下丛（见图 8-10）。

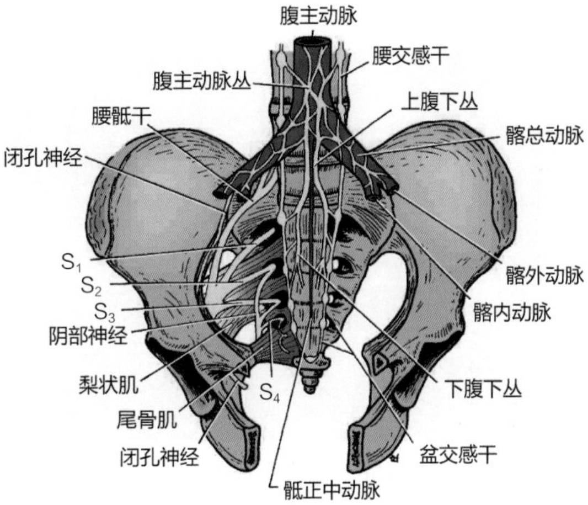

图 8-10 上腹下丛解剖示意图

三、超声引导上腹下丛阻滞技术

（一）超声引导上腹下丛阻滞的体位

患者取仰卧位，暴露患侧腹部和盆部。选用凸阵超声探头，涂抹耦合剂，无菌处理。操作前适当镇静、镇痛。

（二）超声引导上腹下丛的超声定位

把探头横置于脐上，超声下显示搏动的腹主动脉声像，可采用彩色多普勒予以鉴别，腹主动脉的后方即为高回声的椎体声像。沿前正中线向尾侧移动探头，直至腹主动脉分为左右髂总动脉，在左右髂总动脉之间可探寻到高回声的 L_5 椎体声像，继续向尾侧移动探头直至出现高回声的骨性声像变为较低回声即 L_5/S_1 椎间盘声像。上腹下丛即位于 L_5/S_1 椎间盘的前方，超声下多不易显影（见图 8-11~图 8-14）。

在上述位置旋转探头 90° 可获得 L_5 椎体矢状面声像，L_5 椎体的浅层可获得腹主动脉声像，尾侧可获得 S_1 椎体声像，L_5 和 S_1 椎体之间的较低回声区即为椎间盘位置，L_5/S_1 椎间盘的浅层即为阻滞的目标位置（见图 8-15、图 8-16）。

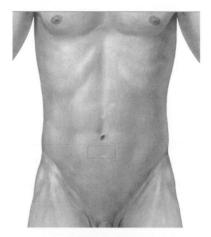

图 8-11　横断面超声引导上腹下丛阻滞超声探头放置位置示意图

绿色方框为探头放置位置

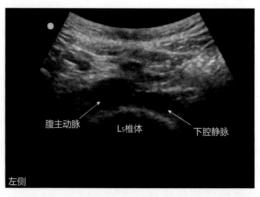

图 8-12　L₅ 水平横断面超声声像图（腹主动脉未分叉）

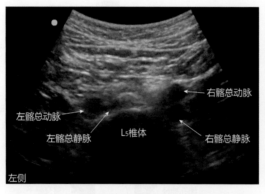

图 8-13　L₅ 水平横断面超声声像图（腹主动脉已分叉）

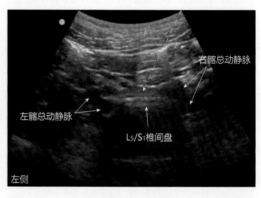

图 8-14　L₅/S₁ 椎间盘水平横断面上腹下丛超声声像图

白色虚线箭头为平面内进针示意路径

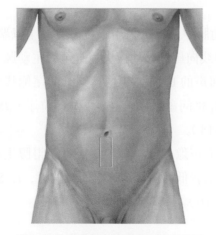

图 8-15　矢状面超声引导上腹下丛阻滞超声探头放置位置示意图

绿色方框为探头放置位置

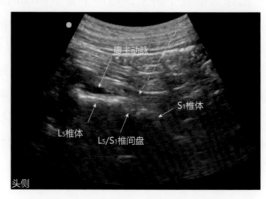

图 8-16　矢状面上腹下丛超声声像图

白色虚线箭头为平面内进针示意路径

（三）超声引导上腹下丛阻滞进针方法

多采用平面内进针技术。22G 穿刺针从探头任意端进针，针尖至 L_5/S_1 椎间盘的前方，回抽无血即可注射局麻药 5~10ml，超声下可见药物在椎体表面向两侧扩散。

四、超声引导上腹下丛阻滞的适应证

上腹下丛阻滞主要适用于急慢性盆腔痛、盆腔癌痛以及子宫内膜异位症引起的疼痛的诊断和治疗。该技术还可用于交感神经相关的直肠痛的诊断和治疗。

五、超声引导上腹下丛阻滞的并发症和禁忌证

上腹下丛阻滞最常见的并发症是穿刺损伤，包括腹主动脉和髂总动脉损伤导致腹腔出血，肠道损伤引起肠穿孔、感染、腹膜炎等。

患者拒绝、穿刺部位有感染、严重凝血功能障碍的患者以及免疫功能低下的患者禁忌行超声引导上腹下丛阻滞。

参 考 文 献

1. Plancarte R, Amescua C, Patt R B, et al. Superior hypogastric plexus block for pelvic cancer pain［J］. Anesthesiology, 1990,73（2）:236-239.

2. Waldman S D, Wilson W L, Kreps R D. Superior hypogastric plexus block using a single needle and computed tomography guidance: description of a modified technique［J］. Reg Anesth, 1991,16（5）:286-287.

3. Mishra S, Bhatnagar S, Gupta D, et al. Anterior ultrasound-guided superior hypogastric plexus neurolysis in pelvic cancer pain［J］. Anaesth Intensive Care, 2008,36（5）:732-735.

4. Mishra S, Bhatnagar S, Rana S P, et al. Efficacy of the anterior ultrasound-guided superior hypogastric plexus neurolysis in pelvic cancer pain in advanced gynecological cancer patients［J］. Pain Med, 2013,14（6）:837-842.

5. Gofeld M, Lee C W. Ultrasound-Guided Superior Hypogastric Plexus Block: A Cadaveric Feasibility Study with Fluoroscopic Confirmation［J］. Pain Pract, 2017,17（2）:192-196.

（范　坤　王爱忠）

第三节　超声引导交感神经节阻滞技术

一、概述

很多神经性疼痛、血管性疼痛及内脏痛，甚至头痛和肌肉骨骼痛，都与交感神经有关，而交感神经阻滞是诊断和治疗这些疼痛的一种重要手段[1,2]。目前常见的交感神经阻滞技术主要有：颈上神经节阻滞，颈中神经节阻滞，星状神经节阻滞，腰交感神经节阻滞，奇神经节阻滞，腹腔神经丛阻滞（见本章第一节），上腹下丛阻滞（见本章第二节）等。

二、交感神经节阻滞的解剖学基础

椎旁神经节又称为交感神经节，位于脊柱两侧，借节间支连成左右两条交感干。两侧交感干沿脊柱两侧走行，自颅底至尾骨，于尾骨的前面两干合并。交感神经节每侧19~24个（见图8-1）。

颈交感神经节每侧3~4个，分别称为颈上、中、下神经节。颈上神经节最大，呈梭形，位于第1~3颈椎横突前方、颈内动脉后方。颈中神经节最小，有时缺如，有时多达3个，位于第6颈椎横突部。颈下神经节位于第7颈椎横突根部前方，在椎动脉起始部的后方，常与第1胸神经节合并为颈胸神经节，又称星状神经节。颈部交感神经节的节前纤维主要来自 T_1~T_5 脊髓外侧区的细胞，发出的节后纤维一部分经灰交通支汇入8对颈神经，随颈神经分布于头颈部和上肢的血管、汗腺和竖毛肌，另一部分节后纤维直接分布至邻近的动脉。还有一部分节后纤维发出咽支加入咽丛，发出颈上、中、下心神经加入心丛（见图8-2、8-17）。

腰交感神经节有4对，位于2~4腰椎体前外侧与腰大肌内侧缘之间。其节前纤维来自 T_{10}~L_3 脊髓外侧区细胞，其节后纤维一部分随灰交通支加入5对腰神经分布于下肢，另一部分穿过腰神经节至椎前神经

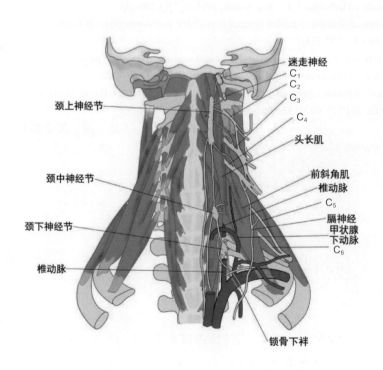

迷走神经
C_1
C_2
C_3
C_4
头长肌
前斜角肌
椎动脉
C_5
膈神经
甲状腺
下动脉
C_6
颈上神经节
颈中神经节
颈下神经节
椎动脉
锁骨下祥

图 8-17　颈部交感神经节解剖示意图

节分布于腹部和盆腔脏器（见图 8-2、图 8-18）。

　　奇神经节又称为骶尾神经节，是最低的交感神经节，呈半圆形，位于腹膜后、骶尾关节的前方稍靠下。奇神经节位于第 1~2 尾骨水平，前方为直肠。其节后纤维主要通过灰交通支进入骶神经，分布于下肢的血管、汗腺等（见图 8-19）。

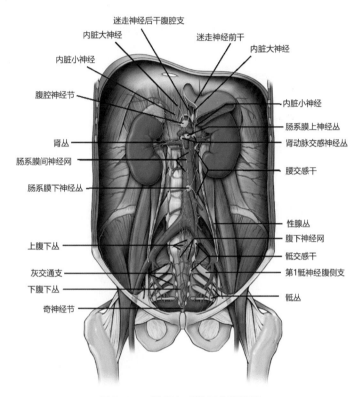

图 8-18　腰部交感神经节解剖图

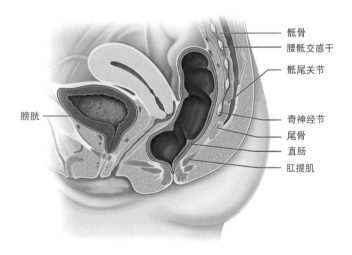

图 8-19　奇神经节解剖图

三、超声引导颈上交感神经节阻滞技术

颈上神经节是最上端的交感神经节，以往多采用盲探操作技术，但容易引起神经根及血管损伤[3]。X线等辅助技术的应用可显著提高阻滞成功率，但具有辐射等风险，限制了临床应用[4]。2013年，Siegenthaler等人采用超声在尸体上成功定位出颈上神经节，为超声引导颈上神经节阻滞提供了理论依据[5]。

（一）超声引导颈上神经节阻滞的体位

患者取仰卧位，头转向健侧，暴露患侧的胸锁乳突肌。选用线阵超声探头，涂抹耦合剂，无菌处理。操作前适当镇静、镇痛。

（二）超声引导颈上神经节的超声定位

首先定位出C_3横突（见第五章第五节）。把探头横置于C_3横突水平，探头稍向内侧平移，超声下可清晰显示胸锁乳突肌、颈内动脉、颈外动脉、C_3横突、头长肌、颈长肌等声像，颈上神经节即位于头长肌和颈长肌表面、C_3横突前侧、颈内动脉的深部，呈椭圆形高回声声像。如图8-20、图8-21所示。

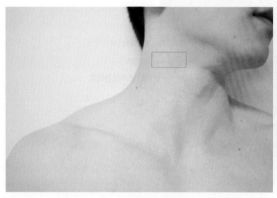

图8-20 超声引导颈上神经节阻滞超声探头放置位置示意图

绿色方框为探头放置位置

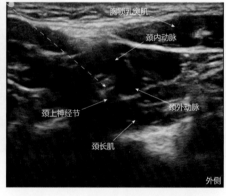

图8-21 颈上神经节超声声像图

白色虚线箭头为平面内进针示意路径

（三）超声引导颈上神经节阻滞进针方法

多采用平面内进针技术。局部浸润麻醉后，22G穿刺针从探头外侧或内侧进针均可，针尖穿过胸锁乳突肌至颈上神经节附近回抽无血即可注射局麻药3~5ml。穿刺时应注意针尖位置，以免损伤颈内动脉和C_3神经根（见图8-21）。

（四）超声引导颈上神经节阻滞的适应证

颈上神经节阻滞可用于治疗多种面部神经病理性疼痛，如三叉神经痛、带状疱疹后遗神经痛、不典型面痛等。另外，颈上神经节阻滞可改善脑动脉瘤引起的蛛网膜下隙出血后的脑血管痉挛造成的脑灌注减少。

（五）超声引导颈上神经节阻滞的并发症和禁忌证

超声引导颈上神经节阻滞较安全，少见的并发症有神经根、颈内动脉损伤等。

穿刺部位感染、严重凝血障碍、患者拒绝等为禁忌。

四、超声引导颈中神经节阻滞技术

2015 年，Shin 等采用超声成功定位出颈中神经节，为超声引导颈中神经节阻滞指引了新的方向[6]。在 C_6 水平对颈中神经节阻滞，局麻药可扩散至 T_1 水平，常同时阻滞星状神经节[7]。由于颈上神经节节前纤维从颈中神经节穿行，因此可同时阻滞颈上神经节。

（一）超声引导颈中神经节阻滞的体位

同超声引导颈上神经节阻滞。

（二）超声引导颈中神经节阻滞的超声定位

首先定位出 C_6 横突（见第五章第五节）。把探头横置于 C_6 横突水平，探头稍向内侧平移，超声下可清晰显示胸锁乳突肌、颈总动脉、颈内静脉、C_6 横突、颈长肌、甲状腺等声像。颈中神经节即位于 C_6 横突的前方、颈长肌的表面、颈动脉的后外侧，呈梭形或椭圆形声像。如图 8-22、图 8-23 所示。

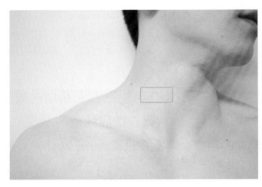

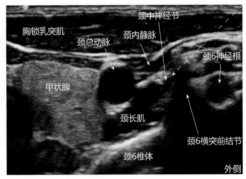

图 8-22　超声引导颈中神经节阻滞超声探头放置位置示意图

绿色方框为探头放置位置

图 8-23　颈中神经节超声声像图

白色虚线箭头为平面内进针示意路径

（三）超声引导颈中神经节阻滞进针方法

多采用平面内进针技术。局部浸润麻醉后，22G 穿刺针多从探头外侧端进针，针尖穿过胸锁乳突肌至神经附近回抽无血即可注射局麻药 2~3ml。如神经显示不清，可直接把药物注射到颈长肌表面，可获得同样的镇痛效果。穿刺时应注意针尖位置，以免损伤颈总动脉和 C_6 神经根（见图 8-23）。

（四）超声引导颈中神经节阻滞的适应证

颈中神经节阻滞可用于上肢和面部反射性交感神经营养不良症，上肢烧灼性神经痛，三叉神经支配区、颈部和上胸部带状疱疹，多汗症，患肢痛，心肌梗死后交感神经介导的疼痛，交感神经介导的恶性疼痛以及突发性耳聋的诊断和治疗。该神经阻滞还可用于急性冻伤、急性咽喉痛、闭塞性脉管炎、雷诺综合征、硬皮病、痉挛性疾病、创伤后血管调节功能不全和栓塞症的诊断和治疗。

（五）超声引导颈中神经节阻滞的并发症和禁忌证

颈中神经节阻滞最常见的并发症是霍纳综合征以及穿刺损伤，包括颈总动脉、颈内静脉、甲状腺和神经根损伤。另外，罕见的并发症有药物误入硬膜外或蛛网膜下隙引起高位硬膜外阻滞或全脊麻，喉返神经阻滞引起声音嘶哑、吞咽困难等。

近期心肌梗死、抗凝患者或凝血功能障碍、青光眼、对侧神经麻痹、严重的肺气肿、心脏传导阻滞患者禁忌实施颈中神经节阻滞。

五、超声引导星状神经节阻滞技术

星状神经节阻滞早在 20 世纪 40 年代就有报道[8]。但是早期的盲探操作阻滞成功率较低，CT 等影像学技术虽然可显著增加阻滞成功率，但操作复杂且有辐射风险[9]。1995 年，Kapral 等首次报道了超声引导星状神经节阻滞技术，操作简单、无辐射风险，使其在临床中得以广泛应用[10]。星状神经节阻滞在 C_6（同颈中神经节阻滞）和 C_7 水平均有报道，有人认为 C_6 水平发生气胸和血管损伤的风险更低。由于颈上、中神经节的节前纤维由星状神经节穿过，因此颈上、中神经节可同时被阻滞[11]。

（一）超声引导星状神经节阻滞的体位

同超声引导颈上神经节阻滞。

（二）星状神经节的超声定位

首先定位出 C_7 横突（见第五章第五节）。把探头横置于 C_7 横突水平，探头稍向内侧平移，超声下可清晰显示胸锁乳突肌、颈总动脉、颈内静脉、椎动脉、椎静脉、C_7 横突、颈长肌、前斜角肌等声像。星状神经节即位于 C_7 横突的前方、颈长肌的表面、颈动脉的后外侧，呈梭形或椭圆形声像（见图 8-24、图 8-25）。

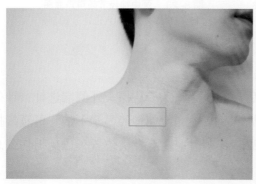

图 8-24　超声引导星状神经节阻滞超声探头放置位置示意图
绿色方框为探头放置位置

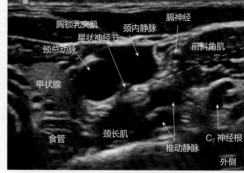

图 8-25　星状神经节超声声像图
白色箭头为平面内进针示意路径

（三）超声引导星状神经节阻滞进针方法

多采用平面内进针技术。局部浸润麻醉后，22G 穿刺针多从探头外侧端进针，针尖穿过胸锁乳突肌至星状神经节附近，回抽无血即可注射局麻药 2~3ml。如神经显示不清，可直接把药物注射到颈长肌表面，可获得同样的镇痛效果。穿刺时应注意针尖位置，以免损

伤颈总动脉和 C_7 神经根（见图 8-25）。

（四）超声引导星状神经节阻滞的适应证

同超声引导颈中神经节阻滞。

（五）超声引导星状神经节阻滞的并发症和禁忌证

同超声引导颈中神经节阻滞。

六、超声引导腰神经节阻滞技术

以往腰交感神经节阻滞多采用 CT 等技术辅助定位或穿刺，但需要特殊设备，且操作人员需长时间暴露于辐射环境[12, 13]。2017年，Moon 等报道了一种超声引导腰交感神经节阻滞技术，避免了辐射风险，降低了操作难度，且大大缩短操作时间[14, 15]。

（一）超声引导腰神经节阻滞的体位

嘱患者侧卧，阻滞侧向上，充分暴露患者腰部。多选用凸阵探头。操作前适当镇静、镇痛。

（二）腰神经节的超声定位

1. 侧方腰神经节定位技术

把探头横置于腹外侧部，探头紧贴髂嵴，调整探头角度，超声下可显示 L_4 横突、竖脊肌、腰方肌、腰大肌等声像，横突的深部还可显示椎体声像，有时还可显示随呼吸而运动的肾脏声像，腰神经节即位于腰大肌深部、椎体的前外侧部表面，多显影不清。可根据所需阻滞的节段向头侧移动探头（见图 8-26、图 8-27）。

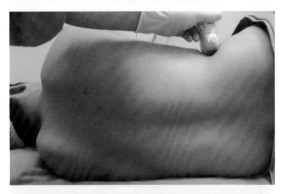

图 8-26　侧方腰神经节阻滞超声探头放置位置示意图

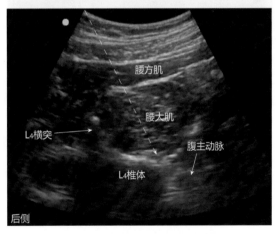

图 8-27　侧方腰神经节超声声像图
白色虚线箭头为平面内进针示意路径

2. 椎旁腰神经节定位技术

类似横突间隙旁正中平面腰丛的超声定位。首先定位出所需要阻滞的腰神经节水平（见第四章第二节）。把探头横置于后正中线旁约 4cm 处，超声下可获得关节突、椎间孔和椎体声像，在椎体和关节突的浅层还可显示腰方肌、腰大肌和竖脊肌声像。腰神经节即位于腰大肌深部、椎体的前外侧部表面，多显影不清（见图 8-28、图 8-29）。

（三）超声引导腰神经节阻滞进针方法

多采用平面内进针技术。22G 穿刺针从探头后侧或外侧端进针，针尖穿过腰方肌和腰大肌即至椎体的前外侧面，回抽无血即可注射局麻药 2~3ml。超声下可见药物在椎体表面扩散（见图 8-29）。

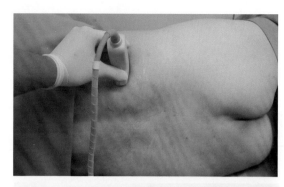

图 8-28　椎旁腰神经节阻滞超声探头放置位置示意图

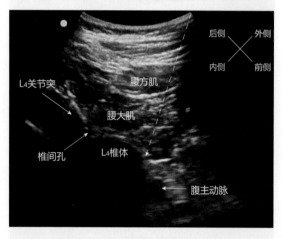

图 8-29　椎旁腰神经节超声声像图
白色虚线箭头为平面内进针示意路径

（四）超声引导腰神经节阻滞的适应证

超声引导腰神经节阻滞主要用于骨盆和下肢的反射性交感神经营养不良综合征，下肢烧灼性神经痛，腰骶部皮肤急性带状疱疹，多汗症，患肢痛，周围神经病变，交感神经介导的恶性疼痛和输尿管结石等。该技术还可用于急性冻伤、闭塞性血管性疾病、雷诺症、硬皮病、血管痉挛、创伤后血管供血不足、血管栓塞等疾病的诊断和治疗。

（五）超声引导腰神经节阻滞的并发症和禁忌证

腰神经节阻滞较为安全，少见的并发症有血管损伤、血管内注药等，罕见的并发症有硬膜外和蛛网膜下隙注药，引起全脊麻等严重并发症。

穿刺部位感染、严重凝血障碍的患者禁忌实施超声引导腰神经节阻滞。

七、超声引导奇神经节阻滞技术

奇神经节阻滞最先由 plancarte 于 1990 年报道用于治疗直肠、会阴区等部位的疼痛 [16]。但是这种盲探技术的直肠穿孔发生率较高，X 线、CT 等技术虽然可以提高穿刺成功率降低穿刺损伤风险，但需要特殊设备并有辐射风险，因此限制了临床应用 [17, 18]。随后出现了超声引导奇神经松解术和阻滞技术，提高了穿刺成功率并减低了穿刺和辐射风险 [19-21]。

（一）超声引导奇神经节阻滞的体位

患者取俯卧位，骨盆下垫一薄枕，充分暴露患者腰臀部。选用线阵探头，耦合剂涂抹探头并无菌处理。穿刺前适当镇痛、镇静。

（二）奇神经节的超声定位

类似骶正中嵴平面骶管的超声定位（见第四章第六节）。把探头放置在后正中线、股沟上，探头长轴与后正中线平行。超声下可显示垛状的骶正中嵴声像，向尾侧移动探头，至第 4 骶正中嵴，尾侧还可显示骶骨板声像，在骶骨板的浅层可显示中高回声的、弓形的骶尾后纵韧带。继续向尾侧移动探头直至连续的、高回声的骶骨出现一缺损即为骶尾关节，该关节面尾侧即为高回声的尾骨声像。骶尾关节面即为所需穿刺的位置。如图 8-30、图 8-31 所示。

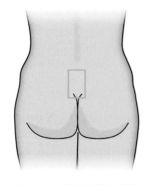

图 8-30　奇神经节阻滞超
声探头放置位置示意图
绿色方框为探头放置位置

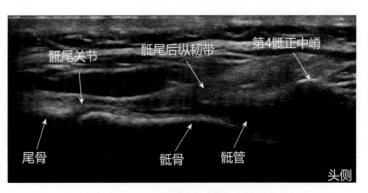

图 8-31　骶尾关节矢状面超声声像图

（三）超声引导奇神经节阻滞进针方法

多采用平面外进针技术。穿刺针从探头任意一侧旁开 0.5cm 处进针，调整进针角度，穿刺针稍向尾侧推进，穿过骶尾后纵韧带即至骶尾关节面，继续推进，进针阻力稍增加即至骶尾关节软骨，针尖穿过软骨可感到较强的落空感即进入骶尾骨的腹侧面，回抽无血即可注射局麻药 3~5ml。由于该阻滞位点距离直肠较近，穿刺成功后可采用 X 线定位针尖位置或者注射 0.5~1ml 造影剂判断注射位点是否正确，然后再注射局麻药。

（四）超声引导奇神经节阻滞技术的适应证

超声引导奇神经节阻滞可用于盆腔、膀胱、会阴、生殖器、直肠和肛门疼痛的诊断和治疗。该技术还可用于评估奇神经节手术损毁后的效果。

（五）超声引导奇神经节阻滞技术的并发症与禁忌证

奇神经节阻滞最常见的并发症为直肠损伤，导致感染甚至窦道形成，引起局部或全身感染。

穿刺部位感染、严重凝血障碍的患者禁忌执行奇神经节阻滞。骶尾关节融合的患者不应强行穿刺。

参 考 文 献

1. Tran D Q, Duong S, Bertini P, et al. Treatment of complex regional pain syndrome: a review of the evidence [J]. Can J Anaesth, 2010,57（2）:149-166.

2. Day M. Sympathetic blocks: the evidence [J]. Pain Pract, 2008,8（2）:98-109.

3. Elias M. Cervical sympathetic and stellate ganglion blocks [J]. Pain Physician, 2000,3（3）:294-304.

4. Treggiari M M, Romand J A, Martin J B, et al. Cervical sympathetic block to reverse delayed ischemic neurological deficits after aneurysmal subarachnoid hemorrhage [J]. Stroke, 2003,34（4）:961-967.

5. Siegenthaler A, Haug M, Eichenberger U, et al. Block of the superior cervical ganglion, description of a novel ultrasound-guided technique in human cadavers [J]. Pain Med, 2013,14（5）:646-649.

6. Shin J E, Baek J H, Ha E J, et al. Ultrasound Features of Middle Cervical Sympathetic Ganglion [J]. Clin J Pain, 2015,31（10）:909-913.

7. Narouze S, Vydyanathan A, Patel N. Ultrasound-guided stellate ganglion block successfully prevented esophageal puncture [J]. Pain Physician, 2007,10（6）:747-752.

8. Murphey D R. Stellate Ganglion Block: A New Anterior Approach［J］. Ann Surg, 1944,120（5）:759-763.

9. Erickson S J, Hogan Q H. CT-guided injection of the stellate ganglion: description of technique and efficacy of sympathetic blockade［J］. Radiology, 1993,188（3）:707-709.

10. Kapral S, Krafft P, Gosch M, et al. Ultrasound imaging for stellate ganglion block: direct visualization of puncture site and local anesthetic spread. A pilot study［J］. Reg Anesth, 1995,20（4）:323-328.

11. Piraccini E, Chang K V. Stellate Ganglion Blocks［M］. Treasure Island:Statpearls, publishing: 2019

12. Oi Y, Nakamura K, Sakamoto A, et al. [Helical CT guided lumar sympathetic ganglion block]［J］. Masui, 1996,45（7）:888-891.

13. Manchikanti L, Cash K A, Moss T L, et al. Radiation exposure to the physician in interventional pain management［J］. Pain Physician, 2002,5（4）:385-393.

14. Moon J Y, Choi J K, Shin J Y, et al. A brief report on a technical description of ultrasound-guided lumbar sympathetic block［J］. Korean J Pain, 2017,30（1）:66-70.

15. Ryu J H, Lee C S, Kim Y C, et al. Ultrasound-Assisted Versus Fluoroscopic-Guided Lumbar Sympathetic Ganglion Block: A Prospective and Randomized Study［J］. Anesth Analg, 2018,126（4）:1362-1368.

16. Plancarte R, Amescua C, Patt R B, et al. Superior hypogastric plexus block for pelvic cancer pain［J］. Anesthesiology, 1990,73（2）:236-239.

17. Datir A, Connell D. CT-guided injection for ganglion impar blockade: a radiological approach to the management of coccydynia［J］. Clin Radiol, 2010,65（1）:21-25.

18. Agarwal-Kozlowski K, Lorke D E, Habermann C R, et al. CT-guided blocks and neuroablation of the ganglion impar（Walther）in perineal pain: anatomy, technique, safety, and efficacy［J］. Clin J Pain, 2009,25（7）:570-576.

19. Gupta D, Jain R, Mishra S, et al. Ultrasonography reinvents the originally described technique for ganglion impar neurolysis in perianal cancer pain［J］. Anesth Analg, 2008,107（4）:1390-1392.

20. Lin C S, Cheng J K, Hsu Y W, et al. Ultrasound-guided ganglion impar block: a technical report［J］. Pain Med, 2010,11（3）:390-394.

21. Johnston P J, Michalek P. Blockade of the ganglion impar（walther）, using ultrasound and a loss of resistance technique［J］. Prague Med Rep, 2012,113（1）:53-57.

（赵达强　范　坤）

第四节　超声引导迷走神经阻滞技术

一、概述

由于迷走神经分布较广，且支配心脏、肺脏等重要脏器，因此关于迷走神经阻滞的报道较少见，且这些报道以盲探为主[1]。超声引导迷走神经阻滞尚未见文献报道，仅在某些书籍中有提及，主要适用于咽、喉、气管、支气管疼痛的诊断和治疗,也可用于胸腔、腹腔脏器癌痛的治疗,联合舌咽神经阻滞还可用于咽部和扁桃体恶性肿瘤引起的疼痛[2]。另外，迷走神经电刺激可用于癫痫和心力衰竭的治疗[3]。但迷走神经的超声影像学研究早在1998年就有报道[4]。近几年，迷走神经超声影像学特点多用于糖尿病、帕金森病等导致的周围神经病变的研究[5-8]。目前，迷走神经的超声定位多在颈内静脉和颈动脉附近。

二、迷走神经的解剖学基础

迷走神经是混合性脑神经，内含4种纤维：一般内脏运动纤维主要支配颈部、胸腔所有内脏器官和腹腔大部分内脏器官的平滑肌、心肌的运动和腺体的分泌；特殊内脏运动纤维主要支配咽喉肌；一般躯体感觉纤维支配硬脑膜、耳廓及外耳道皮肤；一般内脏感觉纤维主要分布于颈部和胸腔、腹腔脏器[9]。

迷走神经经颈静脉孔出颅腔，之后下行于颈内、颈总动脉与颈内静脉之间的后方，经胸廓上口入胸腔，在胸腔伴随食管经食管裂孔进入腹腔。迷走神经在沿途发出许多分支，其中颈部发出喉上神经、颈心支、耳支、咽支和脑膜支等；胸部发出喉返神经、支气管支；腹部发出胃前支、肝支、胃后支和腹腔支[3]。如图 8-32 所示。

三、超声引导迷走神经阻滞技术

（一）迷走神经超声定位的体位

患者取仰卧位或侧卧位，暴露颈部。选用线阵超声探头，涂抹耦合剂，无菌处理。操作前适当镇痛、镇静。

（二）迷走神经的超声定位

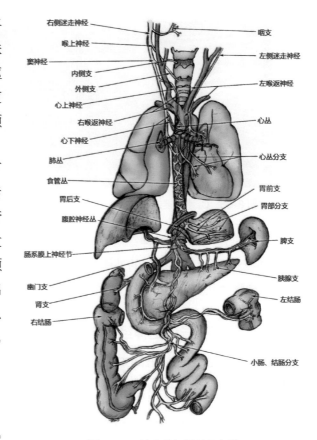

图 8-32　迷走神经解剖示意图

由于迷走神经在 $C_1 \sim C_4$ 水平位置较深且距离舌咽神经、副神经、颈交感干位置较近，超声下不易鉴别，因此我们常在 $C_4 \sim C_7$ 水平对其定位（见第五章第十一节）。把探头横置于胸锁关节与乳突连线上、$C_4 \sim C_7$ 任意水平，超声下可显示胸锁乳突肌、前斜角肌、甲状腺、颈总动脉（颈内、颈外动脉）、颈内静脉等声像。在颈动脉（颈内动脉）与颈内静脉之间可探寻到一圆形或椭圆形的声像，即迷走神经。探头旋转90°，可获得迷走神经冠状面声像图，以此可以确认为迷走神经。如图 8-33~ 图 8-36 所示。

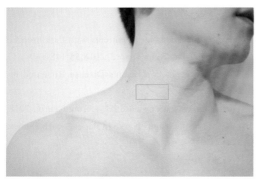

图 8-33　C_5 水平迷走神经横断面定位超声探头放置位置示意图

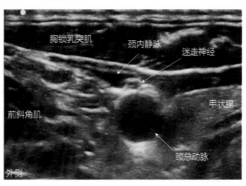

图 8-34　C_5 水平迷走神经横断面超声声像图

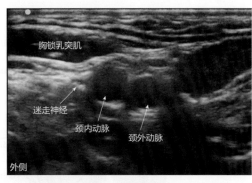

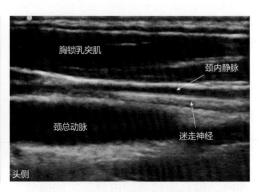

图 8-35　C₄ 水平迷走神经横断面超声声像图　　　　图 8-36　迷走神经冠状面超声声像图

（三）超声引导迷走神经阻滞的进针方法

22~25G 穿刺针由探头的外侧端垂直刺入皮肤，调整进针角度，以清晰显示穿刺针声像，针尖穿过胸锁乳突肌靠近迷走神经回抽无血、无气即可注射 0.1% 利多卡因 8~10ml[1]。

四、超声引导迷走神经阻滞的适应证

超声引导迷走神经阻滞主要适用于舌后 1/3、下咽部以及扁桃体疼痛的辅助治疗，还可用于头颈部复杂性疼痛的诊断和治疗。颈部迷走神经阻滞还可用于预防眼心反射。

五、超声引导迷走神经阻滞的并发症及禁忌证

超声引导迷走神经常见并发症是损伤颈动、静脉。另外，喉上神经及喉返神经阻滞可导致声音嘶哑、呛咳等并发症。迷走神经阻滞还可引起反射性心动过速。

穿刺部位有感染、患者拒绝时严禁行超声引导迷走神经阻滞。严禁实施双侧迷走神经阻滞。

参 考 文 献

1. 王淑珍，顾恩华，张抗抗，等．颈部迷走神经阻滞预防眼心反射的临床研究［J］．中华眼科杂志，2010,46（11）:1016-1020.

2. Waldman S D．超声引导下疼痛注射技术图解［M］．马辉，许华，译．上海：上海科学技术出版社，2016.

3. 窦博生，许阳阳，赵理乐．迷走神经电刺激术的研究现状和发展［J］．中国城乡企业卫生，2017, 3:28-31.

4. Knappertz V A, Tegeler C H, Hardin S J, et al. Vagus nerve imaging with ultrasound: anatomic and in vivo validation［J］. Otolaryngol Head Neck Surg, 1998,118（1）:82-85.

5. Tsukita K, Taguchi T, Sakamaki-Tsukita H, et al. The vagus nerve becomes smaller in patients with Parkinson's disease: A preliminary cross-sectional study using ultrasonography［J］. Parkinsonism Relat Disord, 2018,55:148-149.

6. Walter U, Tsiberidou P, Kersten M, et al. Atrophy of the Vagus Nerve in Parkinson's Disease Revealed by High-Resolution Ultrasonography［J］. Front Neurol, 2018,9:805.

7. Fedtke N, Witte O W, Prell T. Ultrasonography of the Vagus Nerve in Parkinson's Disease［J］. Front Neurol, 2018,9:525.

8. Tawfik E A, Walker F O, Cartwright M S, et al. Diagnostic Ultrasound of the Vagus Nerve in Patients with Diabetes［J］. J Neuroimaging, 2017,27（6）:589-593.

9. Pearce J M. Henry Gray's Anatomy［J］. Clin Anat, 2009,22（3）:291-295.

（赵达强　王爱忠）